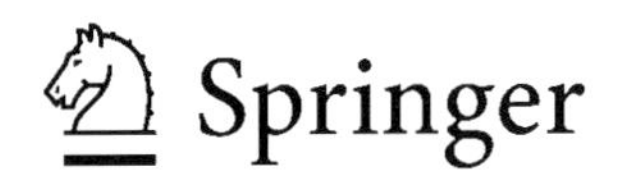

胃癌外科学

Surgery for Gastric Cancer

主　编　〔韩〕卢圣勋（Sung Hoon Noh）

〔韩〕邢友真（Woo Jin Hyung）

主　译　王天宝

SPM 南方传媒

广东科技出版社

全国优秀出版社

·广州·

图书在版编目（CIP）数据

胃癌外科学 /（韩）卢圣勋，（韩）邢友真主编；王天宝译. —广州：广东科技出版社，2023.10
书名原文：Surgery for Gastric Cancer
ISBN 978-7-5359-7962-9

Ⅰ. ①胃… Ⅱ. ①卢… ②邢… ③王… Ⅲ. ①胃癌—外科学 Ⅳ. ①R735.2

中国版本图书馆CIP数据核字（2022）第180006号

胃癌外科学
Weiai Waikexue

出 版 人：严奉强
责任编辑：黎青青　李二云
责任校对：曾乐慧　陈　静
责任印制：彭海波
出版发行：广东科技出版社
（广州市环市东路水荫路11号　邮政编码：510075）
销售热线：020-37607413
https://www.gdstp.com.cn
E-mail：gdkjbw@nfcb.com.cn
经　　销：广东新华发行集团股份有限公司
排　　版：创溢文化
印　　刷：广州市彩源印刷有限公司
（广州市黄埔区百合三路8号　邮政编码：510700）
规　　格：889 mm × 1 194 mm　1/16　印张20.75　字数420千
版　　次：2023年10月第1版
2023年10月第1次印刷
定　　价：298.00元

如发现因印装质量问题影响阅读，请与广东科技出版社印制室联系调换（电话：020-37607272）。

▶ 主译简介

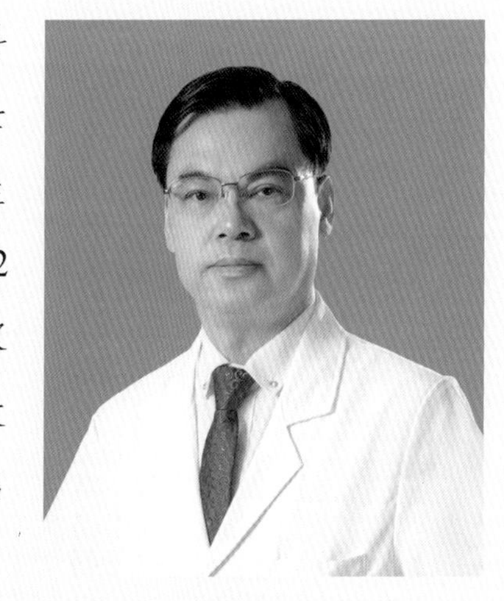

王天宝，深圳大学附属华南医院副院长、胃肠外科学学科带头人兼科主任，主任医师，医学博士，博士后研究员，博士后合作导师。岭南名医，深圳市实用型临床医学人才，新疆生产建设兵团高层次人才，从事胃肠外科临床工作近30年。2002年7月获山东大学医学博士学位，得到我国著名胃肠外科专家李兆亭教授的悉心指导。2002年9月至2004年10月，于中山大学附属第一医院胃肠外科从事博士后研究工作，师从我国著名结直肠外科专家汪建平教授。

王天宝教授秉承仁心仁术、与时俱进、自强不息的行医理念，致力于胃癌、胃肠间质瘤、结直肠癌及腹腔恶性肿瘤的诊治研究；开展的特色技术有：腹腔镜胃癌根治术、腹部无切口的经肛门或阴道取出标本的腹腔镜结直肠癌根治术（NOSE）、经肛门直肠癌切除术、低位直肠癌保功能手术及双镜联合手术；接诊患者来自海内外各地，得到广大患者及其家属的一致好评，获得由广东省家庭医生协会组织广大患者评定的“岭南名医”称号。

王天宝教授现主持课题8项，参与课题5项；发表SCI论文10篇，在《中华医学杂志》等发表中文论文60余篇；主编专著5部：《胃肠手术策略与操作图解》《实用胃肠恶性肿瘤诊疗学》《盆腔外科手术与图谱（普及版）》《实用代谢疾病诊断与治疗》《消化系统内镜解剖与诊断图谱》；主译专著5部：《胃癌手术操作全真图谱》《Chassin结直肠肛门手术策略与操作图解》《消化道手术复杂并发症防治策略》《结直肠肛门疾病临床实践指南（第三版）》《当代腹膜后肉瘤诊治策略》；参编专著4部：《中华结直肠肛门外科学》《胃肠外科手术并发症》《直肠癌保肛手术》《围手术期病理生理与临床》。

社会兼职：深圳市医师协会胃肠肿瘤专业委员会会长、中国医师协会结直肠肿瘤专业委员会早诊早治专业委员会副主任委员、中国医师协会外科医师分会肛肠外科医师委员会常委、中国抗癌协会康复分会学术指导委员会（胃肠外科）常委、深圳市医学会胃肠外科专业委员会副主任委员，《中华胃肠外科杂志》《中华结直肠疾病电子杂志》《中华肿瘤防治杂志》编委。

▶ 译者名单

主　译： 王天宝　深圳大学附属华南医院

译　者：（以翻译章节先后顺序排列）

胡宝光　滨州医学院附属医院
王天宝　深圳大学附属华南医院
关　剑　中国医学科学院肿瘤医院深圳医院
黄文亭　中国医学科学院肿瘤医院深圳医院
周金峰　深圳市第三人民医院
张筱茵　深圳市第三人民医院
康文焱　中国医学科学院肿瘤医院深圳医院
闪皓月　美国南加州大学
张　玮　中国医学科学院肿瘤医院深圳医院
王　瑾　中国医科大学附属第一医院
苏晓晖　辽宁省肿瘤医院
李正荣　南昌大学第一附属医院
蔡世荣　中山大学附属第一医院
宗　华　深圳市第三人民医院
周超熙　河北医科大学第三医院
李保坤　河北医科大学第三医院
王贵英　河北医科大学第三医院
燕　速　青海大学附属医院
叶再生　福建省肿瘤医院
陈路川　福建省肿瘤医院
周岩冰　青岛大学附属医院
袁庶强　中山大学附属肿瘤医院
周志伟　中山大学附属肿瘤医院
成　汇　南京中医药大学附属医院（江苏省中医院）
江志伟　南京中医药大学附属医院（江苏省中医院）

List of translators

常慧静　中国医学科学院肿瘤医院深圳医院
陈瑛罡　中国医学科学院肿瘤医院深圳医院
黄庆兴　山西省肿瘤医院
邵　军　中山大学附属第三医院
魏　波　中山大学附属第三医院
金　鹏　中国医学科学院肿瘤医院
田艳涛　中国医学科学院肿瘤医院
董剑宏　山西省肿瘤医院
夏利刚　深圳市人民医院
朱晓峰　广东省中医院
王　伟　广东省中医院
但汉君　空军军医大学西京医院
郑建勇　空军军医大学西京医院
任培德　中国医学科学院肿瘤医院深圳医院
彭畔新　中国医学科学院肿瘤医院深圳医院
王　颖　中国医学科学院肿瘤医院深圳医院
余永刚　中国医学科学院肿瘤医院深圳医院
刘　琪　中国医学科学院肿瘤医院深圳医院
王洋洋　中国医学科学院肿瘤医院深圳医院
马浩越　中国医学科学院肿瘤医院深圳医院
蔡旭浩　中国医学科学院肿瘤医院深圳医院
郎月红　中国医学科学院肿瘤医院深圳医院
王　芬　北京大学深圳医院
何　婉　深圳市人民医院
张文珏　中国医学科学院肿瘤医院深圳医院
王春冰　中国医学科学院肿瘤医院深圳医院
秘　书：马浩越　中国医学科学院肿瘤医院深圳医院

▶ 译者前言

“兵者，国之大事，死生之地，存亡之道，不可不察也。”

——《孙子兵法》

我国胃癌发病率和死亡率一直居高不下，平均5年生存率约为36%。究其原因主要是我国的胃癌早期诊断率较低，而且不同地区的诊疗水平存在差异。目前，进展期胃癌获得治愈的唯一方法是全胃或部分胃切除联合D2淋巴结清扫术，这是国际公认的标准手术方式。然而，手术同质化问题尚未彻底解决。国内许多学者为普及这一标准术式做出不懈努力，如举办学术会议、手术直播、撰写论文、出版专著等，为促进我国胃癌诊治水平的提高做出重大贡献。

记得是2019年，我得悉Springer公司将于2020年出版韩国延世大学Sung Hoon Noh和Woo Jin Hyung教授主编的*Surgery for Gastric Cancer*。两位教授组织韩国、日本、中国等国家的胃癌研究学者执笔撰写，内容囊括胃癌外科诊治的各个方面，颇具实用性。鉴于此，我曾委托广东科技出版社联系翻译出版一事，可惜他人捷足先登，已有函咨询相关事宜。2020年9月，我们有幸拿到英文版*Surgery for Gastric Cancer*，此书全面、实用、严谨、科学的特性令我们无比感叹，遂再次委托广东科技出版社与北京Springer公司沟通翻译事宜，有心人天不负，终于获得授权。

本书内容包括胃癌外科发展史、病理分期、内镜与影像诊断、早期胃癌治疗、开放手术、腹腔镜及机器人手术、保功能手术、前哨淋巴结导航手术、食管胃结合部癌外科治疗、新辅助化疗后外科处理、残胃癌手术、腹膜转移热灌注化学治疗（简称“化疗”）、姑息处理、术后管理与随访、新辅助治疗、围手术期化疗、放射治疗（简称“放疗”）及各种靶向药物治疗。本书诚为一本难得的胃癌诊治参考书，值得胃肠外科同仁一读！

Preface of translator

值此书即将付梓之际，虽有少许欣喜之感，但唯恐译者才疏学浅，或词不达意，难以完全呈现原著精髓。值得欣慰的是，各章节的译者均为相应领域的专家或青年才俊，他们出色的工作，使得本译著最大限度地反映了原作者本意。译者也曾通过邮件咨询原文作者，回复之快令人感动！在此，诚挚地向作者、译者及所有为本书付出努力的相关人员致以由衷的感谢！

鉴于译者学识有限，亦未经专门的翻译训练，书中不当之处在所难免，敬请海涵！如有可能，建议同道们阅读原著，必有另一番天地！

最后，录恩师李兆亭教授所作《宽心谣》一首，与朋友们共勉：

整天忙碌为患者，
累也高兴，
苦也高兴。
勤奋学习争提高，
名也不计，
利也不计。

2023年9月于鹏城

目 录

Contents

Part 1

第一部分 ▶ 胃癌外科发展史

第一章 胃癌外科发展史

在胃癌外科发展史上，有许多有趣而又令人振奋的故事[1-4]。为了让大家了解这些故事，我很乐意向同道们推荐这些非常有意义的书籍，如Jurgen Thorwald编著的*Das Jahrhundert der Chirurgen*（in German）[5]以及*Das Weltreich der Chirurgen*（in German）[6]。

一、胃癌手术发展的背景

系列支持技术的进步是胃癌手术发展必不可少的前提，现仅对其做一简述。

（一）麻醉学

麻醉学的发展为外科手术的发展带来了一线曙光[7-8]。19世纪30年代末，人们已经普遍认识到一氧化氮和乙醚会让人产生醉酒状态，并因此被用于娱乐活动，如“乙醚泡沫”。1845年，波士顿的一位美国牙医Horace Wells（1815—1848）（图1–1a）首先将一氧化氮用于无痛拔牙[9]。他的商业伙伴和助理牙医William T. G. Morton（1819—1868）（图1–1b）也将二甲基乙醚用于拔牙。后来，他将这种麻醉的应用范围扩大到了外科领域。1846年10月16日，他在马萨诸塞州总医院向著名外科医生John Collins Warren演示了将此用于颈部肿瘤切除的麻醉方法（图1–1e）[10]。第2年，苏格兰产科医生James Young Simpson（1811—1870）（图1–1c）使用氯仿对患者进行了全身麻醉。1853年，在医生用氯仿帮助维多利亚女王分娩后，氯仿麻醉即被迅速推广[11]。麻醉学的这些发展帮助患者摆脱了手术带来的可怕的疼痛和恐惧。

（二）无菌术

匈牙利产科医生Ignaz F. Semmelweis（1818—1865）（图1–1d）首先注意到良好的清洁条件可减少产妇的死亡。他在1847年报告称，维也纳总医院通过使用氯化石灰溶液洗手、清洗医疗器械及亚麻布显著降低了产妇死亡率[12]。Semmelweis的做法得到了苏格兰外科医生Joseph Lister（1827—1912）（图1–2a）的支持与推广。1866年以后，Joseph Lister将苯酚（石炭酸）用于清洁格拉斯哥皇家爱丁堡医务室的手术纱布，并将苯酚蒸汽用于手术室的消毒（图1–1f）[13]。德国柏林大学外科教授Ernst Von Bergmann（1836—1907）（图1–2b）和他的同事Curt Schimmelbusch（1860—1895）在1886年研发了一种可用于外科手术器械的高温杀菌方法（图1–2g）[14]。外科橡胶手套的发展有一段非常浪漫的故事。世界著名的外科医生William Stewart Halsted（1852—1922）（图1–2c）在约翰斯·霍普金斯医院工作时要求严

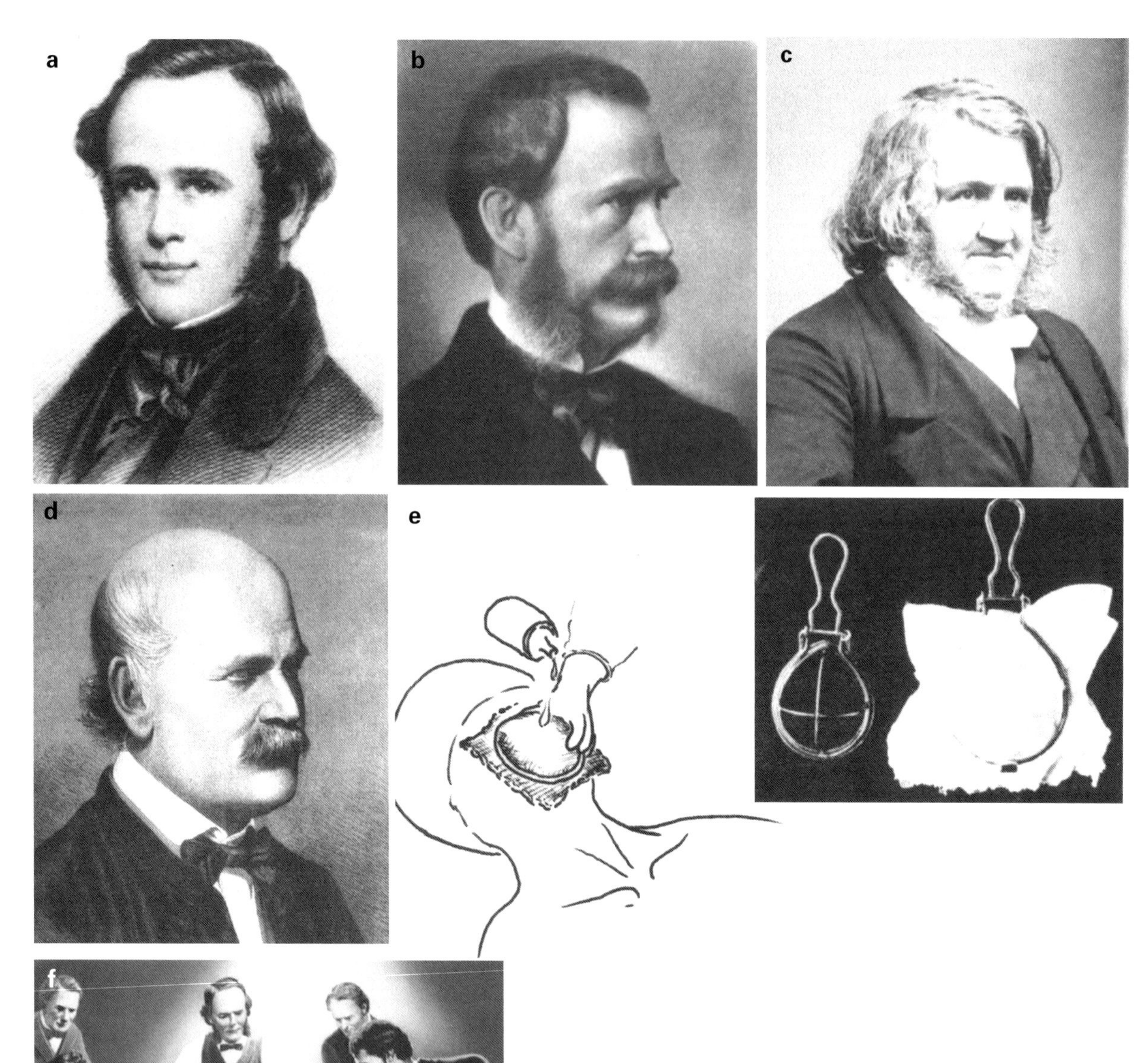

a. Horace Wells：一氧化氮麻醉。b. William T. G. Morton：二甲基乙醚麻醉。c. James Young Simpson：氯仿麻醉。d. Ignaz F. Semmelweis：氯化石灰清洗。e. 吸入麻醉用乙醚面罩（乙醚溶液用纱布滴在面罩上）。f. Lister的无菌术（采用苯酚溶液进行清洗和喷雾）。

图1-1 历史上的先驱者、乙醚面罩及Lister的无菌术

格按照Lister的方法使用苯酚进行消毒。但这种防腐剂对手术室护士长Caroline Hampton小姐的手部皮肤造成了严重的损伤。为此，William Stewart Halsted于1890年特意为Caroline Hampton小姐从固特异轮胎橡胶公司订购了特制的薄皮橡胶手套，以保护其双手[15]。这一举动打动了Caroline Hampton小姐的芳心，两人最终于1890年喜结连理。奥地利外科医生Antonio Grossich（1849—1926）（图1-2d）将碘酊用于外科的快速皮肤消毒[16]。后来微生物的发现为这些无菌术提供了科学支持。1847年，法国巴黎国立高等美术学校的Louis Pasteur（1822—1895）（图1-2e）证实微生物可导致发酵和腐败[17]。1878年，诺贝尔奖获得者，柏林大学的微生物学家Robert H. H. Koch（1843—1910）（图1-2f）发现细菌可以导致各种感染性疾病[18]。上述无菌术的发展大大降低了致命性外科感染的发生概率。

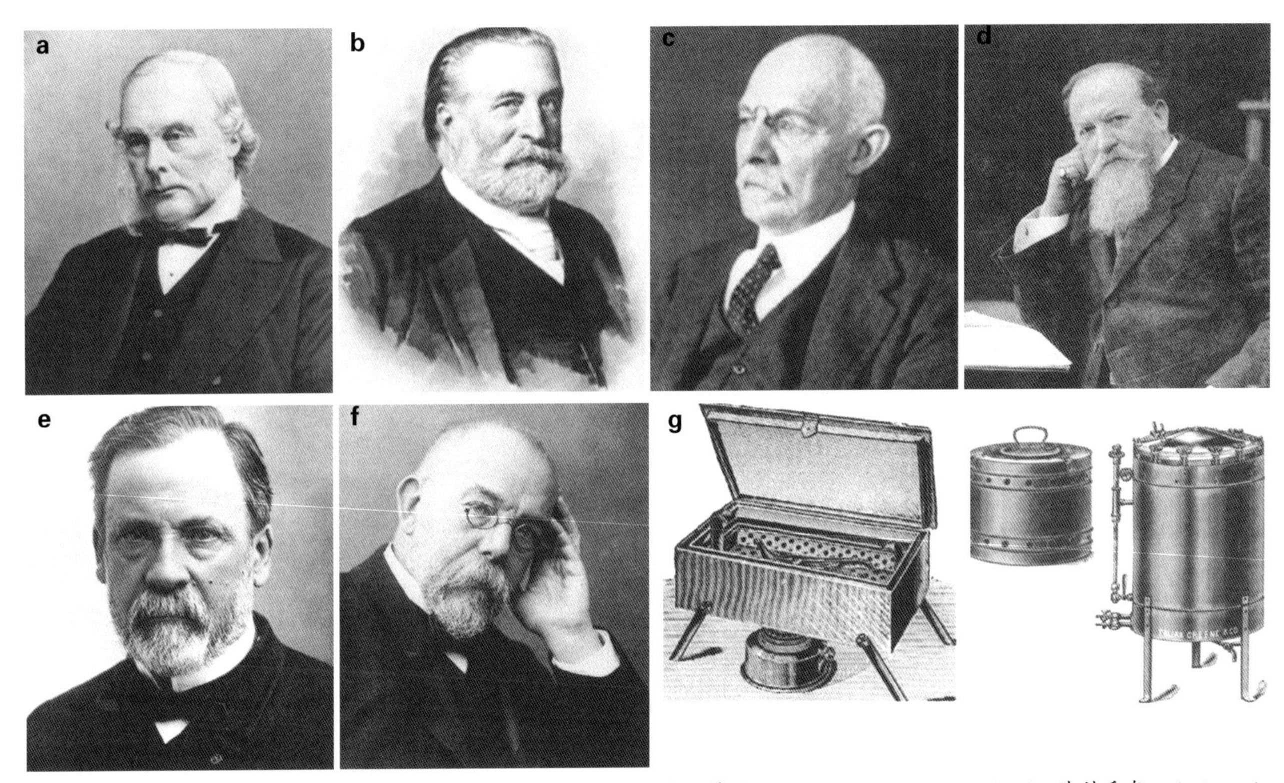

a. Joseph Lister：苯酚消毒剂。b. Ernst Von Bergmann：热力灭菌法。c. William Stewart Halsted：外科手套。d. Antonio Grossich：碘酊。e. Louis Pasteur：微生物。f. Robert H. H. Koch：感染性细菌。g. Schimmelbusch热力灭菌系统：用于医疗器械。

图1-2　历史上的先驱者和Schimmelbusch灭菌装置

（三）抗生素

接下来的重大进展发生在抗生素领域。德国拜耳公司的化学家Gerhard Domagk（1895—1964）（图1-3a）和Josef Klarer（1898—1953）在1935年合成了一种具有强效抗革兰阳性球菌的物质“磺胺”[19]。1928年，苏格兰的诺贝尔生理学或医学奖获得者，科学家Alexander Fleming（1881—1955）（图1-3b）在伦敦圣玛丽医院发现了青霉素[20]。这一发现实际上为抗菌药物的发展开启了新时代。1941年，牛津大学的Howard Walter Florey（1898—1968）和Ernst Boris Chain（1906—1979）对青霉素进行了纯化[21]。在第二次世界大战期间，青霉素表现出了神奇的功效。现在，我们有了多种不同的抗生素。

（四）静脉输液疗法

这种治疗方法为患者提供了一种经非口服途径摄入液体、矿物质及热量的方法。输液疗法的使用可让患者在手术后不用经口饮食。1832年，来自苏格兰利斯的外科医生Thomas Latta（1796—1833），在霍乱患者身上使用了这种技术[22]。1968年，来自美国宾夕法尼亚大学的Stanley J. Dudrick开发了肠外营养疗法，之后这种方法被广泛使用，通过中心静脉输液的方法更被广泛接受[23]。

（五）缝合材料和手术器械

19世纪50年代广泛应用的缝合材料是亚麻线、棉线、羊肠线和丝线。目前，除了丝线外其他材料的缝合线都不再使用，取而代之的是各种合成的带有无创伤缝合针的可吸收缝合线。机械吻合器也得到了很大的发展。1921年，来自匈牙利的外科医生Aladar von Petz（1888—1956）在杰尔的Trinity医院开发出了世界上第一个可靠的线型吻合器（图1-3c）[24]。1962年，日本京都府立医科大学的Masaru Mine研发出了第一个环形吻合器[25]。此后，一家苏联公司制造出了更先进的环形吻合器SPTU和PKS-25M（图1-3d）。一家美国外科公司从苏联购买了许可证，并生产出改良的和一次性的TA、GIA和EEA设备（图1-3e）。手术用的电能量设备也得到了改进，现在我们拥有了可应用于不同手术的设备。另一个进展就是腹腔镜器械和手术机器人的出现。正是基于上述的这些进展，微创手术才得以普遍开展。

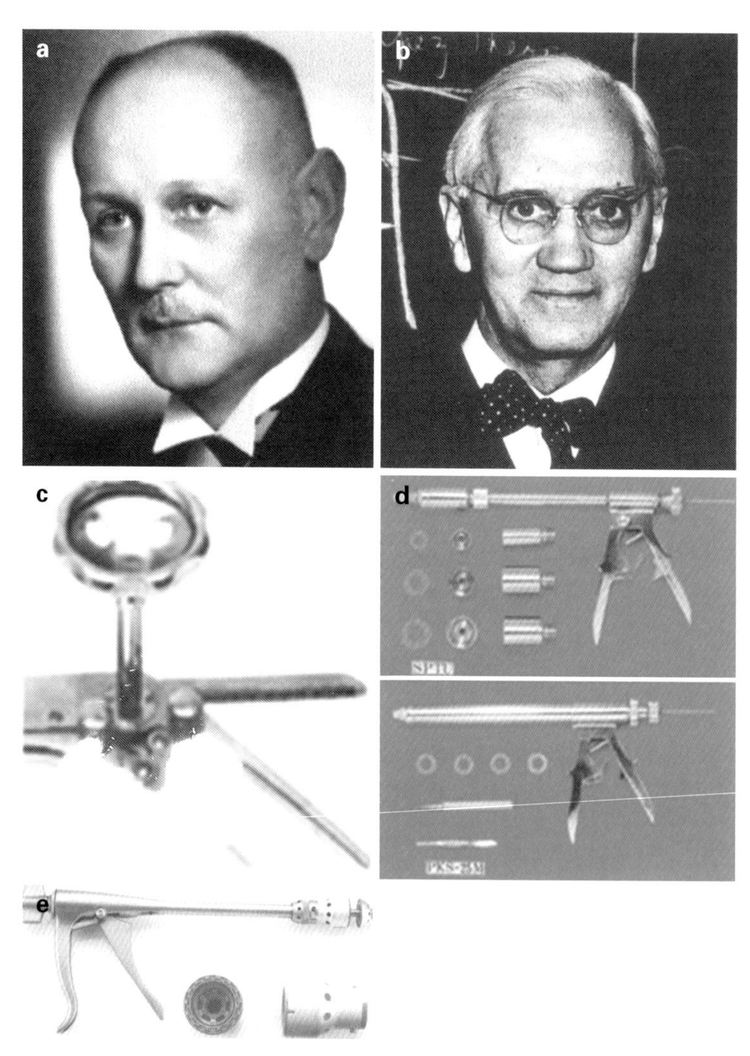

a. Gerhard Domagk：磺胺类抗生素。b. Alexander Fleming：青霉素类抗生素。c. Aladar von Petz：线型吻合器。d. 苏联公司：环形吻合器。e. 美国外科公司：EEA吻合器。

图1-3 历史上的先驱者和各种机械吻合器

（六）病理学的进步

胃癌病理学取得了显著进步。1926年，德国病理学家R. Borrmann出版了一本与胃癌有关的著名教科书[26]。书中描述了胃癌的大体分型，即所谓的Borrmann分类。翔实和大量的随访数据展示了该疾病的特点。同时，这些数据也为制订合理的治疗方案提供了有力依据。

（七）诊断方法的进展

借助内镜检查（图1-4）、病理学活检、X线气钡双重对比造影、计算机断层扫描（computer tomography，CT）、超声检查及肿瘤标志物检测等手段，术前即可对肿瘤的浸润情况和生物学特征进行比较准确的评估。获取上述肿瘤相关信息后，外科医生可以为每一位患者制订更为具体的个体化诊疗方案。

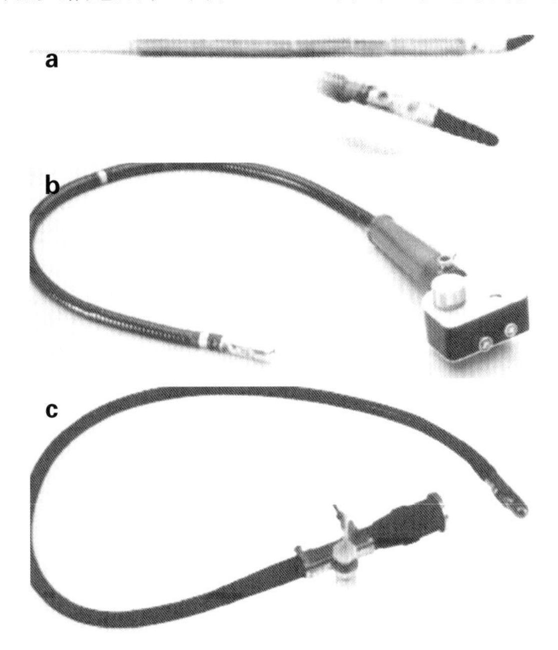

a. Schindler的软镜，1932。b. 奥林巴斯的胃内摄影机，1950。c. Hirschowitz纤维胃肠镜，1964。

图1–4 胃肠内镜的发展

二、胃切除的先驱

在麻醉和消毒方法应用之前，已经有了一些成功的胃手术案例的报告。这些报告大多是从胃中取出异物，如刀等[27-28]。1879年至1981年，短短3年间，3位伟大的先驱者为幽门癌患者进行了开创性的胃切除手术。1879年4月9日，法国巴黎圣路易斯医院的Jules-Émile Péan（1830—1898）（图1–5a）为一名幽门十二指肠癌伴狭窄的患者实施了世界上第1例胃远端切除术（实际上是幽门切除术）[29]。手术切口位于脐旁，长约13cm，手术持续时间约2.5h。患者在术后第5天死亡，但拒绝尸检。因Péan未留下详细病历，死亡原因并不清楚。但据推测，患者可能死于输血的血型不匹配或与肠线缝合有关的术后吻合口瘘。

1880年11月16日，波兰外科医生Ludwik Rydygier（1850—1920）（图1–5b）为一名64岁患有幽门狭窄的士兵实施了世界上第2例胃切除手术。Ludwik Rydygier是一名以研究为导向的外科医生，他对该病例留下了准确和详细的记录[30-31]。为了保证成功率，首先，他在术前做了一系列关于胃切除和重建技术的动物试验。其次，他采用了Lister的苯酚无菌术，用洗涤和喷洒的方法消毒了双手、仪器和手术纱布。手术在位于波兰库尔姆的私人诊所中进行，该诊所拥有25张病床。Ludwik Rydygier非常仔细地进行了手术。手术采用上腹正中切口，进行胃十二指肠吻合（图1–5c），缝合了60针，用时4.5h。术后患者清醒顺利，但在术后第1天清晨突然死亡。死亡的原因是术前营养状况不良。尸检显示无肿瘤残留，无感染。通过对吻合部位进行充水试验排除了吻合口瘘的可能。

第一次成功实施胃切除术的荣誉应归于Theodor Billroth（1829—1894）（图1–6a）。他是维也纳大学的外科教授，也是维也纳总医院第二外科诊所的主任（图1–6c）。他在手术前进行了仔细的准备。他的两名员工Carl Gussenbauer（1842—1903）和Alexander von Winiwarter（1848—1917）首先用狗进行了胃切除和吻合手术的动物试验[32]。他们还利用542份尸检记录对幽门癌的生物学行为和治愈性切除的可能性进行

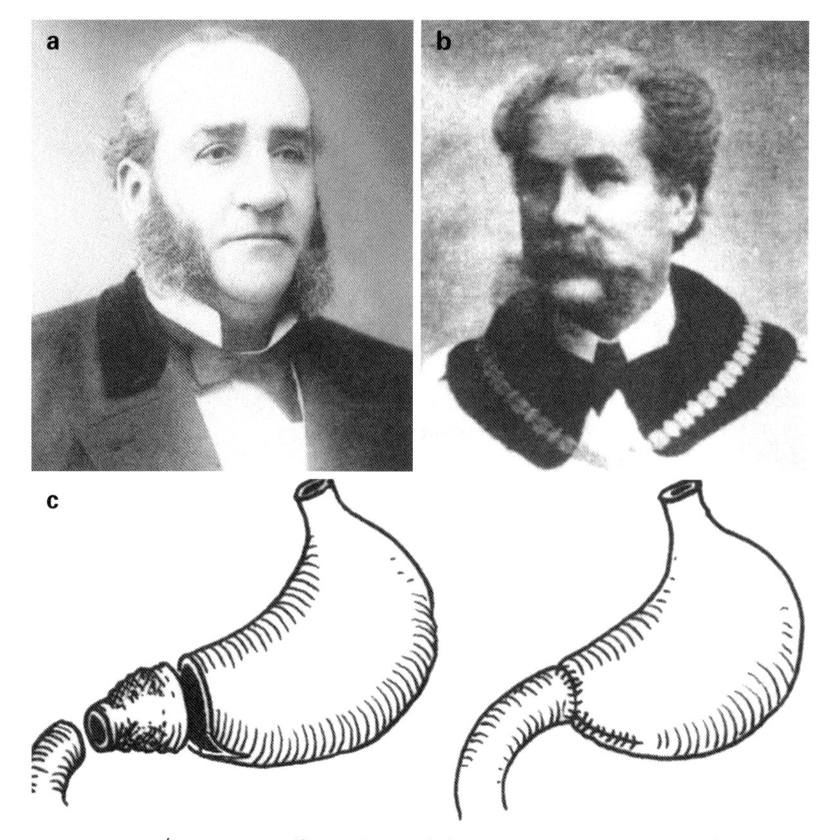

a. Jules-Émile Péan：第1例胃切除手术。b. Ludwik Rydygier：第2例胃切除手术。c. 1880年，Rydygier完成的幽门切除术（肿瘤位于幽门附近，切除后在小弯侧行胃十二指肠双层吻合）。

图1-5　历史上的先驱者和Rydygier手术（S. Sokols绘制）[33]

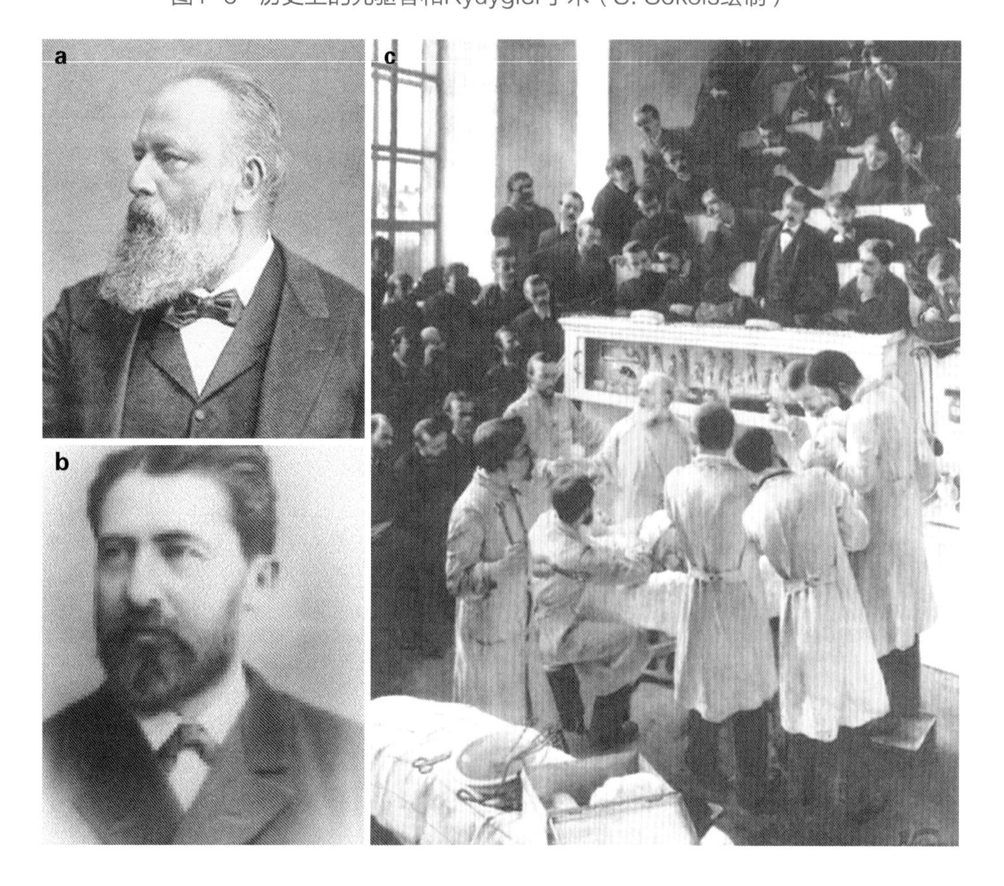

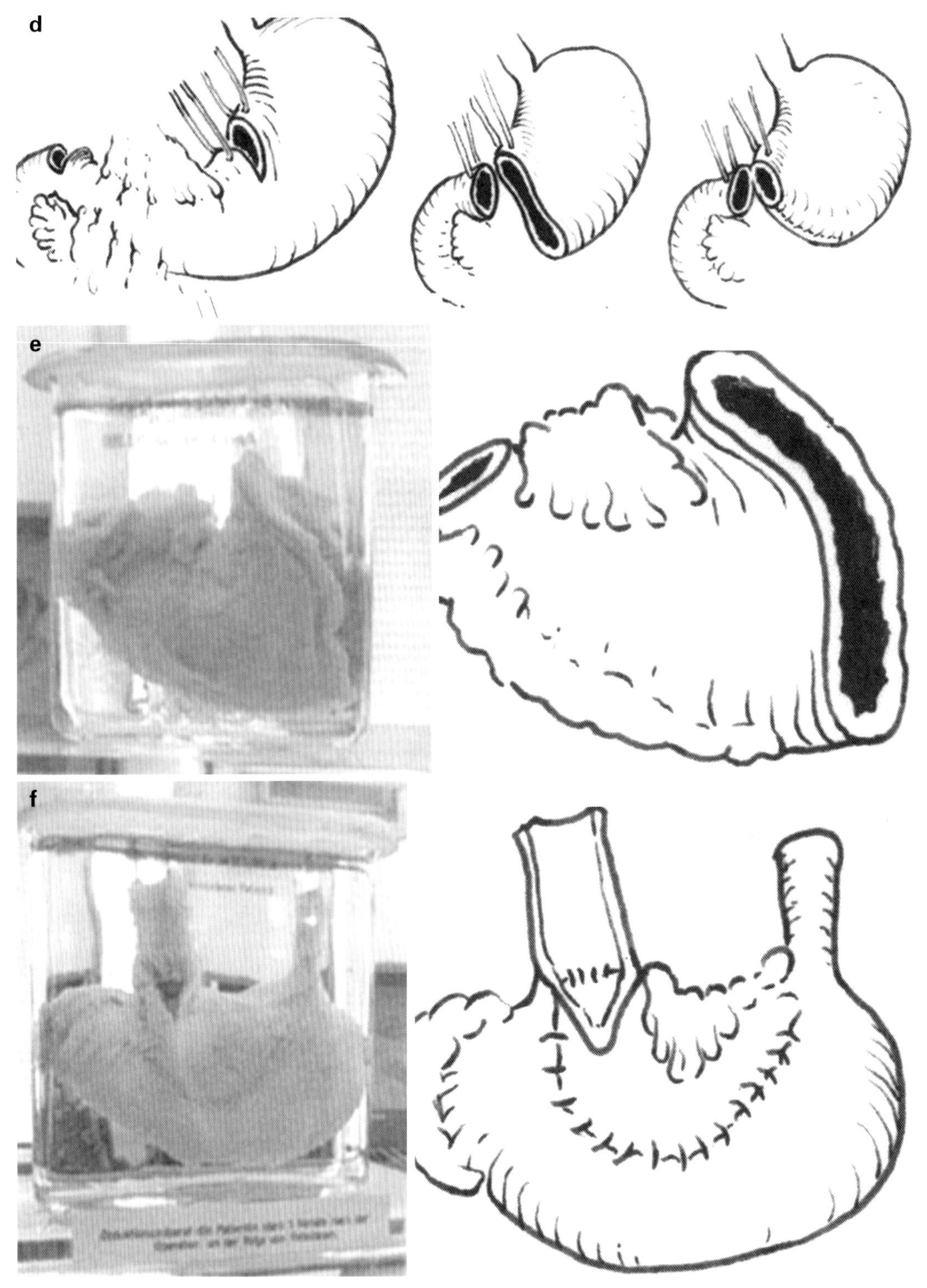

a. Theodor Billroth：第3例胃切除。b. Anton Wölfler：胃肠吻合术。c. Albert F. Seligmann绘制的Billroth于1890年在维也纳总医院进行手术的图片。d. 第1例远端胃切除术。e. 从Therese Heller身上切除的部分胃标本。f. 尸检标本，十二指肠左侧壁（这些病理材料在Wien Josephinum Medizinischen博物馆展出）。

图1-6 历史上的先驱者和Billroth的第1例成功的胃切除术

了详细的研究。后来，Gussenbauer成了Billroth在维也纳大学的继任者，Winiwarter则成为比利时列日大学的外科教授。Billroth把他的员工送到爱丁堡皇家医务室和伦敦国王学院医院学习Lister的无菌方法。1881年1月29日，Billroth为拥有8个孩子的43岁维也纳家庭主妇Therese Heller实施了远端胃切除术。

Billroth亲自写信给维也纳医学周刊（*Vienna Medizinische Wochenschrift*）的出版商Wittelshofer L.教授，向他介绍了这个历史性的胃切除手术[34]。他的手术记录则由他的同事Anton Wölfler（1850—1917）（图1-6b）[35]整理出版，Herbert Ziegler对手术过程进行了详细记载（图1-6d）[36]。手术当天，他的团队采用Lister无菌程序（除了苯酚蒸汽喷雾法），用苯酚溶液对手术器械、缝合材料及手术纱布进行了消毒。他们没有使用羊肠线。在手术开始之前，他们首先用1.5L的温水对患者的胃进行了冲洗，冲洗耗时约1h。在使用氯仿麻醉后，Billroth在正对肿瘤的位置做了一个长约11cm的横行切口，探查发现了数枚榛子大小的肿大淋巴结，其中一个在显微镜下被证实发生了髓样癌转移。之后，Billroth按照在狗的试验基础上建立的手术流程实施了手术，手术持续了约1.5h。十二指肠的离断处距离肿瘤1.5cm，自胃体中部将胃离断。为了调整吻合口的大小，Billroth在胃大弯侧间断缝合了21针，将胃的断端进行了缩小。用33针不包括黏膜层的间断缝合完成了胃十二指肠吻合。结扎和缝合用的是苯酚丝线（图1-6d）。

患者术后恢复顺利：从术后第3天起，恢复正常饮食；术后第6天换药，无感染征象；术后第22天患者出院。

患者在1881年5月24日，也就是术后4个月死于肿瘤复发。维也纳大学的病理学家Zemann博士对患者遗体进行了尸检，Ziegler对此做了详细的研究[36]。现在，可以在维也纳大学约瑟芬医学博物馆看到切除的标本和尸检的相关样本材料（图1-6e、图1-6f）。

在Billroth开始手术的2个月内，共实施了21例类似的胃切除手术，其中有几例是在Billroth的诊所中进行的。术后的幸存病例只有3例，其中1例是由Billroth主刀的，另外2例是由他的同事Wölfler和Vincenz Czerny（1842—1916）（图1-7a）实施的[35]。Czerny是海德堡大学教授，他于1906年在海德堡大学创立了德国癌症试验研究所。来自汉斯但泽的波兰裔德国外科医生Haberkant报告说，1879—1887年，欧洲的手术死亡率为69%；1888—1894年，死亡率下降到43%[37]。这项报告表明，即使在第一次手术取得成功的情况下，胃切除术仍是高风险的手术。

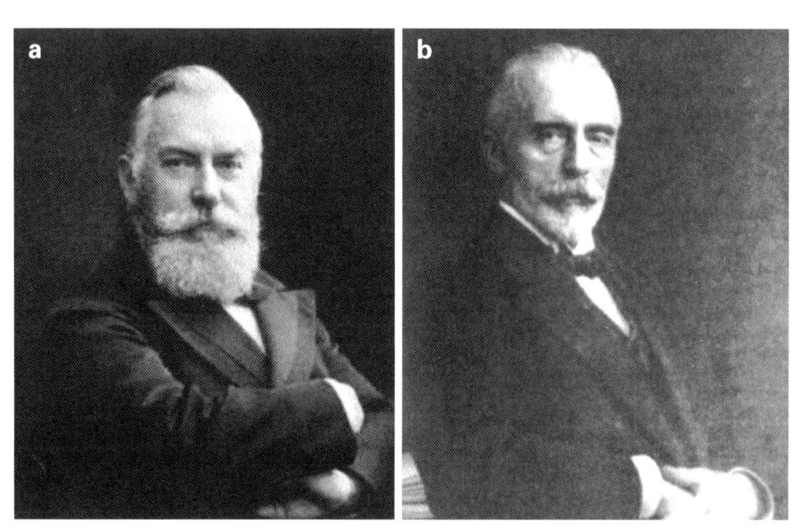

a. Vincenz Czerny：肿瘤外科。b. Emil Theodor Kocher：消化道重建。

图1-7　胃癌手术史上的先驱者（1）

在对前2例患者实施手术时，Theodor Billroth将胃十二指肠吻合置于胃的小弯侧（图1-8a），而在对第3例患者进行手术时，他将吻合改到了大弯侧（图1-8b）[36]。1892年，伯尔尼大学的诺贝尔奖获得者，外科医生Emil Theodor Kocher（1841—1917）（图1-7b）报道了一个用来预防吻合口瘘的独特方法，即关闭胃残端后，将十二指肠残端通过一个新的切口插入残胃后壁完成吻合（图1–8c）[38]。1924年，美国约翰斯·霍普金斯医院的John M. T. Finney（1863—1942）（图1–9a）提出了一种将全胃残端和十二指肠侧壁进行吻合的方法（图1–8d）[39]。

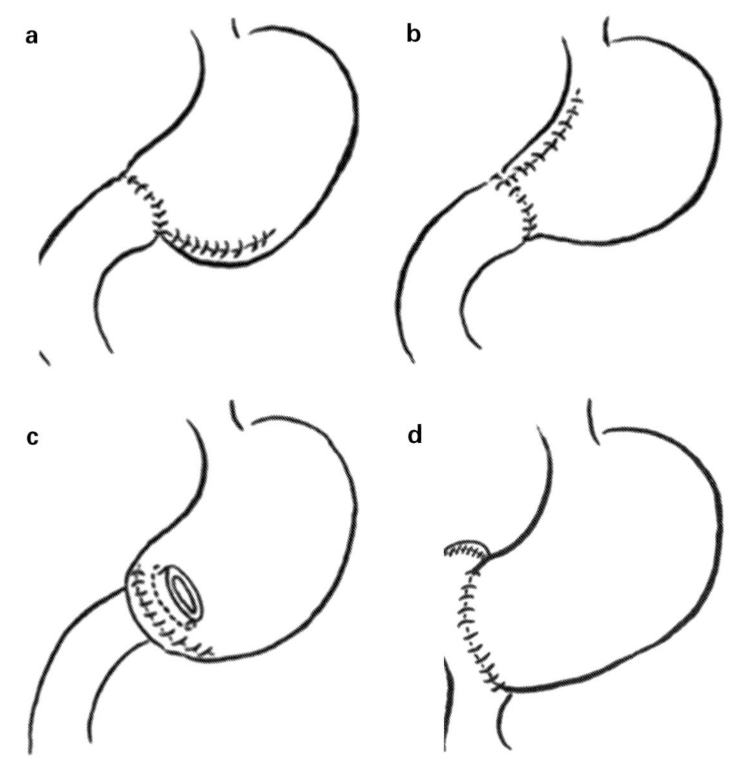

a. Billroth T，1881。b. Billroth T，1883。c. Kocher ET，1892。d. Finney JMT，1924。

图1–8 各种Billroth Ⅰ式重建方法

在第1例Billroth Ⅱ（图1–10）手术成功实施后，各种胃空肠吻合的重建方式被相继提出。不管这些吻合是结肠前还是结肠后，也不管有无进行Braun吻合，是部分还是全部胃断端吻合，这些术式都被命名为"Billroth Ⅱ手术"[40]。1885年，Billroth报告了Billroth Ⅱ手术或称为横结肠前胃–空肠侧侧吻合术（图1–10a）[41–42]。

1888年，Billroth的奥地利职员F. von Eiselsberg（1860—1939）（图1–9b）对其手术方式进行了改进。具体的改进为从横结肠后方将胃残端与空肠侧壁进行吻合。后来，来自德国图宾根大学的Franz von Hofmeister（1867—1926）（图1–9c）又在布达佩斯塞梅尔维斯大学Eugen Alexander Polya（图1–9d）的基础上对手术方式做了进一步改进（图1–10e）[43]。来自维也纳大学的Hans Finsterer（1877—1995）（图1–11a）后来又对手术方式做了重新修订并使之成为众所周知的"Hofmeister–Finsterer胃切除术"[44]。该术式是将胃断端的小弯侧缝合，留下大弯侧部分与空肠吻合（图1–10f）。这种吻合方式基于Finsterer超过10 000例胃手术的经验，因此得到了普遍认可。1892年，为了让十二指肠内容物能更顺利地从输入空肠袢流入输出袢，德国康尼斯堡大学的Heinrich Ch. Braun（1847—1911）在输入袢和输出袢之间建立了侧侧吻合[45]。1917年，美国梅奥诊所的Donald C. Balfour（1882—1963）将Braun吻合添加到Polya术式中，称之为Balfour–Polya手术（图1–10g）[46–47]。有文献显示Hofmeister之前曾做过这种重建方式。1927年，Kocher的学生，来自瑞士洛桑大学的C'ésar Roux（1857—1934）（图1–11b）对Roux–en–Y重建方式（图1–10h）进行了报道[48]，他称这种重建方式不仅适用于远端胃切除，也适用于全胃切除术。

在这段时间，许多在德国留学的日本外科医生将最新的外科技术引入日本。1897年，也就是Billroth成功实施手术后的第16年，东京大学医院的Jihan Kondo（1866—1944）实施了日本第1例胃癌切除手术[49]。Mikulicz的学生，日本九州大学的Hayari Miyake（1866—1945）（图1-11c）报道称，1904—1914年，在他所在的科室接受手术治疗的177例患者中有58例死于术后并发症（33%）；1920—1927年，相关的死亡率下降到14.2%（56/395）。这些患者的3年生存率为31.3%（108/345）[50]。

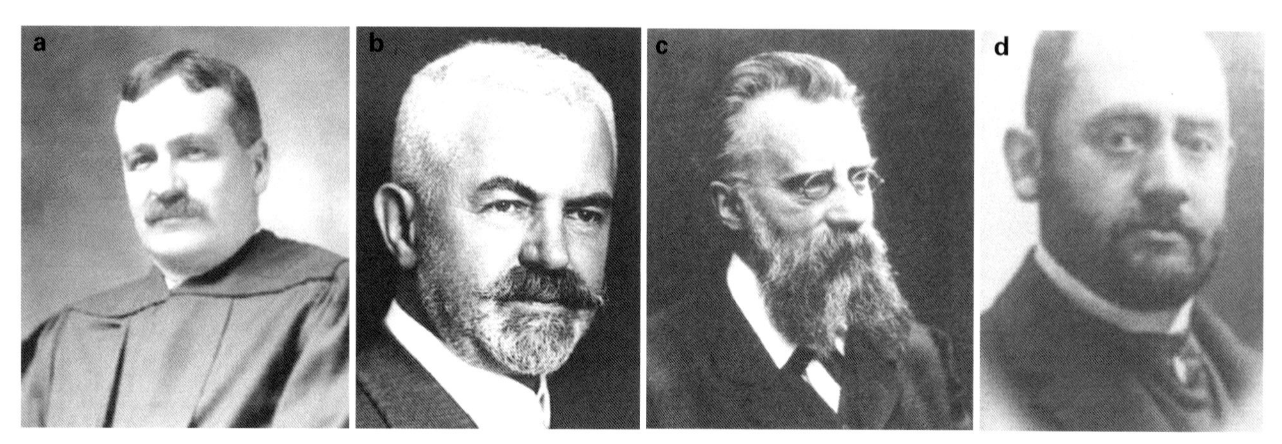

a. John M. T. Finney：重建。b. Anton F. von Eiselsberg：Billroth Ⅱ手术。c. Franz von Hofmeister：Billroth Ⅱ式重建。d. Eugen A. Polya：Billroth Ⅱ式重建。

图1-9 胃癌手术史上的先驱者（2）

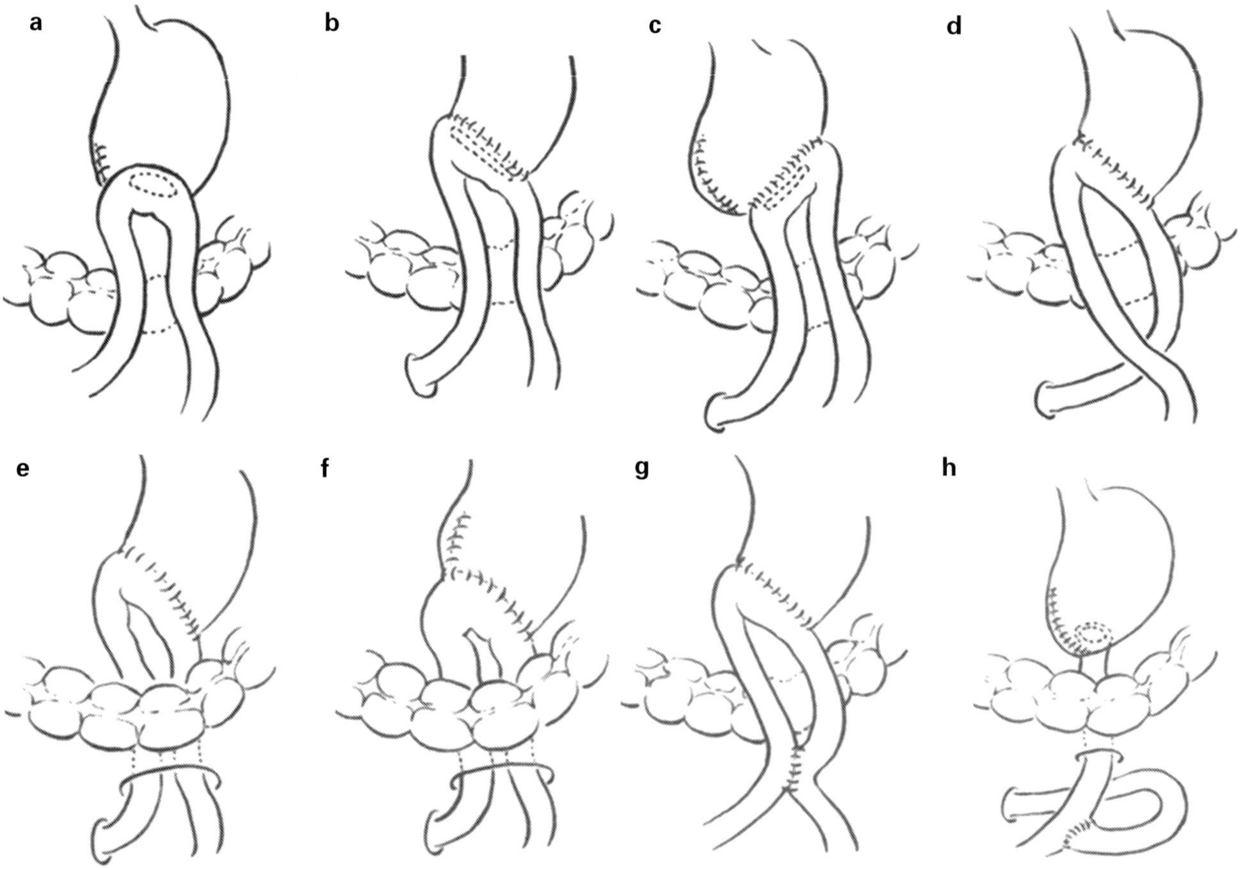

a. Billroth T，Wölfler A，1885。b. Krönlein RU，1888。c. Mikulicz JR，1897。d. Moynihan B，1923。e. Polya EA，1911。f. Hofmeister-Finsterer，1895。g. Balfour DC，1917。h. Roux C，1893—1898。

图1-10 各种Billroth Ⅱ式重建方法

三、提高疗效的强大驱动力

1898年，Billroth的波兰-奥地利助理，来自德国（现在是波兰）西里西亚弗里德里希-威廉姆斯大学的Johann F. von Mikulicz-Radecki（1850—1905）（图1-11d）才真正打开了肿瘤外科学的大门[51-53]。他阐述了胃癌的4个转移途径：①局部浸润，即浸润胃壁和邻近周围结构；②通过淋巴管的区域淋巴结转移；③通过血管转移到肝脏；④腹膜种植转移。Mikulicz强调，只有当这些转移灶被完全移除时，疾病才能被治愈。为了移除直接浸润的胃壁，他提出了全胃切除术。当邻近结构受侵犯时，须联合切除邻近器官。系统淋巴结清扫可清除转移淋巴结。然而，肝脏和腹膜转移的治疗是不能通过外科手术来实现的。下面内容主要介绍手术治疗的相关进展。

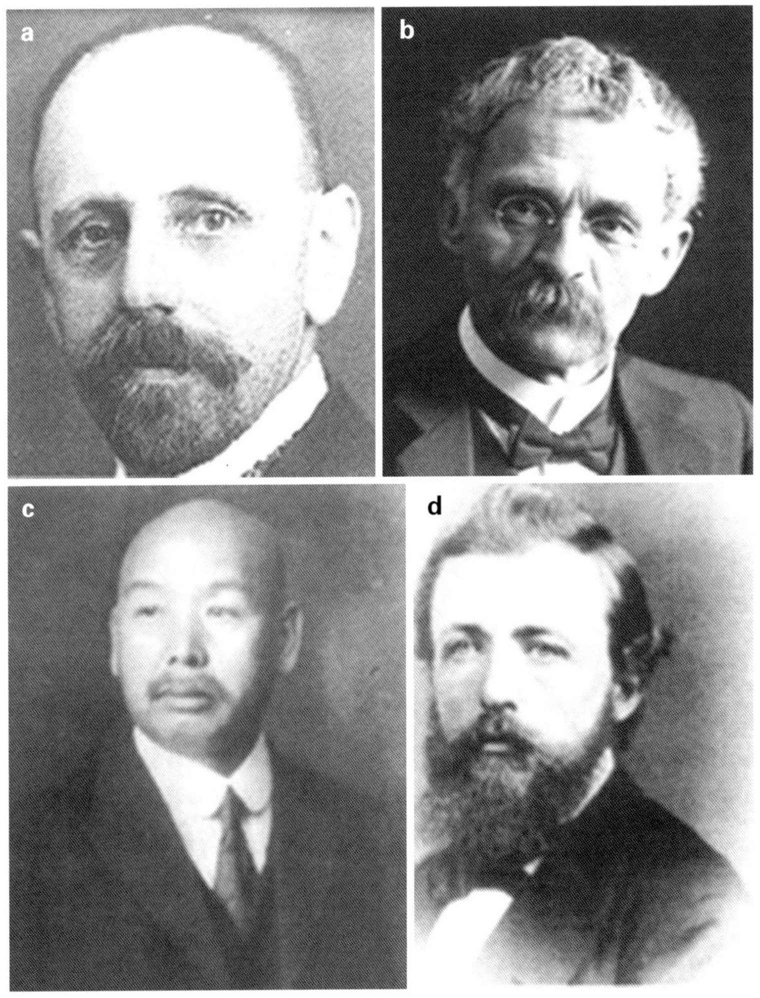

a. Hans Finsterer：Billroth Ⅱ手术。b. C'ésar Roux：Roux-en-Y 吻合。
c. Hayari Miyake：治疗结果。d. J. F. von Mikulicz-Radecki：肿瘤外科学。

图1-11 胃癌手术史上的先驱者（3）

（一）全胃切除术

1887年，也就是在Billroth实施胃切除术后第6年，Billroth的同事，瑞士苏黎世大学的Carl B. Schlatter（1864—1934）（图1-13a）为一位胃癌患者成功地实施了世界上第1例全胃切除术[54-55]。他采用的是结肠前食管空肠端侧吻合的Billroth Ⅱ式重建方式，此种重建方式没有做Braun吻合（图1-12a）。在日本，第1例成功的全胃切除术是在1902年由名古屋科西坎医院的Otojiro Kitagawa（1864—1922）完成的[56]。当时，全胃切除术的死亡率特别高。为了防止出现食管空肠吻合口瘘和反流性食管炎，专家们提出了各种各样的重建方式（图1-12）。1907年，C'ésar Roux将"Roux-en-Y吻合"用于全胃切除术后的消化道重建（图1-12c）[57]。1917年，布拉格大学的Hermann Schlöffer（1868—1937）（图1-13b）将Braun吻合添加到Schlatter的重建方式中（图1-12b）[58]。1940年，加拿大多伦多大学的Roscoe R. Graham（1890—1948）（图1-13d）发明了一种独特的吻合方法，即将空肠残端像"三明治"一样包埋缝合以加强食管空肠吻合的技术（图1-12e）。1943年，美国堪萨斯大学的Thomas G. Orr（1884—1955）（图1-13c）通过食管断端与空肠侧方吻合对Roux-en-Y吻合进行了改进（图1-12d）[59]。这一方式成为最流行的重建方法[60-61]。1972年，东京癌症研究所的Mitsumasa Nishi（1925—1998）（图1-13e）提出了一种所谓的双通道方法，即在Roux-en-Y重建基础上将十二指肠残端与空肠侧壁吻合的方法（图1-12f）[62]。现在，全胃切除术有多种不同的重建方式（图1-12）[63-65]。

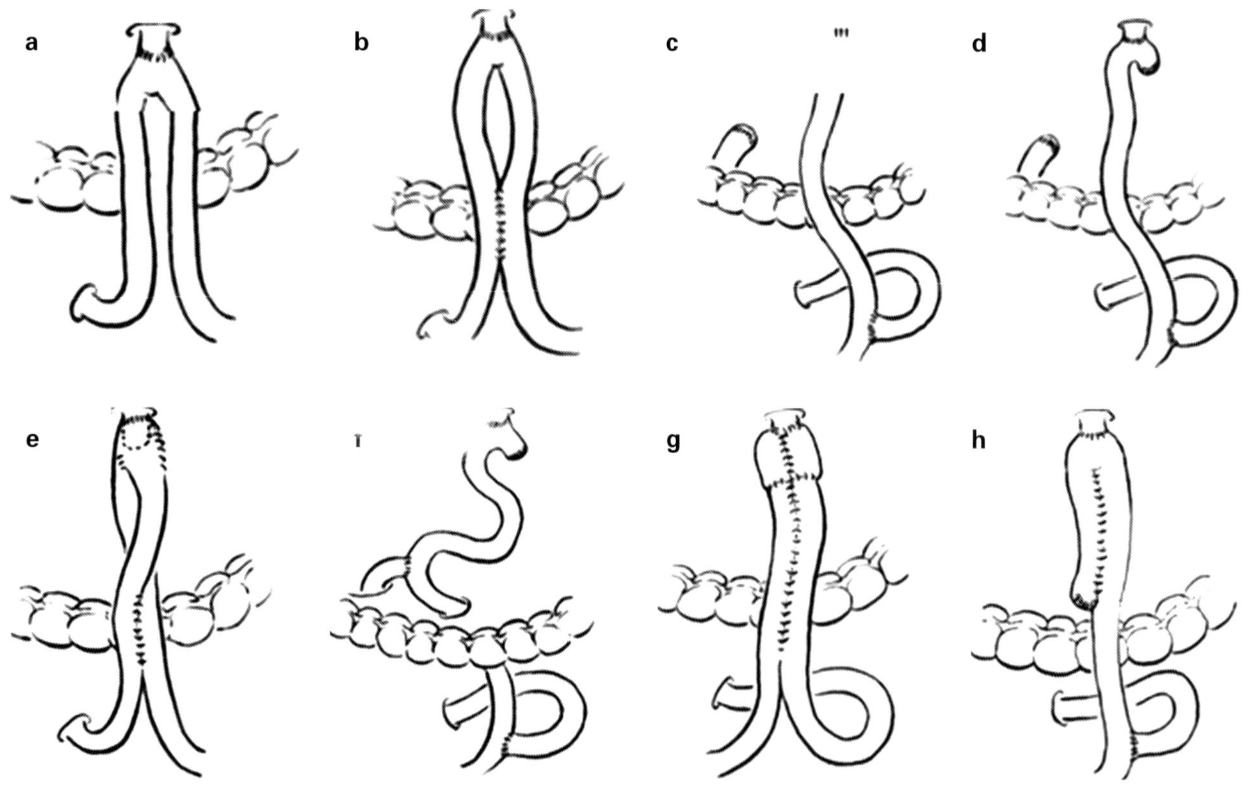

a. Schlatter C，1897。b. Schlöffer H，1917。c. Roux C，1907。d. Orr TG，1943。e. Graham RR，1940。f. Nishi M，1972。g. Siewert-Peiper，1972。h. Hunt CJ，1952。

图1-12　各种全胃切除术后的重建方法

食管与十二指肠之间空肠袢的间置重建（图1-14a）分别由日本千叶大学的Sadanobu Seo（1886—1946）（图1-13f）和加利福尼亚大学洛杉矶分校医疗中心的William Polk Longmire（1913—2003）（图1-13g）在1941年[66]和1952年[67-68]予以改进，其他的改进则是建立一个贮袋以代替切除的胃。Longmire的改进是对空肠袢做了一个长的类似Braun吻合那样的侧侧吻合，从而使之形成一个单腔的管状结构[68]。现在有很多可供选择的肠管间置方法（图1-14）[69]，其中也包括回盲部肠管的间置（图1-14d）[70]。

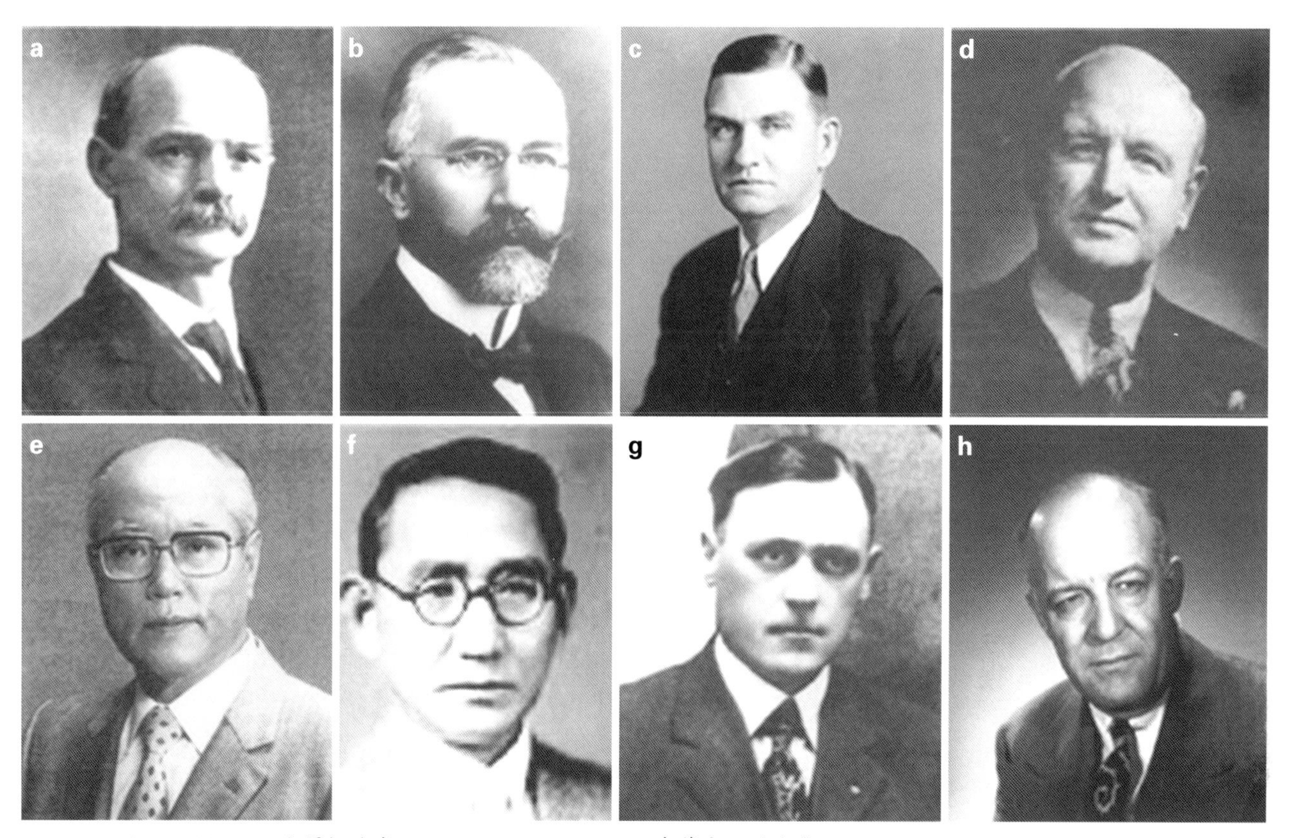

a. Carl B. Schlatter：全胃切除术。b. Hermann Schlöffer：食管空肠吻合术。c. Thomas G. Orr：Roux-en-Y吻合改进。d. Roscoe R. Graham：吻合术。e. Mitsumasa Nishi：双通道吻合术。f. Sadanobu Seo：空肠间置术。g. William P. Longmire：空肠间置术。h. Gordon McNeer：扩大的根治性全胃切除术。

图1-13 胃癌手术史上的先驱者（4）

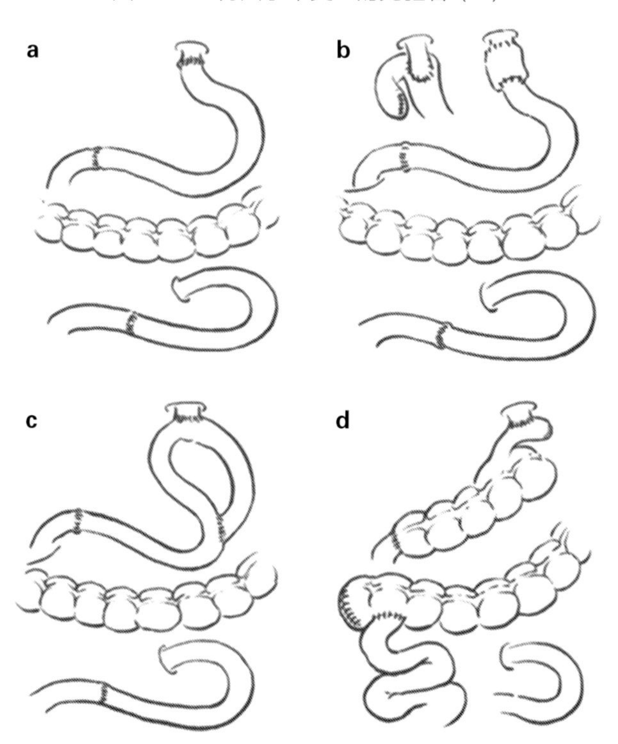

a. Seo S，1941，Longmire WP，1952。b. Schreiber HJ，1978。c. Henley FA，1952。d. Longmire/Beal，1952。

图1-14 各种全胃切除术后肠管间置的重建方法

经过不断努力，手术死亡率显著下降，全胃切除术也变得更加安全。这也形成了一种新的观念和流行趋势：为了获得更好的治疗效果，全胃切除术得到了更加积极的推广，在美国更是如此。1948年，美国纽约纪念斯隆·凯特琳癌症中心（Memorial Sloan Kettering Cancer Center）的Gordon McNeer（1905—1967）（图1-13h）报道称这种扩大的手术（全胃切除）具有较高的生存率[71-74]。1944年，Frank H. Lahay（1880—1953）（图1-15a）报道了全胃切除术的适应证和治疗效果[75]。这一想法被梅奥诊所[76]和美国的其他权威机构所接受。甚至有一些专家建议，无论肿瘤位置和浸润深度如何，都应考虑实施全胃切除术[77-78]。而如今，只有当远端胃切除术不能达到近端贲门安全距离时才采用全胃切除术。

（二）邻近脏器的联合切除

为了移除肿瘤侵犯的病灶，应该手术切除受侵犯脏器。肿瘤侵犯肝脏、横结肠及其系膜的情况并非罕见。切除这些器官并不困难，也是较为普遍的做法。1898年，Mikulicz首次提出了联合胰体尾切除的设想[51]。这种手术技术体系分别在1948年[79]和1954年[80]由美国纽约纪念斯隆·凯特琳癌症中心（Memorial Sloan Kettering Cancer Center）的Alexander Brunschwig（1901—1969）（图1-15b）和日本千叶大学的Jirou Suzuki（1911—1968）成功建立。全胃切除联合脾脏切除的手术死亡率也得以显著下降。东京癌症研究所的Tamaki Kajitani（1909—1991）（图1-15c）[81-82]在1955年报道的手术死亡率为1.8%（1/57），东京女子医科大学的Komei Nakayama（1910—2005）（图1-15d）在1956年报道的死亡率也为1.8%（2/113）[83]。

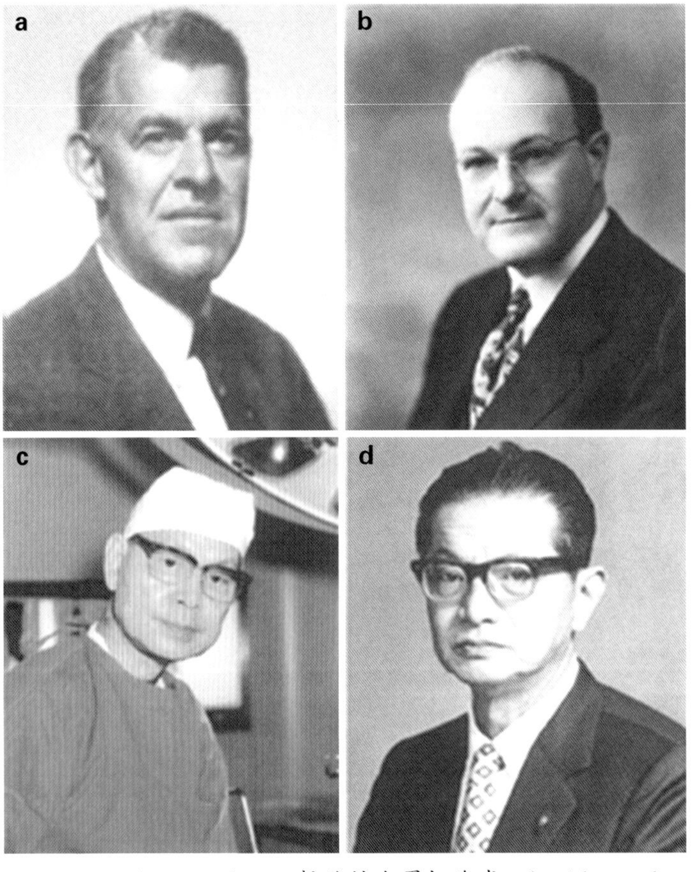

a. Frank H. Lahay：根治性全胃切除术。b. Alexander Brunschwig：胰腺远端切除术。c. Tamaki Kajitani：胰腺远端切除术。d. Komei Nakayama：胰腺远端切除术。

图1-15 胃癌手术史上的先驱者（5）

随着时间的推移，这种联合切除有了更多进展。1948年，Gordon McNeer对全胃切除联合脾脏、远端胰腺和横结肠切除的技术进行了分析论证[84]。1944年，Frank H. Lahay报道了联合肝左叶、脾脏、胰腺远端以及包含末端回肠在内的大部分结肠的广泛切除术（图1–16b）[85]。1991年，Mitsumasa Nishi提出了所谓的左上腹清扫术，切除范围包括胃、脾、胰尾、左肾上腺、横结肠，必要时还需要切除膈肌和食管下段[86-87]。然而，由于控制胰液从切除残端渗漏非常困难，并且往往会因为渗漏而产生急性胰腺炎、膈下脓肿、吻合口瘘及结扎动脉残端破裂等问题，因此，联合胰体尾切除仍然存在较大的风险。另外，Brunschwig也指出胰尾部切除术后可引发糖尿病[88]。胰腺切除残端的处理仍是一个有待进一步研究的重要课题。

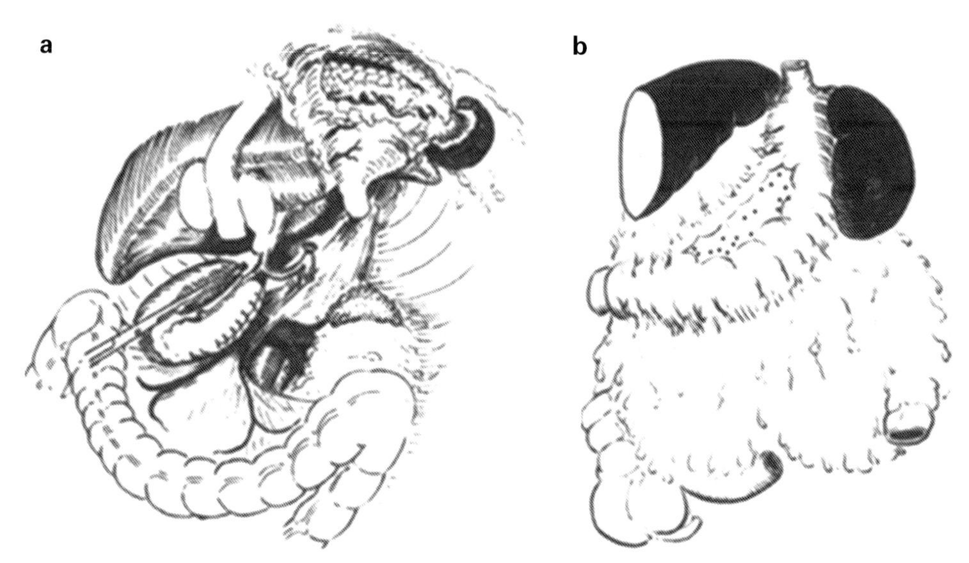

a. 脾胰切除术。b. Lahay将全胃连同食管腹段、肝左叶、胰腺远端、脾脏、大网膜、末端回肠、回盲部、升结肠、横结肠及降结肠一并切除。

图1–16 脾胰切除术和Lahay FH 扩大切除术切除范围

（三）淋巴结清扫

有关淋巴系统和癌症转移的科学研究是由柏林大学的罗马尼亚解剖学家Dimitrie Gerota（1867—1939）（图1–17a）于1895年开始的。他提出了Gerota's方法来使淋巴网络可视化[89]。为了显示淋巴管，他制作了一种新的对比介质：普鲁士蓝油、松节油和乙醚的混合液。将混合液注入肠壁的浆膜下层即可显示淋巴管[90]。1902年，法国解剖学家Paul Poirier（1853—1907）（图1–17b）和他的同事图卢兹大学的Adrien Charpy（1848—1911）出版了一本解剖教科书[91]。书中他们使用传统的Sappey的汞注入方法[92]和Gerota's方法，详细展示了胃的淋巴流向和淋巴结分布情况（图1–18）。1903年，匈牙利著名外科医生Polya（图1–9d）使用Gerota's方法在19个流产胎儿的胃中观察到了淋巴引流情况[93]。1907年，解剖学家John Kay Jamieson（1873—1948）（图1–17c）和英国利兹大学的外科医生Joseph Faulkner Dobson（1874—1934）对胃淋巴系统进行了详细的研究[94]，他们完成了淋巴引流和胃区域淋巴结站的分类。

对胃周围淋巴系统更进一步的研究，是将淋巴结区域由胃周围区域扩展到胰腺上部边界以外的更广区域。1932年，法国巴黎大学的解剖学家Henri Rouviere（1876—1952）（图1–17d）出版了一本重要的教科书。在书中他对已取得的历史成就和自己的研究进行了详细的阐述，其中包括腹腔动脉和腹主动脉周围的淋巴系统[95]。1936年，日本东京大学的解剖学家Inoue Y用一种特殊的对比剂，对104个流产的胎儿进行了一项淋巴显影研究[96]。

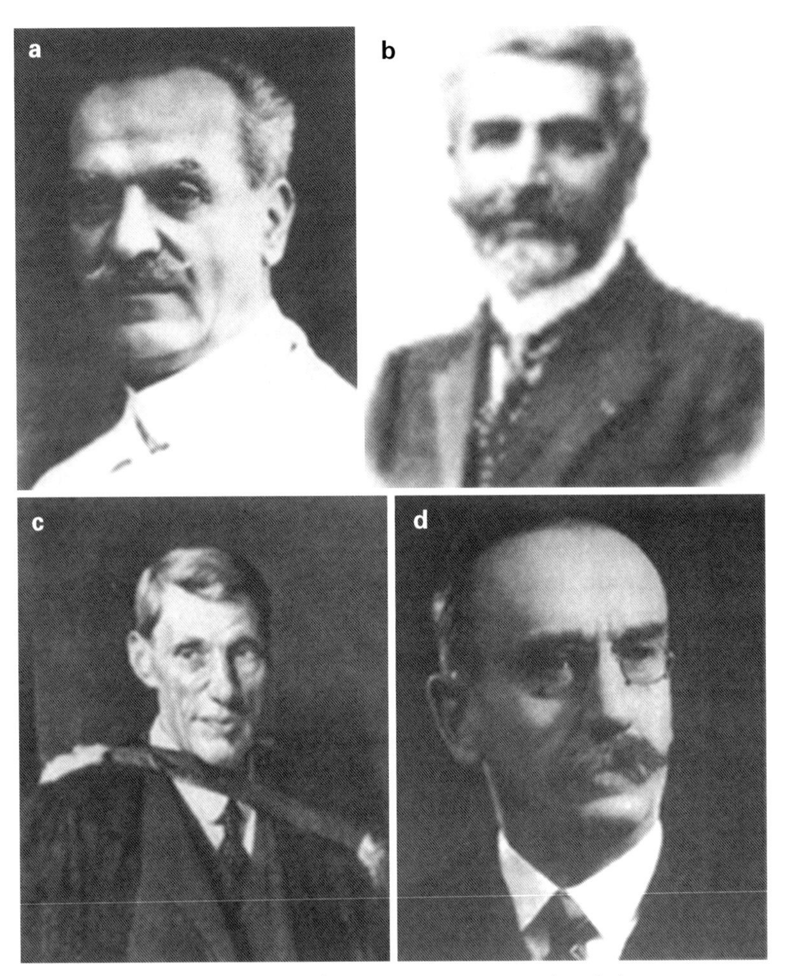

a. Dimitrie Gerota：淋巴系统。b. Paul Poirier：淋巴系统。c. John Kay Jamieson：淋巴系统。d. Henri Rouviere：淋巴系统。

图1-17 胃淋巴系统研究的先驱者

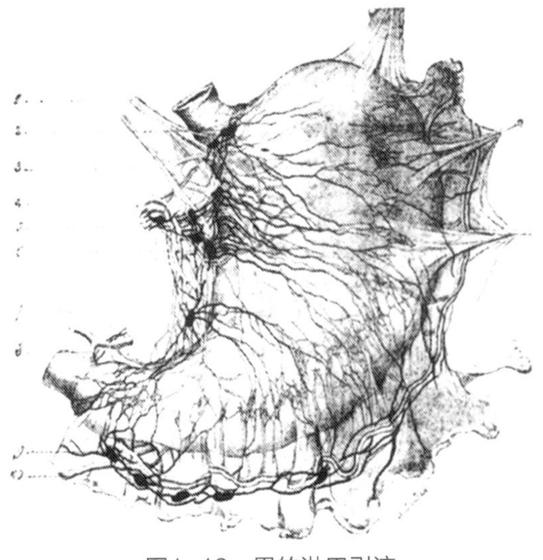

图1-18 胃的淋巴引流

（注：采用Gerota's方法显示，B. Cuneo和P. Poirier证实[97]。）

根据Mikulicz的理论，人们付出了巨大的努力来开发有效的手术方法以清除转移的淋巴结。1944年，Kajitani指出，宏观判断淋巴结是否转移的可靠性较低。他在一项纳入162例患者的研究中发现了20例淋巴结假阴性的患者[98]。这意味着根据淋巴引流情况的研究，淋巴结清扫的程度应该考虑足够的安全范围。日本（图1-19a）[62, 81, 93, 99-100]、韩国（图1-19b、图1-19c）[101]、德国（图1-19d、图1-19e）[102-103]、英国（图1-19f）[104]和美国（图1-19g）[105-107]的许多外科肿瘤领军学者强调了系统淋巴结清扫的重要性。为了评估系统淋巴结清扫的效果，他们在各自的国家进行了多中心试验研究。1962年，日本胃癌研究协会成立并出版了《日本手册》[108]。手册从解剖学角度对16个区域的淋巴结进行了界定（图1-21a）[109]，并根据Inoue的研究及肿瘤的主要发病部位将淋巴结分为N1、N2、N3和N4四站[96]。完全切除N1和N2区域的淋巴结的方法被称为"D2根治性切除"，这一手术方式被强烈推荐，并成为日本和东方国家胃癌手术的"金标准"。系统的淋巴结清扫可减少肿瘤的局部复发，更好地提高生存率，这是该手术方式的最显著效果。日本全国胃癌登记处报道称，1963—1966年，日本胃癌术后的5年总体生存率为37.5%，到2008年提升至70%[109]。其中Ⅱ期胃癌的生存率更是显著提高，从47.7%提高到73.1%，Ⅲ期胃癌的生存率也从26.4%提高到44.5%。生存率的显著提高得益于D2淋巴结清扫术的有效普及。

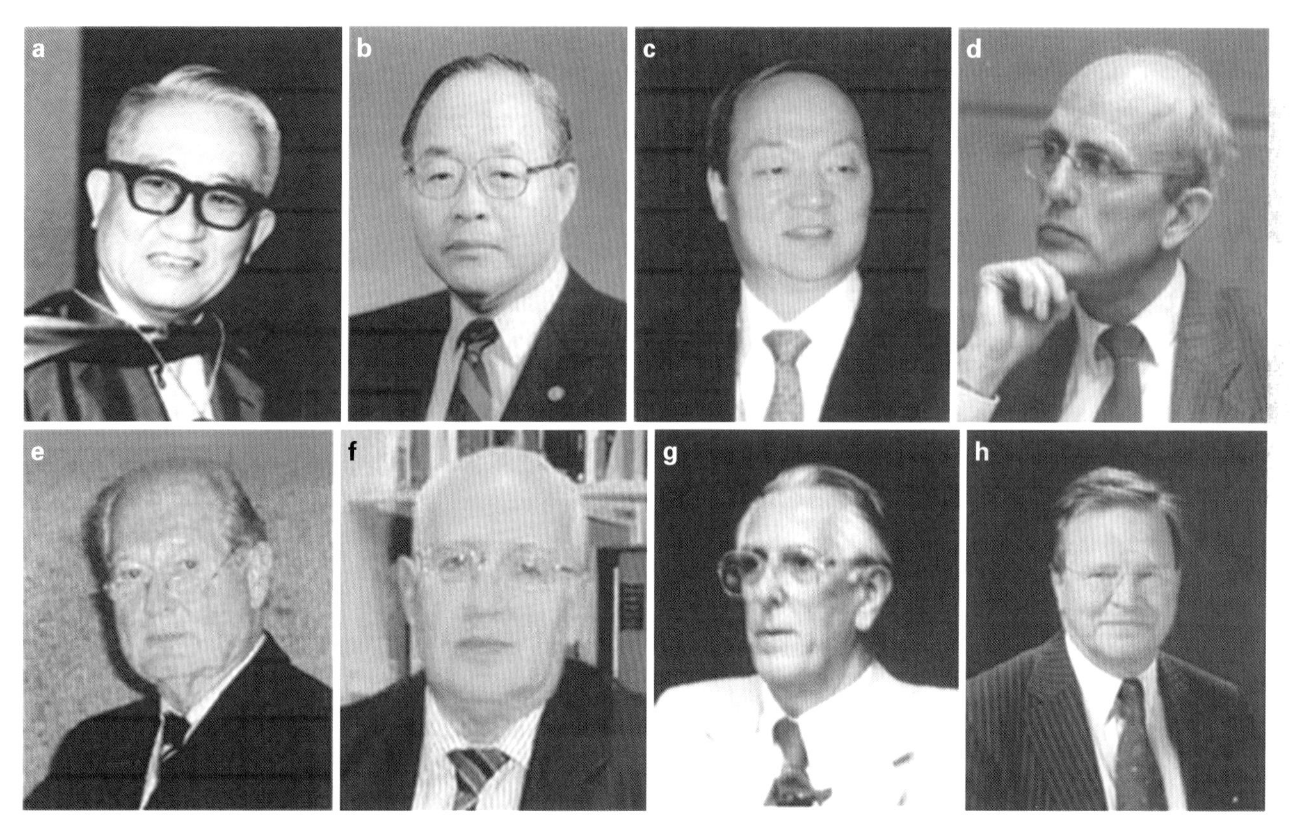

a. Dennosuke Jinnai：淋巴结清扫术。b. Jin-Pok Kim：韩国胃癌协会。c. Sung Hoon Noh：韩国胃癌协会和国际胃癌协会。d. Henning Rohde：德国TNM研究组。e. Jorg Rudiger Siewert：德国胃癌协会。f. Alfred Cushieri：英国D2根治术研究，MRC。g. Byrl James Kennedy：美国"监测、流行病学与最终结果"计划。h. CJH van de Velde：荷兰D1/D2试验。

图1-19　胃癌手术史上的先驱者（6）

为了完成胰腺远端和脾门周围的淋巴结清扫，胰腺和脾脏切除被认为是必不可少的。然而，这种手术方式有很高的风险，并会导致各种胰腺相关的并发症发生率和死亡率升高。荷兰莱顿大学的Cornelis J. H. van de Velde（图1-19h）在荷兰组织了一项多中心临床试验来比较D1和D2根治手术的效果。1995年，他在《柳叶刀》上报道了让人悲观的结果[110]。331例接受D2根治术的患者的死亡率为10%，而380例接受D1根治术的患者的死亡率为4%。他得出的结论是，D2淋巴结清扫不应该被用作西方患者的标准治疗。这一结论引起了许多专家的强烈反对，相关意见被发送给《柳叶刀》编辑。他们强调，高死亡率的主要原因应归结于外科医生经验不足，患者的一般情况较差，尤其是做了不必要的胰腺切除[111]。为了减少并发症，日本东京国家癌症中心的Keiichi Maruyama（图1-20a）在1985年提出了“保留胰腺的全胃切除术”（图1-21b）[112]。这种手术在没有降低术后生存率的情况下使手术死亡率从3.1%降低到1.6%，手术并发症发生率也从39.4%降低到19.6%。另外，它还降低了术后糖尿病的发生率。

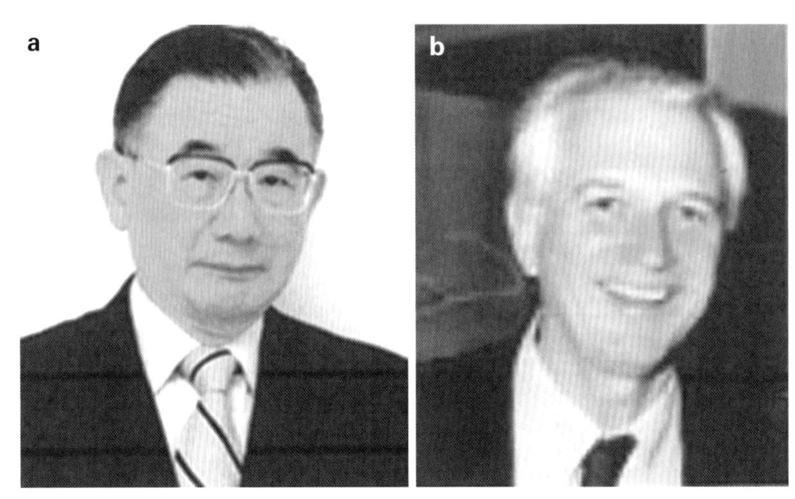

a. Keiichi Maruyama：保留胰腺的手术。b. Paul H. Sugarbaker：全腹膜切除术。

图1-20 胃癌手术史上的先驱者（7）

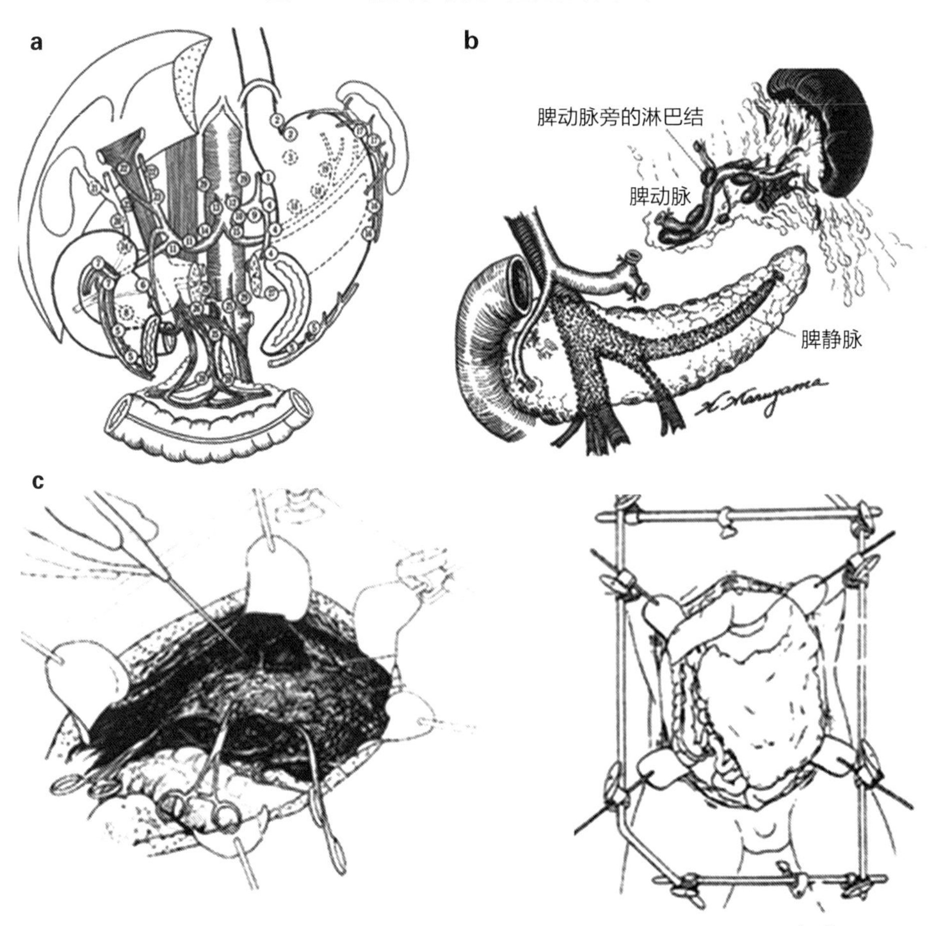

a. 胃周区域淋巴结的日本分类方法图示。b. 保留胰腺手术切除图示[112]。
c. Sugarbaker's 全腹膜切除手术（左侧），连续性腹腔热灌注化疗（右侧）。

图1-21 《日本手册》分类、保留胰腺手术以及全腹膜切除术示意图

（四）腹腔转移的外科治疗

Mikulicz写道，胃癌的转移有4个途径：直接浸润、淋巴转移、血管转移和腹膜播散[51]。1910年，英国布里斯托尔总医院的Ernest W. Hey Groves描述了大网膜切除在减少腹膜播散中的作用[113]。这个想法被著名的肿瘤外科医生，维也纳大学的Hans Finsterer采纳并对这一手术方式予以拓展[114-115]。1958年，日本东北大学的外科医生Masao Muto（1898—1972）（图1-22a）发表了一项关于胃癌网膜囊转移的详细组织学研究[116]。他采用连续切片的方式，从组织学角度证实了在643例切除的网膜标本中有78%的病例发生了转移。他表示，网膜转移的机制可能不只是腹腔种植转移，还涉及淋巴转移途径和血管转移途径。T1及T2期肿瘤往往不会发生腹腔转移，这类肿瘤不需要切除网膜。然而，目前认为网膜囊切除的主要目的是更彻底地清扫胰周淋巴结，而不是治疗腹膜转移。

1995年，美国华盛顿医学中心的Paul H. Sugarbaker（图1-20b）提出了一项新的治疗腹腔肿瘤腹膜转移的策略[117]。为了减少腹腔脱落细胞导致的种植转移，他提出了一种切除联合腹腔热灌注化疗的方法（图1-21c）。1999年，日本金泽大学的Yutaka Yonemura将这一治疗方法用于胃癌治疗[118]。他报道说，这种治疗方法显示出比常规化疗和腹腔热灌注化疗更好的生存获益。目前，韩国的专家正对此方法进行积极研究[119]。

四、新趋势：从标准化手术到个体化手术

自1995年以来，胃癌的治疗呈现出一个新的趋势：从“为了根治扩大切除范围和标准化手术”转向“基于患者安全和保障生活质量的个体化手术”。出现这一转变的背景是：①早期癌症患者的显著增加；②对手术安全和提高生活质量的需求；③技术手段和仪器设备的进步；④知识和经验的积累。这一新趋势导致胃癌的外科治疗产生了很大的变化。

（一）胃保功能的手术

1967年，日本东北大学的外科医生Tetsuo Maki（1908—2006）（图1-22b）提出了一种独特的手术方式——保留幽门的胃切除术（图1-23a）[120]。这种手术方式旨在降低良性溃疡远端胃切除术后倾倒综合征、胆囊结石和消化功能紊乱的发生概率。1991年，他的同事，日本奈良县立医科大学的Tsuneo Shiratori（1922—2012）（图1-22c）将这一手术的适应证扩大到胃癌[121]。目前，这种方式被广泛应用于癌灶位于胃中部1/3、体积较小及没有幽门周围淋巴结转移的胃癌患者。

此外，保留神经的手术主要用于治疗早期胃癌。最重要的神经是迷走神经的肝支。在清扫肝十二指肠韧带内淋巴结时，该神经常常被损伤。该神经损伤会引起胆囊收缩障碍和胆囊结石形成。1996年，日本金泽大学的Koichi Miwa（图1-22d）建议在保留幽门的胃切除术中保留迷走神经的幽门支和腹腔支（图1-23b）[122-123]。

纽约纪念斯隆·凯特琳癌症中心的Alexander Brunschwig报道称，胰体尾切除可能引发糖尿病[79]，对于胰腺被肿瘤细胞直接侵犯的患者，胰腺切除是不可避免的；但清除胰腺周围和脾门淋巴结时，应保留胰腺[124]。

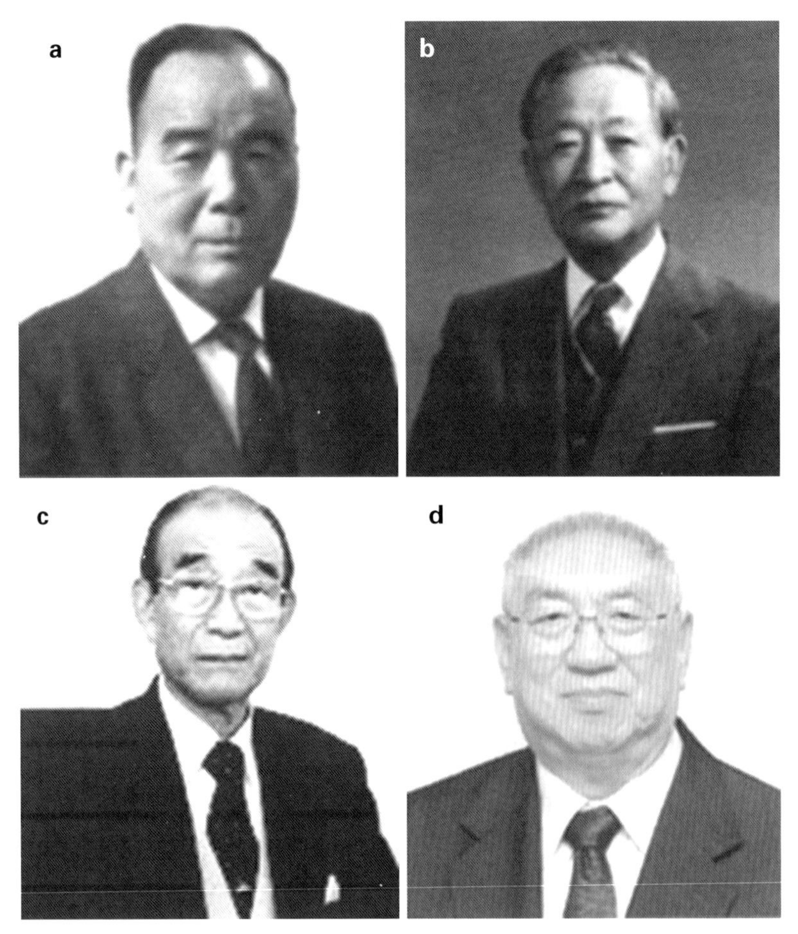

a. Masao Muto：大网膜切除术。b. Tetsuo Maki：保留幽门的切除术。
c. Tsuneo Shiratori：保留幽门的切除术。d. Koichi Miwa：保留神经的手术。

图1-22 胃癌手术史上的先驱者（8）

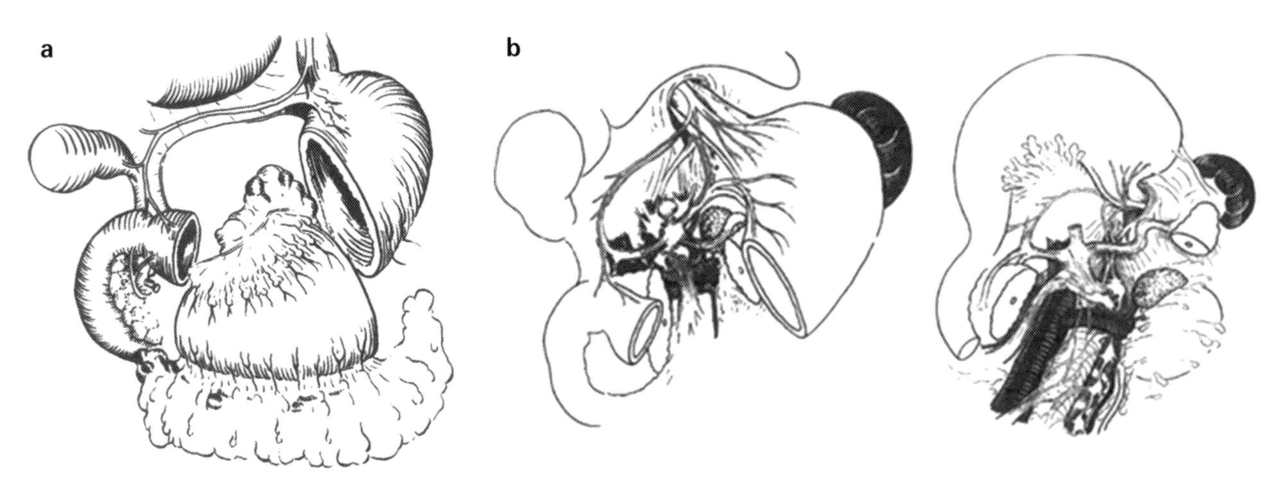

a. 保留幽门及迷走神经的胃切除术。b. 神经分支（显示前支，显示后支）。

图1-23 保留幽门及胃迷走神经分支的胃切除术

（二）淋巴结清扫的最佳范围

根据当前进展，淋巴结清扫应基于肿瘤侵犯情况，予以合理化和个体化的处理。为了得到最佳的清扫效果，人们提出了以下的新策略[124]。

1989年，Keiichi Maruyama根据3 785例患者的详细数据开发了一个计算机系统，即所谓的Maruyama程序，用于评估各个区域淋巴结的转移风险[125]。该程序在西方患者中显示出非常高的敏感性、特异性和准确性[126]。1996年，慕尼黑技术大学的Elfriede Bollschweiler开发出了另一种计算机系统“人工神经网络”，用于预测淋巴结转移。据报道，该系统对淋巴结转移的预测具有很高的可靠性[127]。

一种独特的方法，“印度墨水术中淋巴显影技术”被用来判断区域淋巴结和淋巴引流情况（图1–24）[124]。1991年，京都县医科大学的Toshio Takahashi（图1–25a）和他的同事Akio Hagiwara发现了一种精细的活性炭颗粒（平均直径为190nm）（图1–24a）[128]。它对淋巴结构有很强的亲和力，并能与周围结构形成鲜明的对比，因此被称为“印度墨水”。这种染色能够为淋巴结的准确清扫提供有用的引导，特别是对主动脉旁淋巴结的清扫。

淋巴结清扫区域扩大到肝十二指肠韧带、胰头背面、主动脉旁和纵隔[129]。“主动脉旁淋巴结清扫术”（图1–26）的生存获益不高[130–132]。权威机构报告说，主动脉旁淋巴结阳性患者在主动脉淋巴结清扫后的5年生存率为11%～23%。纵隔淋巴结转移在晚期近端癌伴食管侵犯的患者中并不罕见。大多数转移见于食管下段淋巴结（16.1%）和后纵隔淋巴结（3.2%）。这些淋巴结可以通过巴西圣保罗大学的Henrique Walter Pinotti（1929—2010）（图1–25b）在1983年提出的“横膈入路”进行清扫[133]。东京国家癌症中心的Yuji Tachimori报道称，在他的系列研究中，Pinotti入路30天死亡率为0，并发症发生率为18%[128，134]。前哨淋巴结显影导航术目前被广泛用于乳腺癌、恶性黑色素瘤及头颈部肿瘤等的外科治疗[134]。2002年，东京庆应义塾大学Yuko Kitagawa（图1–28a）发表了一项关于该技术用于胃癌手术的详细临床研究[135]。他用放射性锝–99m锡胶体作为示踪剂，该技术在210名CT1和CT2患者中显示出了很高的检出率、敏感性和准确率，分别为97%、94%和99%。在他的系列研究中有平均3.9个淋巴结。Kitagawa强调，不必要的淋巴结清扫可以通过前哨淋巴结导航术来避免。

根据上述说明，每例患者均应该进行个体化、合理的、有效的淋巴结清扫。

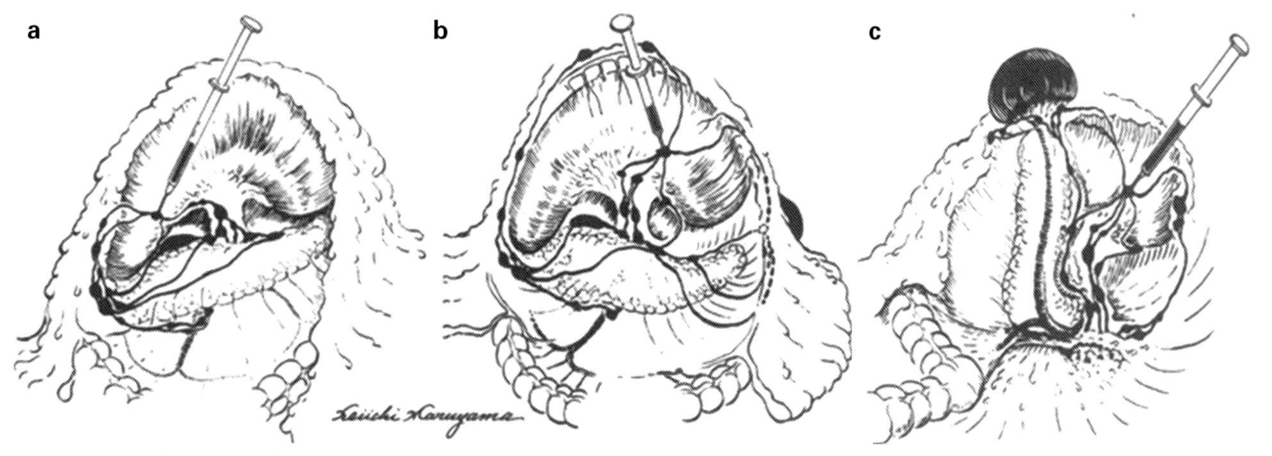

术中浆膜下注射印度墨水（活性炭颗粒溶液）进行显示。a. 胃远端1/3。b. 胃中部1/3。c. 胃近端1/3。

图1–24 胃远端1/3、中部1/3以及近端1/3部分的淋巴引流

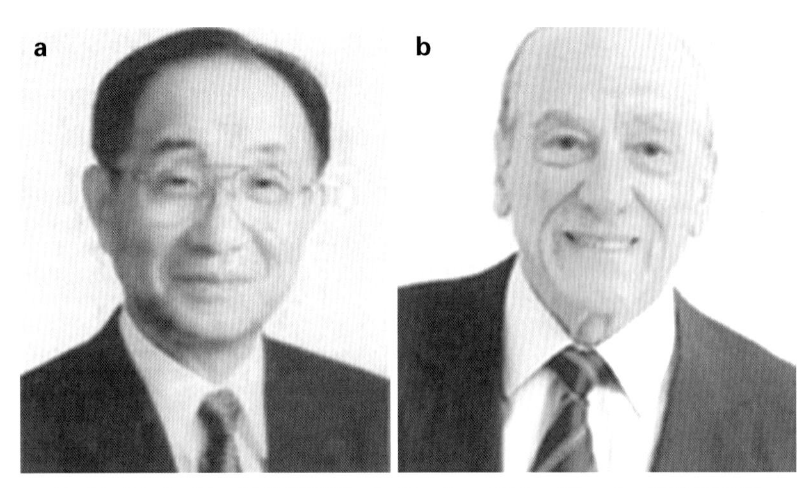

a. Toshio Takahashi：活性炭颗粒。b. Henrique Walter Pinotti：经横膈路径。

图1-25　胃癌手术史上的先驱者（9）

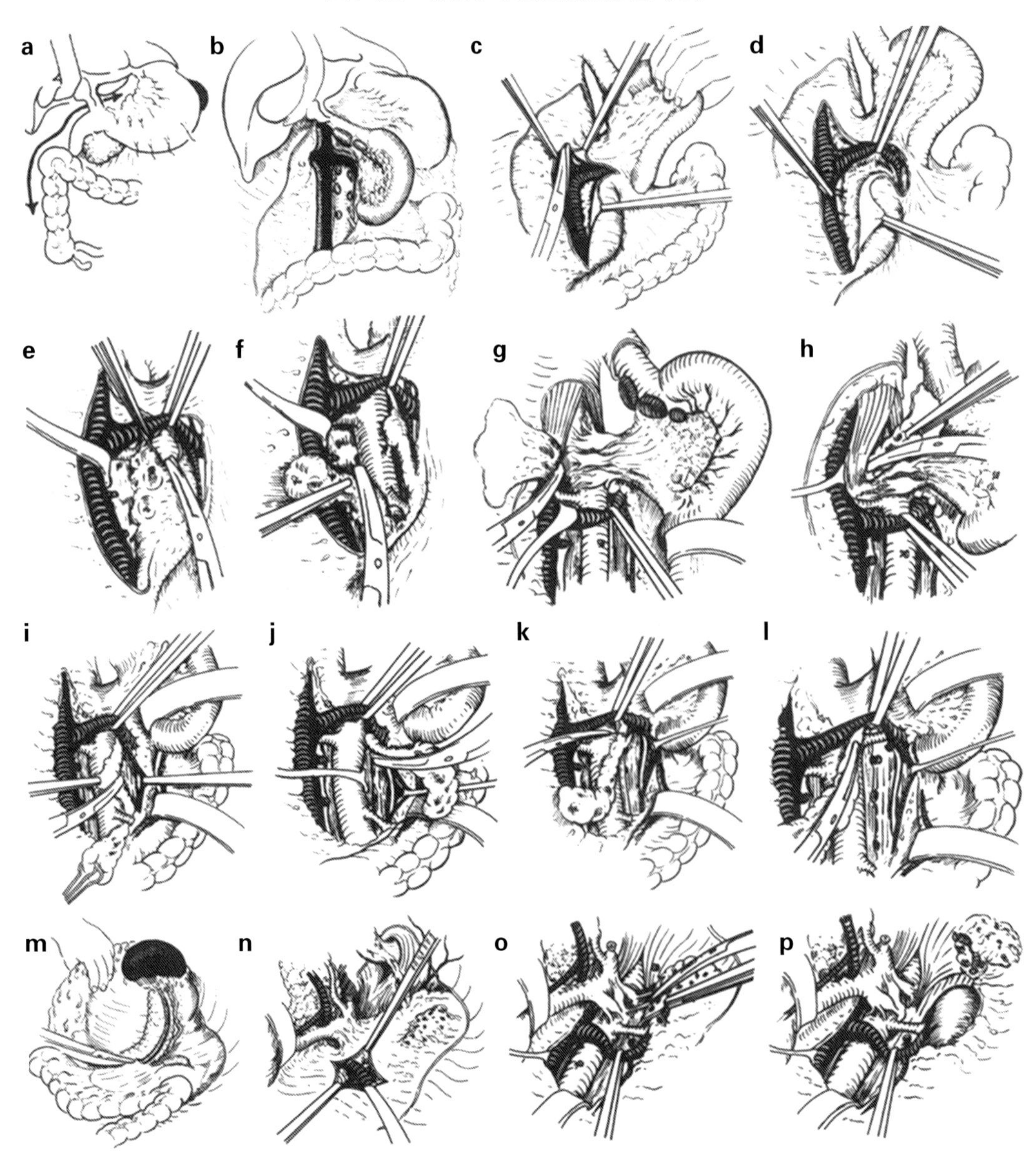

a–f.右下方区域。g–h.左下方区域。i–l.掀起胰头后方及右上方区域。m–p.胰腺尾部及脾脏翻转后左上方区域。

图1-26　腹主动脉旁淋巴结清扫术

（三）微创手术

1988年，日本山口大学的内镜医师Masahiro Tada应用内镜下息肉切除技术进行了小的黏膜内癌切除[136]。之后，这种技术由东京国家癌症中心的内镜医生团队进行了改进。他们发展了“内镜黏膜切除术（endoscopic mucosal resection，EMR）”[137]和“内镜黏膜下剥离术（endoscopic submucosal dissection，ESD）”（图1-27）[138]。内镜下切除的目的是避免开腹胃切除的缺点和风险，并让患者获得快速恢复。这种方式适用于没有淋巴结转移的早期癌，手术指征：①黏膜内癌；②隆起或扁平型病变；③分化型腺癌；④直径<3.0cm。1996年，他们研发了一种有用的设备“绝缘球尖电切刀”（IT刀），用来从肌肉层剥离黏膜和黏膜下层[138-139]，1989—2003年治疗的1 783例患者中，无因癌症复发或转移而死亡者[140]。

腹腔镜手术在世界各地广受欢迎，特别是在日本[141-143]、韩国[144-145]、中国台湾[146-147]、德国[148]和意大利[149-151]。该手术的优点是恢复快、疼痛少及美容效果好。其主要适应证是早期胃癌，但现在已拓展到进展期胃癌。

在过去的20年中，外科技术、手术方式和器械取得了长足进展。目前的手术质量水平也与开放性手术相当。1987年，东京庆应义塾大学的Masahiko Ohgami提出了“病变提拉切除法”或称“楔形切除法”[141]。1994年，日本奥塔大学的Seigo Kitano（图1-28b）发展了“腹腔镜胃切除与系统淋巴结清扫”[143]。日本藤田卫生大学的Ichiro Uyama（图1-28c）[143，152-153]和意大利贝内文托AziendaGRummo医院的Cristiano G. Hilscher（图1-28d）[149-151]发展了多种不同的新的腹腔镜手术。2007年，日本腹腔镜手术研究组报道了1 294例远端、近端和全胃切除术患者的治疗结果。术后并发症发病率为14.8%，死亡率为0，仅有6例出现复发。

现在，我们正在将“机器人手术系统”用于腹腔镜胃切除手术。这种治疗手段的问题是：①昂贵的机器和设备；②仅有少数机构和专家能开展。因此，机器人胃切除手术只能在世界上大的医疗中心开展。早些年，达芬奇机器人手术系统（图1-28g）被引入首尔延世大学和首尔国立大学。来自这两家机构的学者Woo Jin Hyung（图1-28e）和Han Kwang Yang（图1-28f），报道了他们的手术方式和治疗结果[153-155]。Han Kwang Yang现在正在尝试单孔腹腔镜手术[156]。日本和意大利也在积极引进机器人设备并将其应用于胃癌手术[157-159]。

五、国际胃癌研究组织

1968年，*Livre de Poche UICC* TNM分期手册的第1版由美国癌症分期联合委员会、加拿大国家委员会、日本联合委员会以及Deutschsprachiges TNM Ausshuss联合出版[160]。出版该手册的目的是提供“一种共同的语言”来记录临床资料和评估不同治疗方法的疗效。经过几次修订，第7版现已在世界各地被广泛使用[161]。

国际研究小组的胃癌专家组织整理了他们对胃癌的研究结果并出版了诊疗手册。表1-1列出了最活跃的国家研究小组。1970年，世界卫生组织将15个国家的权威研究所提名为世界卫生组织胃癌合作中心（WHO-CC），中心总部设在日本东京国家癌症中心。WHO-CC负责组织一般性会议、研讨会和培训课程，并出版世界卫生组织的分类和相关专著。后来，该中心扮演的这些角色被1995年成立的国际胃癌协会替代。1995年，第一届国际胃癌大会在日本京都举行。大会每隔两年在亚洲、欧洲和美洲的城市举行一次（表1-2）。1996年，该协会开始出版《胃癌》杂志，现在其被引用频次颇高。

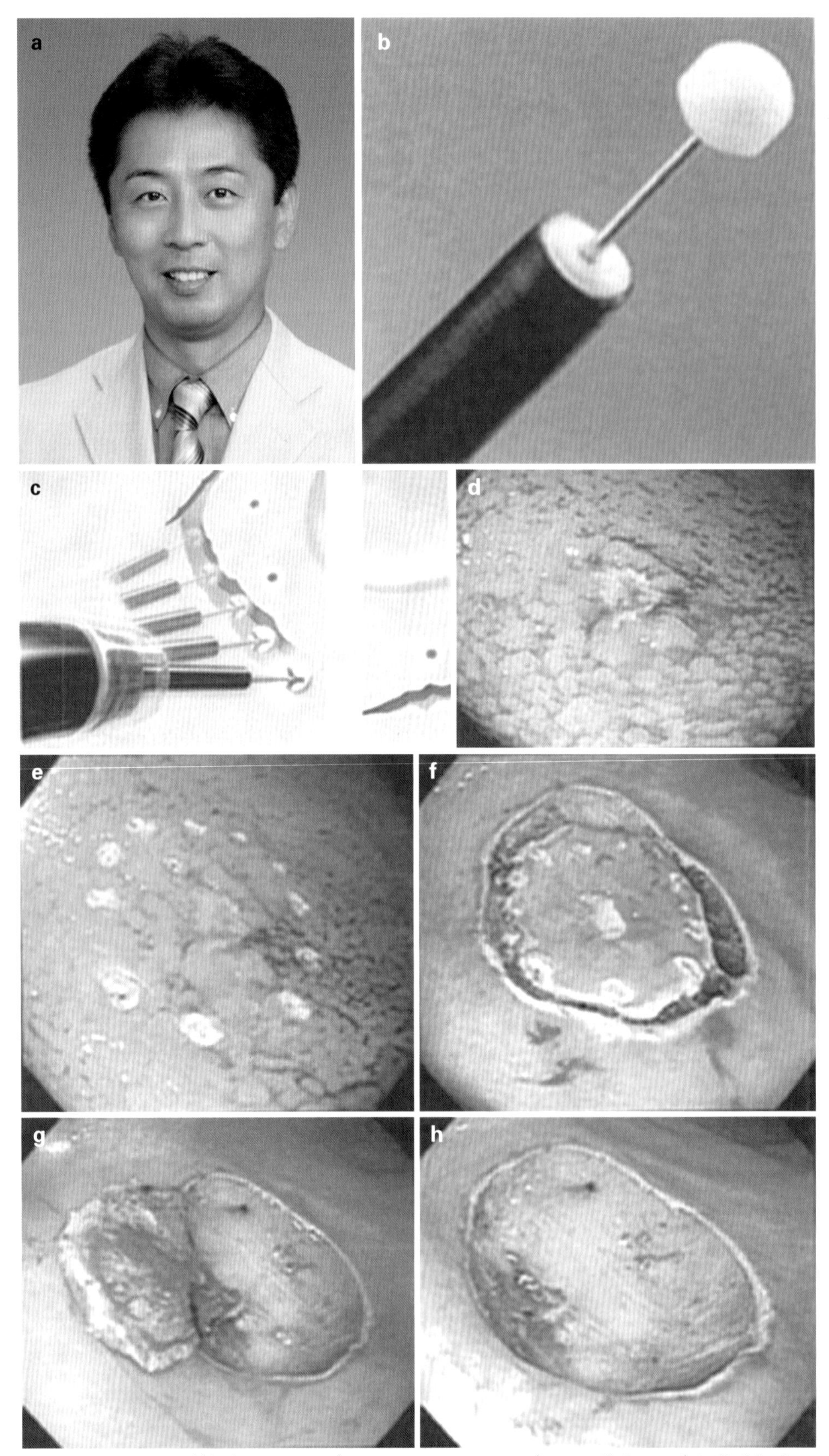

a. EMR及ESD创始人。b. IT刀（insulated ball tip knife）。c. 利用IT刀进行黏膜切除以避免穿孔。d. 小体积黏膜癌。e. 通过电灼标记癌切缘。f. 利用IT刀完整切除黏膜。g. 掀起的黏膜和黏膜下层。h. ESD术后显示的黏膜层。

图1-27 内镜黏膜下剥离创始人、IT刀及示意图（ESD）

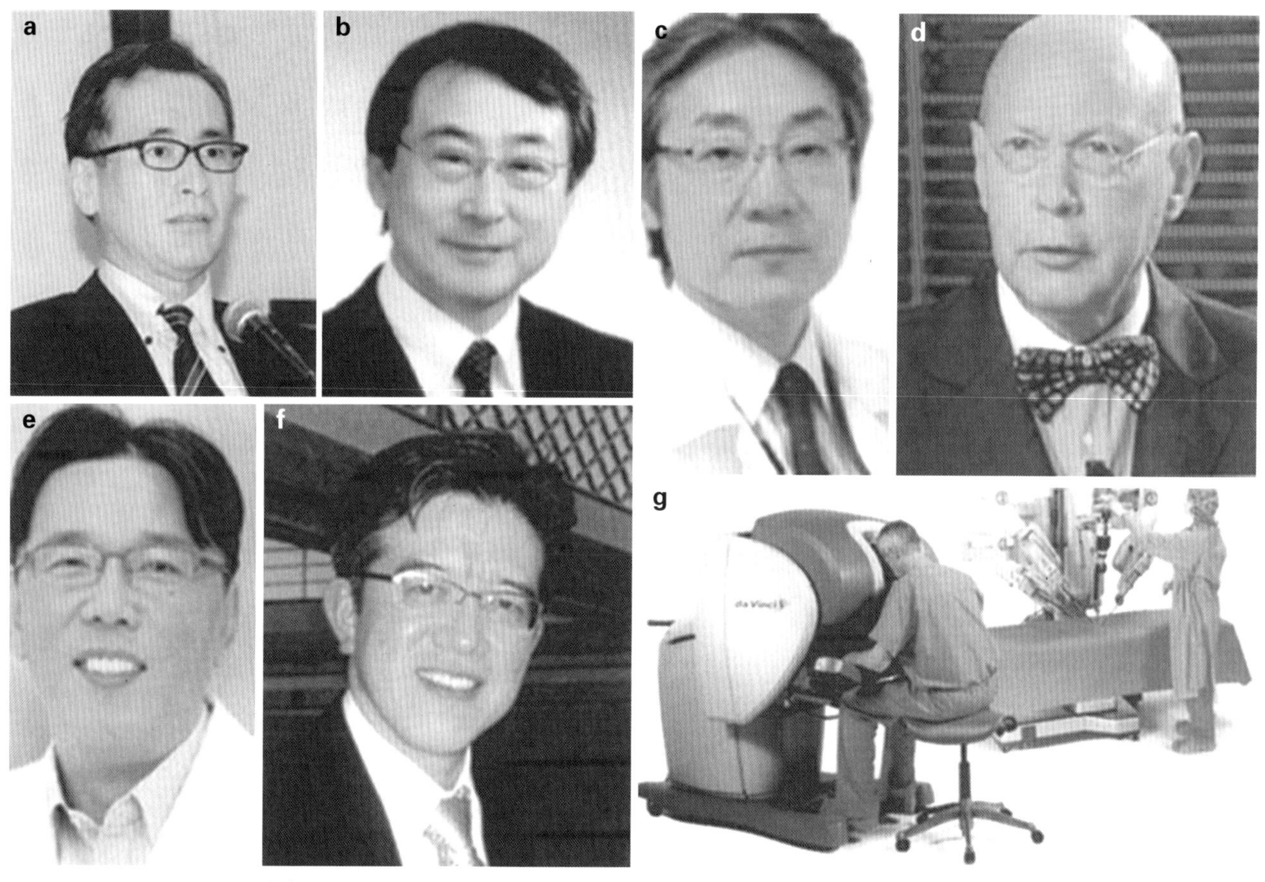

a. Yuko Kitagawa：前哨淋巴结活检。b. Seigo Kitano：腹腔镜胃切除术。c. Ichiro Uyama：腹腔镜/机器人胃切除术。d. Cristiano G. Hilscher：腹腔镜胃切除术。e. Woo Jin Hyung：机器人胃切除术。f. Han Kwang Yang：单孔腹腔镜手术。g. 达芬奇机器人手术系统。

图1-28　胃癌手术史上的先驱者（10）与机器人手术系统

表1-1　国际上活跃的胃癌研究组织

日本胃癌协会	1962
韩国胃癌协会	1993
中国台湾肿瘤协作组	1989
中国抗癌协会胃癌专业委员会	1976
意大利胃癌研究组	2001
德国胃癌研究小组	1982 及 1986
荷兰胃癌组	1989
波兰胃癌研究组	1986

表1-2　国际胃癌大会

1st	1995	日本京都	Mitsumasa Nishi
2nd	1997	德国慕尼黑	J. Rüdiger Siewert
3rd	1999	韩国首尔	Jin-Pok Kim
4th	2001	意大利罗马	Eugenio Santoro

续表

5th	2003	美国纽约	Murray Brennan
6th	2005	日本横滨	Masaki Kitajima
7th	2007	巴西圣保罗	J. Gama-Rodrigues
8th	2009	波兰克拉科夫	Tadeusz Popiela
9th	2011	韩国首尔	Sung Hoon Noh
10th	2013	意大利维罗纳	Giovanni de' Manzoni
11th	2015	巴西圣保罗	Bruno Zilberstein
12th	2017	中国北京	Jiafu Ji

六、总结

胃癌手术发展史并不长，距Billroth第一次成功实施胃切除术仅135年时间。在这段时间内，外科技术和支持手段取得了长足发展。目前看来，大多数外科医生对早期胃癌的主要兴趣似乎集中在微创手术和提高患者生存质量的个体化手术上。然而，仍然有大量的进展期或无法治愈的癌症患者，肿瘤外科医生应为治愈晚期肿瘤患者而付出更多的努力，以期提高他们的生活质量和长期生存率。

● 参考文献

[1] WASTELL C, NYHUS L M, DONAHUE P E. Surgery of the esophagus, stomach, and small intestine [M]. 5th ed. Boston/New York/Toronto/London: Little, Broum and Company, 1995.

[2] TAKAHASHI T, ARAI K. History of gastric cancer surgery (in Japanese) [M]. Tokyo: Igakusyoin, 2011.

[3] SHACKELFORD R T, ZUIDEMA G D. Surgery of the alimentary tract [M]. 2nd ed. Philadelphia/London/Toronto/Sydney: Saunders, 1981.

[4] EISELSBERG A. Die geschichte des magenoperationen (in German) [J]. Wien Med Wochenschr, 1936, 86: 3-4, 36-39, 68-70, 94-95, 122-123.

[5] THORWALD J. Das jahrhundert der chirurgen (in German) [M]. Stuttgart: Steingriiben Verlag, 1956.

[6] THORWALD J. Das weltreich der chirurgen (in German) [M]. Stuttgart: Steingriiben Verlag, 1957.

[7] EDMOND E. The wondrous story of anesthesia [M]. 1st ed. New York: Springer, 2014.

[8] SNOW S. Blessed days of anaesthesia: how anaesthetics changed the world [M]. Oxford: Oxford Press, 2008.

[9] WELLS H. Letter to the editor [J]. Boston Medical and Surgical Journal, 1847, 36: 421.

[10] WESTHORPE R. William Morton and the first successful demonstration of anaesthesia [J]. Anesth Intensive Care, 1996, 24 (5): 529.

[11] SIMPSON J Y. On the use of chloroform in midwifery practice [J]. Lancet. 1847, 2: 572.

[12] SEMMELWEIS I P. Die aetiologie, der begriff und die prophylaxis des kindbettfiebers (in German) [M]. Budapest/Wien/Leipzig: Hartleben, 1861.

[13] LISTER J. On the antiseptic principle in the practice of surgery [J]. Br Med J, 1867, 2: 246.

[14] KAISER W, VÖLKER A. Berolina iubilans: Berlin physicians as Halle doctoral candidates (Ⅵ). Curt Schimmelbusch (1860—1895), Halle doctoral candidate of 1886 [J]. Z Gesamte Inn Med, 1987, 42 (22): 649-654.

[15] MILLER J M. William Stewart Halsted and the use of the surgical rubber glove [J]. Surgery, 1982, 92 (3): 541-543.

[16] PETAROS A, SKROBONJA A. A century since the publication of Grossich's paper in Zentralblatt für Chirurgie—an innovation in the field of antisepsis [J]. Zentralbl Chir, 2010, 135 (3): 279-281.

[17] PASTEUR L. Recherche sur la putréfaction (in French) [J]. Comptes Rendus Hebdomadaires, 1863, 56: 1189–1194.

[18] KOCH R. Untersuchungen über die aetiologie de wundinfektionskrankheiten (in German) [M]. Leipzig: F. C. W. Vogel, 1878.

[19] OTTEN H. Domagk and the development of the sulphonamides [J]. J Antimicrob Chemother, 1986, 17 (6): 689–696.

[20] FLEMING A. On the antibacterial action of cultures of a penicillium, with special reference to their use in the isolation of B. influenzae. 1929 [J]. British J Exper Pathology, 1929, 10 (31): 226–236.

[21] FLOREY H W. Use of micro–organisms for therapeutic purposes [J]. Br Med J, 1945, 2 (4427): 635–642.

[22] MACGILLIVRAY N. Dr Latta of Leith: pioneer in the treatment of cholera by intravenous saline infusion [J]. J R Coll Physicians Edinb, 2006, 36 (1): 80–85.

[23] DUDRICK S J, WILMORE D W, VARS H M, et al. Long–term total parenteral nutrition with growth, development, and positive nitrogen balance [J]. Surgery, 1968, 64 (1): 134–142.

[24] VON PETZ A. Zur technick der magen resektion: ein neuer magen–darmnaht nähappart (in German) [J]. Zbl Chir, 1924, 51: 179–188.

[25] MINE M. A new anastomotic stapler for the esophagus, stomach, and bowel (in Japanese) [J]. Jpn J Medical Instrument, 1962, 32: 377.

[26] BORRMANN R. Geschwülste des magens und duodenums, in Henke F. Lubarsch 0 (ed), handbuch der speziellen pathologischen anatomie und histologie (in German) [M]. Berlin: Springer–Verlag, 1926.

[27] OSWALDI C. Basilica chymica [J]. Frankfurt, 1909, 74: 64–65.

[28] BECKER D. Cultrivori prussiaci curatio singularis (in French) [J]. Leyden Maire, 1940, 122: 17.

[29] PÉAN J. De l'ablation des tumeurs de l'estomac par la gastrectomie (in French) [J]. Gaz des hôpitaux, 1879, 52: 473–475.

[30] RYDYGIER L. Dtsch zeitschr chir [J]. Berlin Klin Wochenschr, 1881, XVI: S252.

[31] RYDYGIER L. Die erste magenresection beim magengeschwürst (in German) [J]. Berlin Klin Wochenschr, 1882, 19: 39.

[32] GUSSENBAUER C, WINIWARTER A. Die partielle magenresektion, eine experimentelle operative studie, nebst einer zusammenstellung der im pathologisch–anatomischen institute zu wien in dem zeitraume von 1817 bis 1875 beobacheteten Magencarcinome (in German) [J]. v Langenbeck Arch Chir, 1876, 19: 347–380.

[33] SOKÓLS. Ludwik rydygier [M]. Warsaw: Polish Medical Publication, 1961: 102.

[34] BILLROTH T. Offenes Schreiben an Herren Dr. L. Wittelshöfer (in German) [J]. Wien Med Wochensch, 1881, 31: 161–165.

[35] WÖLFLER A. Uber die von herrn professor billroth ausgeführten resektionen des carcinomatösen pylorus (in German) [M]. Vienna: Braumüller, 1881.

[36] ZIEGLER H. Billroths erste magenresektion (in German) [J]. Krebsarzt, 1949, 4 (2): 49–59.

[37] HABERKANT H. Über die bis jetzt erzielten, ummitelbaren und weiteren erfolge der verschiedenen operationen am magen (in German) [J]. Arch Klin Chir, 1896, 51: 546–577.

[38] KOCHER T E. Über eine neue methode der magenresektion mit nachfolgender gastroenterostomie (in German) [J]. Zentralbl Chir, 1891, 26: 72–76.

[39] FINNEY J M T. A new method of gastroduodenostomy, end–to–side with illustration [J]. Trans South Surg Ass, 1924, 36: 576–578.

[40] HEBERRINGTON J L. Historic aspects of gastric surgery, in surgery of the stomach, duodenum and small intestine [M]. Boston: Blackwell Scientific, 1991.

[41] BILLROTH T. Über 124 vom november 1878 bis Juni 1890 im meiner klinik und privatpraxis ausgeführte resektionen am magen–und darmcanal, gastroenterostomien und narbenlösungen wegen chronischer krankheitsprocesse (in German) [J]. Wien Klin Wochenschr, 1891, 34: 625–628.

[42] WÖLFLER A. Gastro–enterostomie (in German) [J]. Zentralbl Chir, 1881, 8: 705–708.

[43] POLYA E A. Zur stumpfversorgung nach magenresektion (in German) [J] . Zlb Chir, 1911, 38: 892–894.

[44] FINSTERER H. Zur technik der magenresektion (in German) [J] . Deutsch Z Chir, 1914, 128: 514–573.

[45] BRAUN H. Über gastro–enterostomie und gleichzeitig ausgeführte entero–anastomose (in German) [J] . Langenbecks Arch Klin Chir, 1892, 45: 361–364.

[46] BALFOUR D C. Curability of cancer of the stomach [J] . Surg Gynecol Obstet, 1932, 540: 312–316.

[47] EUSTERMAN G B, BALFOUR D C. The stomach and duodenum [M] . Philadelphia: Saundars, 1935.

[48] ROUX C. Da la gastro–entérostomie, etude basée sur les opérations pratiques du 21 juin 1888 au ler septembre 1896 (in French) [J] . Rev Gynec Chir Abdom, 1897, 1: 67–122.

[49] KONDO J. Experiences of gastric resection (in Japanese) [J] . Jpn J Surg, 1900, 1: 234–258.

[50] MIYAKE H, MIYAGI J, TANIGUCHI K. Gastric cancer (in Japanese) [M] . Tokyo: Kokuseido shoten, 1928.

[51] MIKULICZ J R. Beiträge zur technik der operation des magencarcinoms (in German) [J] . Arch Klin Chir, 1898, 57: 524–532.

[52] VON BERGMANN E, BRUNS P, MIKULICZ J. Handbuch der praktischen chirurgie, band Ⅲ teil 1. Chirurgie des unterleibes (in German) [M] . Stuttgart: Ferdinand Enke, 1900.

[53] EISELSBERG A F. Johannes v. Miklicz–radecki (in German) [J] . Wien Klin Wochenschr, 1905, 52: 1297–1300.

[54] SCHLATTER C. Vollständiger entfernung des magens. Ösophagoenterostomie, beim menschen (in German) [J] . Beitr Klin Chir, 1897, 19: 757.

[55] SCHLATTER C. A unique case of complete removal of the stomach – successful oesophagus– enterostomy – recovery [J] . Med Rec, 1897, 52: 909–914.

[56] KITAGAWA O. Two cases of successful total gastrectomy for gastric cancer (in Japanese) [J] . Tokyo Iji Shinnshi, 1902, 1258: 827.

[57] ROUX C. L' esophago–jejune–gastrome. Nouvelle opération pour retricissement infranchissable de l'ésophage [J] . Semaine Med, 1907, 27: 37.

[58] SCHLÖFFER H. Resektion des ganzen magens (in German) [M] . Deutsch: Med Woch, 1917.

[59] ORR T G. A modified technique for total gastrectomy [J] . Arch Surg, 1947, 54 (3) : 279–286.

[60] GRAHAM R R. A technique for total gastrectomy [J] . Surgery, 1940, 8 (2) : 257–264.

[61] GRAHAM R R. Total gastrectomy for carcinoma of the stomach [J] . Arch Surg, 1943, 46 (6) : 907–914.

[62] NISHI M, OHTA K, KAJITANI T. Double–tract reconstruction after total gastrectomy (in Japanese) [J] . Shujutsu, 1972, 26 (8) : 785.

[63] SIEWERT J R, PEIPER H J, JENNEWEIN H M, et al. Die ösophago–jejunoplication (in German) [J] . Chirurg, 1973, 44 (3) : 113–120.

[64] STEINBERG M E. A double jejunal lumen gastrojejunal anastomosis, pantaloons anastomosis [J] . Surg Gynecol Obstet, 1949, 88 (4) : 453–464.

[65] HUNT C J. Construction of food pouch from segment of jejunum as substitute for stomach in total gastrectomy [J] . AMA Arch Surg, 1952, 64 (5) : 601–608.

[66] SEO S. Total gastrectomy with jejunal interposition (in Japanese) [J] . Jpn J Surg, 1941, 42: 1004–1005.

[67] LONGMIRE W P J R. Total gastrectomy for carcinoma of the stomach [J] . Surg Gynecol Obstet, 1947, 84 (1) : 21–30.

[68] LONGMIRE W P J R, Beal J M. Construction of a substitute gastric reservoir following total gastrectomy [J] . Ann Surg, 1952, 135 (5) : 637–645.

[69] SCHREIBER H W, EICHFUSS H P, SCHUMPELICK V. Magenersatz (in German) [J] . Chirurg, 1978, 49 (2) : 72–80.

[70] LEE C M J R. Transposition of a colon segment as a gastric reservoir after total gastrectomy [J] . Surg Gynecol Obstet, 1951, 92 (4) : 456–465.

[71] PACK G T, MCNEER G. End results in the treatment of cancer of the stomach, analysis of 795 cases [J] .

Surgery，1948，24（5）：769–778.

［72］MCNEER G，SUNDERLAND D A，LAWRENCE W J R，et al. A more thorough operation for gastric cancer，anatomical basis and description of technique［J］. Cancer，1951，4（5）：957–967.

［73］LAWRENCE W J R，MCNEER G，ORTEGA L G，et al. Early results of extended total gastrectomy for cancer［J］. Cancer，1956，9（6）：1153–1159.

［74］MCNEER G，PACK G T. Neoplasms of the stomach［M］. Philadelphia/Toronto：Lippincott，1967.

［75］LAHAY F H，MARSHALL S F. Indications for，and experiences with，total gastrectomy：based upon seventy–three cases of total gastrectomy［J］. Ann Surg，1944，119（3）：300–317.

［76］WALTERS W. Modern improvements in the treatment of malignant lesions of the stomach and their results［J］. Surg Clin North Am，1951，31（4）：977–993.

［77］LAHAY F H. Total gastroectomy for all patients with operable cancer of the stomach，editorial［J］. Surg Gynec Obst，1950，90：246–248.

［78］LAHAY F H，MARSHALL S F. Should total gastrectomy be employed in early carcinoma of the stomach，experience with 139 total gastrectomies［J］. Ann Surg，1950，132（3）：540–565.

［79］BRUNSCHWIG A. Pancreato–total gastrectomy and splenectomy for advanced carcinoma of the stomach［J］. Cancer，1948，1（3）：427–430.

［80］SUZUKI J. Combined resection of spleen and distal part of pancreas（in Japanese）［J］. Jpn J Surg，1954，55：836–852.

［81］KAJITANI T，HOSHINO T. Combined resection of pancreas for gastric cancer（in Japanese）［J］. Gann no Rinsho，1955，1：263–268.

［82］KAJITANI T，HOSHINO T. Role of combined resection of spleen and tail of pancreas for gastric cancer（in Japanese）［J］. Gann no Rinsho，1960，6：522–529.

［83］NAKAYAMA K. Pancreaticosplenectomy combined with gastrectomy in cancer of the stomach［J］. Surgery，1956，40（2）：297–310.

［84］MCNEER G，JAMES A. Resection of stomach and adjacent organs in continuity for advanced cancer［J］. Cancer，1948，1（3）：449–454.

［85］LAHAY F H. Total gastrectomy，splenectomy，resection of the left lobe of the liver，omentumectomy and colectomy on one patient in one operation［J］. Ann Surg，1944，119（2）：222–224.

［86］NAKASHIMA T，NISHI M. Long–term results of exenteration of left upper intraperitoneal organs for advanced gastric cancer（in Japanese）［J］. Rinsho Geka，1991，46（9）：1083–1088.

［87］OYAMA S，NAKAJIMA T，NISHI M，et al. Left upper abdominal evisceration for advanced gastric cancer（in Japanese）［J］. Gan To Kagaku Ryoho，1994，21（11）：1781–1786.

［88］BRUNSCHWIG A，GENTIL F. Postoperative diabetes mellitus following resection of the body and tail of the pancreas for secondary invasion by gastric cancer［J］. Ann Surg，1949，130（5）：921–928.

［89］GEROTA D. Zur technik der lymphgefässinjection，eine neue injectionsmasse für lymphgefässe. Polychrome Injection（in German）［J］. Anat Anz，1896，12：216–223.

［90］JAMIESON J K，DOBSON J F. On the injection of lymphatics by prussian blue［J］. J Anat Physiol，1910，45（1）：7–10.

［91］POIRIER P，CHARPY A. Traité d'anatomie humaine，tome 2e. Les lymphatiques（in French）［M］. Paris：Masson et Cie，1902.

［92］SAPPEY C. Description et iconographie，anatomie，physiologie，pathologie des vaisseaux lymphatiques considérés chez l'homme et vertèbres，2e partie（in French）［M］. Paris：Adrién Delahaye，1874.

［93］PÓLYA E，VON NAVRATIL D. Untersuchung über die lymphbahnen des wurmfortsatzes und des magens（in German）［J］. Zeitschr Klin Chir，1903，69：421–456.

［94］JAMIESON J K，DOBSON J F. The lymphatic system of the stomach［J］. Lancet，1907，20：1061–1066.

［95］ROUVIERE H. Anatomie des lymphatiques de l'homme（in French）［M］. Paris：Masson et Cie，1932.

［96］INOUE Y. Lymphatic system of the stomach，duodenum，pancreas，and diaphragm（in Japanese）［J］. Jpn J

Anat, 1936, 9: 35-123.

[97] CUNEO B, POIRIER P. Les lymphatique de l'estomac [J]. J Anat Physiol, 1900, 16: 393-394.

[98] KAJITANI T. Lymph node metastasis of gastric cancer (in Japanese) [J]. Jpn J Surgery, 1944, 45: 15-16.

[99] JINNAI D. Surgical treatment of stomach cancer: extensive excision of the lymph nodes, with special reference to radical surgery of stomach cancer (in Japanese) [J]. Gan No Rinsho, 1972, Suppl: 241-245.

[100] MARUYAMA K, GUNVÉN P. Lymph node metastases of gastric cancer. General pattern in 1931 patients [J]. Ann Surg, 1989, 210 (5): 596-602.

[101] KIM J P, HUR Y S, YANG H K. Lymph node metastasis as a significant prognostic factor in early gastric cancer: analysis of 1 136 early gastric cancers [J]. Ann Surg Oncol, 1995, 2 (4): 308-313.

[102] KELLER E, ROHDE H. Lymph node staging in 872 patients with carcinoma of the stomach and the presumed benefit of lymphadenectomy. German Stomach Cancer TNM Study Group [J]. J Am Coll Surg, 1994, 178 (1): 38-46.

[103] SIEWERT J R, BÖTTCHER K. Prognostic relevance of systematic lymph node dissection in gastric carcinoma. German Gastric Carcinoma Study Group [J]. Br J Surg, 1993, 80 (8): 1015-1018.

[104] CUSHIERI A, WEEDEN S. Patient survival after D1 and D2 resections for gastric cancer: longterm results of the MRC randomized surgical trial. Surgical Co-operative Group [J]. Br J Cancer, 1999, 79 (9-10): 1522-1530.

[105] SUNDERLAND D A, MCNEER G. The lymphatic spread of gastric cancer [J]. Cancer, 1953, 6 (5): 987-996.

[106] WANEBO H J, KENNEDY B J. Gastric carcinoma: does lymph node dissection alter survival? [J]. J Am Coll Surg, 1996, 183 (6): 616-624.

[107] BRENNAN M F, KARPEH M S J R. Surgery for gastric cancer: the American view [J]. Semin Oncol, 1996, 23 (3): 352-359.

[108] JAPANESE RESEARCH SOCIETY FOR GASTRIC CANCER. Japanese rules for gastric cancer study (in Japanese) [M]. 1st ed. Tokyo/Osaka/Kyoto: Kanehara & Co., Ltd., 1962.

[109] JAPANESE RESEARCH SOCIETY FOR GASTRIC CANCER. Annual report of nationwide registry of gastric cancer patients Volume 1-54 (in Japanese) [M]. Tokyo: National Cancer Center Press, 1972-1998.

[110] BONENKAMP J J, SONGUN I, SASAKO M, et al. Randomised comparison of morbidity after D1 and D2 dissection for gastric cancer in 996 Dutch patients [J]. Lancet, 1995, 345 (8952): 745-748.

[111] SUE-LING H M, JOHNSTON D, MCCULLOCH P, et al. D1 versus D2 dissection for gastric cancer [J]. Lancet, 1995, 345 (8963): 1515-1516.

[112] MARUYAMA K, SASAKO M, KINOSHITA T, et al. Pancreas-preserving total gastrectomy for proximal gastric cancer [J]. World J Surg, 1995, 19 (4): 532-536.

[113] GROVES E W. On the radical operation for cancer of the pylorus: with especial reference to the advantages of the two-stage operation and to the question of the removal of the associated lymphatics [J]. Br Med J, 1910, 12 (2563): 366.

[114] FINSTERER H. Zur klinik und chirurgischen behandlung des magenkrebs (in German) [J]. Arch Klin Chir, 1930, 159: 30-118.

[115] FINSTERER H. Die chirurgie des magenkarzinoms (in German) [J]. Wien Klin Wochenschr, 1931, 44: 341-346.

[116] MUTO M. Clinical significance of gastric cancer metastasis on the omental bursa: histological and prognostic studies (in Japanese) [J]. Jpn J Surg, 1958, 59: 884-885.

[117] SUGARBAKER P H. Peritonectomy procedures [J]. Ann Surg, 1995, 221 (1): 29-42.

[118] YONEMURA Y, FUJIMURA T, FUSHIDA S, et al. A new surgical approach (peritonectomy) for the treatment of peritoneal dissemination [J]. Hepato-Gastroenterology, 1999, 46 (25): 601-609.

[119] JEUNG H C, RHA S Y, JANG W I, et al. Treatment of advanced gastric cancer by palliative gastrectomy, cytoreductive therapy and postoperative intraperitoneal chemotherapy [J]. Br J Surg, 2002, 89 (4): 460-466.

[120] MAKI T, SHIRATORI T, HATAFUKU T, et al. Pyloruspreserving gastrectomy as an improved operation for gastric ulcer [J]. Surgery, 1967, 61 (6): 838-845.

[121] NAKATANI K, WATANABE A, SHIRATORI T, et al. Pylorus preserving gastrectomy for early gastric cancer:

preliminary report（in Japanese）［J］. Jpn J Surg，1991，92（6）：763.

［122］MIWA K，KINAMI S，MIYAZAKI I，et al. Vagus-saving D2 procedure for early gastric carcinoma（in Japanese）［J］. Jpn J Surg，1996，97（4）：286-290.

［123］NAKABAYASHI T，MOCHIKI E，KUWANO H，et al. Pyloric motility after pylorus-preserving gastrectomy with or without the pyloric branch of the vagus nerve［J］. World J Surg，2002，26（5）：577-583.

［124］MARUYAMA K，SASAKO M，KINOSHITA T，et al. Surgical treatment for gastric cancer：the Japanese approach［J］. Semin Oncol，1996，23（3）：360-368.

［125］MARUYAMA K，SASAKO M，KINOSHITA T，et al. Reasonable lymph node dissection in radical gastrectomy for gastric cancer：introduction of computer information system and lymphography technique by India-ink（in Japanese）［J］. Jpn J Surgery，1989，90（9）：1318-1321.

［126］BOLLSCHWEILER E，BOETTCHER K，SIEWERT J R，et al. Preoperative assessment of lymph node metastases in patients with gastric cancer：evaluation of the Maruyama computer pram［J］. Br J Surg，1992，79（2）：156-160.

［127］DROSTE K，BOLLSCHWEILER E，SIEWERT J R，et al. Prediction of lymph node metastasis in gastric cancer patients with neural networks［J］. Cancer Lett，1996，109（1-2）：141-148.

［128］TAKAHASHI T，HAGIWARA A. Type-oriented therapy for gastric cancer effective for lymph node metastasis：management of lymph node metastasis using activated carbon particles adsorbing an anticancer agent［J］. Semin Surg Oncol，1991，7（6）：378-383.

［129］KAJITANI T. Surgical technique of extended lymph node dissection for gastric cancer（in Japanese）［J］. Jpn J Surg，1953，54：464-465.

［130］NISHI M，OHTA K，ISHIHARA S，et al. Para-aortic lymph node metastasis（in Japanese）［J］. Shokaki Geka，1991，14（12）：165-176.

［131］YONEMURA Y，MIWA K，MIYAZAKI I，et al. Surgical treatment of advanced gastric cancer with metastasis in para-aortic lymph node［J］. Int Surg，1991，76（4）：222-225.

［132］SANO T，SASAKO M，OKAJIMA K，et al. Gastric cancer surgery：morbidity and mortality results from a prospective randomized controlled trial comparing D2 and extended para-aortic lymphadenectomy—Japan Clinical Oncology Group study 9501［J］. J Clin Oncol，2004，22（14）：2767-2773.

［133］PINOTTI H W. A new approach to the thoracic esophagus by the abdominal transdiaphragmatic route［J］. Langenbecks Arch Chir，1983，359（4）：229-235.

［134］MARUYAMA K，SASAKO M，KINOSHITA T，et al. Can sentinel node biopsy indicate rational extent of lymphadenectomy in gastric cancer surgery? Fundamental and new information on lymph-node dissection［J］. Langenbeck's Arch Surg，1999，384（2）：149-157.

［135］KITAGAWA Y，FUJII H，KITAJIMA M，et al. Radio-guided sentinel node detection for gastric cancer［J］. Br J Surg，2002，89（5）：604-608.

［136］TADA M，KARITA M，TAKEMOTO T，et al. Endoscopic therapy of early gastric cancer by strip biopsy（in Japanese）［J］. Gan To Kagaku Ryoho，1988，15（4）：1460-1465.

［137］ONO H，GOTODA T，YOSHIDA S，et al. Endoscopic mucosal resection for treatment of early gastric cancer［J］. Gut，2001，48（2）：225-229.

［138］KONDO H，GOTODA T，YOSHIDA S，et al. Percutaneous traction-assisted EMR by using an insulation-tipped electrosurgical knife for early stage gastric cancer［J］. Gastrointest Endosc，2004，59（2）：284-288.

［139］GOTODA T，KONDO H，SAITO D，et al. A new endoscopic mucosal resection procedure using an insulation-tipped electrosurgical knife for rectal flat lesions：report of two cases［J］. Gastrointest Endosc，1999，50（4）：560-563.

［140］ODA I，GOTODA T，SAITO D，et al. Treatment strategy after non-curative endoscopic resection of early gastric cancer［J］. Br J Surg，2008，95（12）：1495-1500.

［141］OHGAMI M，KUMAI K，KITAJIMA M，et al. Laparoscopic surgery for early gastric cancer［J］. Jpn J Surg，1996，97（4）：279-285.

［142］KITANO S，ISO Y，SUGIMACHI K，et al. Laparoscopyassisted Billroth Ⅰ gastrectomy［J］. Surg Laparosc Endosc，1994，4（2）：146-148.

[143] UYAMA I，SUGIOKA A，FUJITA J，et al. Completely laparoscopic proximal gastrectomy with jejunal interposition and lymphadenectomy [J]. J Am Coll Surg，2000，191（1）：114–119.

[144] CHOI S H，YOON D S，MIN J S，et al. Laparoscopyassisted radical subtotal gastrectomy for early gastric carcinoma [J]. Yonsei Med J，1996，37（3）：174–180.

[145] LEE H J，KIM W，KIM H H，et al. Decreased morbidity of laparoscopic distal gastrectomy compared with open distal gastrectomy for stage Ⅰ gastric cancer：short–term outcomes from a multicenter randomized controlled trial（KLASS–01）[J]. Ann Surg，2016，263（1）：28–35.

[146] KUO W H，LEE W J，CHEN C N，et al. Laparoscopic subtotal gastrectomy with lymphadenectomy in a patient with early gastric cancer [J]. J Formos Med Assoc，1998，97（2）：127–130.

[147] CHANG T C，CHEN C C，LIN M T，et al. Gasless laparoscopy–assisted distal gastrectomy for early gastric cancer：analysis of initial results [J]. J Laparoendosc Adv Surg Tech A，2011，21（3）：215–220.

[148] BÄRLEHNER E. Initial experience with laparoscopic gastrectomy in benign and malignant tumors（in German）[J]. Zentralbl Chir，1999，124（4）：346–350.

[149] HUSCHER C G，ANASTASI A，CRAFA F，et al. Laparoscopic gastric resections [J]. Semin Laparosc Surg，2000，7（1）：26–54.

[150] HUSCHER C G，MINGOLI A，SGARZINI G，et al. Laparoscopic versus open subtotal gastrectomy for distal gastric cancer：five–year results of a randomized prospective trial [J]. Ann Surg，2005，241（2）：232–237.

[151] HUSCHER C G，MINGOLI A，PONZANO C，et al. Totally laparoscopic total and subtotal gastrectomy with extended lymph node dissection for early and advanced gastric cancer：early and longterm results of a 100–patient series [J]. Am J Surg，2007，194（6）：839–844.

[152] MATSUI H，UYAMA I，SUGIOKA A，et al. Linear stapling forms improved anastomoses during esophagojejunostomy after a total gastrectomy [J]. Am J Surg，2002，184（1）：58–60.

[153] INABA K，UYAMA I，SATOH S，et al. Overlap method：novel intracorporeal esophagojejunostomy after laparoscopic total gastrectomy [J]. J Am Coll Surg，2010，211（6）：25–29.

[154] SONG J，HYUNG W J，NOH S H，et al. Role of robotic gastrectomy using da Vinci system compared with laparoscopic gastrectomy：initial experience of 20 consecutive cases [J]. Surg Endosc，2009，23（6）：1204–1211.

[155] SONG J，HYUNG W J，NOH S H，et al. Robot–assisted gastrectomy with lymph node dissection for gastric cancer：lessons learned from an initial 100 consecutive procedures [J]. Ann Surg，2009，249（6）：927–932.

[156] KIM H I，YANG H K，HYUNG W J，et al. Multicenter prospective comparative study of robotic versus laparoscopic gastrectomy for gastric adenocarcinoma [J]. Ann Surg，2016，263（1）：103–109.

[157] ISOGAKI J，HARUTA S，UYAMA I，et al. Robot–assisted surgery for gastric cancer：experience at our institute [J]. Pathobiology，2011，78（6）：328–333.

[158] KAKEJI Y，BABA H，MAEHARA Y，et al. Robotic laparoscopic distal gastrectomy：a comparison of the da Vinci and Zeus systems [J]. Int J Med Robot，2006，2（4）：299–304.

[159] ROVIELLO F，PIAGNERELLI R，MARRELLI D，et al. Assessing the feasibility of full robotic interaortocaval nodal dissection for locally advanced gastric cancer [J]. Int J Med Robot，2015，11（2）：218–222.

[160] UICC. TNM classification of malignant tumours [M]. 1st ed. Geneva：Imprimerie G de Buren SA，1968.

[161] UICC. TNM classification of malignant tumours [M]. 7th ed. New York：Wiley，2009.

Keiichi Maruyama

译者：胡宝光，校对：王天宝

Part 2

第二部分 ▶ 胃癌病理分期

第二章　胃癌病理分期

一、. 引言

胃癌（gastric cancer，GC）是全球范围第四大常见恶性肿瘤，其致死率居第3位（990 000例，738 000例死亡）[1]。由于缺乏经济有效的筛查手段及特异性症状，大多数胃癌病例在诊断时已是进展期。对胃癌患者进行准确的分期非常重要，因为这与治疗方式的选择和患者的预后密切相关。现有的分期手段包括内镜检查、CT、正电子发射断层扫描-计算机断层扫描（positron emission tomography-computed tomography，PET-CT）和腹腔镜检查。分期的主要目的是评估肿瘤是否发生区域或远处转移（regional or distant metastasis，M），是否有区域淋巴结转移（local/regional lymph nodes，N），以及肿瘤浸润到黏膜至浆膜之间组织学分层的何种深度（tumor invasion into the different histology layers between mucosa and serosa，T）。综合这3种因素，国际抗癌联盟（Union for International Control Cancer，UICC）和美国癌症联合委员会（American Joint Committee on Cancer，AJCC）规定了胃癌最常用的分期系统，即肿瘤-淋巴结-远处转移（tumor-node-metastasis，TNM）分期系统[1]。随着对癌症认识的加深、筛查方法的改进、化学疗法和靶向治疗的进步，患者的疾病特征及预后也不断变化。因此，自1977年UICC/AJCC TNM分期系统应用于临床实践以来，每隔几年就会有相应的修订。在2008年Buffalo会议之后，第7次UICC/AJCC胃癌TNM分期修订是在东方（日本和韩国）与西方胃癌分期达成一致后做出的。2010年，第7版胃癌TNM分期加入了日本和韩国的一些数据，与以往TNM分期版本相比，在T分期上做了一些微小的修改，在N分期上做了一些较大的调整（表2-1、表2-2）[2]。

表2-1　第7版UICC/AJCC胃癌TNM分期各指标定义

T1a	肿瘤侵犯黏膜固有层
T1b	肿瘤侵犯黏膜下层
T2	肿瘤侵犯固有肌层
T3	肿瘤侵犯浆膜下
T4a	肿瘤浸透浆膜，未累及邻近器官
T4b	肿瘤侵犯邻近器官
N1	1～2个区域淋巴结转移

续表

N2	3～6个区域淋巴结转移
N3a	7～15个区域淋巴结转移
N3b	＞15个区域淋巴结转移
M0	无远处转移
M1	远处转移
pM1	显微镜下确认的远处转移

表2-2 第7版UICC/AJCC TNM分期的胃癌分期分组

Stage 0	Tis	N0	M0
Stage ⅠA	T1	N0	M0
Stage ⅠB	T2	N0	M0
	T1	N1	M0
Stage ⅡA	T3	N0	M0
	T2	N1	M0
	T1	N2	M0
Stage ⅡB	T4a	N0	M0
	T3	N1	M0
	T2	N2	M0
	T1	N3	M0
Stage ⅢA	T4a	N1	M0
	T3	N2	M0
	T2	N3	M0
Stage ⅢB	T4b	N0或N1	M0
	T4a	N2	M0
	T3	N3	M0
Stage ⅢC	T4a	N3	M0
	T4b	N2或N3	M0
Stage Ⅳ	任何T	任何N	M1

二、目前胃癌TNM分期的修订

（一）食管胃结合部癌的明确分期

WHO将食管胃结合部（esophagogastric junction，EGJ）癌定义为“跨EGJ的肿瘤，无论肿瘤主体位于何处”[3]。1997年4月在慕尼黑举办的第二届国际胃癌大会通过了由Siewert和Stein提议的EGJ癌分类[4]。根据其与贲门的解剖关系，EGJ癌分成3个亚类：Ⅰ型，肿瘤中心位于EGJ解剖部位以上1～5cm远端食管的腺癌；Ⅱ型，肿瘤中心位于EGJ以上1cm和以下2cm之间的真正的贲门癌；Ⅲ型，肿瘤中心位于EGJ以下2～5cm的贲门下癌。在第7版TNM分期发表前，这个分类得到了国际胃癌协会（International Gastric Cancer Association，IGCA）和国际食管疾病学会（International Society for Diseases of the Esophagus，ISDE）的认同，在世界范围内被广泛应用[5]。

根据第6版TNM分期，EGJ癌可根据医师的判断分为食管癌或胃癌。然而，许多研究者发现近端胃发生的腺癌与Barrett食管相关的远端食管腺癌在流行病学特点[6]、临床表现[7]、分子病理学[8]和组织学形态[9]方面都相似，甚至完全一致。所以，AJCC采纳了所有的EGJ癌应该按食管腺癌的分类标准进行分类的观点，并于第7版肿瘤分期手册中予以发布[10]。第7版TNM分期写明了EGJ癌的分类细则。但是，以下规定具有较大争议："肿瘤中心位于EGJ以下2～5cm并且累及食管者，分期采用食管分期系统。肿瘤中心位于EGJ以下超过5cm或在5cm以内但并未累及食管者，分期采用胃分期系统。"换言之，根据Siewert提出的解剖定位"5cm"原则，新的TNM分期系统食管一章中包括的EGJ癌是基于对肿瘤中心的模糊概念。一些胃底癌可能会被认为是食管癌[11]。这样的话，现在的版本（第7版TNM分期）并不能解决具有广泛争议的问题：如果考虑肿瘤起源问题，Ⅲ型肿瘤可以被当作胃癌累及EGJ治疗吗？一些文献指出，对于与Ⅲ型发生起源相同的Ⅱ型肿瘤，食管切除术与广泛胃切除术相比，并不能明显提高生存率[5]。事实上，越来越多的临床医师认为最佳治疗方法的选择应该基于肿瘤侵犯胃壁或食管的距离，而不是肿瘤中心所在的位置[12]。

（二）阳性细胞学检查结果作为远处转移的提议

腹腔冲洗细胞学检查作为一种术前分期手段，已被逐渐应用于临床。Leake等[13]发现腹腔冲洗细胞学检查阳性患者复发率为11%～100%；而那些腹膜内游离癌细胞阴性者复发率为0～51%。通过对腹腔细胞学在胃癌患者中的准确性和实用性的系统评价发现，腹腔细胞学阳性患者的总生存期显著缩短。其他一些研究表明，腹腔细胞学检查阳性是根治性手术预后不良的独立预测因子，中位生存期与远处转移一样差[14-16]。另外，Yamamoto等[17]认为腹腔细胞学阳性的胃癌患者预后较差，是因为它与非治愈性因素、腹膜播散、肝或淋巴结转移有关。由于预后较差，Mezhir等[16]建议在没有明显腹膜侵犯的情况下，腹腔细胞学阳性患者应放弃胃切除手术。所以，日本胃癌学会（JGCA）和第7版TNM分期均把腹腔细胞学阳性归入Ⅳ期[18]。相反地，大多数学者认为使用腹腔收集的样本进行腹腔冲洗细胞学检查，能预测胃癌患者的腹膜复发率或远期生存率[19]。由于采取的方法不同，腹膜冲洗细胞学检查阳性检出率有很大差异。对于有浆膜浸润的胃癌，常规细胞学检查阳性率超过20%，免疫组织化学法检查阳性率为35%，RT-PCR检查阳性率为50%[20]。难以避免的是，不同机构间阳性病例的检出率和中位生存期均有较大差异。因此，对于没有肉眼所见腹膜转移但腹腔冲洗细胞学检查阳性的病例，其预后和治疗还存在较大争议。对腹腔冲洗细胞学检查方法需要进行更严格的定义，对这一类患者也需要开展更多关于分期和相应综合治疗方法的研究。

（三）最低淋巴结检出数量

不同国家和机构推荐的保证正确分期的最低淋巴结切检数量仍存在争议。1997年之前，所有的分期系统（UICC、AJCC和日本癌症委员会）对该疾病均采用相对于原发肿瘤的淋巴结转移位置来定义N分期。之后，一些研究发现胃癌阳性患者淋巴结数量能更好地反映转移性淋巴结对预后的影响。1997年，

UICC和AJCC根据累及淋巴结的数量而不是其位置重新定义了病理性淋巴结状态。为了提高分期准确性，建议至少检出15枚淋巴结以保证N分期预后的准确性，特别是在N0的定义上[21]。Karpeh等[22]发现，如果检出15枚或更多淋巴结，按第5版AJCC分期的患者总体分布并没有明显改变，但第5版AJCC分期定义的N1、N2和N3各组的中位生存期均相应明显增加。必须强调的是，淋巴结的清扫范围和病理医师对标本的彻底检查共同决定了最终淋巴结的检出数量[23]。显然，诸如清除脂肪的技术可以增加淋巴结的检出数量，而检出淋巴结数量的增多将增加阳性淋巴结的数量，这将最终影响分期[24]。最近，Smith等[25]报道了1973—1999年流行病监测与最终结果数据库的统计结果，每增加10枚检出淋巴结，生存率分别提高7.6%（T1/2N0）、5.7%（T1/2N1）、11%（T3N0）及7%（T3N1）。另外，他们还指出临界点分析发现检出10枚淋巴结可得到最大的生存差异，但在多达40枚淋巴结情况下仍检测到明显优越的生存差异，所以支持更多的淋巴结检出量[25]。

Son等[26]分析1987—2007年10 010例胃癌根治术患者的数据发现，肿瘤分期为T1、淋巴结分期为N0，临床分期为Ⅰ期的患者，没有检出足够淋巴结数量者（≤15枚）比检出≥16枚淋巴结者预后明显差得多。根据第5版、第6版TNM分期，Nio等[27]分析了223个pN0胃癌患者，发现pT1患者要被诊断为pN0需要至少检出6个淋巴结。Jiao等[28]报道称，淋巴结检出数量是淋巴结阴性胃癌患者总生存期的独立预后因素，检出淋巴结数量≤15枚的患者比检出数量≥16枚的患者更易发生局部复发和腹膜复发。

因此，为了避免分期不足，最新版TNM分期强调“区域淋巴结切除标本的组织学检查应常规检出16枚或更多淋巴结”。但是，只有1/3胃癌患者检出超过15枚淋巴结。事实上，新版UICC/AJCC系统提出了pN0定义（在以前的版本中补充了以下内容）：“如果淋巴结转移阴性，即使数量没有达到常规要求，分类也为pN0。”这似乎意味着pN0的分期，推荐的淋巴结数量是16枚，但这不再是必要条件[11]。同时，Wang等[29]明确指出分期为N0，同时检出淋巴结数量＜16枚的患者，他们的生存期和分期为N1但检出淋巴结数量＞15枚的患者是一样的。所有这些证据表明，第7版TNM分期存在自相矛盾的问题：众所周知，淋巴结检出数量不足（＜16枚）会造成分期偏移（stage migration），但多数美国胃癌患者检出的淋巴结数量＜16枚。

Bilici等[30]研究称，无法证明基于转移性淋巴结和检出淋巴结的比例确定N分期来预测胃癌根治术患者总生存期的优越性，甚至在检出淋巴结数量＜16枚的患者中也是如此。这一数字变化似乎是由于第7版TNM分期中针对N3b引入的16枚概念，不仅仅来自文献的“数字争议”。

最新版UICC的TNM分期是否对胃癌分期不再要求淋巴结检出数量？据我们所知，淋巴结检出数量不足的主要原因是根治术没有清扫足够的淋巴结或没有充分取材。此外，收集大量“小”淋巴结以区分N分期亚类并不能保证足够的淋巴结清扫术范围。因此，需要进一步讨论淋巴结最低检出数量对准确评估胃癌的N分期的重要性。

（四）分期系统内包括淋巴结比例的提议

转移性淋巴结和切除（检出）淋巴结的比例是一种简单、便捷和可重复的参数，可用于更好地识别预后相似的胃癌、乳腺癌、胰腺癌和结肠癌患者亚组，从而最大程度地减少使用TNM分期可能观察到的分期偏移现象[31-33]。由于减少了分期偏移，许多研究者强调，转移淋巴结和切除淋巴结的比例是一种简便、可重复和可信的变量，可准确预测胃癌患者的预后，而与切除淋巴结的数量和淋巴结清扫术的范围无关[34-35]。转移性淋巴结和切除淋巴结比例是否能比转移性淋巴结数量更好地预测胃癌患者总生存期的问题还存在争议。Wang等[29]指出，如果将误分类定义为胃癌患者中位生存期超出总体中位生存期95%置信区间，AJCC分期将误分类57%的患者，而TNM分期仅为12%。

一些学者指出转移性淋巴结和切除淋巴结之间的比例并不能预测已有足够淋巴结清扫的患者预后，特别是对淋巴结检出数目为15枚或更多的患者[36-37]。事实上，将检出淋巴结数量代替淋巴结切除范围是完全错误的。如何准确定义转移性淋巴结与切除淋巴结的比例的临界值尚不清楚。但是，需要指出的是，转移性淋巴结与切除淋巴结的比例是一个重要的变量，可以改善淋巴结阳性胃癌患者的生存区分度[37]。因此，转移性淋巴结与切除淋巴结比例的临床价值还需要更深入的研究。

（五）新辅助治疗后肿瘤的TNM分期加入前缀“y”

对于局部晚期病变，欧洲的标准治疗方法是围手术期化疗[38-42]。目前，R0胃切除术必须完成标准的D2淋巴结清扫术[41]。但是，即使是D2胃切除和替吉奥（S-1）辅助化疗，患者预后还是差强人意[43]。新辅助化疗能改善根治切除的条件，但其在提高胃癌患者治愈率方面的明确作用尚存争议[44-45]。有研究报道称，仅有21%的胃癌患者发生完全或次完全性肿瘤消退，这可提供客观且有价值的预后信息及有助于了解治疗后的淋巴结状态[46]。另外，原发肿瘤的反应并不能保证长期生存不复发，但组织学上的完全消退者比部分消退者有更好的预后[47]。虽然胃癌围手术期化疗后的肿瘤反应率较低[48]，但病理评估还是会受肿瘤消退的影响。在第7版TNM分期中，在新辅助治疗后，临床TNM分期应加入前缀“y”，写成“ycTcNcM”。ypTNM分期用于反映新辅助治疗后肿瘤的范围变化。分析结果时，可以区分接受初次手术治疗的患者（cTNM，pTNM）和接受新辅助治疗后再行手术治疗的患者（ycTNM，ypTNM）[49]。

三、对下一版胃癌TNM分期的建议

（一）将淋巴结切除范围和数量作为评估淋巴结转移分期的先决条件

与第6版TNM分期的N分期比较，第7版更可靠且更准确地对转移性淋巴结的数量进行了分类，以预测患者根治术后的总生存期，而与淋巴结清扫术的范围或检出的淋巴结数量无关。但是，已知的唯一可以治愈胃癌的治疗方法是适当手术，以彻底清除原发肿瘤和转移性淋巴结。毫无疑问，根据第7版TNM分期，接受D1淋巴结切除术或检出少于16枚淋巴结的胃癌患者会出现分期偏移，这可能导致较低的N分期和错误的较高生存预期。有胃外淋巴结转移的患者与胃周淋巴结转移或无淋巴结转移患者相比，有明显较低的5年生存率[50]。淋巴结清扫范围不够会导致缺乏胃外淋巴结的切除和检查而不能提供淋巴结转移的准确信息，这是影响预后评估的关键原因。而D2淋巴结清扫术和不少于16枚检出或切除的淋巴结是手术质量的必要保证，可以提供有关淋巴结转移的充分信息，可以根据第7版TNM分期系统的N分期对预后进行预测[51]。

（二）将淋巴结隐匿性肿瘤细胞转移作为N分期的一个新的亚分类

虽然，很多研究都发现没有淋巴结转移的胃癌患者手术预后要明显好于淋巴结转移阳性患者，但也有少量没有淋巴结转移的胃癌患者出现复发，其生存期亦较短[52-54]。多因素分析发现D1淋巴结清扫术、淋巴结切除数量不够和浆膜累及是无淋巴结转移胃癌患者术后复发的危险因素[54]。Biffi等[55]报道称，更广泛的淋巴结清扫术可以提高患者生存率，因为多因素分析发现，获取淋巴结清扫数量≤15枚的淋巴结转移阴性患者，其无病生存期和总生存期显著低于淋巴结切除数量＞15枚的患者。另外，作者还证明，切除足够数量的阴性淋巴结可以提高胃癌根治术后患者的总生存率[56-57]。

淋巴结中的隐匿性肿瘤细胞可能导致病理性N分期不准确[58]。最新研究表明，大多数（75%）评估预后影响的研究发现，隐匿性肿瘤细胞与胃癌患者预后不良有关[59]。因此，即使在淋巴结阴性的患者中，增加切除淋巴结数量也可降低残留恶性肿瘤的概率，从而改善胃癌的预后[60]。隐匿性肿瘤细胞是指病理医师在所有淋巴结的常规HE切片中未发现转移灶，这包括微转移（micrometastases，MM：>0.2mm且≤2.0mm）和孤立的肿瘤细胞（isolated tumor cells，ITC：≤0.2mm）。检查的淋巴结数量和阳性淋巴结中隐匿性肿瘤细胞的百分比分别是局部和远处肿瘤复发的独立危险因素[58]。Yonemura等[61]发现，通过免疫组织化学方法检测，在37例淋巴结阴性但有孤立性肿瘤细胞［pN0（i+）］的患者中有5例患者死于肿瘤复发；而在271例淋巴结阴性且无证据显示有孤立性肿瘤细胞［pN0（i−）］的患者中只有1例死于肿瘤复发（P=0.014）。Lee等[62]报道称，在pN1的196例胃癌患者中用角蛋白免疫组织化学染色发现20例伴有微转移［pN1mi（i+）］，34例仅有微转移（pN1mi），142例伴有一个或多个宏转移（pN1）。虽然隐匿性肿瘤细胞与患者总生存期的关系有待进一步研究，但利用免疫组织化学法发现微转移的患者有较高的复发率[63]。

（三）胃癌淋巴结被膜外累及

肿瘤组织穿透转移性淋巴结被膜称为淋巴结被膜外累及。一些非胃肠道恶性肿瘤患者，包括乳腺、前列腺、咽、喉和膀胱的恶性肿瘤患者，淋巴结被膜外累及与患者的总生存期和无病生存期呈负相关[64-70]。最新的系统回顾性研究发现，淋巴结被膜外累及是胃肠道恶性肿瘤患者的常见现象，这类患者是一类生存期明显更短的亚组[71]。Tanaka及其同事们发现淋巴结被膜外累及是胃癌患者腹膜播散和肝转移的显著危险因素[72-73]，这与Alakus 2010年的报道结果相似[74]。多因素分析发现，淋巴结被膜外累及是影响胃癌患者预后的独立危险因素[75]。进一步的研究表明，存在淋巴结被膜外累及可以影响仅发生单个淋巴结转移患者的生存期[75]。另外，Nakamura称淋巴结被膜外累及还可与TNM分期的N分期联合使用，有望作为改进胃癌淋巴结转移分类的指标[76]。

（四）其他用于提高胃癌分期效率的变量评估

最新研究发现，某些变量可能提高胃癌分期的有效性，但还需进一步的大规模研究予以证明。由于腹膜播散和远处转移往往发生在疾病相对晚期的阶段，因此准确的诊断对于成功制订胃癌治疗策略和大大提高医疗干预的有效性至关重要[77]。迄今为止，通过改进分子生物学技术检测血清蛋白抗原、致癌基因或基因家族，已发现了许多潜在的胃癌生物学标志物[78]。DNA甲基化在肿瘤形成和癌变过程中发挥重要作用。特定基因甲基化和胃癌的临床病理特征有明确的关系。研究人员有了检测少量甲基化DNA的能力后，可以在各种样品［包括血清、血浆和胃癌（组织）］检测中将DNA甲基化作为胃癌的分子生物学标志物[79]。在包括胃癌的许多实体肿瘤中，人表皮生长因子受体2（human epidermal growth factor receptor 2，HER2）的基因扩增和蛋白质过表达对肿瘤增殖、凋亡、黏附、血管生成和侵袭起重要作用[80]。最新研究发现HER2是胃癌患者预后不良因素[81-83]，特别是那些有肝和（或）淋巴结转移的患者[84-85]。

Yamaguchi等[86]提出以肿瘤最大直径表示肿瘤大小，为评估胃癌患者预后提供重要信息。与肿瘤浸润深度相比，外科医师更注重肿瘤大小，因为肿瘤大小对患者外科处置和预后均有直接影响。研究者发现，肿瘤大小与其他肿瘤相关临床病理因素有显著关系，例如淋巴结转移、肿瘤侵犯深度及Lauren分型，这些都与胃癌患者的预后密切相关[87-90]。

由于隐匿性肿瘤细胞对预后评估产生的影响，因此应重新评估由常规病理学检查认为的阴性淋巴结。最新的一些研究结果表明，阴性淋巴结数量是潜在的胃癌预后预测因子。Deng等[91-92]发表了胃癌阴性淋巴结的研究成果：①阴性淋巴结数量与患者的总生存期显著相关，可以提高胃癌患者阳性淋巴结与切除淋巴结比例的预后判断的准确性；②阴性淋巴结数量是提高D2淋巴结清扫术胃癌患者预后的关键因素；③阴性和阳性淋巴结之间的比例是评估胃癌患者总生存期的最佳淋巴结分类参数，而不是N分期或阳性和切除淋巴结之间的比例。

四、总结

UICC/AJCC与JGCA提出的胃肿瘤TNM分期之间的完全协调非常重要。在进展期胃癌中，是否确实需要将14v组淋巴结排除在区域淋巴结之外？因此，需要更深入的研究，以解决诸如此类悬而未决的问题。

● 参考文献

［1］KIM J P，LEE J H，KIM S J，et al. Clinicopathologic characteristics and prognostic factors in 10 783 patients with gastric cancer［J］. Gastric Cancer，1998，1（2）：125-133.

［2］SOBIN L H，GOSPODAROWICZ M K，WITTEKIND C. UICC TNM classification of malignant tumors［M］. 7th ed. Oxford：Wiley-Blackwell，2010.

［3］HUANG Q，FAN X，AGOSTON A T，et al. Comparison of gastro-oesophageal junction carcinomas in Chinese versus American patients［J］. Histopathology，2011，59（2）：188-197.

［4］SIEWERT J R，STEIN H J. Carcinoma of the gastroesophageal junction-classification，pathology and extent of resection［J］. Dis Esophagus，1996，9（3）：173-182.

［5］HASEGAWA S，YOSHIKAWA T. Adenocarcinoma of the esophagogastric junction：incidence，characteristics，and treatment strategies［J］. Gastric Cancer，2010，13（2）：63-73.

［6］KEENEY S，BAUER T L. Epidemiology of adenocarcinoma of the esophagogastric junction［J］. Surg Oncol Clin N Am，2006，15（4）：687-696.

［7］MARSMAN W A，TYTGAT G N，TEN KATE F J，et al. Differences and similarities of adenocarcinomas of the esophagus and esophagogastric junction［J］. J Surg Oncol，2005，92（3）：160-168.

［8］WIJNHOVEN B P，SIERSEMA P D，HOP W C，et al. Adenocarcinomas of the distal oesophagus and gastric cardia are one clinical entity. Rotterdam Oesophageal Tumour Study Group［J］. Br J Surg，1999，86（4）：529-535.

［9］CHANDRASOMA P，WICKRAMASINGHE K，MA Y，et al. Adenocarcinomas of the distal esophagus and “gastric cardia” are predominantly esophageal carcinomas［J］. Am J Surg Pathol，2007，31（4）：569-675.

［10］AMERICAN JOINT COMMITTEE ON CANCER. AJCC cancer staging manual［M］. 7th ed. New York：Springer，2009.

［11］RAUSEI S，DIONIGI G，BONI L，et al. How does the 7th TNM edition fit in gastric cancer management?［J］. Ann Surg Oncol，2011，18（5）：1219-1221.

［12］KWON S J. Evaluation of the 7th UICC TNM staging system of gastric cancer［J］. J Gastric Cancer，2011，11（2）：78-85.

［13］LEAKE P A，CARDOSO R，SEEVARATNAM R，et al. A systematic review of the accuracy and utility of peritoneal cytology in patients with gastric cancer［J］. Gastric Cancer，2012，15（Suppl 1）：27-37.

［14］BENTREM D，WILTON A，MAZUMDAR M，et al. The value of peritoneal cytology as a preoperative predictor in patients with gastric carcinoma undergoing a curative resection［J］. Ann Surg Oncol，2005，12（5）：347-353.

［15］BURKE E C，KARPEH M S，CONLON K C，et al. Peritoneal lavage cytology in gastric cancer：an independent predictor of outcome［J］. Ann Surg Oncol，1998，5（5）：411-415.

［16］MEZHIR J J，SHAH M A，JACKS L M，et al. Positive peritoneal cytology in patients with gastric cancer：natural history and outcome of 291 patients［J］. Ann Surg Oncol，2010，17（12）：3173–3180.

［17］YAMAMOTO M，MATSUYAMA A，KAMEYAMA T，et al. Prognostic re–evaluation of peritoneal lavage cytology in Japanese patients with gastric carcinoma［J］. Hepato–Gastroenterology，2009，56（89）：261–265.

［18］JAPANESE GASTRIC CANCER ASSOCIATION. Japanese classification of gastric carcinoma：3rd English edition［J］. Gastric Cancer，2011，14（2）：101–112.

［19］KANG K K，HUR H，BYUN C S，et al. Conventional cytology is not beneficial for predicting peritoneal recurrence after curative surgery for gastric cancer：results of a prospective clinical study［J］. J Gastric Cancer，2014，14（1）：23–31.

［20］KODERA Y，NAKANISHI H，ITO S，et al. Clinical significance of isolated tumor cells and micrometastases in patients with gastric carcinoma［J］. Gan To Kagaku Ryoho，2007，34（6）：817–823.

［21］SOBIN L H，FLEMING I D. TNM classification of malignant tumors［J］. Cancer，1997，80（9）：1803–1804.

［22］KARPEH M S，LEON L，KLIMSTRA D，et al. Lymph node staging in gastric cancer：is location more important than number? An analysis of 1 038 patients［J］. Ann Surg，2000，232（3）：362–371.

［23］BUNT AM，HERMANS J，VAN DE VELDE C J，et al. Lymph node retrieval in a randomized trial on Western–type versus Japanese–type surgery in gastric cancer［J］. J Clin Oncol，1996，14（8）：2289–2294.

［24］CANDELA F C，URMACHER C，BRENNAN M F. Comparison of the conventional method of lymph node staging with a comprehensive fat–clearing method for gastric adenocarcinoma［J］. Cancer，1990，66（8）：1828–1832.

［25］SMITH D D，SCHWARZ R R，SCHWARZ R E. Impact of total lymph node count on staging and survival after gastrectomy for gastric cancer：data from a large US–population database［J］. J Clin Oncol，2005，23（28）：7114–7124.

［26］SON T，HYUNG W J，LEE J H，et al. Clinical implication of an insufficient number of examined lymph nodes after curative resection for gastric cancer［J］. Cancer，2012，118（19）：4687–4693.

［27］NIO Y，YAMASAWA K，YAMAGUCHI K，et al. Problems in the N–classification of the new 1997 UICC TNM stage classification for gastric cancer：an analysis of over 10 years' outcome of Japanese patients［J］. Anticancer Res，2003，23（1B）：697–705.

［28］JIAO X G，DENG J Y，ZHANG R P，et al. Prognostic value of number of examined lymph nodes in patients with node–negative gastric cancer［J］. World J Gastroenterol，2014，20（13）：3640–3648.

［29］WANG J，DANG P，RAUT C P，et al. Comparison of a lymph node ratio–based staging system with the 7th AJCC system for gastric cancer：analysis of 18 043 patients from the SEER database［J］. Ann Surg，2012，255（3）：478–485.

［30］BILICI A，USTAALIOGLU B B，GUMUS M，et al. Is metastatic lymph node ratio superior to the number of metastatic lymph nodes to assess outcome and survival of gastric cancer?［J］. Onkologie，2010，33（3）：101–105.

［31］VAN DER WAL B C，BUTZELAAR R M，VAN DER MEIJ S，et al. Axillary lymph node ratio and total number of removed lymph nodes：predictors of survival in stage Ⅰ and Ⅱ breast cancer［J］. Eur J Surg Oncol，2002，28（5）：481–489.

［32］PAWLIK T M，GLEISNER A L，CAMERON J L，et al. Prognostic relevance of lymph node ratio following pancreaticoduodenectomy for pancreatic cancer［J］. Surgery，2007，141（5）：610–618.

［33］TELIAN S H，BILCHIK A J. Significance of the lymph node ratio in stage Ⅲ colon cancer［J］. Ann Surg Oncol，2008，15（6）：1557–1558.

［34］MARCHET A，MOCELLIN S，AMBROSI A，et al. The ratio between metastatic and examined lymph nodes（N ratio）is an independent prognostic factor in gastric cancer regardless of the type of lymphadenectomy：results from an Italian multicentric study in 1 853 patients［J］. Ann Surg，2007，245（4）：543–552.

［35］KONG S H，LEE H J，AHN H S，et al. Stage migration effect on survival in gastric cancer surgery with extended lymphadenectomy：the reappraisal of positive lymph node ratio as a proper N–staging［J］. Ann Surg，2012，255（1）：50–58.

［36］DENG J，LIANG H. Discussion the applicability of positive lymph node ratio as a proper N–staging for predication the prognosis of gastric cancer after curative surgery plus extended lymphadenectomy［J］. Ann Surg，2012，256（6）：e35–e36.

[37] DENG J, LIANG H, SUN D, et al. The prognostic analysis of lymph node-positive gastric cancer patients following curative resection [J]. J Surg Res, 2010, 161 (1): 47-53.

[38] WADDELL T, VERHEIJ M, ALLUM W, et al. Gastric cancer: ESMO Clinical Practice Guidelines for diagnosis, treatment and follow-up [J]. Ann Oncol, 2010, 21 (Suppl 5): v50-v54.

[39] YCHOU M, BOIGE V, PIGNON J P, et al. Perioperative chemotherapy compared with surgery alone for resectable gastroesophageal adenocarcinoma: an FNCLCC and FFCD multicenter phase Ⅲ trial [J]. J Clin Oncol, 2011, 29 (13): 1715-1721.

[40] YOSHIKAWA T, SASAKO M. Gastrointestinal cancer: adjuvant chemotherapy after D2 gastrectomy for gastric cancer [J]. Nat Rev Clin Oncol, 2012, 9 (4): 192-194.

[41] JAPANESE GASTRIC CANCER ASSOCIATION. Japanese gastric cancer treatment guidelines 2010 (ver. 3) [J]. Gastric Cancer, 2011, 14 (2): 113-123.

[42] BANG Y J, KIM Y W, YANG H K, et al. Adjuvant capecitabine and oxaliplatin for gastric cancer after D2 gastrectomy (CLASSIC): a phase 3 open-label, randomised controlled trial [J]. Lancet, 2012, 379 (9813): 315-321.

[43] SASAKO M, SAKURAMOTO S, KATAI H, et al. Five-year outcomes of a randomized phase Ⅲ trial comparing adjuvant chemotherapy with S-1 versus surgery alone in stage Ⅱ or Ⅲ gastric cancer [J]. J Clin Oncol, 2011, 29 (33): 4387-4393.

[44] LIAO Y, YANG Z L, PENG J S, et al. Neoadjuvant chemotherapy for gastric cancer: a meta-analysis of randomized, controlled trials [J]. J Gastroenterol Hepatol, 2013, 28 (5): 777-782.

[45] CUNNINGHAM D, ALLUM W H, STENNING S P, et al. Perioperative chemotherapy versus surgery alone for resectable gastroesophageal cancer [J]. N Engl J Med, 2006, 355 (1): 11-20.

[46] BECKER K, LANGER R, REIM D, et al. Significance of histopathological tumor regression after neoadjuvant chemotherapy in gastric adenocarcinomas: a summary of 480 cases [J]. Ann Surg, 2011, 253 (5): 934-939.

[47] OTT K, BLANK S, BECKER K, et al. Factors predicting prognosis and recurrence in patients with esophago-gastric adenocarcinoma and histopathological response with less than 10% residual tumor [J]. Langenbeck's Arch Surg, 2013, 398 (2): 239-249.

[48] MINGOL F, GALLEGO J, ORDUÑA A, et al. Tumor regression and survival after perioperative MAGIC-style chemotherapy in carcinoma of the stomach and gastroesophageal junction [J]. BMC Surg, 2015, 15: 66.

[49] WITTEKIND C. The development of the TNM classification of gastric cancer [J]. Pathol Int, 2015, 65 (8): 399-403.

[50] DENG J, ZHANG R, PAN Y, et al. N stages of the seventh edition of TNM classification are the most intensive variables for predictions of the overall survival of gastric cancer 2 staging of gastric cancer: current revision and future proposal 54 patients who underwent limited lymphadenectomy [J]. Tumour Biol, 2014, 35 (4): 3269-3281.

[51] REIM D, LOOS M, VOGL F, et al. Prognostic implications of the seventh edition of the international union against cancer classification for patients with gastric cancer: the Western experience of patients treated in a single-center European institution [J]. J Clin Oncol, 2013, 31 (2): 263-271.

[52] BRUNO L, NESI G, MONTINARO F, et al. Clinicopathologic characteristics and outcome indicators in node-negative gastric cancer [J]. J Surg Oncol, 2000, 74: 30-32.

[53] HYUNG W J, LEE J H, CHOI S H, et al. Prognostic impact of lymphatic and/or blood vessel invasion in patients with node-negative advanced gastric cancer [J]. Ann Surg Oncol, 2002, 9 (6): 562-567.

[54] DENG J, LIANG H, SUN D, et al. Prognosis of gastric cancer patients with node-negative metastasis following curative resection: outcomes of the survival and recurrence [J]. Can J Gastroenterol, 2008, 22 (10): 835-839.

[55] BIFFI R, BOTTERI E, CENCIARELLI S, et al. Impact on survival of the number of lymph nodes removed in patients with node-negative gastric cancer submitted to extended lymph node dissection [J]. Eur J Surg Oncol, 2011, 37 (4): 305-311.

[56] MARTINEZ-RAMOS D, CALERO A, ESCRIG-SOS J, et al. Prognosis for gastric carcinomas with an insufficient number of examined negative lymph nodes [J]. Eur J Surg Oncol, 2014, 40 (3): 358-365.

[57] DENG J, LIANG H, WANG D, et al. Enhancement the prediction of postoperative survival in gastric cancer by

combining the negative lymph node count with ratio between positive and examined lymph nodes [J]. Ann Surg Oncol, 2010, 17 (4): 1043–1051.

[58] DOEKHIE F S, MESKER W E, VAN KRIEKEN J H, et al. Clinical relevance of occult tumor cells in lymph nodes from gastric cancer patients [J]. Am J Surg Pathol, 2005, 29 (9): 1135–1144.

[59] TAVARES A, MONTEIRO-SOARES M, VIVEIROS F, et al. Occult tumor cells in lymph nodes of patients with gastric cancer: a systematic review on their prevalence and predictive role [J]. Oncology, 2015, 89: 245–254.

[60] SONG W, YUAN Y J, WANG L, et al. The prognostic value of lymph nodes dissection number on survival of patients with lymph node-negative gastric cancer [J]. Gastroenterol Res Pract, 2014, 2014 (Pt.1): 603194.

[61] YONEMURA Y, ENDO Y, HAYASHI I, et al. Proliferative activity of micrometastases in the lymph nodes of patients with gastric cancer [J]. Br J Surg, 2007, 94 (6): 731–736.

[62] LEE H S, KIM M A, YANG H K, et al. Prognostic implication of isolated tumor cells and micrometastases in regional lymph nodes of gastric cancer [J]. World J Gastroenterol, 2005, 11 (38): 5920–5925.

[63] JEUCK T L, WITTEKIND C. Gastric carcinoma: stage migration by immunohistochemically detected lymph node micrometastases [J]. Gastric Cancer, 2015, 18 (1): 100–108.

[64] BRASILINO D E, CARVALHO M. Quantitative analysis of the extent of extracapsular invasion and its prognostic significance: a prospective study of 170 cases of carcinoma of the larynx and hypopharynx [J]. Head Neck, 1998, 20 (1): 16–21.

[65] FISHER B J, PERERA F E, COOKE A L, et al. Extracapsular axillary node extension in patients receiving adjuvant systemic therapy: an indication for radiotherapy? [J]. Int J Radiat Oncol Biol Phys, 1997, 38 (3): 551–559.

[66] FLEISCHMANN A, THALMANN G N, MARKWALDER R, et al. Prognostic implications of extracapsular extension of pelvic lymph node metastases in urothelial carcinoma of the bladder [J]. Am J Surg Pathol, 2005, 29 (1): 89–95.

[67] GRIEBLING T L, OZKUTLU D, SEE W A, et al. Prognostic implications of extracapsular extension of lymph node metastases in prostate cancer [J]. Mod Pathol, 1997, 10 (8): 804–809.

[68] MYERS J N, GREENBERG J S, MO V, et al. Extracapsular spread: a significant predictor of treatment failure in patients with squamous cell carcinoma of the tongue [J]. Cancer, 2001, 92 (12): 3030–3306.

[69] ISHIDA T, TATEISHI M, KANEKO S, et al. Surgical treatment of patients with nonsmall-cell lung cancer and mediastinal lymph node involvement [J]. J Surg Oncol, 1990, 43 (3): 161–166.

[70] VAN DER VELDEN J, VAN LINDERT A C, LAMMES F B, et al. Extracapsular growth of lymph node metastases in squamous cell carcinoma of the vulva. The impact on recurrence and survival [J]. Cancer, 1995, 75 (12): 2885–2890.

[71] WIND J, LAGARDE S M, TEN KATE F J, et al. A systematic review on the significance of extracapsular lymph node involvement in gastrointestinal malignancies [J]. Eur J Surg Oncol, 2007, 33 (4): 401–408.

[72] TANAKA T, KUMAGAI K, SHIMIZU K, et al. Peritoneal metastasis in gastric cancer with particular reference to lymphatic advancement, extranodal invasion is a significant risk factor for peritoneal metastasis [J]. J Surg Oncol, 2000, 75 (3): 165–171.

[73] KUMAGAI K, TANAKA T, YAMAGATA K, et al. Liver metastasis in gastric cancer with particular reference to lymphatic advancement [J]. Gastric Cancer, 2001, 4 (3): 150–155.

[74] ALAKUS H, HÖLSCHER A H, GRASS G, et al. Extracapsular lymph node spread: a new prognostic factor in gastric cancer [J]. Cancer, 2010, 116 (2): 309–315.

[75] OKAMOTO T, TSUBURAYA A, KAMEDA Y, et al. Prognostic value of extracapsular invasion and fibrotic focus in single lymph node metastasis of gastric cancer [J]. Gastric Cancer, 2008, 11 (3): 160–167.

[76] NAKAMURA K, OZAKI N, YAMADA T, et al. Evaluation of prognostic significance in extracapsular spread of lymph node metastasis in patients with gastric cancer [J]. Surgery, 2005, 137 (5): 511–517.

[77] CHO J Y. Molecular diagnosis for personalized target therapy in gastric cancer [J]. J Gastric Cancer, 2013, 13 (3): 129–135.

[78] WU H H, LIN W C, TSAI K W. Advances in molecular biomarkers for gastric cancer: miRNAs as emerging novel cancer markers [J]. Expert Rev Mol Med, 2014, 16 (2): e1.

［79］TAHARA T，ARISAWA T．DNA methylation as a molecular biomarker in gastric cancer［J］．Epigenomics，2015，7（3）：475–486.

［80］KAUR A，DASANU C A．Targeting the HER2 pathway for the therapy of lower esophageal and gastric adenocarcinoma［J］．Expert Opin Pharmacother，2011，12（16）：2493–2503.

［81］ANANIEV J，GULUBOVA M，MANOLOVA I，et al．Prognostic significance of HER2/neu expression in gastric cancer［J］．Wien Klin Wochenschr，2011，123（13–14）：450–454.

［82］JØRGENSEN J T，HERSOM M．HER2 as a prognostic marker in gastric cancer—a systematic analysis of data from the literature［J］．J Cancer，2012，3：137–144.

［83］BOUCHÉ O，PENAULT–LLORCA F．HER2 and gastric cancer：a novel therapeutic target for trastuzumab［J］．Bull Cancer，2010，97（12）：1429–1440.

［84］HE C，BIAN X Y，NI X Z，et al．Correlation of human epidermal growth factor receptor 2 expression with clinicopathological characteristics and prognosis in gastric cancer［J］．World J Gastroenterol，2013，19（14）：2171–2178.

［85］DANG H Z，YU Y，JIAO S C．Prognosis of HER2 overexpressing gastric cancer patients with liver metastasis［J］．World J Gastroenterol，2012，18（19）：2402–2407.

［86］YAMAGUCHI N，YANAGAWA T，YOSHIMURA T，et al．Use of tumor diameter to estimate the growth kinetics of cancer and sensitivity of screening tests［J］．Environ Health Perspect，1990，87（1）：63–67.

［87］WANG X，WAN F，PAN J，et al．Tumor size：a non–neglectable independent prognostic factor for gastric cancer［J］．J Surg Oncol，2008，97（3）：236–240.

［88］LIU X，XU Y，LONG Z，et al．Prognostic significance of tumor size in T3 gastric cancer［J］．Ann Surg Oncol，2009，16（7）：1875–1882.

［89］JUN K H，JUNG H，BAEK J M，et al．Does tumor size have an impact on gastric cancer? A single institute experience［J］．Langenbeck's Arch Surg，2009，394（4）：631–635.

［90］BILICI A，UYGUN K，SEKER M，et al．The effect of tumor size on overall survival in patients with pT3 gastric cancer：experiences from 3 centers［J］．Onkologie，2010，33（12）：676–682.

［91］DENG J，LIANG H，SUN D，et al．Extended lymphadenectomy improvement of overall survival of GC patients with perigastric node metastasis［J］．Langenbeck Arch Surg，2011，396（5）：615–623.

［92］DENG J，ZHANG R，WU L L，et al．Superiority of the ratio between negative and positive lymph nodes for predicting the prognosis for patients with gastric cancer［J］．Ann Surg Oncol，2015，22（4）：1258–1266.

Jingyu Deng，Jiping Wang，Han Liang

译者：关剑，校对：黄文亭

Part 3

第三部分▶ 胃癌诊断

第三章 胃癌内镜诊断

一、食管胃十二指肠镜

无论临床分期如何，胃镜检查术（esophagogastroduodenoscopy，EGD）都是胃癌诊断的常规选择。胃癌通常表现为团块状，也可表现为不可愈合的溃疡或弥漫浸润型，后者也称皮革胃[1]。内镜活检是诊断胃癌的标准操作。通常肿块和异常的黏膜是活检的靶点，若是恶性溃疡，则应在溃疡边缘至少取6～8块活检组织[2]。然而，最近一项研究表明，诊断进展期胃癌只需3～4块活检组织即可，敏感性为95%[3]。EGD已经取代上消化道造影，成为胃癌诊断的首选方法。2006年韩国一项调查显示，韩国人更倾向于选择EGD而非上消化道造影来筛查胃癌（67：33）[4-5]。如果不能排除胃癌，则需重复活检，尤其是＞60岁的老年人。日本一项报告称，对首次活检诊断为腺瘤或溃疡的患者进行重复活检，分别发现17.2%和2.2%的胃癌患者。

（一）早期胃癌

早期胃癌的定义是癌灶仅局限于黏膜层和（或）黏膜下层[6]，无论是否有转移淋巴结[7]。浅表性肿瘤性病变的内镜巴黎分型是早期胃癌的形态学分类[8-9]（图3-1），包括浅表息肉型（type 0-Ⅰ）、浅表平坦或凹陷型（types 0-Ⅱa-c）及浅表溃疡型（type 0-Ⅲ）。0型病变有三大类。

Type 0-Ⅰ，息肉型（图3-2）：包括有蒂型（0-Ⅰp）和无蒂型（0-Ⅰs）。

Type 0-Ⅱ，非息肉型、非溃疡型（图3-3）：包括轻微隆起型（0-Ⅱa），完全平坦型（0-Ⅱb）及轻微凹陷型（0-Ⅱc）。

Type 0-Ⅲ，非息肉型：具有明确的溃疡（图3-4）。

在手术标本中更容易区分0-Ⅱc和0-Ⅲ型病变，后者上皮层突然中断，黏膜肌层被破坏。0-Ⅱc型病变最常见。混合型病变具有2种不同的形态改变。具有2种或多种形态的浅表肿瘤应该按照病变侵占胃黏膜表面的先后顺序进行描述[10]。例如，伴有边缘或中心隆起的轻微凹陷型病变应描述为0-Ⅱc+Ⅱa型。顶部中心有凹陷的轻微隆起型病变属于0-Ⅱa+Ⅱc型。0-Ⅱa+Ⅱc型病变的预后较差，比其他类型更容易出现大范围的黏膜下侵犯。

（二）诊断早期胃癌的技巧

要诊断早期胃癌，需要在检查前的准备和观察中掌握一些要点。胃黏膜表面覆盖厚厚的黏液，清除这些黏液是诊断浅表胃癌的重要一步。用较少的加有二甲硅油的水就可以将黏膜冲洗干净。口服黏液溶剂（链蛋白酶）或去泡剂可以去除黏液和泡沫，从而提高检查的质量。足够的观察时间十分重要，正如肠镜的退镜时间对于息肉诊断的重要性一样。无论病变的外观如何，仔细观察病变的色泽、形状、边界及表面模式都十分重要。隆起型病变即使对于初学者也很容易发现。将分化型肿瘤，比如腺癌和管状腺瘤，同其他非肿瘤性病变（增生性息肉、胃底腺息肉、黏膜下病变、肠化生）区分开来很重要。如果病变发红、扁平隆起、表面结构及边界不规则，应当取活检组织以鉴别腺癌。管状腺瘤表现为边界清楚、扁平隆起及表面规则的结节样病变。黏膜下病变也可以是隆起型病变，但是病变的边界是平滑的，因为表面覆盖的黏膜是非肿瘤性的。当观察到凹陷型病变时，要注意区分是腺癌还是糜烂或是局限性萎缩。通常分化良好的腺癌呈红色，而未分化型胃癌色泽变淡，因为后者在生长过程中破坏了血管。

凹陷型病变如果表面不规则且边界清楚，那么是腺癌的可能性大。糜烂和局限性萎缩的病变则表面规则、平滑及边界不清。

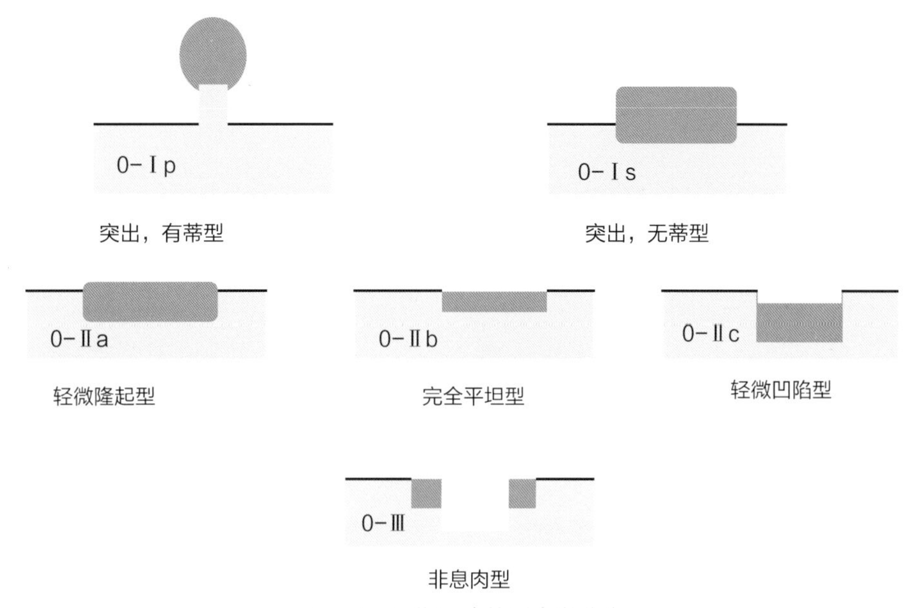

图3-1 早期胃癌的形态学分类

{注：息肉型（Ⅰp和Ⅰs），非息肉型、非溃疡型（Ⅱa、Ⅱb和Ⅱc）及非息肉型（Ⅲ）。（摘自文献[8-9]）}

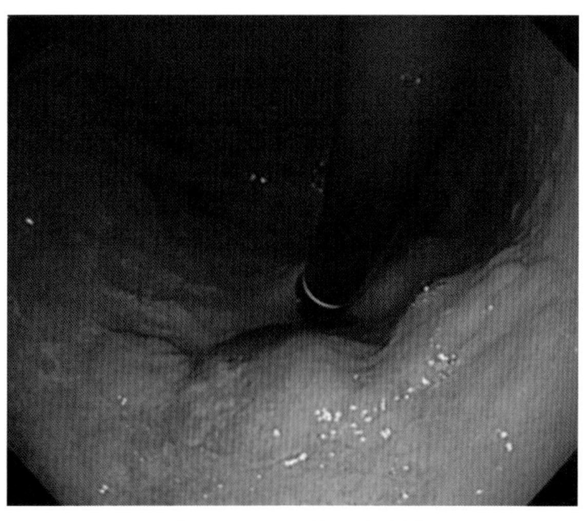

图3-2 0-Ⅰ型：息肉型

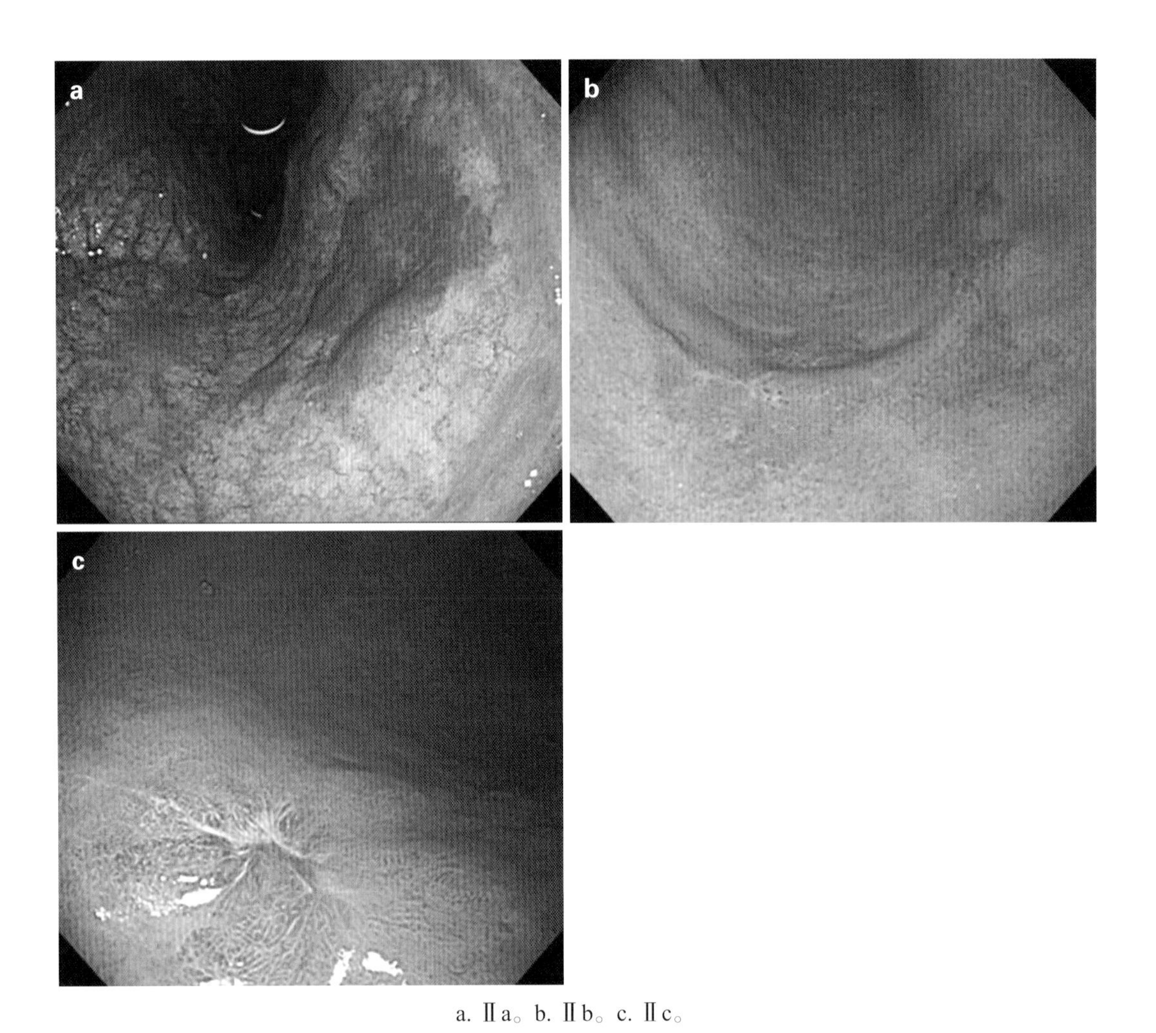

a. Ⅱa。b. Ⅱb。c. Ⅱc。

图3-3 0-Ⅱ型：非息肉型、非溃疡型

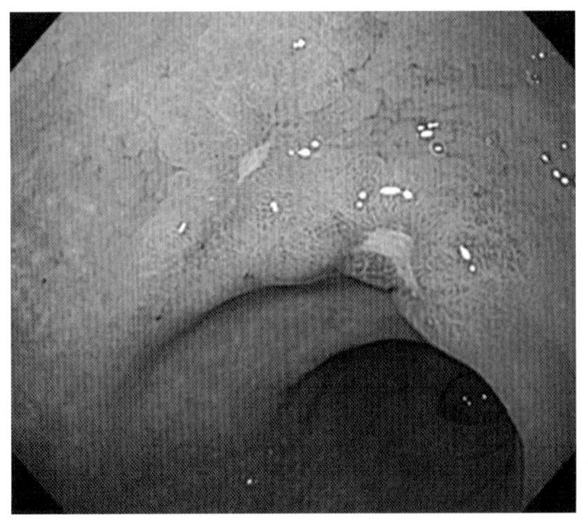

图3-4 0-Ⅲ型：非息肉型

（三）进展期胃癌

T2～T4期肿瘤通常表现为进展期肿瘤。进展期肿瘤大体形态分型：外生型、溃疡型、浸润型及混合型。根据Borrmann分型，进展期肿瘤大体形态分为Ⅰ型（肿块型）、Ⅱ型（溃疡型）、Ⅲ型（浸润溃疡型）、Ⅳ型（弥漫型，也称皮革胃）（图3-5）[11]，以及不能归为以上4类的Ⅴ型（未分类型）。对于Ⅳ型肿瘤，活检应十分注意，解读报告要谨慎，因为其活检的假阴性概率要远远高于其他类型。如果没有溃疡或胃壁发育缺陷，推荐同一位置反复深挖活检。

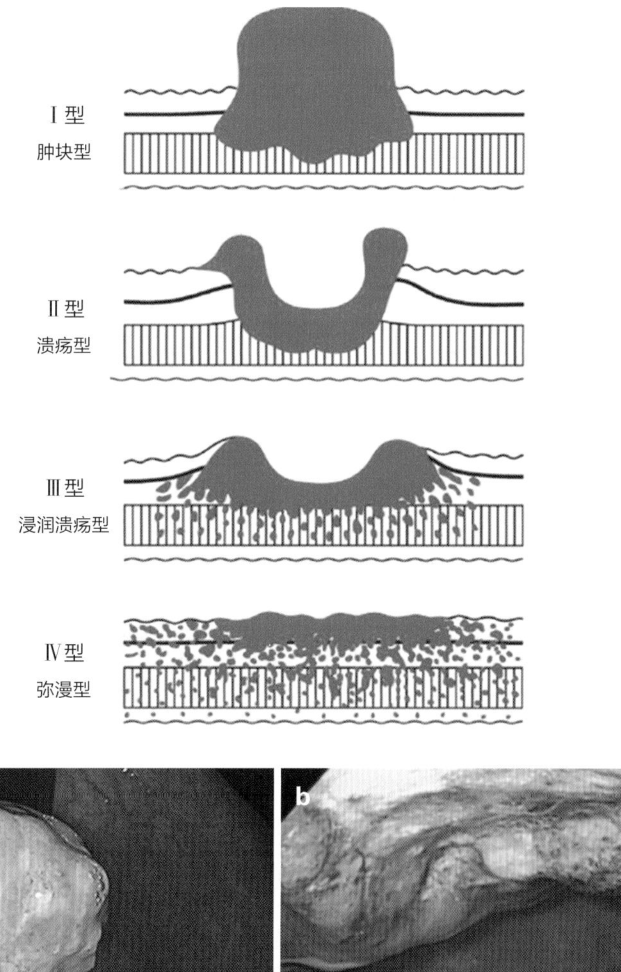

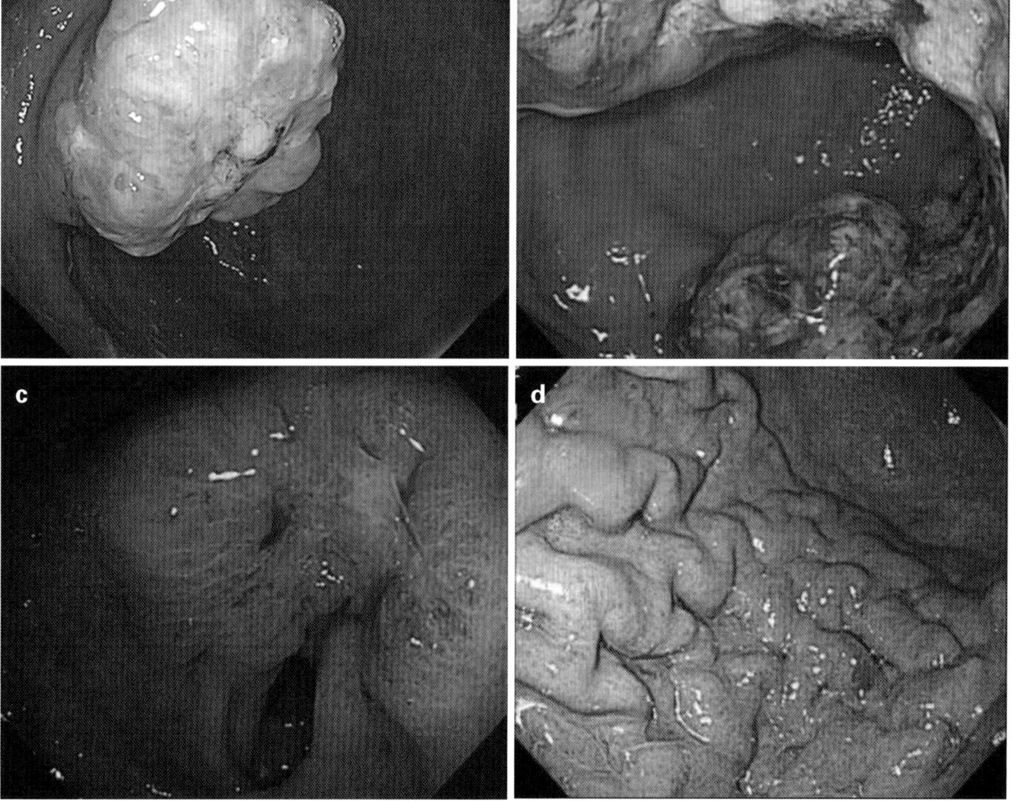

a. Ⅰ型。b. Ⅱ型。c. Ⅲ型。d. Ⅳ型。

图3-5　进展期胃癌的大体分型（Borrmann型）

二、超声内镜

超声内镜检查术（endoscopic ultrasonography，EUS）对于胃癌的诊断和分期十分重要。EUS使得胃壁的5层结构可视化。黏膜层为高回声的第1层，黏膜肌层为低回声的第2层，黏膜下层为高回声的第3层，固有肌层为低回声的第4层，浆膜层为高回声的第5层。EUS在胃癌的局部分期中尤其有用。由于术前EUS的应用，30%胃癌的预先切除范围得以改变，使得切除范围更加局限，尤其是T1和T3期病变[12]。EUS诊断胃癌分期的总体准确性为71%～92%。最近一项大型综述分析了1988—2012年发表的66篇论文中的7 747例胃癌患者的EUS数据，其总结也证实EUS在胃癌局部分期中颇有价值（图3-6）。文章指出，

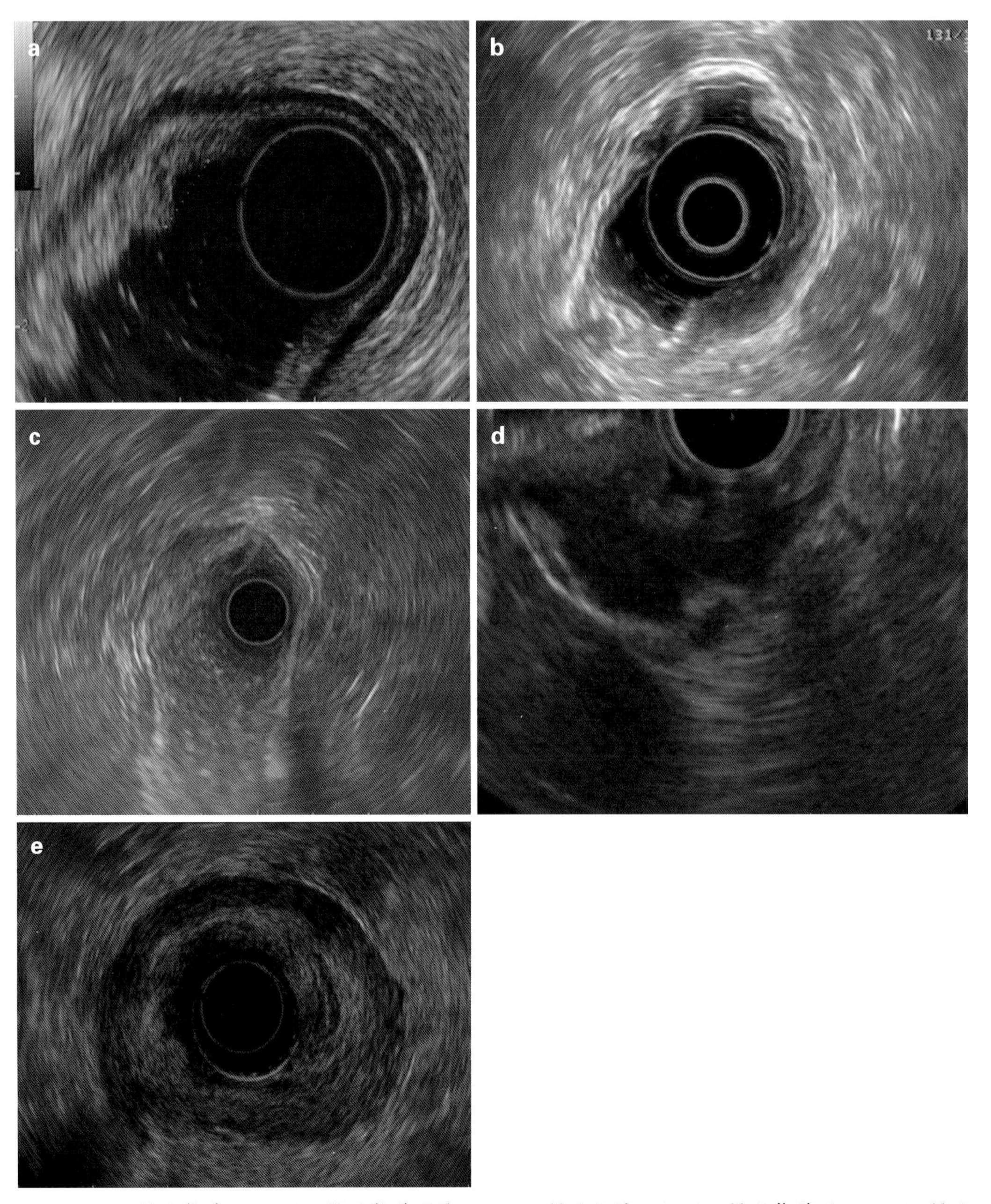

a. T1a，侵及黏膜。b. T1b，侵及黏膜下层。c. T2，侵及肌层。d. T3，侵及浆膜下。e. T4，侵及浆膜或邻近结构。

图3-6　胃癌EUS表现

EUS区分T1～T2和T3～T4期胃癌的敏感性和特异性分别为0.86（95%CI：0.81～0.90）和0.90（95%CI：0.87～0.93）；在区分T1（早期癌）和T2（侵犯固有肌层）方面，敏感性和特异性分别为0.85（95%CI：0.78～0.91）和0.90（95%CI：0.85～0.93）；此外，在区分T1a（黏膜层）和T1b（黏膜下层）方面，敏感性和特异性分别为0.87（95%CI：0.81～0.92）及0.75（95%CI：0.62～0.84）。在这篇系统综述中，淋巴结分期的敏感性和特异性分别是0.83（95%CI：0.79～0.87）及0.67（95%CI：0.61～0.72）。N分期的特异性较低，可能是因为许多小的淋巴结也可能包含转移灶，超声的伪影干扰了对淋巴结全面而深入的检查，并且在一些进展期癌中，超声不能探及胃壁的全层。总之，EUS可有效协助临床医生确定胃癌的局部分期。然而值得注意的是，我们不能忽视不同研究间的异质性，尤其是胃癌的T分期可能因内镜医生的专业水平、病变形状及大小的不同而有所差别。另外，对溃疡型病变，肿瘤存在纤维化、溃疡形成及炎症反应，使得过度分期比分期不足更多见。EUS还可以发现黏膜下病变或浸润型病变并进行细针穿刺活检，包括胃淋巴瘤、胃间质瘤及皮革胃，这几种病变在CT和内镜下通常呈现为增厚的皱襞样病变。

● 参考文献

[1] COMMITTEE A S O P，EVANS J A，CHANDRASEKHARA V，et al. The role of endoscopy in the management of premalignant and malignant conditions of the stomach［J］. Gastrointest Endosc，2015，82（1）：1-8.

[2] GRAHAM D Y，SCHWARTZ J T，CAIN G D，et al. Prospective evaluation of biopsy number in the diagnosis of esophageal and gastric carcinoma［J］. Gastroenterology，1982，82（2）：228-231.

[3] CHOI Y，CHOI H S，JEON W K，et al. Optimal number of endoscopic biopsies in diagnosis of advanced gastric and colorectal cancer［J］. J Korean Med Sci，2012，27（1）：36-39.

[4] JUN J K，CHOI K S，LEE H Y，et al. Effectiveness of the Korean National Cancer Screening Program in reducing gastric cancer mortality［J］. Gastroenterology，2017，152（6）：1319-1328.

[5] CHOI K S，KWAK M S，LEE H Y，et al. Screening for gastric cancer in Korea：population-based preferences for endoscopy versus upper gastrointestinal series［J］. Cancer Epidemiol Biomark Prev，2009，18（5）：1390-1398.

[6] HOSOKAWA O，WATANABE K，HATORRI M，et al. Detection of gastric cancer by repeat endoscopy within a short time after negative examination［J］. Endoscopy，2001，33（4）：301-305.

[7] SARAGONI L，MORGAGNI P，GARDINI A，et al. Early gastric cancer：diagnosis，staging，and clinical impact. Evaluation of 530 patients. New elements for an updated definition and classification［J］. Gastric Cancer，2013，16（4）：549-554.

[8] PARTICIPANTS IN THE PARIS WORKSHOP. The Paris endoscopic classification of superficial neoplastic lesions：esophagus，stomach，and colon，November 30 to December 1，2002［J］. Gastrointest Endosc，2003，58（6）：S3-43.

[9] ENDOSCOPIC CLASSIFICATION REVIEW GROUP. Update on the Paris classification of superficial neoplastic lesions in the digestive tract［J］. Endoscopy，2005，37（6）：570-578.

[10] JAPANESE GASTRIC CANCER ASSOCIATION. Japanese classification of gastric carcinoma：3rd English edition［J］. Gastric Cancer，2011，14（2）：101-112.

[11] HU B，HAJJ N E，SITTLER S，et al. Gastric cancer：classification，histology and application of molecular pathology［J］. J Gastrointest Oncol，2012，3（3）：251-261.

[12] DINIS-RIBEIRO M，KUIPERS E J. Identification of gastric atrophic changes：from histopathology to endoscopy［J］. Endoscopy，2015，47（6）：533-537.

[13] MOCELLIN S，PASQUALI S. Diagnostic accuracy of endoscopic ultrasonography（EUS）for the preoperative locoregional staging of primary gastric cancer［J］. Cochrane Database Syst Rev，2015，2（2）：CD009944.

Sang Kil Lee，Hyunsoo Chung

译者：周金峰，校对：张筱茵

第四章　胃癌影像诊断

一、计算机断层扫描

（一）简介

计算机断层扫描（computed tomography，CT）技术发展迅速，目前已被普遍应用于胃癌术前评估及临床分期中，尤其是多排螺旋CT（multidetector-row helical CT，MDCT）、三维重建（three-dimensional，3D）和CT血管造影术，既可用于肿瘤分期及术前定位，亦可对胃腔外情况及术前胃周血管予以评估。

（二）肿瘤分期及术前评估

1. T分期

肿瘤的准确分期对于制订治疗计划尤为重要。正常胃壁分为5层（黏膜层、黏膜肌层、黏膜下层、固有肌层及浆膜层），然而在增强CT中胃壁可显示3层，即显著强化的黏膜及黏膜下层、中度强化的固有肌层、轻度强化的外层浆膜层[1]。胃癌表现为胃壁增厚，层状结构破坏，强化增强。在CT上表现为局灶性胃壁增厚，伴或不伴溃疡、肿块或弥漫性浸润性病变[2]。如印戒细胞亚型胃癌，表现为胃黏膜破坏和胃壁弥漫性增厚（图4-1）[3]。

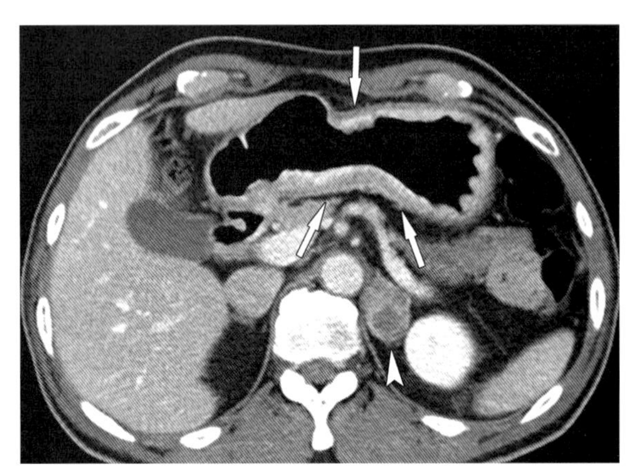

轴位CT图像显示胃壁弥漫性增厚，呈皮革胃（箭“⇧”）。左肾上腺结节（箭头“⩓”）在随访中无变化，提示为腺瘤。

图4-1　53岁男性印戒细胞胃癌CT图像

根据CT图像，对胃癌胃壁浸润深度进行如下分期（图4-2）[4]：T1、T2病灶浸润范围局限于胃壁，外缘光滑，胃周脂肪清晰；在T3和T4a病变中，胃壁外缘模糊，胃周脂肪间隙不清晰，呈带状条索影；在T4b期病变中，CT显示肿瘤侵犯邻近器官或结构。

采用薄层厚度、最佳对比度增强、多平面重建（multiplanar reconstruction，MPR）及三维重建技术的多排螺旋CT为T分期提供更为详细的信息。

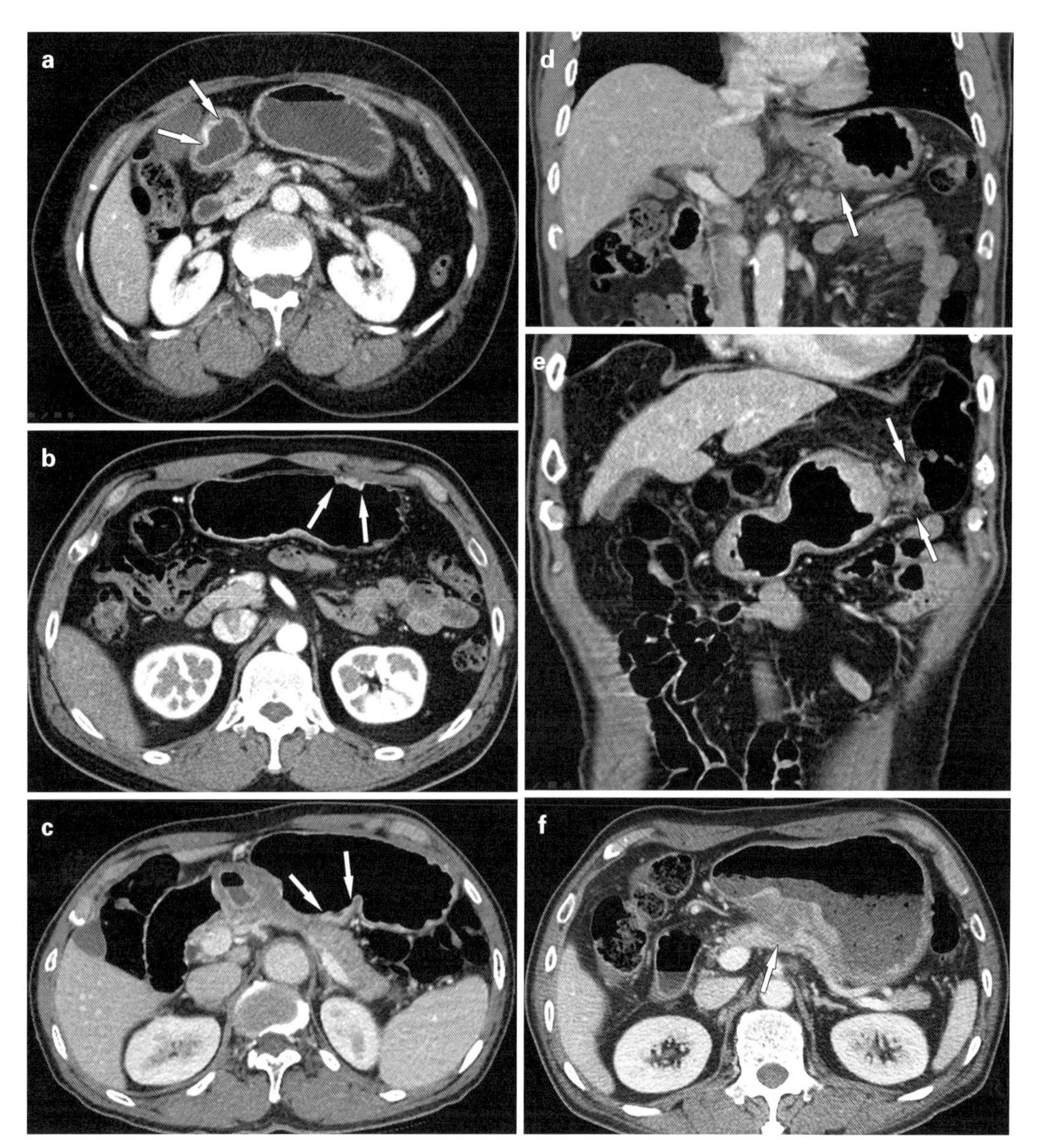

a. 轴位CT显示T1期癌（病理T1b癌），胃窦局灶性黏膜强化（箭）。b. 轴位CT显示T2期癌（箭），胃体局灶溃疡性增厚，未见累及外层浆膜层。c. 轴位CT显示T3期癌（箭），胃角少量胃周脂肪浸润。d. 冠状位图像显示T4a期胃癌（箭），局部胃壁不均匀增厚伴浸入胃周脂肪间隙。e. 冠状位图像显示T4b期胃癌（箭），累及邻近横结肠。f. 轴位CT显示T4b期胃癌（箭），晚期胃癌，累及胰腺体部。

图4-2 T1～T4期胃癌CT图像

T1a期常表现为黏膜层局部明显强化而无明显胃壁增厚，通常在二维轴位图像上显示欠清。与T1a期相比，T1b期更多地表现为黏膜增厚[5]。三维虚拟内镜图像能更好地显示T1期胃癌（图4-3）。在T1b期与T2期的鉴别中，T1b期表现为胃黏膜增厚，T2期表现为肿物累及肌层。T3期肿物累及浆膜下，表现为胃壁外缘光整或胃周脂肪间隙见少许条索影。T4a期肿物累及浆膜层，表现为胃壁外缘模糊不清或呈结节状，伴胃周脂肪条索状或类结节状浸润[6]。T4b期表现为肿瘤直接侵犯邻近器官或结构，肿物与邻近器官间脂肪间隙消失。由于腹腔镜胃切除术的适应证为T1～T3N0M0期，因此术前T1～T3期与T4期的鉴别诊断尤为重要。轴位CT图像结合MPR图像可提高T3、T4a和T4b期胃癌的鉴别诊断性能，且可评估是否侵犯邻近脏器[7]。然而，由于CT局部软组织分辨率有限，肉眼无法分辨浆膜下与浆膜层，因此，CT对于T3期与T4a期的鉴别诊断几乎是不可能的。此外，浆膜下脂肪组织的个体差异使T3期与T4a期的鉴别诊断变得更加困难[8]。

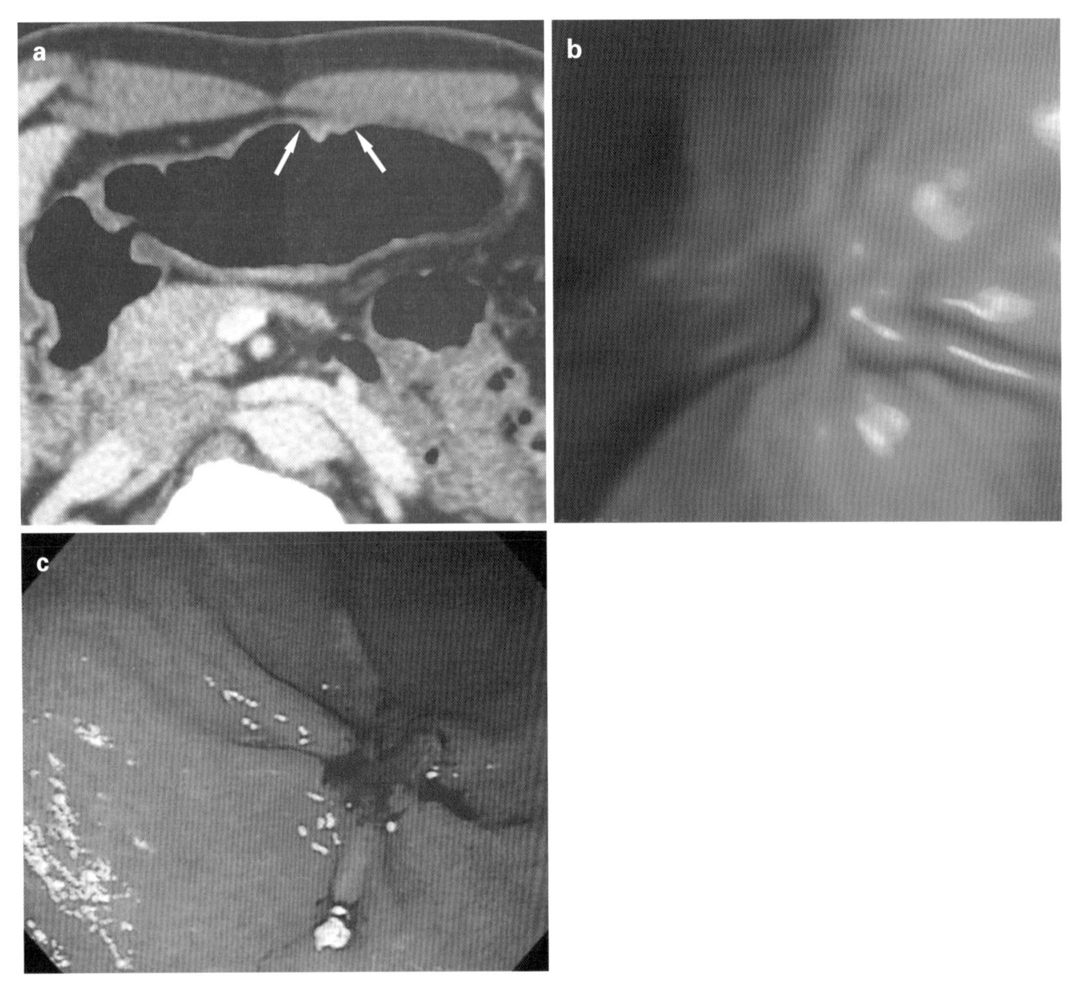

a. 轴位CT图像显示胃窦局灶性增厚（箭）。b. 虚拟内镜显示溃疡病灶，相应部位黏膜呈放射状皱缩。c. 内镜显示胃窦处溃疡，周围黏膜呈放射状皱缩，病灶近端边缘见血管金属夹。

图4-3 T1b期胃癌的多排螺旋CT（MDCT）三维成像

那么，CT对于胃癌的诊断效能如何？2006年发表的荟萃分析显示，CT对整体T分期的诊断准确率为77.1%～88.9%，评价浆膜受侵的敏感性和特异性分别为82.8%～100%和80%～96.8%[9]。2012年另一项荟萃分析显示，CT对T分期的综合准确率为71.5%，而多排螺旋CT（4排以上）结合磁共振图像可提高诊断效能[10]。各研究对早期胃癌的检出率不尽相同。Kim等[6]报道称，在二维图像上早期胃癌的检出率为76.3%，在三维图像上为92.1%。然而，Lee等[5]报道，在2D和3D成像中早期胃癌的检出率分别只有45%和59%。虚拟胃镜等3D图像可提高早期胃癌的检出率[11-12]，同样，MPR图像与轴位图像结合可提高T分期的准确性，特别是对于晚期胃癌[6]。

2. N分期

美国癌症联合委员会（American Joint Committee on Cancer，AJCC）根据转移淋巴结数量进行N分期[13]。CT诊断是根据淋巴结的大小、形态及强化方式判断是否为转移淋巴结。转移淋巴结的CT诊断标准包括以下几点：①短径＞8～10mm的淋巴结；②类圆形淋巴结（短轴与长轴比值＞0.7）；③中央坏死；④明显强化或不均匀强化；⑤不论大小，淋巴管周围聚集3枚或3枚以上的淋巴结[3, 14-16]。然而，转移淋巴结术前诊断的准确性仍不理想，为51%～76%[1, 17-19]。Kwee等[9]的荟萃分析显示，多排螺旋CT对N分期的敏感性（62.5%～91.9%）和特异性（50.0%～87.9%）的范围甚宽，这些结果表明，在确定转移淋巴结方面缺乏全球共识。CT诊断存在很大的局限性，即不能检测出正常大小的淋巴结（显微镜下可见的转移）是否有肿瘤侵犯，对于反应性增生和转移性增大的鉴别也同样困难。即使结合轴位CT图像、MPR图像及3D图像，淋巴结分期的准确性亦无显著提高[11, 16]。

虽然AJCC中N分期没有对淋巴结解剖部位进行描述，但其尤为重要，因为淋巴结切除程度的D分度描述是基于淋巴结清扫的程度（D1～D4）进行的。D2切除是可治愈的T2～T4期胃癌和cT1N+肿瘤的标准手术方法（图4-4～图4-6）[20]。

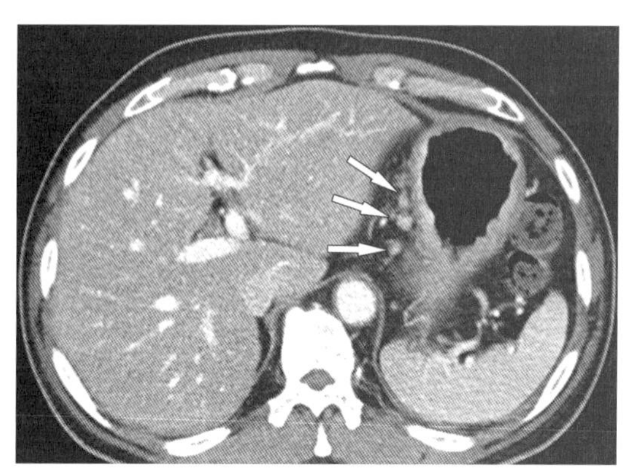

轴位CT显示胃左动脉旁多发类圆形肿大淋巴结（箭）。

图4-4　54岁男性胃癌患者3组淋巴结转移

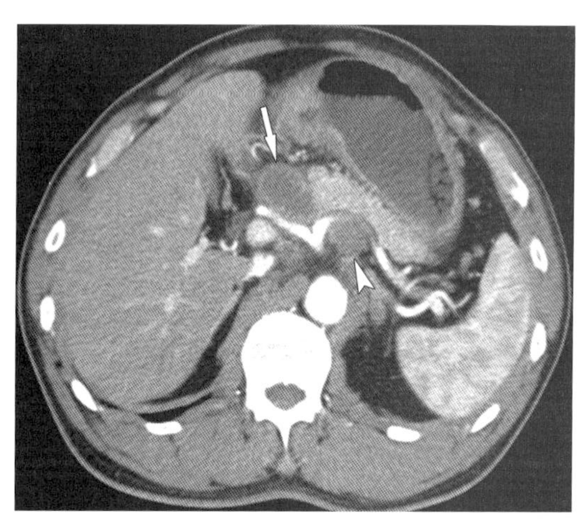

轴位CT显示肝总动脉旁见肿大坏死8组淋巴结（箭头），脾脏动脉近端见肿大11组淋巴结（箭）。

图4-5　61岁男性胃癌患者8组和11组淋巴结转移

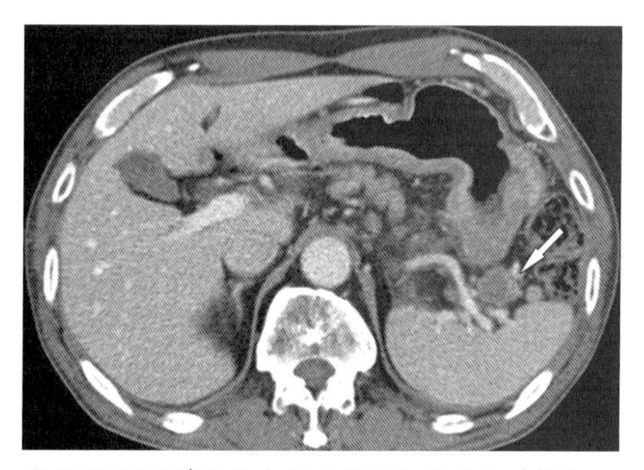

轴位CT显示脾门肿大坏死的10组淋巴结（箭）。

图4-6　74岁男性胃癌患者10组淋巴结转移

如CT显示12～16组淋巴结增大，则已超过常规D2淋巴结清扫范围，因此对淋巴结清扫范围的术前判断具有重要影响。此外，根据AJCC分期，12～16组淋巴结（门静脉、胰头后、肠系膜、主动脉旁位置）为远处淋巴结组（M1）（图4-7、图4-8）。故CT准确描述淋巴结转移的详细组别定位对于术前淋巴结分期尤为重要。

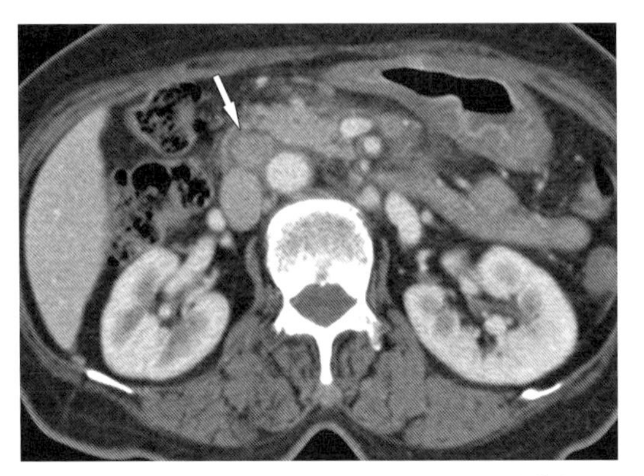

轴向CT图像显示胰头后13组淋巴结转移（箭）。

图4-7　79岁女性胃癌患者13组淋巴结转移

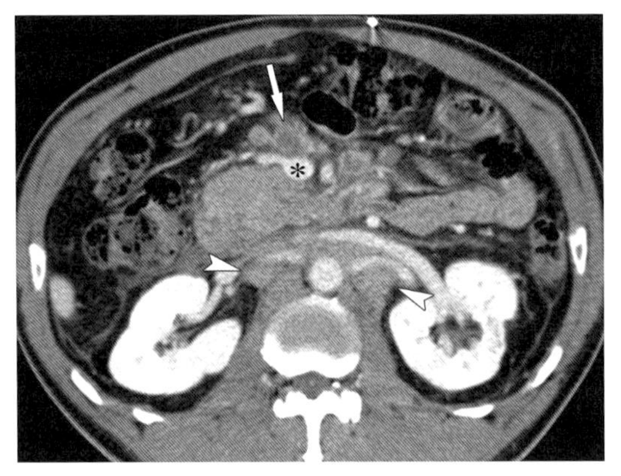

轴向CT图像显示肠系膜上静脉（*号）14组淋巴结转移（箭）及腹主动脉旁16组淋巴结转移（箭头）。

图4-8　49岁男性胃癌患者14组和16组淋巴结转移

近年来，一些研究者试图利用CT淋巴造影术于术前行前哨淋巴结定位诊断，以提高N分期的准确性。已有用碘化油在猪胃和早期胃癌患者中进行前哨淋巴结定位可行性的相关报道[21]。使用氟化碘乳剂或纳米碘化油乳剂的CT淋巴造影术，也是具有一定前景的淋巴结定位技术，但尚需在临床模型中予以更充分的验证[22-23]。

3. M分期

胃癌的远处转移途径可分为血行转移、淋巴转移和腹膜转移3类。在胃癌初诊中实性器官转移并不常见，但它的发现对于正确的治疗很重要。肝脏是血行转移最常见的器官，原因是胃由门静脉引流[24-25]。胃癌的肝转移多表现为低强化灶，门脉期显示得更为具体清楚（图4-9）。肝转移瘤在CT表现为靶征或环形强化灶，因其生长速度超过血供而致中央坏死[26]。其他少见转移器官包括肺、肾上腺、骨骼系统和卵巢（图4-10、图4-11）。卵巢转移瘤表现为囊实性，伴不均匀强化，常累及双侧卵巢（图4-11）。在胃癌的分期中，远处淋巴结如胰头后、肠系膜、主动脉旁、腹膜后、腹腔外转移均为远处转移，而非淋巴结转移（图4-7、图4-8）。腹膜转移意味着患者预后差和难以治愈。术前影像诊断腹膜转移尤为重要，因其可避免外科医生施行不必要的剖腹手术。腹膜转移的CT表现为腹水、腹膜脂肪间隙模糊、网膜及腹膜不均匀增厚，后者可呈结节状或饼状（图4-12～图4-14）[27-29]。腹水是腹膜转移最常见的表现，据报道，腹水的出现，对于胃癌患者腹膜转移预测的敏感性及特异性分别为51%和97%[30]。

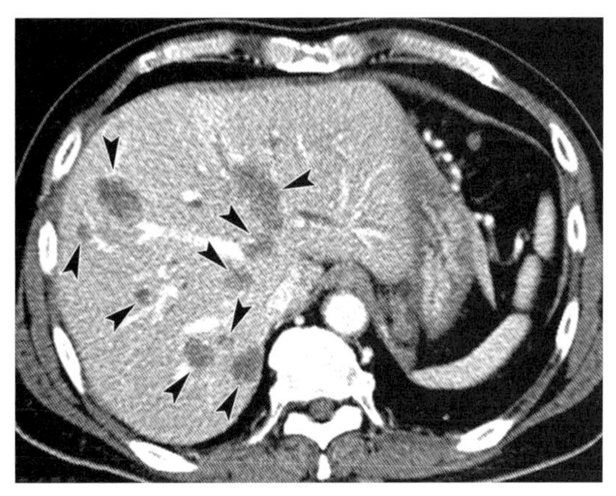

门脉期CT显示肝脏左、右叶多发转移瘤（黑色箭头）。

图4-9 49岁男性胃癌患者多发肝转移

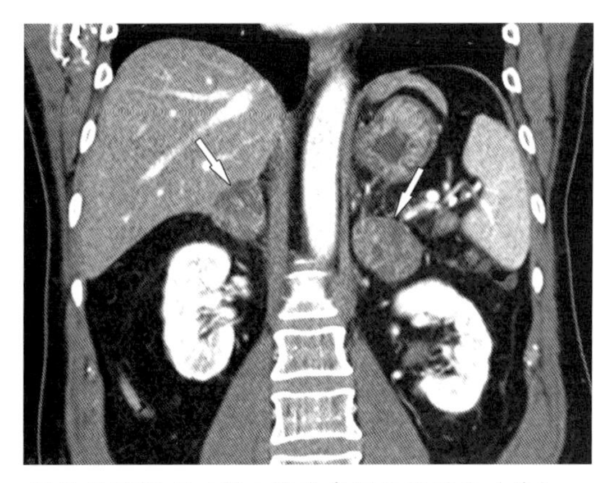

冠状位CT显示双肾上腺异常强化转移瘤（箭）。

图4-10 48岁男性胃癌患者肾上腺转移灶

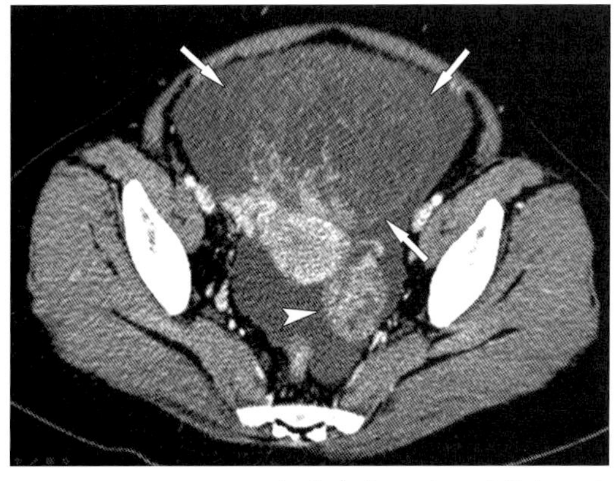

轴位CT显示右侧卵巢囊实性肿物（箭），左侧卵巢以实性为主的肿物（箭头），提示卵巢转移（Krukenberg瘤）。

图4-11 40岁女性胃癌患者卵巢转移灶

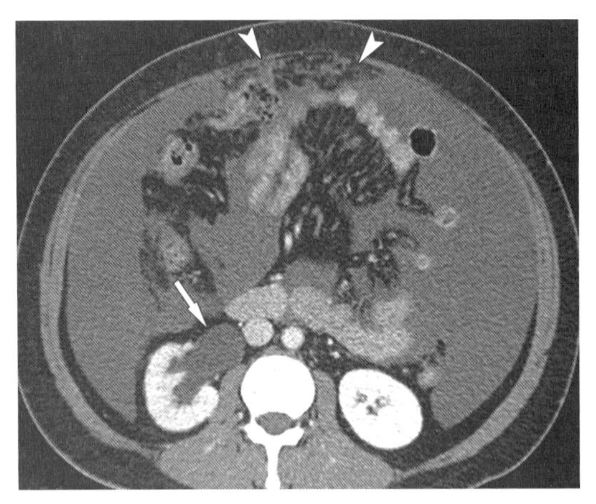

轴位CT显示腹膜结节状增厚浸润伴大量腹水（箭头），同时显示右肾盂扩张积水（箭）、周围见转移瘤（图中未显示）。

图4-12 40岁女性胃癌患者腹膜转移

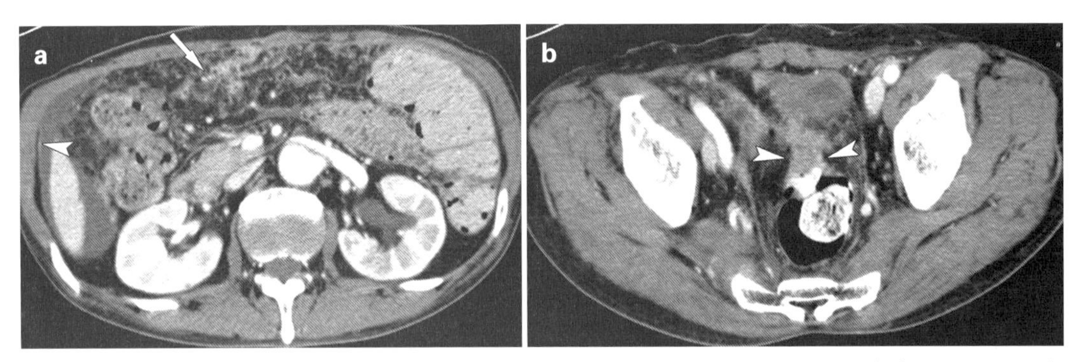

a. 轴位CT显示腹膜增厚（箭头）、腹水和网膜饼（箭），左侧肾积水。b. 同一患者的轴位CT图像显示直肠膀胱窝见腹膜转移灶（箭头）。

图4-13 59岁男性胃癌患者腹膜转移

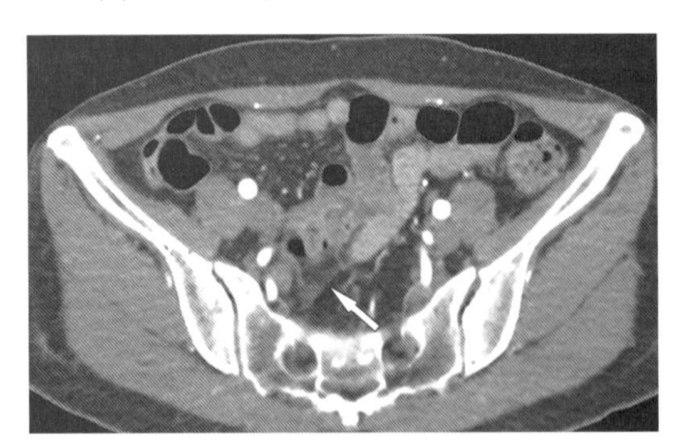

轴位CT显示少量腹水和局部腹膜少许增厚（箭），腹膜转移的CT诊断不明确，随后的诊断性腹腔镜检查证实为腹膜转移。

图4-14 57岁女性胃癌患者腹膜转移灶

Pan等[31]研究表明，多排螺旋CT对胃癌M分期的总体诊断准确性>90%，然而，对于腹膜转移诊断的准确性却令人失望。一项包括22个CT研究的系统回顾报告称，CT对于腹膜转移的敏感性只有33%[32]。一项研究报道称，多层螺旋CT诊断腹膜转移的敏感性和特异性分别为50.9%和96.2%[27]，使用低阈值（至少有一项腹膜转移征象）作为阳性发现。因此，对于CT上可疑但不明确腹膜转移的患者，当肿瘤体积较大且T分期较晚时，可以采用诊断性腹腔镜检查（图4-14）[27]。

4. 胃周围血管解剖的术前评估

相对于开放性胃切除术，腹腔镜胃切除术对于局部解剖的了解及掌握要求更高，术前对胃周血管解剖的掌握，对于腹腔镜胃切除术尤为重要[33]。术前3D CT血管造影（CT angiography，CTA）对于安全结扎动静脉以及腹腔镜下淋巴结清扫，均具有重要的指导价值（图4-15）[34-36]。一项研究报道称，双期（动脉和静脉期）3D CTA可正确识别和区分腹腔干、胃左动脉、胃右动脉、左胃冠状动脉、胃结肠干、胃网膜右静脉和副右结肠静脉[35]。3D CTA将胃、动静脉融合在一起，为手术指导提供了血管“路线图”。术前掌握胃左动脉、胃右动脉、胃左静脉等血管解剖有助于安全地完成淋巴结切除术，避免意外出血和缺血性肝损伤[36]。

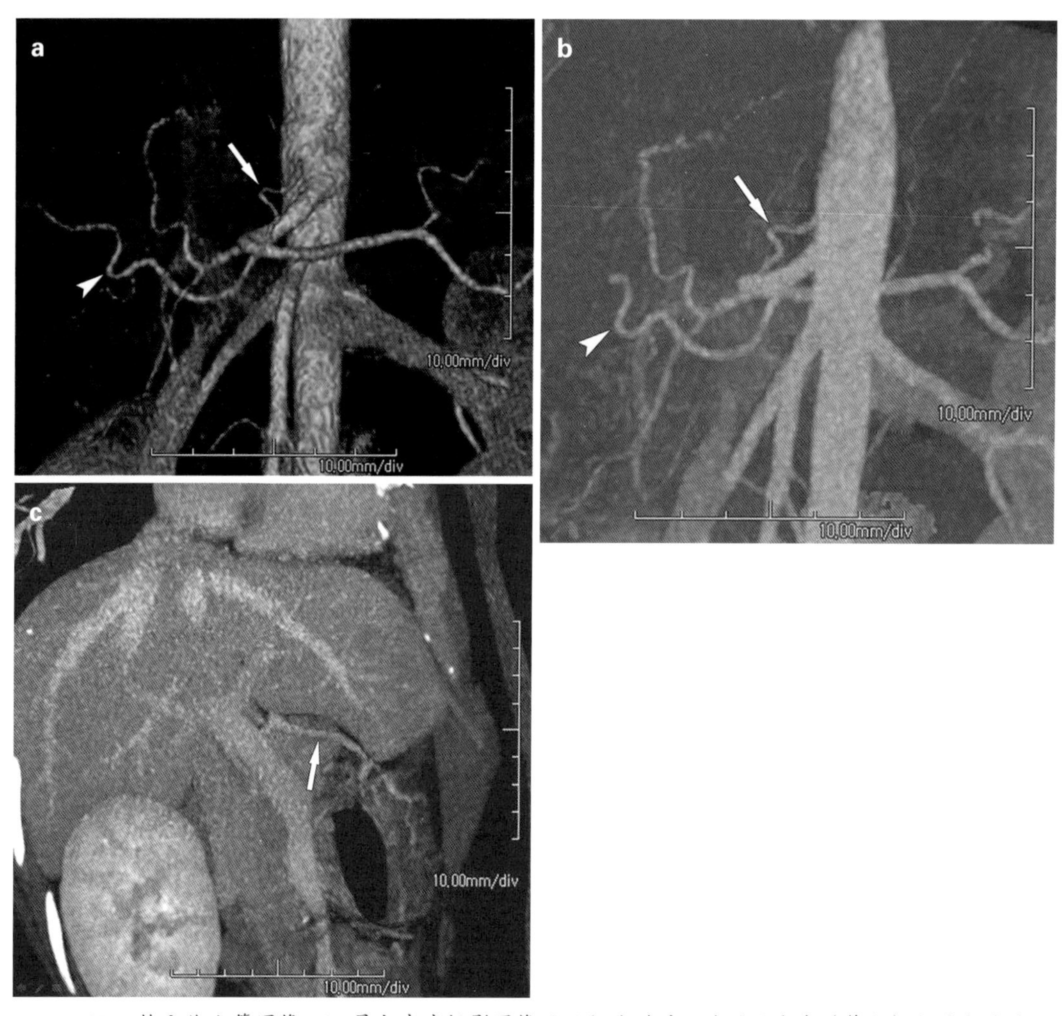

a. CT三维立体血管图像。b. 最大密度投影图像显示肝右动脉从腹腔干发出（箭头）和胃左动脉从腹主动脉发出（箭）。c. 最大密度投影图像显示胃左静脉汇入门脉干（箭）。

图4-15　三维CT图像对胃周血管解剖的术前评估

（三）鉴别诊断

胃腺癌是最常见的胃恶性肿瘤，占胃恶性肿瘤的95%以上，非黏液亚型占绝大多数。众所周知，黏液性胃癌的预后较非黏液性差，其CT表现与非黏液性不同。此外，其他各种恶性和良性的胃病变均可与胃癌表现相仿。多层螺旋CT可以很好地评估胃腔、胃壁、邻近结构和其他器官，因此在胃病变的诊断和鉴别诊断方面具有重要作用。

1. 黏液腺癌

黏液腺癌是一种罕见的胃癌亚型，占所有胃癌的3%～5%[37-39]。世界卫生组织将黏液腺癌定义为“肿瘤内有大量细胞外黏液（超过50%的肿瘤）的腺癌[40]”。由于黏液腺癌患者的总体生存率较非黏液腺癌患者差[37-38, 41]，因此在CT图像上对黏液性与非黏液性胃癌进行鉴别具有临床意义。黏液腺癌表现为胃中外层节段性或弥漫性胃壁增厚，呈层状低强化；非黏液腺癌表现为内层增厚，呈高强化、均匀强化（图4-16）[42]。CT显示黏液腺癌胃壁增厚并强化不明显，原因即为黏膜下层或深部的黏蛋白池不能强化[42]。一些黏液癌浸润性病变中可见粟粒点状钙化（图4-16）[42-44]。

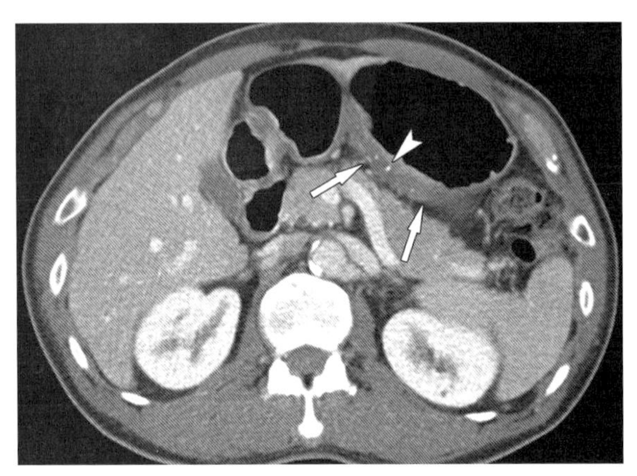

轴位CT显示胃体胃壁增厚（箭）伴点状钙化（箭头）。

图4-16 57岁男性患者黏液性胃腺癌

2. 淋巴瘤

胃淋巴瘤占胃恶性肿瘤的1%～5%[45]。原发性胃淋巴瘤约占胃肠道淋巴瘤的35%，主要为B细胞源性非霍奇金淋巴瘤[46]。黏膜相关淋巴组织（mucosa-associated lymphoid tissue，MALT）淋巴瘤是一种不同类型的结外淋巴瘤，有证据表明幽门螺杆菌胃炎与MALT淋巴瘤的出现密切相关（图4-17）[47]。MALT淋巴瘤临床病程缓慢，预后较胃腺癌好，5年生存率为50%～60%[48]。典型的CT表现为明显的节段性或弥漫性胃壁增厚（>1cm），其强化较胃癌均匀且不明显（图4-17、图4-18）[2-3]。大约30%的胃淋巴瘤胃壁增厚，但胃腔存在，伴腹腔及腹膜后淋巴结肿大[49]。如胃病变与邻近器官脂肪间隙存在，伴肾门水平以下腹膜后淋巴结肿大，则更有可能为淋巴瘤而不是腺癌[45, 50]。因为，尽管胃壁弥漫性淋巴瘤浸润，但胃腔存在，且无明显管腔狭窄[3]。

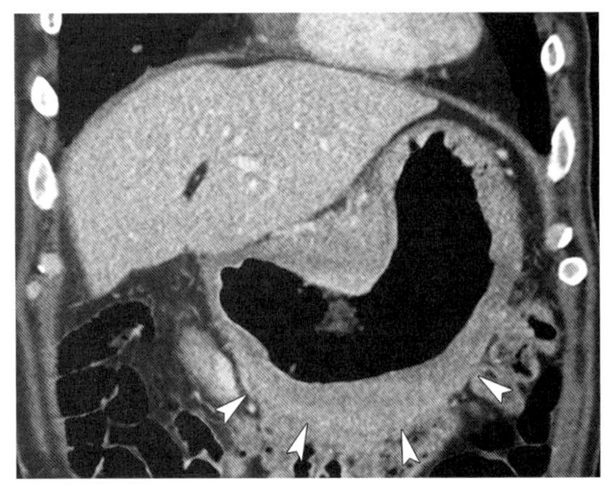

冠状位图像显示弥漫性胃壁增厚，伴普遍均匀强化（箭头），病理证实为MALT淋巴瘤。

图4-17 56岁男性患者胃淋巴瘤

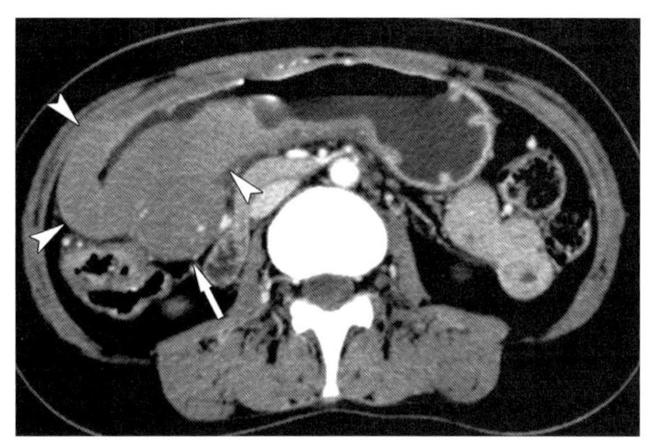

轴位CT显示明显的胃壁普遍增厚，伴轻度均匀强化（箭），胃小弯侧多发肿大淋巴结（箭头）。

图4-18　36岁女性患者胃淋巴瘤

3. 幽门螺杆菌胃炎

幽门螺杆菌感染在世界范围内普遍存在，90%以上发展中国家人口和50%发达国家的人口受到幽门螺杆菌感染[51]。众所周知，胃及十二指肠幽门螺杆菌感染是活动性、慢性胃炎的病因。胃窦是幽门螺杆菌胃炎最常累及的部位。幽门螺杆菌胃炎最常见的CT表现为胃窦壁明显增厚[52]。急性重度幽门螺杆菌胃炎，其CT表现为胃壁明显水肿增厚[52-53]。胃周未见肿大淋巴结，胃周脂肪间隙清晰，邻近器官未见受侵等特征，提示为幽门螺杆菌胃炎，而非胃癌[52]。

二、磁共振成像

尽管磁共振成像（magnetic resonance imaging，MRI）具有固有优势，如较好的软组织分辨率，多平面成像采集，无辐射。然而，对于胃癌分期，CT比MRI更具优势，因后者成本高，扫描时间长，且受限于呼吸运动、脉动及蠕动伪影[54]。MRI主要应用于对碘化CT造影剂过敏等患者。

近年来，应用平行采集成像和梯度序列的快速MRI技术的发展引起了人们的关注。已有MRI对于T、N分期准确性的评价研究。总体研究结果表明，MRI和CT在T和N分期的准确性上无显著差异[55-58]（图4-19）。据报道，MRI对胃癌T、N分期的准确性分别为73%～88%和52%～55%[9，57，59-60]。MRI对淋巴结转移的诊断价值与CT相似，两者都是根据淋巴结的大小和形状来判断淋巴结的转移。因此，CT和MRI同样存在难以确定微小淋巴结转移和反应性淋巴结肿大的问题，导致诊断准确率相对较低。

随着磁共振成像技术的发展，弥散加权成像（diffusion-weighted imaging，DWI）展现出了诊断淋巴结转移的良好前景。DWI的对比度与组织间细胞密度的差异有关[61]。恶性病变通常比良性病变细胞更为密集或信号强度更高，目前认为DWI是诊断淋巴结转移的有用方法（图4-19）。然而，关于DWI对淋巴结转移的诊断效能的研究却鲜有报道。Joo等[62]报道称，含有DWI的MRI比无DWI的CT或MRI对淋巴结转移的诊断准确性更高，但差异无统计学意义。为了提高对胃癌淋巴结转移的诊断准确性，我们尝试使用MR淋巴特异性造影剂。ferumoxtran-10由超细超顺磁性氧化铁颗粒组成，正常淋巴结可将其捕获。Tatsumi等[63]报道称，ferumoxtran-10增强MRI在胃癌患者淋巴结转移的诊断中显示出了较高的准确性。然而，由于ferumoxtran-10的假阳性率较高，可能会导致不必要的手术干预或误失手术机会[64]，因此，尚未获得美国食品药品监督管理局批准。第二代淋巴结特异性造影剂的研制有望为胃癌淋巴结的准确分期提供依据。

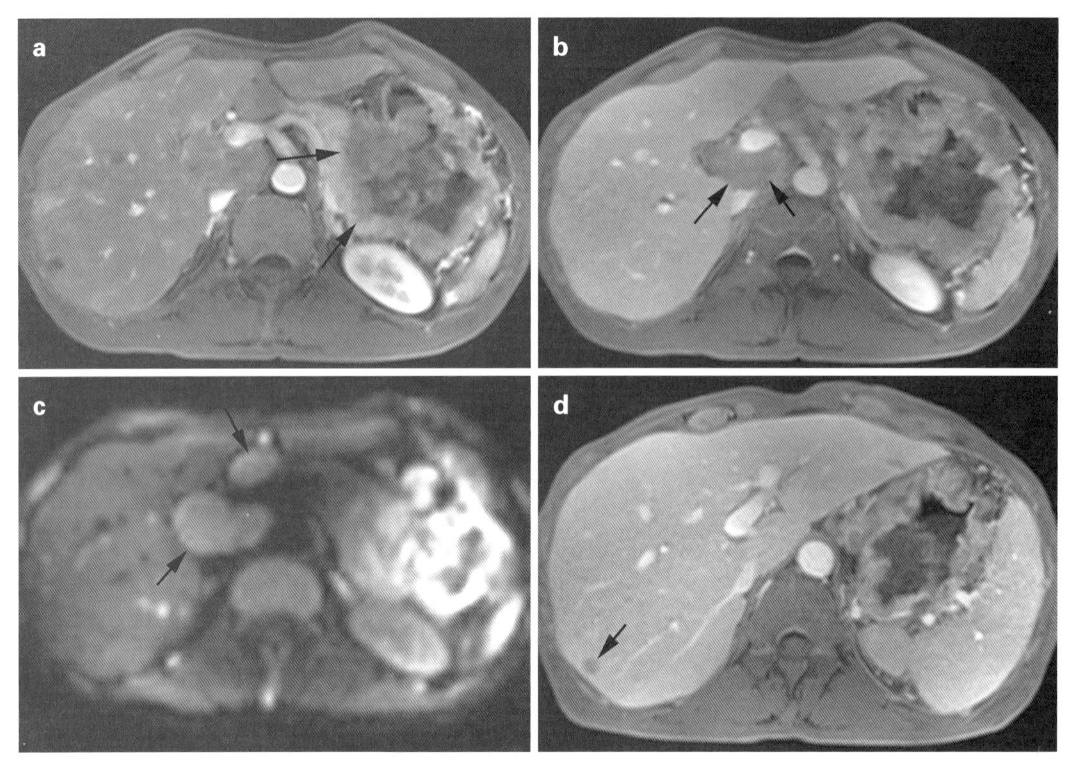

a. 胃巨大溃疡性肿物侵及胰腺体部（箭）。b. 12P组肝门部多发转移淋巴结（箭）。c. 弥散加权图像显示转移淋巴结呈高信号（箭）。d. 肝右叶后段小转移瘤（箭）。

图4-19 动态增强T1加权轴位图像

三、正电子发射断层扫描-计算机断层扫描

（一）简介

^{18}氟-氟代脱氧葡萄糖（^{18}F-2-deoxy-2-fluoro-D-glucose，^{18}F-FDG）是正电子发射断层扫描-计算机断层扫描（positron emission tomography-computed tomography，PET-CT）在癌症成像中应用最广泛的示踪剂。葡萄糖的放射性示踪剂类似物FDG被注射到体内，用PET-CT进行成像采集，显示出FDG的分布，反映体内葡萄糖的代谢情况。FDG在癌症成像中的应用是基于Warburg最初提出的假设，即在有氧的情况下，癌细胞表现出较高的糖酵解速率。

随着回旋加速器应用的增加，FDG PET-CT在癌症分期、治疗效果评价及复发评估中得到更广泛的使用。最近的指南建议将FDG PET-CT用于某些胃癌的诊断检查。对于比T1更高分期且无远处转移的胃癌，美国国家综合癌症网络（National Comprehensive Cancer Network，NCCN）分期指南建议将PET-CT纳入分期诊断。欧洲肿瘤内科学会（European Society for Medical Oncology，ESMO）的指南亦推荐使用FDG PET-CT，因其可很好地检出转移淋巴结或转移灶，从而能更准确地进行分期，但其在黏液性胃癌中的使用价值欠佳[67]。

（二）FDG PET-CT诊断及TNM分期

增强CT是胃癌分期评估公认的标准方法。FDG PET-CT的优点是可评估全身有无可疑转移，也可无侵袭性地评估肿瘤的代谢情况，在许多癌症中，其代谢活性与预后相关。然而，FDG PET-CT也存在一定

局限性，因为其空间分辨率不够（5～7mm），无法全面评估胃癌的局部T分期。在评价胃癌浸润深度方面，另一个限制因素是未充盈胃的生理性FDG摄取。胃生理性FDG的摄取，阻碍了对肿瘤浸润范围的全面评估，是胃癌检测敏感性降低的原因之一。液体充盈胃可以减少这种生理摄取，使胃癌能有更清晰的显示。Yun等[68]的研究表明，用水充盈胃的胃癌检出率可达90%。因此，在做成像扫描时让患者于常规全身扫描后喝水，再进行胃区PET-CT检查。最近一项研究表明，采用该方法可以显著降低正常胃壁摄取SUV_{max}（3.1 ± 0.8）至SUV_{max}（1.6 ± 0.6），有助于排除约36%的不确定病变情况[69]。

使用FDG PET-CT对胃癌进行TNM评估时，另一个需要考虑的变量是由于组织病理和肿瘤分化不同导致的FDG摄取差异。低细胞性肿瘤，如印戒细胞或细胞外黏液腺瘤，与肠型胃癌相比，FDG摄取较低（图4-20）[70-72]。Stahl等[71]的研究表明，肠型胃癌的检出率（83%）明显高于非肠型胃癌（41%）。他们认为，细胞外或细胞内黏液沉积导致细胞密度降低可能是非肠型胃癌FDG摄取减少的原因。另外，印戒细胞腺癌与其他腺癌［如乳头状腺癌（44%）、管状腺癌（32%）或低分化腺癌（28%）］相比，葡萄糖转运蛋白1的表达也较低（2%）[73]。

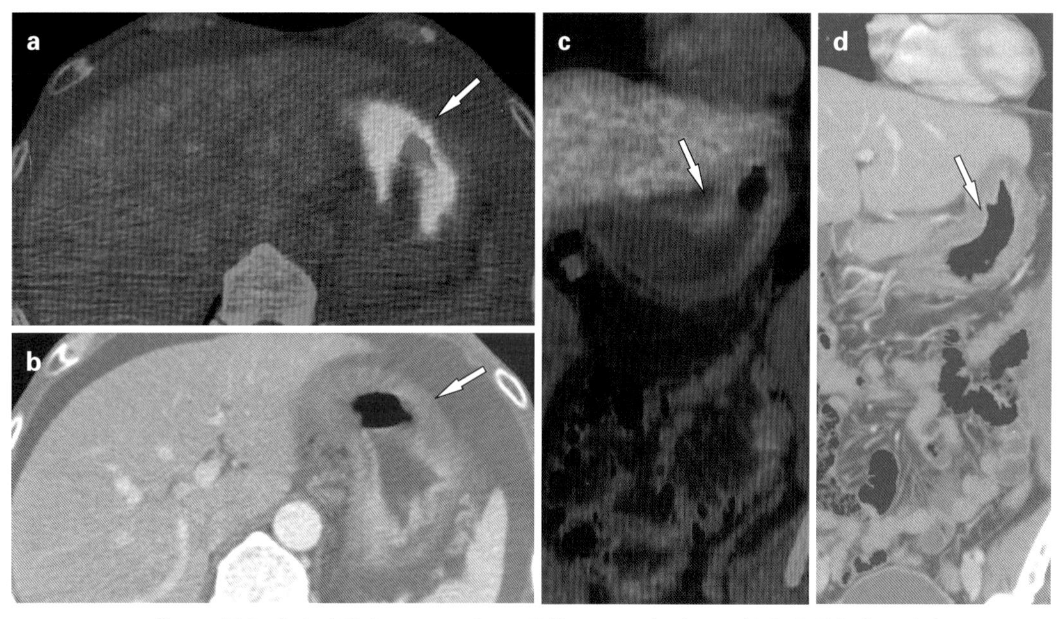

a，b. 高FDG摄取的肠型胃癌PET-CT和CT图像。c，d. 轻度FDG摄取的胃印戒细胞癌。

图4-20　FDG摄取随组织学亚型的变化

1. 诊断

FDG PET-CT在胃癌中的临床应用研究已有多项报道。最近一项国家肿瘤PET注册研究显示，约37%的患者治疗预期发生改变，而影像学诊断调整约14.5%[74]。NCCN数据也显示PET-CT对胃癌分期的准确性（84%）高于单纯CT的准确性（64%）[75]。在胃癌的检出和术前分期中，独立使用PET并非是很好的方法，与CT联合使用更具价值[4, 76]。对于胃癌的检出，进展期胃癌的敏感性（98%）优于早期胃癌（63%）[77]。由于上述生物因素会影响FDG的摄取，从而降低了检出敏感性。例如，肠型胃癌的平均标准化摄取值（SUV_{mean} 7.7）高于黏液性和印戒细胞癌（SUV_{mean} 4.2）[77]，这可能是弥漫性胃癌敏感性仅有61%，而肠型胃癌的敏感性可达77%的原因[76]。

肿瘤的大小及浸润深度是肿瘤诊断的重要因素[70, 77-79]。Mochiki等[80]研究表明，T1肿瘤的检出率为40%，T2肿瘤为88%，T3肿瘤为90%，T4肿瘤为100%，总体检出率超过90%[70, 77, 80-81]。据报道，

FDG PET-CT对>3.5cm和更深侵犯的肿物具有更高的检出率[82]。在Kaneko等[83]的系统综述中，肿瘤大小（>3cm）、非印戒细胞癌和表达葡萄糖转运蛋白1是FDG摄取的重要预测因素，结合这些因素行PET检查的敏感性为85%，特异度为71%。如此，则有利于筛选出需进行PET-CT检查的患者，以获得更为准确的肿瘤分期[83]。

PET-CT成像方案的调整有助于改善初始诊断。如前所述，胃注水充盈法可将假阳性率从30%降低至8%[84]，2h后的额外延迟成像有助于区分良恶性病变[85]。此外，了解并掌握生理吸收也有助于降低假阳性率。如CT上无异常表现，食管胃结合部灶性FDG摄取可能是生理性摄取。食管胃结合部线性摄取延伸至食管远端也可能是良性，如食管胃反流病[86]。其他FDG摄取增高的良性病变多为黏膜炎症，如浅表性胃炎和糜烂性胃炎[87]。

2. 淋巴结分期

有限的空间分辨率和不同的组织病理导致不同的FDG摄取量，限制了PET-CT对T分期的评估。然而，FDG PET-CT在胃癌的N分期中却更具临床应用价值。FDG PET-CT对淋巴结转移的检测敏感性较低，但特异性较高，最近的一项荟萃分析显示，其敏感性为54.7%，特异性为92.2%[88]。尤其在N1疾病中，PET-CT的检测敏感性和特异性明显低于常规CT（PET-CT为46.4%和41%；CT为89.3%和75%）[89-90]。其原因可能为胃癌原发灶FDG高摄取，掩盖了邻近较小的转移淋巴结（图4-21）[89]。然而，胃癌手术切除至少需进行D1清扫，故D1淋巴结转移的诊断在临床上可能没有那么重要[91]。Chen等[77]研究表明，FDG PET-CT诊断局部淋巴结转移的敏感性低于CT（56%，78%），但特异性较高（92%，62%）。Yun等[92]研究表明，FDG PET-CT对N1/N2期诊断的敏感性为34%，对N3期诊断的敏感性为50%。相比之下，CT对N1期诊断具有更高的敏感性（58%）。然而，各研究报道证实了一致的结果，即PET对远处淋巴结转移的准确性明显高于CT（85%，62%）[93]。其他研究显示类似的结果，PET-CT对于淋巴结的诊断评价中，敏感性低（31%～58.3%），但特异性高（95%～97%）[92，94-95]。Shimada等[81]汇总了相关类似研究，亦显示同样的结果，即FDG PET-CT对淋巴结转移的检测具有高特异性（89%～100%）、低敏感性（21%～40%）的特点，总体准确率为46%～85%。

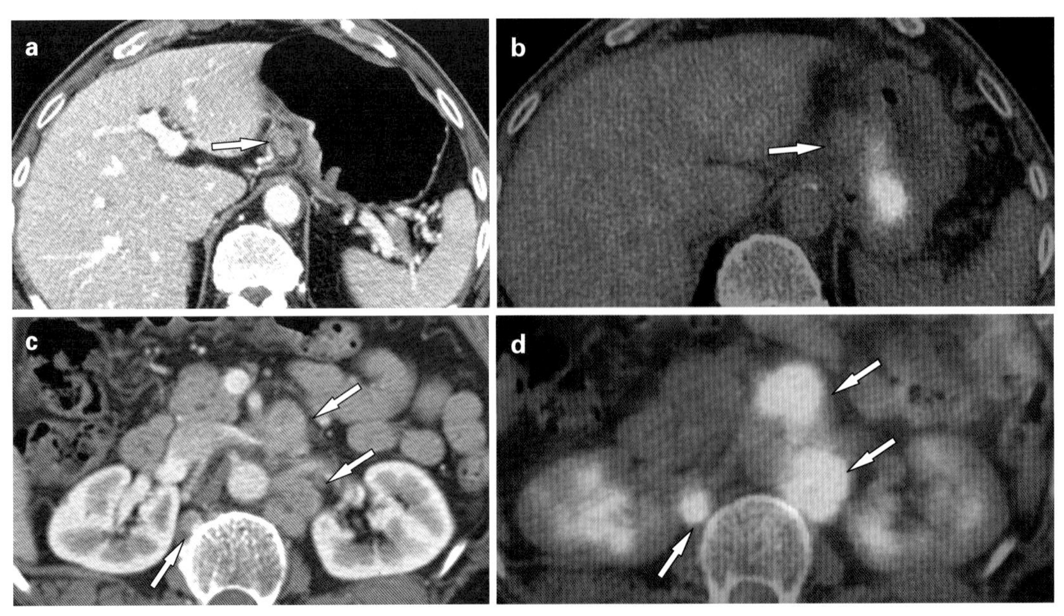

a，b. 胃周转移淋巴结低FDG摄取。c，d. 腹膜后转移淋巴结高FDG摄取。

图4-21 胃癌转移淋巴结FDG摄取情况

影响转移淋巴结FDG摄取的因素与影响原发病灶FDG摄取的因素相似。因此，评估原发病灶的初始FDG摄取不仅对分期非常重要，而且对后续的PET-CT随访同样重要，故了解原发病灶的FDG摄取度，有助于确定转移淋巴结的代谢摄取情况。评估FDG在原发性胃癌中的摄取不仅有助于诊断淋巴结转移，而且有助于预测淋巴结转移[77，80，89-90，96-97]。N3组淋巴结转移患者原发性胃癌的平均SUV（6.2 ± 0.7）高于无淋巴结转移组（3.5 ± 0.3）。在另一项研究中，淋巴结转移组原发性胃癌平均最大SUV值（7.5～8.7）高于无淋巴结转移组（3.6）[77，80]。Kim等[90]在一项根据原发肿瘤组织病理学评估淋巴结转移的广泛分析研究中发现，组织病理分型与敏感性相关，印戒细胞亚型敏感性最低（15%），其他细胞类型敏感性一般（30%～71%）。最近另一项研究表明，在淋巴结转移中FDG摄取与较高的葡萄糖转运蛋白1的表达和Ki-67指数相关[96]。

3. 转移

FDG PET-CT对肿瘤转移的评估具有一定的帮助。胃癌易发生肝、骨、腹膜及肺转移，确定是否转移对减少无效手术和改善患者预后至关重要。由于原发病灶的FDG摄取受到组织学亚型影响，因此可在一定程度上预测肿瘤的主要转移方式。弥漫浸润型胃癌易出现腹膜转移和淋巴转移，并形成Krukenberg肿瘤。肠型胃癌易出现肝脏及淋巴结转移[98-100]。弥漫浸润型胃癌的转移模式、相对较低的细胞数及较小的腹膜播散性结节，可能是PET-CT敏感性较低的原因[101]。然而，就如淋巴结转移诊断一样，PET-CT在诊断转移瘤方面具有很高的特异性。在对4项PET-CT研究和15项CT研究的荟萃分析中，总结显示CT和PET-CT的综合敏感性分别为0.33（95%CI：0.16～0.56）和0.28（95%CI：0.17～0.44），CT和FDG的综合特异性分别为0.99（95%CI：0.98～1.00）和0.97（95%CI：0.83～1.00）[32]，CT和PET有相似的敏感性（分别为0.74和0.70）和特异性（分别为0.99和0.96），但CT具有更高的诊断比值比（患病组阳性检测结果的比值与非患病组阳性结果的比值之比），为251.1，FDG PET的诊断比值比为56.46[32]。腹膜结核因其同样表现为高FDG摄取，因而可能会被误诊为腹膜转移（图4-22）。

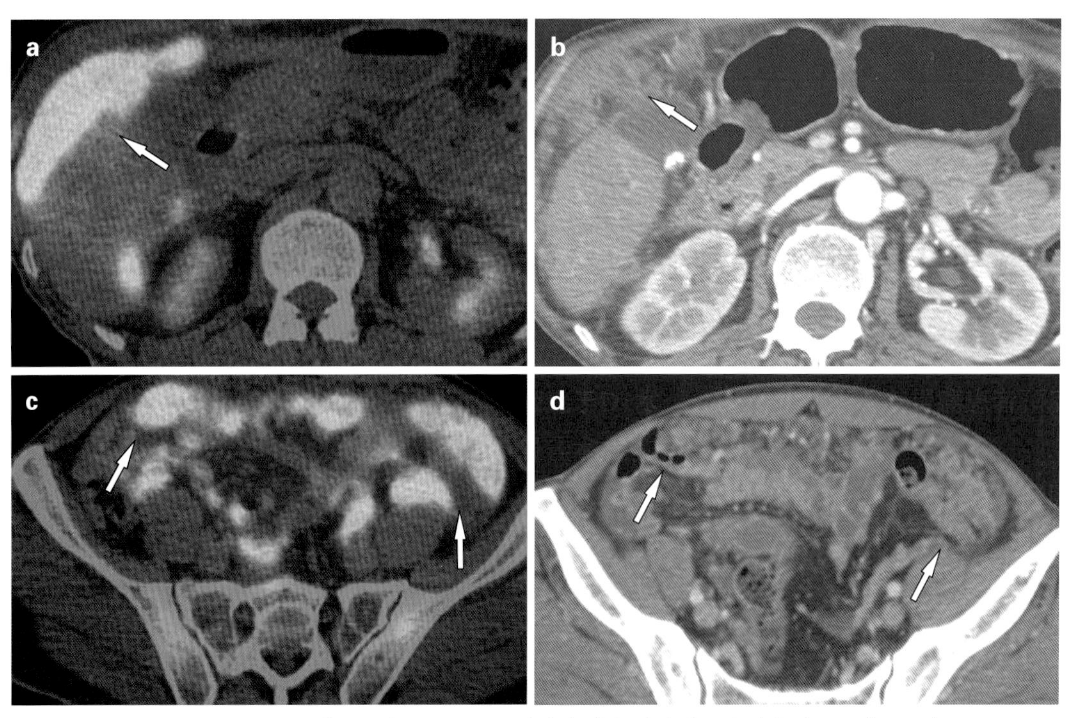

a，b. 结核性腹膜炎显示高FDG摄取。c，d. 胃癌合并腹膜转移，腹膜转移灶见高FDG摄取。

图4-22　腹膜转移瘤和结核性腹膜炎高FDG摄取情况

在回顾性研究中，FDG PET/CT对转移瘤诊断表现为高特异性（74%～99%），低敏感性（35%～74%），其总体准确率为73%～96%[81，102-104]。最近一项研究结果显示，转移灶FDG摄取受原发灶摄取影响[105]。FDG高摄取组对复发的检测敏感性为82.1%，非高摄取组对残胃或吻合部位复发的检测敏感性为47.4%。研究同时显示，虽肠型胃癌PET敏感性高，但胃印戒细胞癌与PET敏感性之间无显著相关性。另一项研究结果表明，原发性灶中FDG的代谢活性与复发时间有关[106]。这些研究表明了FDG PET-CT在胃癌分期中的重要性，转移灶FDG的摄取与原发灶FDG摄取相关，且可根据组织病理学来预测。同样，了解原发病灶的FDG摄取度有助于在随访中评估复发的间隔时间。

● 参考文献

[1] MINAMI M，KAWAUCHI N，ITAI Y，et al. Gastric tumors：radiologic-pathologic correlation and accuracy of T staging with dynamic CT［J］. Radiology，1992，185（1）：173-178.

[2] VIRMANI V，KHANDELWAL A，SETHI V，et al. Neoplastic stomach lesions and their mimickers：spectrum of imaging manifestations［J］. Cancer Imag，2012，12（1）：269-278.

[3] BA-SSALAMAH A，PROKOP M，UFFMANN M，et al. Dedicated multidetector CT of the stomach：spectrum of diseases［J］. Radiographics，2003，23（3）：625-644.

[4] LIM J S，YUN M J，KIM M J，et al. CT and PET in stomach cancer：preoperative staging and monitoring of response to therapy［J］. Radiographics，2006，26（1）：143-156.

[5] LEE I J，LEE J M，KIM S H，et al. Diagnostic performance of 64-channel multidetector CT in the evaluation of gastric cancer：differentiation of mucosal cancer（T1a）from submucosal involvement（T1b and T2）［J］. Radiology，2010，255（3）：805-814.

[6] KIM J W，SHIN S S，HEO S H，et al. Diagnostic performance of 64-section CT using CT gastrography in preoperative T staging of gastric cancer according to 7th edition of AJCC cancer staging manual［J］. Eur Radiol，2012，22（3）：654-662.

[7] KIM Y H，LEE K H，PARK S H，et al. Staging of T3 and T4 gastric carcinoma with multidetector CT：added value of multiplanar reformations for prediction of adjacent organ invasion［J］. Radiology，2009，250（3）：767-775.

[8] LEE M H，CHOI D，PARK M J，et al. Gastric cancer：imaging and staging with MDCT based on the 7th AJCC guidelines［J］. Abdom Imaging，2012，37（4）：531-540.

[9] KWEE R M，KWEE T C. Imaging in local staging of gastric cancer：a systematic review［J］. J Clin Oncol，2007，25（15）：2107-2116.

[10] SEEVARATNAM R，CARDOSO R，MCGREGOR C，et al. How useful is preoperative imaging for tumor，node，metastasis（TNM）staging of gastric cancer? A meta-analysis［J］. Gastric Cancer，2012，15（Suppl 1）：S3-18.

[11] KIM H J，KIM A Y，OH S T，et al. Gastric cancer staging at multi-detector row CT gastrography：comparison of transverse and volumetric CT scanning［J］. Radiology，2005，236（3）：879-885.

[12] KIM J H，EUN H W，CHOI J H，et al. Diagnostic performance of virtual gastroscopy using MDCT in early gastric cancer compared with 2D axial CT：focusing on interobserver variation［J］. AJR Am J Roentgenol，2007，189（2）：299-305.

[13] AJCC，AMERICAN CANCER SOCIETY（OR），FREDERICK L（EDT）. AJCC cancer staging handbook［M］. 7th ed. Philadelphia：Springer-Verlag，2010.

[14] D'ELIA F，ZINGARELLI A，PALLI D，et al. Hydrodynamic CT preoperative staging of gastric cancer：correlation with pathological findings. A prospective study of 107 cases［J］. Eur Radiol，2000，10（12）：1877-1885.

[15] FUKUYA T，HONDA H，HAYASHI T，et al. Lymph-node metastases：efficacy for detection with helical CT in patients with gastric cancer［J］. Radiology，1995，197（3）：705-711.

[16] CHEN C Y，HSU J S，WU D C，et al. Gastric cancer：preoperative local staging with 3D multi-detector row CT - correlation with surgical and histopathologic results［J］. Radiology，2007，242（2）：472-482.

[17] KIM A Y，KIM H J，HA H K. Gastric cancer by multidetector row CT：preoperative staging［J］. Abdom Imaging，2005，30（4）：465-472.

[18] KIM H S，HAN H Y，CHOI J A，et al. Preoperative evaluation of gastric cancer：value of spiral CT during gastric arteriography（CTGA）［J］. Abdom Imaging，2001，26（2）：123-130.

［19］CHO J S，KIM J K，RHO S M，et al. Preoperative assessment of gastric carcinoma：value of two-phase dynamic CT with mechanical iv. injection of contrast material［J］. AJR Am J Roentgenol，1994，163（1）：69-75.

［20］JGCA. Japanese gastric cancer treatment guidelines 2010（ver. 3）［J］. Gastric Cancer，2011，14（2）：113-123.

［21］KIM Y H，LEE Y J，PARK J H，et al. Early gastric cancer：feasibility of CT lymphography with ethiodized oil for sentinel node mapping［J］. Radiology，2013，267（2）：414-421.

［22］KIM H，LEE S K，KIM Y M，et al. Fluorescent iodized emulsion for pre-and intraoperative sentinel lymph node imaging：validation in a preclinical model［J］. Radiology，2015，275（1）：196-204.

［23］LIM J S，CHOI J，SONG J，et al. Nanoscale iodized oil emulsion：a useful tracer for pretreatment sentinel node detection using CT lymphography in a normal canine gastric model［J］. Surg Endosc，2012，26（8）：2267-2274.

［24］MILLER F H，KOCHMAN M L，TALAMONTI M S，et al. Gastric cancer. Radiologic staging［J］. Radiol Clin N Am，1997，35（2）：331-349.

［25］GORE R M. Gastric cancer. Clinical and pathologic features［J］. Radiol Clin N Am，1997，35（2）：295-310.

［26］COTRAN R S，KUMAR V，ROBBINS S L. Robbins pathologic basis of disease，vol. 962［M］. 4th ed. Philadelphia：Saunders，1989.

［27］KIM S J，KIM H H，KIM Y H，et al. Peritoneal metastasis：detection with 16- or 64-detector row CT in patients undergoing surgery for gastric cancer［J］. Radiology，2009，253（2）：407-415.

［28］CHANG D K，KIM J W，KIM B K，et al. Clinical significance of CT-defined minimal ascites in patients with gastric cancer［J］. World J Gastroenterol，2005，11（42）：6587-6592.

［29］WALKEY M M，FRIEDMAN A C，SOHOTRA P，et al. CT manifestations of peritoneal carcinomatosis［J］. AJR Am J Roentgenol，1988，150（5）：1035-1041.

［30］YAJIMA K，KANDA T，OHASHI M，et al. Clinical and diagnostic significance of preoperative computed tomography findings of ascites in patients with advanced gastric cancer［J］. Am J Surg，2006，192（2）：185-190.

［31］PAN Z，ZHANG H，YAN C，et al. Determining gastric cancer resectability by dynamic MDCT［J］. Eur Radiol，2010，20（3）：613-620.

［32］WANG Z，CHEN J Q. Imaging in assessing hepatic and peritoneal metastases of gastric cancer：a systematic review［J］. BMC Gastroenterol，2011，9（11）：19.

［33］BOTET J F，LIGHTDALE C J，ZAUBER A G，et al. Preoperative staging of gastric cancer：comparison of endoscopic US and dynamic CT［J］. Radiology，1991，181（2）：426-432.

［34］TAKIGUCHI S，SEKIMOTO M，FUJIWARA Y，et al. Laparoscopic lymph node dissection for gastric cancer with intraoperative navigation using three-dimensional angio computed tomography images reconstructed as laparoscopic view［J］. Surg Endosc，2004，18（1）：106-110.

［35］MATSUKI M，TANIKAKE M，KANI H，et al. Dual-phase 3D CT angiography during a single breath-hold using 16-MDCT：assessment of vascular anatomy before laparoscopic gastrectomy［J］. AJR Am J Roentgenol，2006，186（4）：1079-1085.

［36］LEE S W，SHINOHARA H，MATSUKI M，et al. Preoperative simulation of vascular anatomy by three-dimensional computed tomography imaging in laparoscopic gastric cancer surgery［J］. J Am Coll Surg，2003，197（6）：927-936.

［37］ADACHI Y，MORI M，KIDO A，et al. A clinicopathologic study of mucinous gastric carcinoma［J］. Cancer，1992，69（4）：866-871.

［38］WU C Y，YEH H Z，SHIH R T，et al. A clinicopathologic study of mucinous gastric carcinoma including multivariate analysis［J］. Cancer，1998，83（7）：1312-1318.

［39］SONGUR Y，OKAI T，WATANABE H，et al. Preoperative diagnosis of mucinous gastric adenocarcinoma by endoscopic ultrasonography［J］. Am J Gastroenterol，1996，91（8）：1586-1590.

［40］WATANABE H，JASS J R，SOBIN L H. Histological typing of esophageal and gastric tumours. WHO international histological classification of tumors［M］. 2nd ed. Berlin：Springer-Verlag，1990.

［41］HYUNG W J，NOH S H，SHIN D W，et al. Clinicopathologic characteristics of mucinous gastric adenocarcinoma［J］. Yonsei Med J，1999，40（2）：99-106.

［42］PARK M S，YU J S，KIM M J，et al. Mucinous versus nonmucinous gastric carcinoma：differentiation with helical

CT [J]. Radiology, 2002, 223 (2): 540–546.

[43] NISHIMURA K, TOGASHI K, TOHDO G, et al. Computed tomography of calcified gastric carcinoma [J]. J Comput Assist Tomogr, 1984, 8 (5): 1010–1011.

[44] LIBSON E, BLOOM R A, BLANK P, et al. Calcified mucinous adenocarcinoma of the stomach–the CT appearances [J]. Comput Radiol, 1985, 9 (4): 255–258.

[45] GOSSIOS K, KATSIMBRI P, TSIANOS E. CT features of gastric lymphoma [J]. Eur Radiol, 2000, 10 (3): 425–430.

[46] LEWIN K J, RANCHOD M, DORFMAN R F. Lymphomas of the gastrointestinal tract: a study of 117 cases presenting with gastrointestinal disease [J]. Cancer, 1978, 42 (2): 693–707.

[47] WOTHERSPOON A C, ORTIZ–HIDALGO C, FALZON M R, et al. Helicobacter pylori–associated gastritis and primary B–cell gastric lymphoma [J]. Lancet (London, England), 1991, 338 (8776): 1175–1176.

[48] ISAACSON P G, SPENCER J, FINN T. Primary B–cell gastric lymphoma [J]. Hum Pathol, 1986, 17 (1): 72–82.

[49] CHO K C, BAKER S R, ALTERMAN D D, et al. Transpyloric spread of gastric tumors: comparison of adenocarcinoma and lymphoma [J]. AJR Am J Roentgenol, 1996, 167 (2): 467–469.

[50] BUY J N, MOSS A A. Computed tomography of gastric lymphoma [J]. AJR Am J Roentgenol, 1982, 138 (5): 859–865.

[51] KUL S, SERT B, SARI A, et al. Effect of subclinical Helicobacter pylori infection on gastric wall thickness: multislice CT evaluation [J]. Diagn Interv Radiol (Ankara, Turkey), 2008, 14 (3): 138–142.

[52] URBAN B A, FISHMAN E K, HRUBAN R H. Helicobacter pylori gastritis mimicking gastric carcinoma at CT evaluation [J]. Radiology, 1991, 179 (3): 689–691.

[53] FROMMER D J, CARRICK J, LEE A, et al. Acute presentation of Campylobacter pylori gastritis [J]. Am J Gastroenterol, 1988, 83 (10): 1168–1171.

[54] HALLINAN J T, VENKATESH S K. Gastric carcinoma: imaging diagnosis, staging and assessment of treatment response [J]. Cancer Imaging, 2013, 13 (2): 212–227.

[55] MACCIONI F, MARCELLI G, AL ANSARI N, et al. Preoperative T and N staging of gastric cancer: magnetic resonance imaging (MRI) versus multi detector computed tomography (MDCT) [J]. Clin Ter, 2010, 161 (2): e57–62.

[56] ANZIDEI M, NAPOLI A, ZACCAGNA F, et al. Diagnostic performance of 64–MDCT and 1.5–T MRI with high–resolution sequences in the T staging of gastric cancer: a comparative analysis with histopathology [J]. Radiol Med, 2009, 114 (7): 1065–1079.

[57] SOHN K M, LEE J M, LEE S Y, et al. Comparing MR imaging and CT in the staging of gastric carcinoma [J]. AJR Am J Roentgenol, 2000, 174 (6): 1551–1557.

[58] KIM A Y, HAN J K, SEONG C K, et al. MRI in staging advanced gastric cancer: is it useful compared with spiral CT? [J]. J Comput Assist Tomogr, 2000, 24 (3): 389–394.

[59] WANG C K, KUO Y T, LIU G C, et al. Dynamic contrast–enhanced subtraction and delayed MRI of gastric tumors: radiologicpathologic correlation [J]. J Comput Assist Tomogr, 2000, 24 (6): 872–877.

[60] KANG B C, KIM J H, KIM K W, et al. Value of the dynamic and delayed MR sequence with Gd–DTPA in the T–staging of stomach cancer: correlation with the histopathology [J]. Abdominal Imaging, 2000, 25 (1): 14–24.

[61] KWEE T C, TAKAHARA T, OCHIAI R, et al. Diffusion–weighted whole–body imaging with background body signal suppression (DWIBS): features and potential applications in oncology [J]. Eur Radiol, 2008, 18 (9): 1937–1952.

[62] JOO I, LEE J M, KIM J H, et al. Prospective comparison of 3T MRI with diffusion–weighted imaging and MDCT for the preoperative TNM staging of gastric cancer [J]. J Magn Reson Imaging, 2015, 41 (3): 814–821.

[63] TATSUMI Y, TANIGAWA N, NISHIMURA H, et al. Preoperative diagnosis of lymph node metastases in gastric cancer by magnetic resonance imaging with ferumoxtran–10 [J]. Gastric Cancer, 2006, 9 (2): 120–128.

[64] WANG Y X. Superparamagnetic iron oxide based MRI contrast agents: current status of clinical application [J]. Quant Imaging Med Surg, 2011, 1 (1): 35–40.

[65] WARBURG O, WIND F, NEGELEIN E. The metabolism of tumors in the body [J]. J Gen Physiol, 1927, 8 (6): 519–530.

[66] AJANI J A, BENTREM D J, BESH S. Gastric cancer, version 2. 2013 [J]. J Natl Compr Cancer Netw, 2013, 11 (5): 531–546.

[67] WADDELL T, VERHEIJ M, ALLUM W, et al. Gastric cancer: ESMO–ESSO–ESTRO clinical practice guidelines for diagnosis, treatment and follow–up [J]. Ann Oncol, 2013, 24 (6): Vi57–63.

[68] YUN M, CHOI H S, YOO E, et al. The role of gastric distention in differentiating recurrent tumor from physiologic uptake in the remnant stomach on ^{18}F–FDG PET [J]. J Nucl Med, 2005, 46 (6): 953–957.

[69] LE ROUX P Y, DUONG C P, CABALAG C S, et al. Incremental diagnostic utility of gastric distension FDG PET/CT [J]. Eur J Nucl Med Mol Imaging, 2016, 43 (4): 644–653.

[70] MUKAI K, ISHIDA Y, OKAJIMA K, et al. Usefulness of preoperative FDG–PET for detection of gastric cancer [J]. GastricCancer, 2006, 9 (3): 192–196.

[71] STAHL A, OTT K, WEBER W A, et al. FDG PET imaging of locally advanced gastric carcinomas: correlation with endoscopic and histopathological findings [J]. Eur J Nucl Med Mol Imaging, 2003, 30 (2): 288–295.

[72] SMYTH E, SCHODER H, STRONG V E, et al. A prospective evaluation of the utility of 2–deoxy–2– [F–18] fluoro–D–glucose positron emission tomography and computed tomography in staging locally advanced gastric cancer [J]. Cancer, 2012, 118 (22): 5481–5488.

[73] KAWAMURA T, KUSAKABE T, SUGINO T, et al. Expression of glucose transporter–1 in human gastric carcinoma: association with tumor aggressiveness, metastasis, and patient survival [J]. Cancer, 2001, 92 (3): 634–641.

[74] HILLNER B E, SIEGEL B A, SHIELDS A F, et al. Relationship between cancer type and impact of PET and PET/CT on intended management: findings of the national oncologic PET registry [J]. J Nucl Med, 2008, 49 (12): 1928–1935.

[75] PODOLOFF D A, BALL D W, BEN–JOSEF E, et al. NCCN task force: clinical utility of PET in a variety of tumor types [J]. J Natl Compr Cancer Netw, 2009, 7 (Suppl 2): S1–26.

[76] DASSEN A E, LIPS D J, HOEKSTRA C J, et al. FDG–PET has no definite role in preoperative imaging in gastric cancer [J]. Eur J Surg Oncol, 2009, 35 (5): 449–455.

[77] CHEN J, CHEONG J H, YUN M J, et al. Improvement in preoperative staging of gastric adenocarcinoma with positron emission tomography [J]. Cancer, 2005, 103 (11): 2383–2390.

[78] NAMIKAWA T, OKABAYSHI T, NOGAMI M, et al. Assessment of (18) F–fluorodeoxyglucose positron emission tomography combined with computed tomography in the preoperative management of patients with gastric cancer [J]. Int J Clin Oncol, 2014, 19 (4): 649–655.

[79] TAKEBAYASHI R, IZUISHI K, YAMAMOTO Y, et al. [18F] Fluorodeoxyglucose accumulation as a biological marker of hypoxic status but not glucose transport ability in gastric cancer [J]. J Exp Clin Cancer Res, 2013, 32 (1): 34.

[80] MOCHIKI E, KUWANO H, KATOH H, et al. Evaluation of 18F–2–deoxy–2–fluoro–Dglucose positron emission tomography for gastric cancer [J]. World J Surg, 2004, 28 (3): 247–253.

[81] SHIMADA H, OKAZUMI S, KOYAMA M, et al. Japanese Gastric Cancer Association Task Force for Research Promotion: clinical utility of ^{18}F–fluoro–2–deoxyglucose positron emission tomography in gastric cancer. A systematic review of the literature [J]. Gastric Cancer, 2011, 14 (1): 13–21.

[82] GRAZIOSI L, EVOLI L P, CAVAZZONI E, et al. The role of 18 FDG–PET in gastric cancer [J]. Transl Gastrointest Cancer, 2012, 1 (2): 186–188.

[83] KANEKO Y, MURRAY W K, LINK E, et al. Improving patient selection for ^{18}F–FDG PET scanning in the staging of gastric cancer [J]. J Nucl Med, 2015, 56 (4): 523–529.

[84] MALIBARI N, HICKESON M, LISBONA R. PET/computed Tomography in the diagnosis and staging of gastric cancers [J]. PET Clin, 2015, 10 (3): 311–326.

[85] LAN X L, ZHANG Y X, WU Z J, et al. The value of dual time point ^{18}F–FDG PET imaging for the differentiation between malignant and benign lesions [J]. Clin Radiol, 2008, 63 (7): 756–764.

[86] SALAUN P Y, GREWAL R K, DODAMANE I, et al. An analysis of the ^{18}F–FDG uptake pattern in the stomach [J]. J Nucl Med, 2005, 46 (1): 48–51.

[87] TAKAHASHI H, UKAWA K, OHKAWA N, et al. Significance of (18) F–2– deoxy–2–fluoro–glucose accumulation in the stomach on positron emission tomography [J]. Ann Nucl Med, 2009, 23 (4): 391–397.

[88] KWEE R M, KWEE T C. Imaging in assessing lymph node status in gastric cancer [J]. Gastric Cancer, 2009, 12 (1): 6–22.

[89] KIM E Y, LEE W J, CHOI D. The value of PET/CT for preoperative staging of advanced gastric cancer: comparison with contrast–enhanced CT [J]. Eur J Radiol, 2011, 79 (2): 183–188.

[90] KIM S K, KANG K W, LEE J S, et al. Assessment of lymph node metastases using ^{18}F–FDG PET in patients with advanced gastric cancer [J]. Eur J Nucl Med Mol Imaging, 2006, 33 (2): 148–155.

[91] YUN M. Imaging of gastric cancer metabolism using ^{18}F–FDG PET/CT [J]. J Gastric Cancer, 2014, 14 (1): 1–6.

[92] YUN M, LIM J S, NOH S H, et al. Lymph node staging of gastric cancer using (18) F–FDG PET: a comparison study with CT [J]. J Nucl Med, 2005, 46 (10): 1582–1588.

[93] LERUT T, FLAMEN P, ECTORS N, et al. Histopathologic validation of lymph node staging with FDG–PET scan in cancer of the esophagus and gastroesophageal junction: a prospective study based on primary surgery with extensive lymphadenectomy [J]. Ann Surg, 2000, 232 (6): 743–752.

[94] YANG Q M, KAWAMURA T, ITOH H, et al. Is PET–CT suitable for predicting lymph node status for gastric cancer? [J]. Hepato–Gastroenterology, 2008, 55 (82–83): 782–785.

[95] ALTINI C, NICCOLI ASABELLA A, DI PALO A, et al. ^{18}F–FDG PET/CT role in staging of gastric carcinomas: comparison with conventional contrast enhancement computed tomography [J]. Medicine (Baltimore), 2015, 94 (20): e864.

[96] KIM Y H, CHOI J Y, DO I G, et al. Factors affecting ^{18}F–FDG uptake by metastatic lymph nodes in gastric cancer [J]. J Comput Assist Tomogr, 2013, 37 (5): 815–819.

[97] OH H H, LEE S E, CHOI I S, et al. The peak–standardized uptake value (P–SUV) by preoperative positron emission tomography–computed tomography (PET–CT) is a useful indicator of lymph node metastasis in gastric cancer [J]. J Surg Oncol, 2011, 104 (5): 530–533.

[98] DUARTE I, LLANOS O. Patterns of metastases in intestinal and diffuse types of carcinoma of the stomach [J]. Hum Pathol, 1981, 12 (3): 237–242.

[99] ESAKI Y, HIRAYAMA R, HIROKAWA K. A comparison of patterns of metastasis in gastric cancer by histologic type and age [J]. Cancer, 1990, 65 (9): 2086–2090.

[100] NODA S, SOEJIMA K, INOKUCHI K. Clinicopathological analysis of the intestinal type and diffuse type of gastric carcinoma [J]. Jpn J Surg, 1980, 10 (4): 277–283.

[101] LIM J S, KIM M J, YUN M J, et al. Comparison of CT and ^{18}F–FDG pet for detecting peritoneal metastasis on the preoperative evaluation for gastric carcinoma [J]. Korean J Radiol, 2006, 7 (4): 249–256.

[102] YOSHIOKA T, YAMAGUCHI K, KUBOTA K, et al. Evaluation of ^{18}F–FDG PET in patients with advanced, metastatic, or recurrent gastric cancer [J]. J Nucl Med, 2003, 44 (5): 690–699.

[103] TURLAKOW A, YEUNG H W, SALMON A S, et al. Peritoneal carcinomatosis: role of ^{18}F–FDG PET [J]. J Nucl Med, 2003, 44 (9): 1407–1412.

[104] YANG Q M, BANDO E, KAWAMURA T, et al. The diagnostic value of PET–CT for peritoneal dissemination of abdominal malignancies [J]. Gan To Kagaku Ryoho, 2006, 33 (12): 1817–1821.

[105] KIM S J, CHO Y S, MOON S H, et al. Primary tumor ^{18}F–FDG avidity affects the performance of ^{18}F–FDG PET/CT for detecting gastric cancer recurrence [J]. J Nucl Med, 2016, 57 (4): 544–550.

[106] LEE J W, JO K, CHO A, et al. Relationship between ^{18}F–FDG uptake on PET and recurrence patterns after curative surgical resection in patients with advanced gastric cancer [J]. J Nucl Med, 2015, 56 (10): 1494–1500.

Nieun Seo，Joon Seok Lim，Arthur Cho

译者：康文焱，校对：王天宝

Part 4

第四部分 ▶ 早期胃癌的治疗

第五章　早期胃癌的内镜下治疗

一、引言

20世纪70年代诊断的许多胃癌病例都处于晚期。以Appleby手术为代表的扩大根治性手术是当时全球公认治疗胃癌的主流方法，甚至对早期胃癌（early gastric cancer）也是如此。20世纪80年代，随着日本和韩国广泛采用全国性的胃癌筛查方法以及内镜技术的进步，诊断为早期胃癌的患者人数有所增加[1]。如今，内镜黏膜切除术（endoscopic mucosal resection，EMR）和内镜黏膜下剥离术（endoscopic submucosal dissection，ESD）为患者提供了微创治疗的选择。这些选择需要患者在较低的并发症发病率与较高的复发风险之间做出权衡。患者的偏好尤其是对复发的恐惧成为选择治疗方案的重要因素。

基于微创的治疗潜力，肿瘤的内镜下切除也许是最令人满意的内镜治疗方式。关于早期胃癌内镜切除的综述报道称，在日本和韩国，内镜切除已被用于临床治疗早期胃癌，并在全球得到越来越广泛的应用[2-6]。内镜切除术可以提供肿瘤的病理分期，这对于可能存在的转移风险分级至关重要[7]。内镜切除是无淋巴结转移风险或淋巴结转移风险低于手术死亡风险患者的理想选择[8]。早期胃肠道肿瘤的最佳分期方法是对整块切除病变进行病理学评估[9-10]。除了病理分期外，完整的R0切除（垂直和水平切缘阴性）还可使患者避免局部复发的风险。

二、内镜切除的历史

首次报道的早期肿瘤内镜切除是使用高频电子手术器械切除结直肠息肉[11]。事实上，第1例内镜切除带蒂型或亚蒂型早期胃癌是1974年在日本首次报道的[12]。

1984年，“剥脱活检”技术作为一种早期内镜黏膜切除术的技术方法被应用于内镜下息肉圈套切除术[13]。为了以较小的组织损伤获取用于病理分期的病变，1988年，Hirao和他的同事开展了局部注射高张肾上腺素盐水用于内镜下切除的研究，这就是ESD的模型[14]。

1992年，透明帽辅助内镜下黏膜切除术（EMR with cap-fitted panendoscope method，EMRC）用于早期食管癌切除，并被直接用于早期胃癌的治疗[15-16]。EMR使用套扎的技术进行早期胃癌切除，随后发展成内镜下黏膜套扎切除术（EMR using multiband ligation，EMRL），其通过将病变吸引到帽中利用结扎带形成一个“假息肉”[17-18]。EMRC和EMRL具有相对简单的优点。然而，这些技术不能被用于切除>

2cm的整块病变[19-20]。>2cm的病灶分片切除会导致局部肿瘤的高复发风险和病理分期不充分[21-22]。

20世纪90年代末，日本国家癌症中心医院设计了一种末端绝缘手术刀，即黏膜切开刀（insulated-tip diathermic knife，IT knife），目的是解决早期胃癌行EMR术中出现的问题。IT knife具有陶瓷球帽，用于防止烧灼时损伤胃壁造成穿孔。这种刀也可以用来解剖黏膜下层，进而将这种技术命名为ESD[23-25]。后续的研究已证明，使用标准单一的腔道内镜行ESD，可以切除“整块”大病灶，并能获得精准的病理分期（图5-1）。现在，无论肿瘤的大小、位置或是否存在黏膜下纤维化，都可以进行整块切除[26]。其他ESD刀和技术也在开发和进一步研究中（图5-2）[27-31]。最近，已经有人试着简化ESD操作[32-33]。

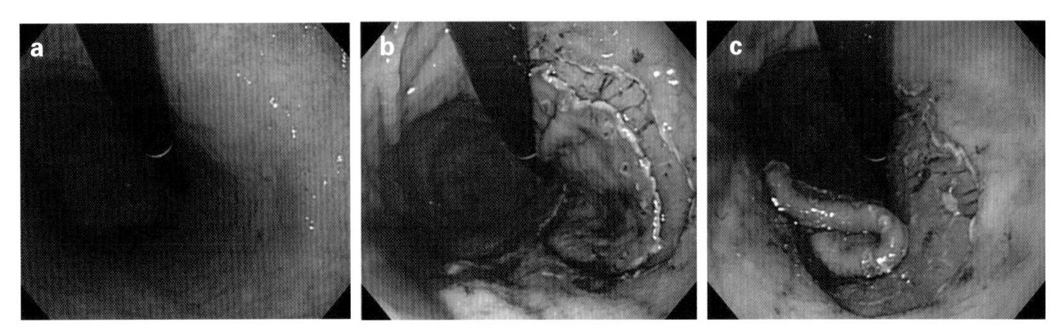

a. 胃体中部胃小弯侧大的隆起病灶。b. 用IT knife-2或Dual knife（40 W）对标记点外围进行黏膜缓慢切开。c.追加黏膜下注射后的黏膜下层剥离。

图5-1　早期胃癌行EMR过程

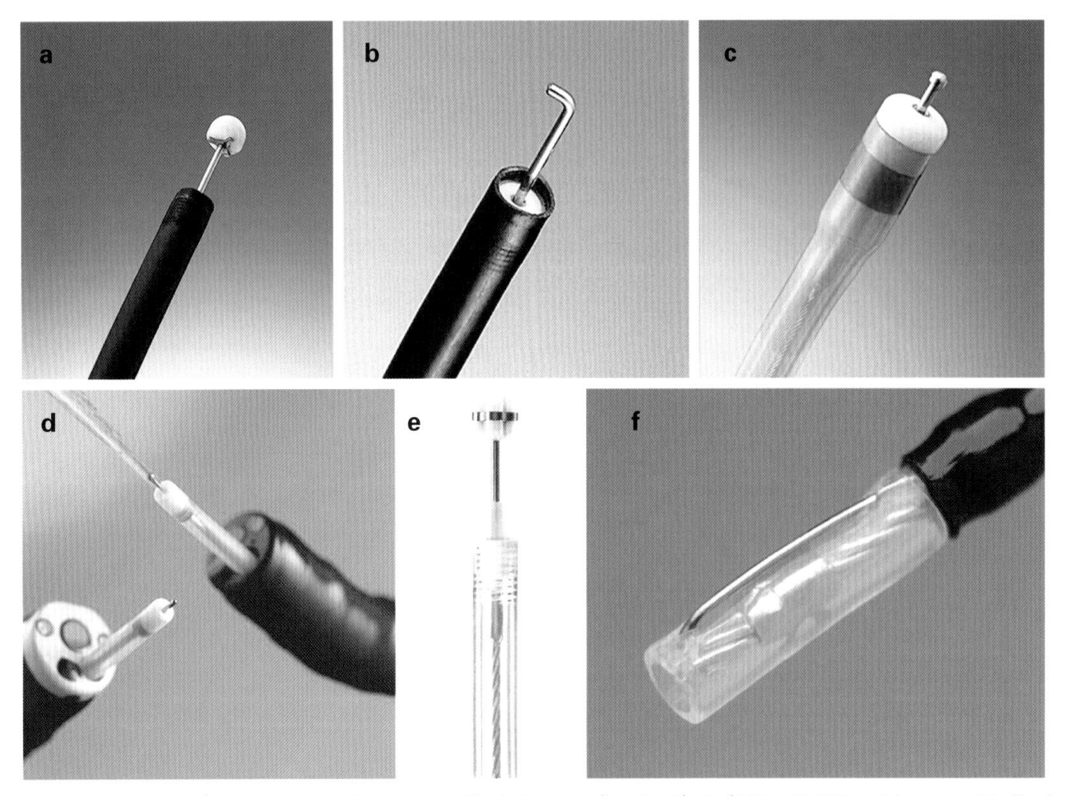

a. IT knife-2（KD-611L，Olympus Medical Systems）。b. 钩刀（KD-620LR，Olympus Medical Systems）。c. 双刀（KD-650L，Olympus Medical Systems）。d. 闪光刀BT（Fujinon Optical Co.，Ltd.）。e. 安全刀（DK2518DV1，Fujinon Optical Co.，Ltd.）。f. mucosectom（DP-2518，PENTAX）。

图5-2　EMR设备

三、内镜切除的策略

（一）原则

早期胃癌的定义为肿瘤侵犯局限于黏膜层或黏膜下层（T1），且不论有无淋巴结转移（lymph node metastasis，LNM）[34]。由于LNM情况是患者预后重要的预测指标[35-36]。在日本，胃切除术加淋巴结清扫已成为早期胃癌治疗的“金标准”[37]。然而，这种大范围的手术操作具有很高的并发症发生率和死亡率，并可能导致患者生活质量长期降低[38]。来自日本国立癌症中心医院和其他医院大量的长期结果数据显示，早期胃癌局限于黏膜或黏膜下层浅层的患者5年生存率分别为99%和96%[39]。在黏膜内癌患者中，LNM的发生率可达3%。相比之下，当肿瘤发生在黏膜下层深层时，LNM风险高达20%[40]。分层后，就可以确认LNM风险小的早期胃癌患者亚组[41]。因此，满足这些特定的内镜和病理标准的患者最适合行内镜下切除术。内镜切除的主要优点是能够提供准确的病理分期，而不影响未来的手术治疗[42-43]。在内镜切除术后，通过对肿瘤的浸润深度、分化程度和是否侵犯淋巴管或血管进行病理评估，可以预测LNM发生的风险[44]，进而将发生LNM或远处转移的风险与进行手术的风险相对比[45]。

（二）特征标准

传统内镜下切除早期胃癌的标准是基于既往EMR在整块切除直径>2cm的胃病灶方面的技术限制而建立的[41，46]。EMR适应证：①乳头状或管状（分化）腺癌；②直径<2cm；③无溃疡性病灶；④未累及淋巴血管[47]。随后出现的ESD极大地改变了内镜切除的病灶范围（表5-1）。为了扩大适应证范围，我们对东京两家主要肿瘤中心5 265例手术切除的患者进行了LNM的风险评估[48]。3 016例黏膜内早期胃癌患者中有65例存在LNM，占2.2%；2 249例黏膜下浸润性早期胃癌患者中有402例出现LNM，占17.9%。此外，在1 230例病变≤3cm的黏膜内癌患者中，无论有无溃疡及组织学分化，只要无淋巴血管侵犯，均未观察到LNM（0/1230，95%CI：0～0.3）。在无溃疡病变的黏膜内癌中，929例组织分化良好且无淋巴血管侵犯的病例没有观察到LNM（0/929，95%CI：0～0.4）。在组织未分化的病例中，对随后积累的病例分析显示，在310例癌灶<2cm的黏膜内癌，且没有淋巴血管侵犯或溃疡性病变的患者中，均没有观察到LNM（0/310，95%CI：0～0.96）[49]。

表5-1　无淋巴结转移风险的早期胃癌

特征	转移率（无转移数/总数）	95%CI
黏膜内癌	0（0/1230）	0～0.3
分化类型（高分化/中分化/乳头状腺癌）		
无淋巴血管侵犯		
不论溃疡有无		
肿瘤<3cm		
黏膜内癌	0（0/929）	0～0.4
分化类型		

续表

特征	转移率（无转移数/总数）	95%CI
无淋巴血管侵犯	0（0/929）	0～0.4
无溃疡		
不论肿瘤大小		
黏膜内癌	0（0/310）	0～0.96
未分化（低分化腺癌/印戒细胞癌）类型		
无淋巴血管侵犯		
无溃疡		
肿瘤＜2cm		
癌组织浸润黏膜下层上1/3（sm1）	0（0/145）	0～2.5
分化类型		
无淋巴血管侵犯		
肿瘤＜3cm		

改自参考文献［41，47］。

Choi和他的同事们的回顾性队列研究显示，在满足扩大适应证的病例中，有0.4%出现LNM；在满足绝对适应证[50]的病例中，只有0.3%出现LNM。他们的结果充分说明了由于治疗对象是恶性肿瘤患者，所以在治疗前告知并使患者了解到“尽管内镜下切除恶性肿瘤复发或转移的风险很低，但仍不能忽略”，这一点极其重要。

类似于黏膜内癌，肿瘤＞3cm和淋巴血管侵犯与LNM风险增加之间存在显著相关性。此外，深入黏膜下层的肿瘤最可能与局部LNM相关。肿瘤的大小、黏膜下浸润的深度、有无溃疡、分化程度和有无淋巴管或血管的侵犯等特征之间的关系日趋明显。对于分化良好的肿瘤而言，基于肿瘤大小、黏膜下浸润深度和淋巴血管受累等个体化因素配对的亚组分析也未能发现完全无淋巴结转移的亚组。然而，文献亦报道，145例肿瘤＜3cm、组织学分化良好、淋巴血管未受累、黏膜下浸润深度＜500μm的患者，均没有淋巴结转移（95%CI：0～2.5）。

（三）病理分期

为了准确地诊断以及对患者进行LNM风险分层，正确地评估内镜下切除的病理标本至关重要。依据胃肠道浅表肿瘤的巴黎分型标准，内镜可直接诊断早期病变，包括估计肿瘤的深度和LNM的风险[51]。这些分类提供了一个通用的术语，以便使用同一种语言并将结果与文献中报告的结果进行比较。内镜切除标本病理的细致分期极为重要。切除标本的病理报告必须包括病理类型、肿瘤深度、大小、位置和肉眼形态，并尽可能报告是否有溃疡、是否有淋巴血管侵犯以及切除边缘的状况。没有足够的标本，将无法准确评估肿瘤分期，无法判断患者预后，更无法决策是否要进一步治疗[52-53]。

（四）内镜切除后的临床管理

所有符合传统标准治愈性切除的患者，每年都应进行胃镜复查，以便及时发现局部复发或异位性胃癌[54]。符合扩大标准的治愈性切除患者，同样应对其进行随访，应连续3年每6个月交替行腹部CT及超声内镜检查（endoscopic ultrasonography，EUS），每年进行胃镜检查，以及时发现局部复发、淋巴结或远处转移。

特别值得注意的是，在肿瘤黏膜下浸润而行扩大切除的患者中，有微小的黏膜下浸润（黏膜下浸润深度＜500μm）、分化良好、肿瘤＜3cm、未累及淋巴血管者，均没有发现淋巴结转移（0/145，95%CI：0～2.5）。然而，这一结果是基于对手术切除病例的回顾性研究，其中适合这种扩大切除的患者淋巴结转移的风险较低，这意味着只要病变符合组织学评估的扩大切除标准，淋巴结转移风险就有可能达到95%CI的上限[55-57]。

据报道，对于直径＜2cm且分化良好的黏膜早期胃癌患者，EMR的长期治疗效果与胃切除术后的治疗效果相当[58-59]。Gotoda和他的同事报道，按照扩大切除标准接受治疗的患者与按照传统标准接受治疗的患者有着相似的长期生存率和预后[60]。扩大标准组的5年生存率为93%，传统标准组的5年生存率为92%。两组患者的总生存率无显著差异，扩大标准组与传统标准组的多变量危险比为1.10（95%CI：0.67～1.81）。最近，几位韩国研究者报道，在扩大标准组中，ESD具有同样可接受的临床效果，具有相对较高的完整切除率和较低的局部复发率[61-62]。ESD在韩国已被广泛接受并应用于临床。ESD在整块切除、完整切除和远期疗效方面可能优于EMR[63]。

考虑到LNM风险及为了更好地判断预后，病理评估后有几种情况需要注意。侧缘阳性可导致内镜下非治愈性切除，未满足与LNM密切相关的病理因素（如黏膜下深层浸润或淋巴血管侵犯阳性）也可导致非治愈性切除，但二者完全不同。由于LNM可能影响患者的预后，非治愈性切除患者一般需要追加清扫淋巴结的根治性手术切除。与非手术组相比，追加的手术治疗组提高了总生存率和无病生存率，即使在内镜下非治愈性切除早期胃癌的高龄（＞75岁）患者也是如此[64]。

在肿瘤的治疗中，完全治愈疾病极其重要。然而，如果仅在降低边缘阳性风险方面存在优势的治疗方式损害了生活质量，患者可能会在日常生活和社会康复方面存在困难[65]。考虑到手术风险和术后生活质量受损，在某些情况下，内镜切除的适应证可能会扩大，其结果是导致约10%的胃癌转移、复发或死亡。

胃和小肠被称为“第二大脑”，因为它们对身体的消化和吸收功能极其重要。胃的功能包括：贮存食物、分泌胃酸促进食物消化吸收及分泌胃泌素与胃促生长素等内分泌激素。胃切除术导致消化酶和激素分泌减少或缺乏，导致小肠压力增加。因此，它引起的手术后遗症远比结肠切除术更严重，不仅包括倾倒综合征，还包括慢性肠道功能紊乱、消化不良和吸收障碍。因此，如果不同治疗方法的治愈率无差异，在选择治疗方法时应认真考虑其对长期生活质量的影响。

肿瘤的永久治愈是极其重要的。然而，如果把重点完全放在永久治愈上，而损害了患者术后的生活质量，可能会对患者的日常生活或重新融入社会造成影响。在临床实践中，应考虑患者的年龄、并发症，患者及其家人的人生观、哲学观等因素。临床决策时，始终要考虑以下几点：ESD是否真的是微创性的；医生尝试的“全面”治疗，如胃切除术，是否对患者有益；如果治疗手段不是最好的，但患者更易于承受，那么这种方法是否也是一种合理选择。

● 参考文献

[1] GOTODA T，ISHIKAWA H，OHNISHI H，et al. Randomized controlled trial comparing gastric cancer screening by gastrointestinal X-ray with serology for Helicobacter pylori and pepsinogens followed by gastrointestinal endoscopy [J]. Gastric

Cancer, 2015, 18 (3): 605-611.

[2] REMBACKEN B J, GOTODA T, FUJII T, et al. Endoscopic mucosal resection [J]. Endoscopy, 2001, 33: 709-718.

[3] SOETIKNO R, GOTODA T, NAKANISHI Y, et al. Endoscopic mucosal resection [J]. Gastrointest Endosc, 2003, 57 (4): 567-579.

[4] GOTODA T. Endoscopic resection of early gastric cancer [J]. Gastric Cancer, 2007, 10: 1-11.

[5] GOTODA T, YAMAMOTO H, SOETIKNO R. Endoscopic submucosal dissection for early gastric cancer [J]. J Gastroenterol, 2006, 41 (1): 929-942.

[6] JUNG H Y. Endoscopic resection for early gastric cancer: current status in Korea [J]. Dig Endosc, 2012, 24 (Suppl 1): 159-165.

[7] HULL M, MINO-KENUDSON M, NISHIOKA N S, et al. Endoscopic mucosal resection: an improved diagnostic procedure for early gastroesophageal epithelial neoplasms [J]. Am J Surg Pathol, 2006, 30 (1): 114-118.

[8] LUDWIG K, KLAUTKE G, BERNHARD J, et al. Minimally invasive and local treatment for mucosal early gastric cancer [J]. Surg Endosc, 2005, 19 (10): 1362-1366.

[9] AHMAD N A, KOCHMAN M L, LONG W B, et al. Efficacy, safety, and clinical outcomes of endoscopic mucosal resection: a study of 101 cases [J]. Gastrointest Endosc, 2002, 55 (3): 390-396.

[10] KATSUBE T, KONNO S, HAMAGUCHI K, et al. The efficacy of endoscopic mucosal resection in the diagnosis and treatment of group Ⅲ gastric lesions [J]. Anticancer Res, 2005, 25 (5): 3513-3516.

[11] DEYHLE P, LARGIADER F, JENNY P. A method for endoscopic electroresection of sessile colonic polyps [J]. Endoscopy, 1973, 5 (1): 38-40.

[12] OGURO Y. Endoscopic gastric polypectomy with high frequency currents [J]. Stom Intest (in English abstract), 1974, 9: 309-316.

[13] TADA M, SHIMADA M, MURAKAMI F, et al. Development of strip-off biopsy [J]. Gastroenterol Endosc (in English abstract), 1984, 26 (6): 833-839.

[14] HIRAO M, MASUDA K, ASANUMA T, et al. Endoscopic resection of early gastric cancer and other tumors with local injection of hypertonic saline-epinephrine [J]. Gastrointest Endosc, 1988, 34 (3): 264-269.

[15] INOUE H, ENDO M, TAKESHITA K, et al. A new simplified technique of endoscopic esophageal mucosal resection using a cap-fitted panendoscope (EMRC) [J]. Surg Endosc, 1992, 6 (5): 264-265.

[16] INOUE H, TAKESHITA K, HORI H, et al. Endoscopic mucosal resection with a cap-fitted panendoscope for esophagus, stomach, and colon mucosal lesions [J]. Gastrointest Endosc, 1993, 39 (1): 58-62.

[17] AKIYAMA M, OTA M, NAKAJIMA H, et al. Endoscopic mucosal resection of gastric neoplasms using a ligating device [J]. Gastrointest Endosc, 1997, 45 (2): 182-186.

[18] SOEHENDRA N, SEEWALD S, GROTH S, et al. Use of modified multiband ligator facilitates circumferential EMR in Barrett's esophagus (with video) [J]. Gastrointest Endosc, 2006, 63 (6): 847-852.

[19] KORENAGA D, HARAGUCHI M, TSUJITANI S, et al. Clinicopathological features of mucosal carcinoma of the stomach with lymph node metastasis in eleven patients [J]. Br J Surg, 1986, 73 (6): 431-433.

[20] ELL C, MAY A, GOSSNER L, et al. Endoscopic mucosectomy of early cancer and high-grade dysplasia in Barrett's esophagus [J]. Gastroenterology, 2000, 118 (4): 670-677.

[21] TANABE S, KOIZUMI W, MITOMI H, et al. Clinical outcome of endoscopic aspiration mucosectomy for early stage gastric cancer [J]. Gastrointest Endosc, 2002, 56 (5): 708-713.

[22] KIM J J, LEE J H, JUNG H Y, et al. EMR for early gastric cancer in Korea: a multicenter retrospective study [J]. Gastrointest Endosc, 2007, 66 (4): 693-700.

[23] ONO H, KONDO H, GOTODA T, et al. Endoscopic mucosal resection for treatment of early gastric cancer [J]. Gut, 2002, 48 (2): 225-229.

[24] HOSOKAWA K, YOSHIDA S. Recent advances in endoscopic mucosal resection for early gastric cancer [J]. Jpn J Cancer Chemother (in English abstract), 1998, 25 (4): 483.

[25] GOTODA T, KONDO H, ONO H, et al. A new endoscopic mucosal resection (EMR) procedure using an

insulation–tipped diathermic（IT）knife for rectal flat lesions［J］. Gastrointest Endosc，1999，50（4）：560–563.

［26］YOKOI C，GOTODA T，ODA I，et al. Endoscopic submucosal dissection（ESD）allows curative resection of local recurrent early gastric cancer after prior endoscopic mucosal resection［J］. Gastrointest Endosc，2006，64（2）：212–218.

［27］OYAMA T，KIKUCHI Y. Aggressive endoscopic mucosal resection in the upper GI tract – Hook knife EMR method［J］. Min Invas Ther Allied Technol，2002，11（5–6）：291–295.

［28］YAHAGI N，FUJISHIRO M，KAKUSHIMA N，et al. Endoscopic submucosal dissection for early gastric cancer using the tip of an electrosurgical snare（thin type）［J］. Dig Endosc，2004，16（1）：34–38.

［29］ONO H，HASUIKE N，INUI T，et al. Usefulness of a novel electrosurgical knife，the insulation–tipped diathermic knife–2，for endoscopic submucosal dissection of early gastric cancer［J］. Gastric Cancer，2008，11（1）：47–52.

［30］TAKEUCHI Y，UEDO N，ISHIHARA R，et al. Efficacy of an endo–knife with a water jet function（flush knife）for endoscopic submucosal dissection of superficial colorectal neoplasms［J］. Am J Gastroenterol，2010，105（2）：314–322.

［31］TOYONAGA T，MAN–I M，FUJITA T，et al. The performance of a novel ball–tipped flush knife for endoscopic submucosal dissection：a case–control study［J］. Aliment Pharmacol Ther，2010，32（7）：908–915.

［32］SUZUKI S，GOTODA T，KOBAYASHI Y，et al. Usefulness of a traction method using dental floss and a hemoclip for gastric endoscopic submucosal dissection：a propensity score matching analysis（with videos）［J］. Gastrointest Endosc，2016，83（2）：337–346.

［33］YOSHIDA M，TAKIZAWA K，ONO H，et al. Efficacy of endoscopic submucosal dissection with dental floss clip traction for gastric epithelial neoplasia：a pilot study（with video）［J］. Surg Endosc，2016，30（7）：3100–3106.

［34］JAPANESE GASTRIC CANCER ASSOCIATION. Japanese classification of gastric carcinoma：3rd English edition［J］. Gastric Cancer，2011，14（2）：101–112.

［35］ITOH H，OOHATA Y，NAKAMURA K，et al. Complete ten–year postgastrectomy follow–up of early gastric cancer［J］. Am J Surg，1989，158（1）：14–16.

［36］OHTA H，NOGUCHI Y，TAKAGI K，et al. Early gastric carcinoma with special reference to macroscopic classification［J］. Cancer，1987，60（5）：1099–1106.

［37］SANO T，SASAKO M，KINOSHITA T，et al. Recurrence of early gastric cancer – follow–up of 1 475 patients and review of Japanese literature［J］. Cancer，1993，72（11）：3174–3178.

［38］SASAKO M. Risk factors for surgical treatment in the Dutch gastric cancer trial［J］. Br J Surg，1997，84（11）：1567–1571.

［39］SASAKO M，KINOSHITA T，MARUYAMA K. Prognosis of early gastric cancer［J］. Stom Intest（in English abstract），1993，28（Suppl 1）：139–146.

［40］SANO T，KOBORI O，MUTO T. Lymph node metastasis from early gastric cancer：endoscopic resection of tumour［J］. Br J Surg，1992，79（3）：241–244.

［41］TSUJITANI S，OKA S，SAITO H，et al. Less invasive surgery for early gastric cancer based on the low probability of lymph node metastasis［J］. Surgery，1999，125（2）：148–154.

［42］YANAI H，MATSUBARA Y，OKAMOTO T，et al. Clinical impact of strip biopsy for early gastric cancer［J］. Gastrointest Endosc，2004，60（5）：771–777.

［43］FARRELL J J，LAUWERS G Y，BRUGGE W R. Endoscopic mucosal resection using a cap–fitted endoscope improves tissue resection and pathology interpretation：an animal study［J］. Gastric Cancer，2006，9（1）：3–8.

［44］GOTODA T，SASAKO M，SHIMODA T，et al. An evaluation of the necessity of gastrectomy with lymph node dissection for patients with submucosal invasive gastric cancer［J］. Br J Surg，2001，88（3）：444–449.

［45］ETOH T，KATAI H，FUKAGAWA T，et al. Treatment of early gastric cancer in the elderly patient：results of EMR and gastrectomy at a national referral center in Japan［J］. Gastrointest Endosc，2005，62（6）：868–871.

［46］YAMAO T，SHIRAO K，ONO H，et al. Risk factors for lymph node metastasis from intramucosal gastric carcinoma［J］. Cancer，1996，77（4）：602–606.

［47］JAPANESE GASTRIC CANCER ASSOCIATION. Japanese gastric cancer treatment guidelines 2010（ver. 3）［J］. Gastric Cancer，2011，14（2）：113–123.

［48］GOTODA T，YANAGISAWA A，SASAKO M，et al. Incidence of lymph node metastasis from early gastric cancer: estimation with a large number of cases at two large centers [J]. Gastric Cancer, 2000, 3 (4): 219–225.

[49] HIRASAWA T, GOTODA T, MIYATA S, et al. Incidence of lymph node metastasis and the feasibility of endoscopic resection for undifferentiated–type early gastric cancer [J]. Gastric Cancer, 2009, 12 (3): 148–152.

[50] CHOI K K, BAE J M, KIM S M, et al. The risk of lymph node metastases in 3951 surgically resected mucosal gastric cancers: implications for endoscopic resection [J]. Gastrointest Endosc, 2016, 83 (5): 896–901.

[51] INOUE H, KASHIDA H, KUDO S, et al. The Paris endoscopic classification of superficial neoplastic lesions: esophagus, stomach, and colon, November 30 to December 1, 2002 [J]. Gastrointest Endosc, 2003, 58 (Suppl 6): S3–S43.

[52] NAGANO H, OHYAMA S, FUKUNAGA T, et al. Indications for gastrectomy after incomplete EMR for early gastric cancer [J]. Gastric Cancer, 2005, 8 (3): 149–154.

[53] YANO H, KIMURA Y, IWAZAWA T, et al. Laparoscopic management for local recurrence of early gastric cancer after endoscopic mucosal resection [J]. Surg Endosc, 2005, 19 (7): 981–985.

[54] NAKAJIMA T, ODA I, GOTODA T, et al. Metachronous gastric cancers after endoscopic resection: how effective is annual endoscopic surveillance? [J]. Gastric Cancer, 2006, 9 (2): 93–98.

[55] NAGANO H, FUKUNAGA T, HIKI N, et al. Two rare cases of node–positive differentiated gastric cancer despite their infiltration to sm1, their small size, and lack of lymphatic invasion into the submucosal layer [J]. Gastric Cancer, 2008, 11 (1): 53–57.

[56] OYA H, GOTODA T, KINJO T, et al. A case of lymph node metastasis following a curative endoscopic submucosal dissection of an early gastric cancer [J]. Gastric Cancer, 2012, 15 (2): 221–225.

[57] CHUNG J W, JUNG H Y, CHOI K D, et al. Extended indication of endoscopic resection for mucosal early gastric cancer: analysis of a single center experience [J]. J Gastroenterol Hepatol, 2011, 26 (5): 884–887.

[58] UEDO N, IISHI H, TATSUTA M, et al. Longterm outcome after endoscopic mucosal resection for early gastric cancer [J]. Gastric Cancer, 2006, 9 (2): 88–92.

[59] CHOI K S, JUNG H Y, CHOI K D, et al. EMR versus gastrectomy for intramucosal gastric cancer: comparison of long–term outcomes [J]. Gastrointest Endosc, 2011, 73 (5): 942–948.

[60] GOTODA T, IWASAKI M, KUSANO C, et al. Endoscopic resection of early gastric cancer treated by guideline and expanded National Cancer Centre criteria [J]. Br J Surg, 2010, 97 (6): 868–871.

[61] CHUNG I K, LEE J H, LEE S H, et al. Therapeutic outcomes in 1 000 cases of endoscopic submucosal dissection for early gastric neoplasms: Korean ESD Study Group multicenter study [J]. Gastrointest Endosc, 2009, 69 (7): 1228–1235.

[62] LEE H, YUN W K, MIN B H, et al. A feasibility study on the expanded indication for endoscopic submucosal dissection of early gastric cancer [J]. Surg Endosc, 2011, 25 (6): 1985–1993.

[63] AHN J Y, JUNG H Y, CHOI K D, et al. Endoscopic and oncologic outcomes after endoscopic resection for early gastric cancer: 1 370 cases of absolute and extended indications [J]. Gastrointest Endosc, 2011, 74 (3): 485–493.

[64] KUSANO C, IWASAKI M, KALTENBACH T, et al. Should elderly patients undergo additional surgery after noncurative endoscopic resection for early gastric cancer? Long–term comparative outcomes [J]. Am J Gastroenterol, 2011, 106 (6): 1064–1069.

[65] GOTODA T, YANG H K. The desired balance between treatment and curability in treatment planning for early gastric cancer [J]. Gastrointest Endosc, 2015, 82 (2): 308–310.

Takuji Gotoda
译者：闪皓月，校对：张玮

Part 5

第五部分 ▶ 胃癌开放手术

第六章　胃癌开放手术：远端胃次全切除术联合D2淋巴结清扫术

一、引言

胃癌是世界范围内的主要癌症之一，尤其是在东亚国家。据报道，有2/3的胃癌病例发生在韩国、日本和中国[1]。胃切除联合淋巴结清扫术已成为胃癌的标准治疗方法[2]。这种治疗方案的基本原理有两个方面。首先，体积较小的肿瘤应尽早切除，避免肿瘤增大而侵袭其他器官。其次，手术切除原发肿瘤应尽可能有效地降低肿瘤转移和复发的风险[3]。即使没有接受辅助化疗或放疗，早期胃癌手术切除的预后也相当好，其5年总生存率超过90%[4]。这些统计数据结果凸显了外科医生在胃癌治疗中的重要作用。

（一）D2淋巴结清扫术

确诊胃癌后毫无疑问需要进行根治性手术，但是临床医生并不确定需清除淋巴结的理想数目。胃主要由5个血管供血：胃右动脉、胃左动脉、胃网膜右动脉、胃网膜左动脉和胃短动脉，胃还具有丰富而复杂的淋巴系统。肿瘤可从胃向多个方向扩散，因此很难预测源自淋巴系统的转移。淋巴结清扫术一直是医学界争论不休的话题，目前已经开展了多个随机对照试验[5-8]。这些试验的结果使无论是西半球，还是东半球的医学专家均建议对进展期胃癌患者进行D2淋巴结清扫术[2, 9-10]。远侧胃大部切除联合D2淋巴结清扫术是目前推荐的手术方式。D2淋巴结的定义已由日本胃癌学会修改[11]。在本章中，D2淋巴结清扫术的流程主要基于当前的日本《胃癌治疗指南》[2]。

（二）胃癌手术的肿瘤学原理

针对肿瘤患者和其他良性疾病患者进行的手术存在根本区别。在癌症患者的整个外科手术过程中，都必须遵循基于肿瘤学原理的方案，以防止癌细胞污染或扩散。肿瘤手术的基本目标是对肿瘤进行完整的手术切除、整体淋巴结清扫和细致的止血。如果该目标没有达到，那么癌细胞则可以通过破损的淋巴管和血管扩散。胃切除的范围应根据肿瘤所在位置和安全切除的边缘来确定，以使剩余的胃不会残留微小的肿瘤病灶。在整个过程中应使用“非接触”技术。非接触技术需要包裹原发肿瘤。这对于浸透浆膜的胃癌尤为重要，需要通过外科医师的手术操作来预防医源性腹膜播散。应避免不必要的操作和解剖，因为其可能产生促进切口愈合的有丝分裂因子，而该因子可在术后刺激未能切除的微转移肿瘤进一步增殖[3]。

（三）大网膜和网膜囊切除术

大网膜和网膜囊切除术是胃癌手术的组成部分。大网膜是内脏腹膜的一部分，可控制腹腔的炎症[12]。对于进展期胃癌，由于大网膜是常见的转移途径，因而建议在手术中予以切除[2，13]。在开腹手术中切除大网膜（与在腹腔镜手术中一样）并不是个耗时的过程。实际上，由于开腹手术更容易进入血管层面，因此，与部分大网膜切除术相比，行全网膜切除术更容易。在进展期胃癌切除术中，韩国和日本已广泛开展切除横结肠系膜前叶和胰腺被膜的网膜囊切除术[14]。这是由于如果肿瘤侵及胃浆膜层，则胃后方的网膜中可能会存在显微镜下可见的癌细胞，而切除网膜囊可降低腹膜转移复发的风险[15]。一项随机对照试验评估了网膜囊切除术的有效性，该试验比较了单独进行D2切除术和D2切除联合网膜囊切除术的长期预后结果，结果显示网膜囊切除术是独立的预后因素[16]，且网膜囊切除术术后很少出现并发症[17]。网膜囊切除术也为大网膜切除术提供了无血管层面。综上所述，对于进展期胃癌，尤其是肿瘤位于胃后壁浸透浆膜者，建议在胃切除术同时行网膜囊切除术。

二、远端胃次全切除术联合D2淋巴结清扫术

对该术式的具体内容予以如下说明。

（一）适应证

适用于确诊的远端胃癌患者。

（二）禁忌证

在以下情况时，禁用该术式：

（1）肿瘤浸润至胃幽门部，无法确保胃远端安全切除边缘。

（2）胰头和胃网膜右静脉等被肿大淋巴结包裹而导致肿瘤无法切除。

（三）术前准备

不建议在术前或术后常规插入鼻胃管。但是，如果进展期胃癌出现幽门梗阻时，需要在手术前通过鼻胃管和胃灌洗以清除胃内容物，以免胃内容物污染手术术野。此外，如果术前患者出现电解质紊乱或营养不良，则应在术前予以纠正。对于早期胃癌，术前经内镜在肿瘤近端进行标记，有助于术中检测肿瘤位置并确定安全的切除范围。

（四）麻醉

常规使用气管插管全身麻醉。进行气管插管后，应预防性应用抗生素。

（五）患者体位

患者取仰卧位，双腿用皮带固定于平坦的手术床上。患者尽量卧于手术台右侧，术者站在患者的右手边一侧。

（六）腹壁切开、暴露和准备

尽管远端胃大部切除术可取上腹中线或肋下切口，但最常见的是从剑突延伸至脐部的中线切口（图6-1a）。通常切口不需要达脐部以下，如术中需要也可向下延长，以获得更好的视野。切开皮肤

后，应使用电烧灼设备（例如Bovie刀）分离腹白线，并仔细止血。可以使用切口保护器保护开放的腹壁（图6-1b），以减少癌细胞和细菌污染的风险。在手术过程中，使用切口牵开器可以提供更好的手术视野。在怀疑腹膜转移的情况下，可考虑在剖腹手术前通过潜在的切口部位进行腹腔镜分期检查。

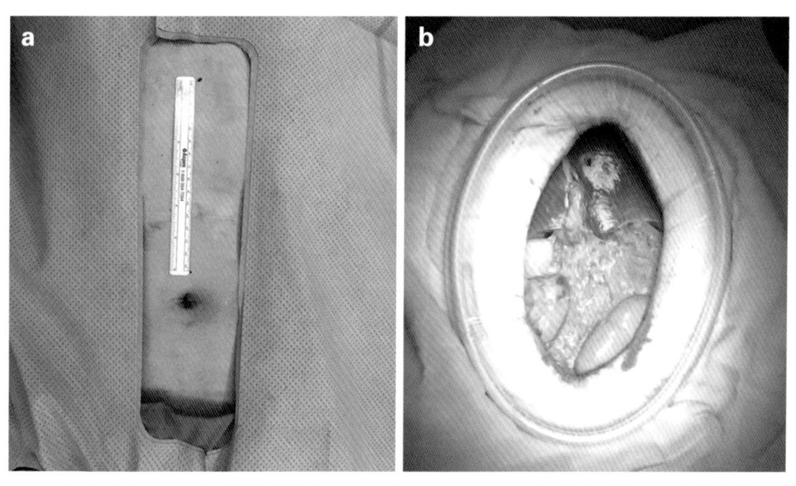

a. 开腹手术切口为自剑突到脐的15cm切口。b. 切口保护装置保护开放腹壁。

图6-1　胃癌开腹手术切口

外科医生最初应做一个小的中线切口以保证能使一只手插入，以便根据胰腺受侵犯和癌肿浸润深度来确定胃的可切除性。切口可在常规胃切除术中进一步扩大。

向腹侧、内侧抬起脾脏更容易暴露和解剖4sb组淋巴结区域。用左手轻柔地抬起脾脏并在其后面置入1～2个卷起的医用胶带（图6-2）。在关闭腹壁之前，应当清点并取出医用胶带。有时需要切除脾脏周围粘连带或脾肾韧带，以免损伤脾实质。如果患者既往进行过腹部手术，在脾脏周围有严重的粘连，最好不要进行此项操作。

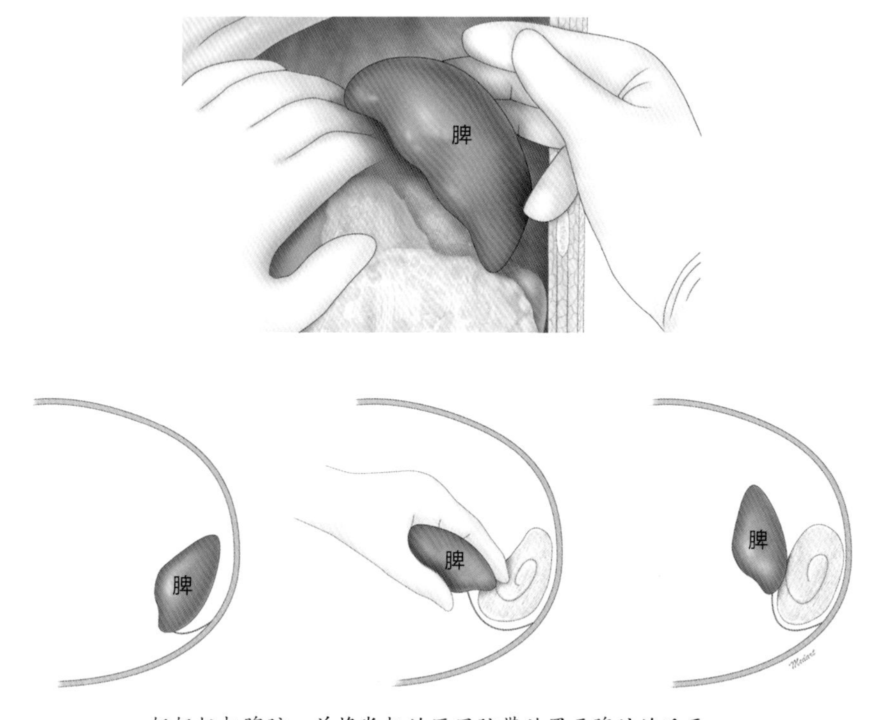

轻轻托起脾脏，并将卷起的医用胶带放置于脾脏的后面。

图6-2　抬起脾脏以实现4sb组淋巴结清扫术的良好手术视野的过程

扩张的胃和结肠会妨碍手术操作，因此，应在手术之前解决此问题。可采用18G针予以抽吸，使扩张的胃和结肠减压（图6–3），以便为手术操作提供良好的手术视野。胃穿刺部位不应靠近肿瘤部位或胃切除术后的残胃部位。

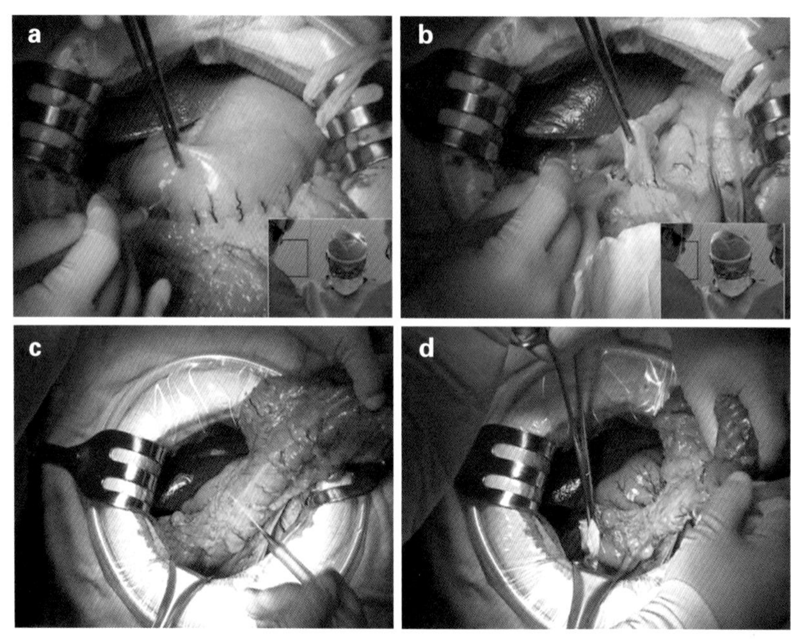

a. 用18G针穿刺抽吸扩张的胃。b. 胃减压。c. 用18G针抽吸扩张的结肠。d. 结肠减压。

图6–3　对扩张的胃和结肠进行减压

（七）D2淋巴结清扫术

1. 全大网膜切除和网膜囊切除术

进展期胃癌患者，尤其是当肿瘤位于胃后壁时，建议进行全大网膜切除和网膜囊切除术（图6–4）。第一助手双手紧握横结肠并将其展开，以便观察解剖结构。第二助手用纱布垫包裹大网膜，轻轻向上并朝患者头部的方向将其牵拉固定（图6–4b）。如解剖平面正确，则该过程无出血（图6–4c）。

2. 清扫6组淋巴结

首先，切开大网膜，然后，将其解剖至十二指肠、胰头和幽门。肠系膜上静脉（superior mesenteric vein，SMV）位于胰腺下边界的下方。由于该静脉周围的脂肪组织在14v组淋巴结清扫术范围之内，而不在常规D2淋巴结清扫术范围内，因而无须解剖至肠系膜上静脉。将胰周筋膜从胰腺下缘经胰头解剖到十二指肠，会暴露出胃网膜右静脉（right gastroepiploic vein，RGEV）、胃网膜右动脉（right gastroepiploic artery，RGEA）。横断RGEV的理想水平是在胰十二指肠上前静脉（anterior superior pancreaticoduodenal vein，SIPDV）的上方（图6–5）。应当沿着胃十二指肠动脉（gastroduodenal artery，GDA）走形，在十二指肠和胰腺之间切开系膜组织，在RGEA根部将其切断结扎，充分暴露胃十二指肠韧带有助于随后进行5组淋巴结清扫。

3. 清扫4d和4sb组淋巴结

大网膜应沿横结肠前叶区域向脾下极解剖（图6–6），进而切除胃结肠韧带左侧部分及脾结肠韧带。于胰尾腹侧，暴露胃网膜左动脉（left gastroepiploic artery，LGEA）和胃网膜左静脉（left gastroepiploic vein，LGEV），并应在其根部结扎。当在LGEA根部结扎时，有时会发生脾下极的梗死，但似乎没有临床不良后果。仔细从LGEA根部解剖到其分支，应能识别出指向脾脏下极的分支动脉，保留该动脉可预防脾下极梗死。结扎LGEA后，应解剖其与胃短动脉之间的脂肪组织。胃大弯侧的切除，应解剖并结扎LGEA末端至胃大弯侧。此过程可以通过电烙设备（超声刀）进行钳夹凝断或结扎，也可以仅通过电烙设备执行。

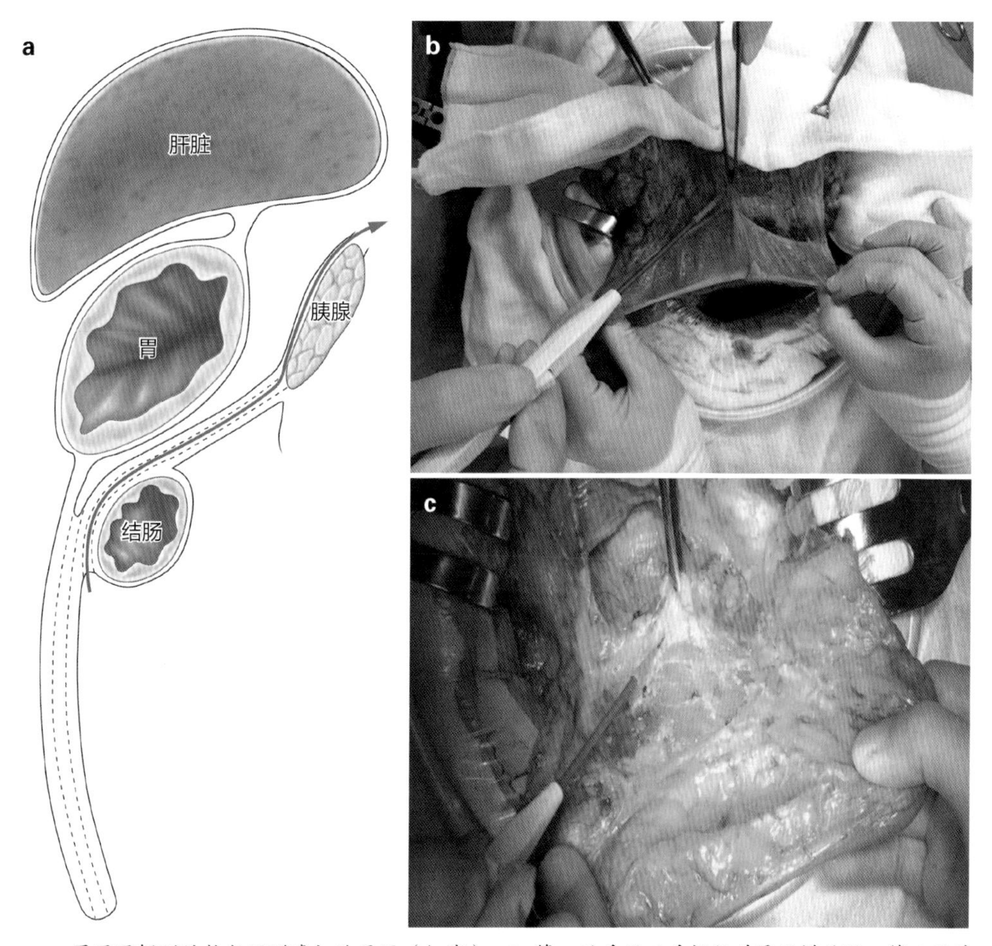

a. 胃周围解剖结构与网膜囊切除平面（红线）。b. 第一助手用双手握住并展开横结肠，第二助手用无菌纱布包裹网膜，并牵拉向患者头侧端以便进行网膜切除术。c. 横结肠系膜前叶的解剖可通过无血管解剖平面进行。

图6-4　胃癌手术中网膜囊切除术

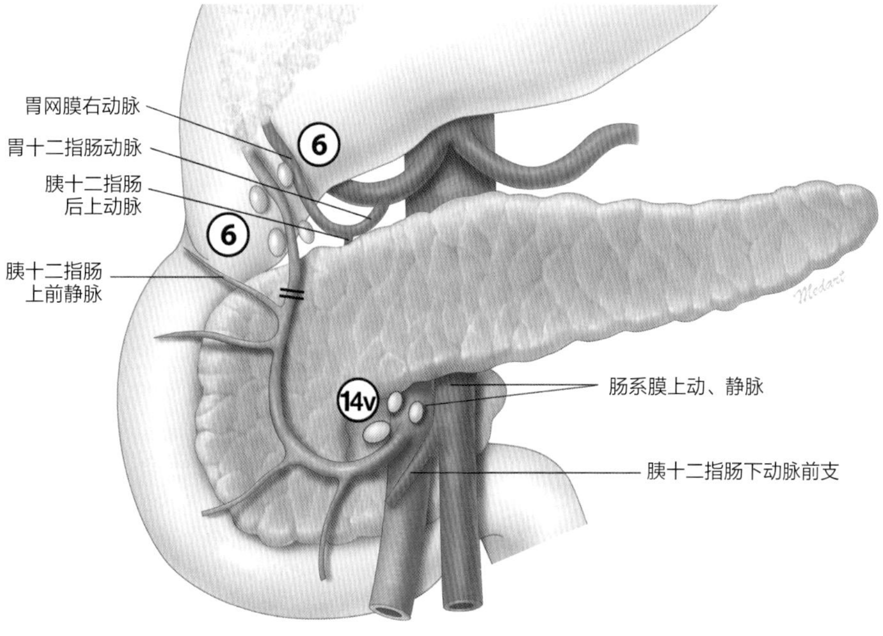

胃网膜右动脉
胃十二指肠动脉
胰十二指肠后上动脉
胰十二指肠上前静脉
肠系膜上动、静脉
胰十二指肠下动脉前支
6
6
14v

图6-5　胃幽门下部的解剖结构和6组淋巴结的清扫范围

接下来，应在胰头和胃后壁之间放置一块干净的医用纱布。用手术巾包裹胃可防止外科医生在下一步操作中接触肿瘤（图6-7）。然后，将一块干净的医用纱布置入肝右下间隙，并用医用纱布覆盖肝脏脏面。第一助手将胃拉向尾侧，第二助手将肝脏拉向膈肌一侧。

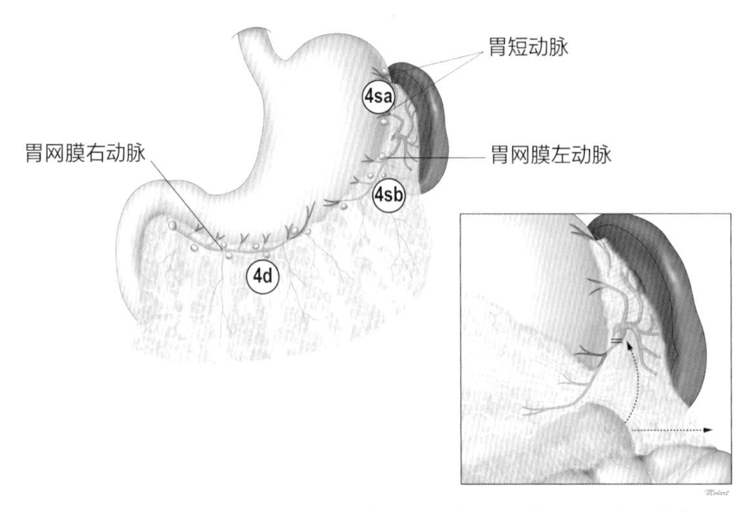

图6-6 胃网膜左血管的解剖结构及解剖平面（4sb组淋巴结）

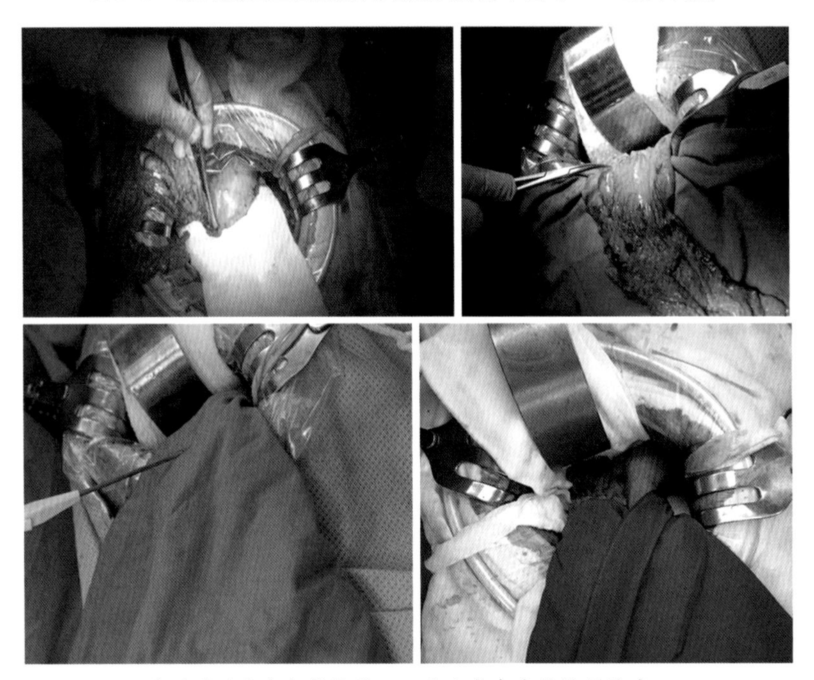

使用医用毛巾包裹住胃，以防止术者直接接触肿瘤。

图6-7 开腹手术中防止癌细胞扩散的无接触技术

4. 清扫5组淋巴结并离断十二指肠

切开小网膜囊，同时切开肝十二指肠韧带的内脏腹膜（图6-8）。如果遇到胃左动脉变异分支的肝左动脉，则应在肝固有动脉的右侧垂直切开，并从右侧向左侧解剖。此时，置入医用纱布暴露出十二指肠上端，解剖并结扎胃右动脉根部。应切断幽门周围的小血管，并离断十二指肠。应根据手术计划的肠道重建类型确定要离断的十二指肠长度。如果打算用圆形吻合器行胃十二指肠吻合术，则应将直径为28～29mm的可分离抵钉座插入十二指肠残端，并在抵钉座的束线绑扎槽口上打结荷包缝合线。对于其他重建术，例如袢状或Roux-en-Y胃空肠吻合术，应使用线型切割闭合器横断十二指肠，间断地缝合十二指肠断端，予以浆膜化包埋。将胃的幽门残端用包裹胃的手术巾保护好，然后，由第二助手提起并固定好包裹的残胃，同时保持肝脏向头侧牵拉。由第一助手将胰腺向尾侧牵拉以保持反牵引力。

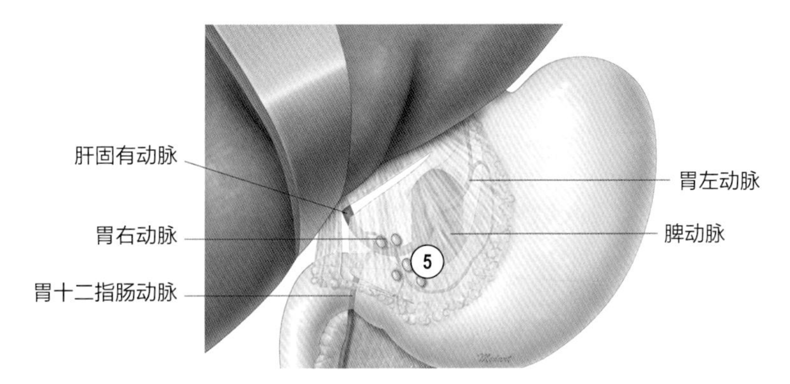

图6-8　胃幽门上部的解剖结构和5组淋巴结的清扫范围

5. 胰腺前淋巴结（12a、8a、7、11p、9组淋巴结）清扫

图6-9显示了胰腺前淋巴结的解剖结构。在仔细显露肝固有动脉和肝总动脉后，应清扫门静脉左侧周围的软组织和淋巴结（12a组淋巴结）。应沿肝总动脉前鞘清扫胰腺上部淋巴结（8a组淋巴结）。由于胃左静脉通常流入门静脉或脾静脉，在解剖这些区域时，应显露并结扎胃左静脉。在沿腹腔干清扫淋巴结时，需要分离周围软组织（7组淋巴结），显露并在根部结扎胃左动脉。建议结扎2次胃左动脉并在残端予以缝扎，以确保安全结扎。之后，沿脾近端动脉进行淋巴结清扫（11p组淋巴结）。助手应从结扎的胃左动脉左侧下拉胰腺，显露胰腺上缘软组织和脾动脉，以便行11p组淋巴结清扫。该组淋巴结的左缘通常在胃后动脉的左后方。9组淋巴结清扫应从结扎的胃左动脉向头侧方向的食管胃交界处进行。在完成胰腺前淋巴结清扫后，应在已清扫的9组淋巴结上方和胃后壁之间放置干净的手术纱布。

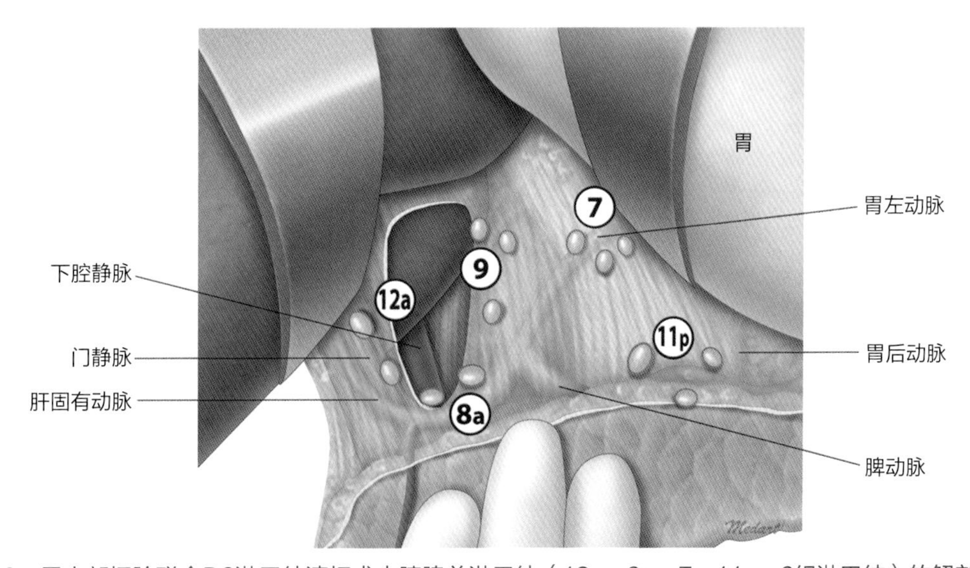

图6-9　胃大部切除联合D2淋巴结清扫术中胰腺前淋巴结（12a、8a、7、11p、9组淋巴结）的解剖结构

6. 1组和3组淋巴结清扫

于胃食管结合部将迷走神经干切断，清扫胃小弯处淋巴结（图6-10）。淋巴结应清扫至胃小弯计划离断部位以下2～3cm处。

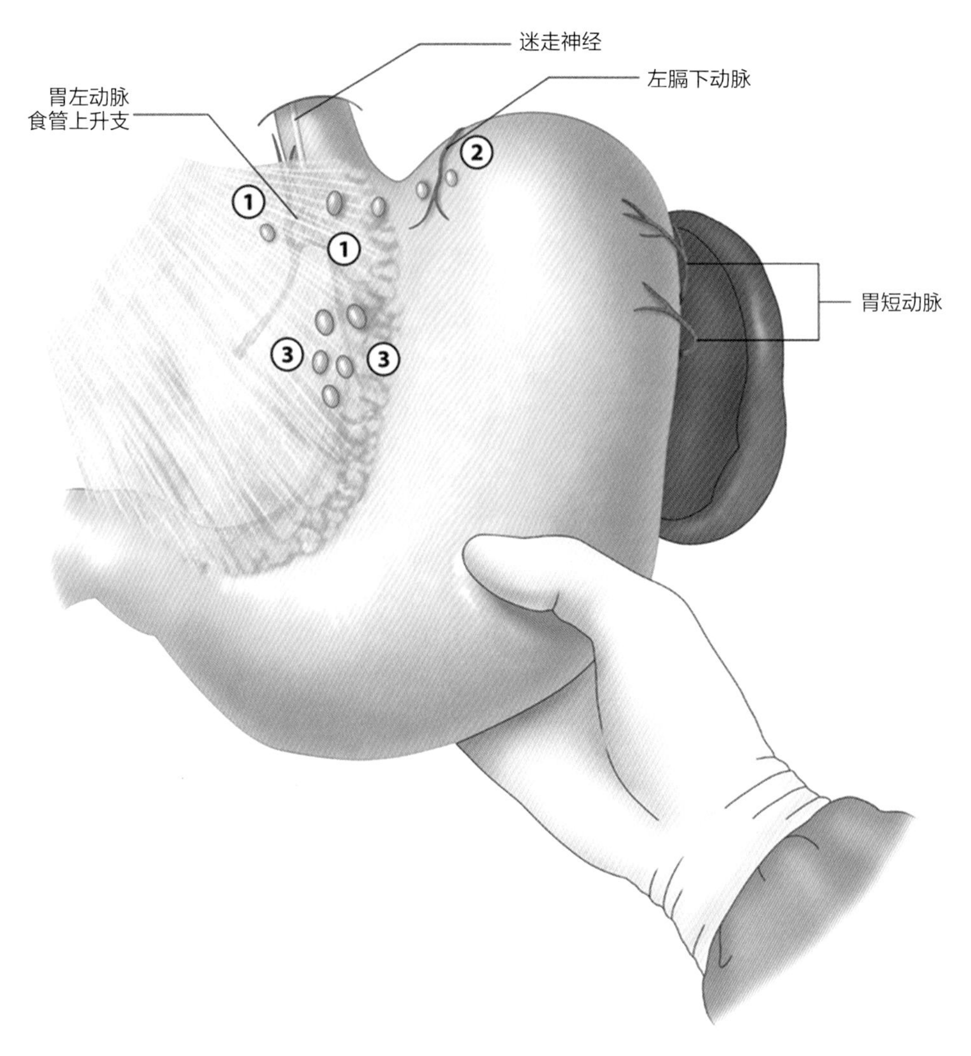

图6-10　1组和3组淋巴结的解剖结构

7. 胃切除应达到近端切缘无肿瘤

在胃周围淋巴结全部清扫后，由于需要切除60%～70%的胃，因而应预判胃的切断线与肿瘤的距离。近端切缘应距离癌灶2～5cm。在未触及肿物的早期胃癌病例中，术前内镜检查时，在肿瘤近侧缘上置止血夹，便于术中确定近端切缘。当很难确定近端切缘有无肿瘤残留时，应通过术中冰冻病理切片检查来确定。如果在冰冻病理切片中发现肿瘤残留，则需要考虑行全胃切除。

（八）根据淋巴结的解剖位置检查淋巴结状态

美国癌症联合委员会和国际抗癌联盟（American Joint Cancer Committee/Union for International Control Cancer，AJCC/UICC）目前的病理分期系统中淋巴结评估仅基于转移淋巴结的数量。然而，淋巴结转移的解剖学范围对胃癌的预后也至关重要[18-19]。同时，转移淋巴结相对于原发肿瘤的位置，也会影响淋巴结转移的概率和风险。这些信息将影响胃癌淋巴结清扫术范围。强烈建议根据淋巴结在手术标本中的解剖位置，划分淋巴结并记录其状态。图6-11显示了手术标本淋巴结定位。

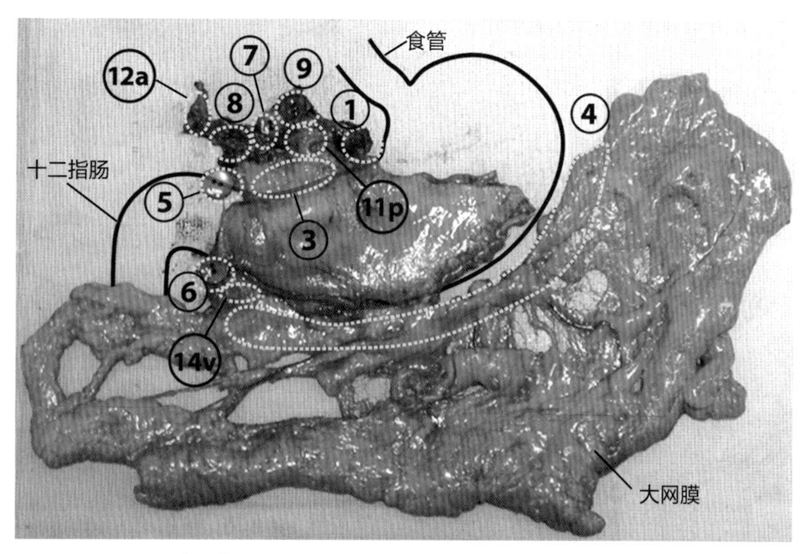

图6-11 胃大部切除术联合D2淋巴结清扫术组织标本各淋巴结的定位

三、讨论

优质的胃癌手术可以概括为易于记忆的“OPERATIONS”：Oncologic Principles（遵循肿瘤学原则）、Good Exposure（良好的暴露）、Understanding Anatomy（娴熟的解剖）、Comprehensive Total Approach（全面合理的手术入路）、Meticulous Lymph Node Dissection（精准的淋巴结清扫）、Patients' Safety（患者安全）。外科手术既是一种技术，也是一门艺术，外科医生的哲学思维是实践的重要组成部分。外科医生首先要考虑患者的利益，并像对待家庭成员一样关心和照顾患者。胃癌患者只有一次通过手术治愈的机会。临床实践通常需要外科医生开创新技术，然而，创新必须始终以合理的科学理论为基础，并尊重公认的肿瘤学和医学实践原则。

● 参考文献

［1］TORRE L A，BRAY F，SIEGEL R L，et al. Global cancer statistics，2012［J］. CA Cancer J Clin，2015，65（2）：87-108.

［2］JAPANESE GASTRIC CANCER ASSOCIATION. Japanese gastric cancer treatment guidelines 2010（ver. 3）［J］. Gastric Cancer，2011，14（2）：113-123.

［3］WEINBERG R A. The biology of cancer［M］. 2nd ed. New York：Garland Science，2014.

［4］KIM H H，HAN S U，KIM M C，et al. Long-term results of laparoscopic gastrectomy for gastric cancer：a large-scale case-control and case-matched Korean multicenter study［J］. J Clin Oncol，2014，32（7）：627-633.

［5］CUSCHIERI S A，HANNA G B. Meta-analysis of D1 versus D2 gastrectomy for gastric adenocarcinoma：let us move on to another era［J］. Ann Surg，2014，259（6）：e90.

［6］SONGUN I，PUTTER H，KRANENBARG E M，et al. Surgical treatment of gastric cancer：15-year follow-up results of the randomised nationwide Dutch D1D2 trial［J］. Lancet Oncol，2010，11（5）：439-449.

［7］SASAKO M，SANO T，YAMAMOTO S，et al. D2 lymphadenectomy alone or with para-aortic nodal dissection for gastric cancer［J］. N Engl J Med，2008，359（5）：453-462.

［8］WU C W，HSIUNG C A，LO S S，et al. Nodal dissection for patients with gastric cancer：a randomised controlled trial［J］. Lancet Oncol，2006，7（4）：309-315.

［9］AJANI J A，BENTREM D J，BESH S，et al. Gastric cancer，version 2. 2013：featured updates to the NCCN guidelines［J］. J Natl Compr Cancer Netw，2013，11（5）：531-546.

[10] OKINES A, VERHEIJ M, ALLUM W, et al. Gastric cancer: ESMO clinical practice guidelines for diagnosis, treatment and follow-up [J]. Ann Oncol, 2010, 21 (Suppl 5): v50–v54.

[11] JAPANESE GASTRIC CANCER ASSOCIATION. Japanese classification of gastric carcinoma: 2nd English edition [J]. Gastric Cancer, 1998, 1 (1): 10–24.

[12] LIEBERMANN-MEFFERT D. The greater omentum: anatomy, embryology, and surgical applications [J]. Surg Clin North Am, 2000, 80 (1): 275–293.

[13] HAGIWARA A, TAKAHASHI T, SAWAI K, et al. Milky spots as the implantation site for malignant cells in peritoneal dissemination in mice [J]. Cancer Res, 1993, 53 (3): 687–692.

[14] MARUYAMA K, OKABAYASHI K, KINOSHITA T. Progress in gastric cancer surgery in Japan and its limits of radicality [J]. World J Surg, 1987, 11 (4): 418–425.

[15] HAGIWARA A, SAWAI K, SAKAKURA C, et al. Complete omentectomy and extensive lymphadenectomy with gastrectomy improves the survival of gastric cancer patients with metastases in the adjacent peritoneum [J]. Hepato-Gastroenterology, 1998, 45 (23): 1922–1929.

[16] HIRAO M, KUROKAWA Y, FUJITA J, et al. Long-term outcomes after prophylactic bursectomy in patients with resectable gastric cancer: final analysis of a multicenter randomized controlled trial [J]. Surgery, 2015, 157 (6): 1099–1105.

[17] IMAMURA H, KUROKAWA Y, KAWADA J, et al. Influence of bursectomy on operative morbidity and mortality after radical gastrectomy for gastric cancer: results of a randomized controlled trial [J]. World J Surg, 2011, 35 (3): 625–630.

[18] SON T, HYUNG W J, KIM J W, et al. Anatomic extent of metastatic lymph nodes: still important for gastric cancer prognosis [J]. Ann Surg Oncol, 2014, 21 (3): 899–907.

[19] CHOI Y Y, AN J Y, KATAI H, et al. A lymph node staging system for gastric cancer: a hybrid type based on topographic and numeric systems [J]. PLoS One, 2016, 11 (3): e0149555.

Ji Yeong An, Yoon Young Choi, Sung Hoon Noh

译者：王瑾，校对：苏晓晖

第七章 胃癌开放手术：全胃切除术联合D2淋巴结清扫术

一、引言

全胃切除术（total gastrectomy，TG）是治疗近端胃癌及远端胃癌不能保证近切缘阴性患者的一种手术方法，切除范围包括贲门和幽门在内的全胃。和远端胃癌根治术一样，推荐进展期胃癌全胃切除术联合D2淋巴结（lymph node，LN）清扫，额外的清扫范围包括2组（贲门左LN，包括左膈下动脉食管贲门分支周围LN）、4sa组（沿胃短动脉走行的左侧胃大弯LNs）、10组（脾门LNs，包括胰尾脾动脉远端、胃短动脉根部和沿胃网膜左动脉近端走行的第一胃分支）以及11d组（脾动脉远端LN，即起自脾动脉的胃后动脉起始部至胰尾末端的中部）。胃癌全胃切除术难度较大，因其切除范围较远端胃癌根治术更广，脾门周围LN清扫较困难。食管空肠吻合口瘘及脾动脉假性动脉瘤等手术并发症可能是致命的。此外，全胃切除术是否需要联合邻近器官（如胰腺和脾脏）切除存在争议。本章中，我们讨论全胃切除术的历史演变和LN清扫的技术要点。下一章将详细介绍开放全胃切除术重建的技术要点。

（一）全胃切除术的历史

1897年，瑞士苏黎世大学Carl B. Schlatter教授完成世界首例肿瘤全胃切除术，第1例消化道重建类型为食管空肠袢状吻合，未加行空肠空肠侧侧吻合[1]。自此之后，消化道重建方式不断发展，C'ésar Roux教授于1907年提出食管空肠端侧Roux-en-Y吻合[2]。目前，全胃切除术最常用的食管空肠端侧Roux-en-Y吻合是由Thomas G. Orr教授于1943年首次报道的[3]。

（二）胃癌全胃切除术淋巴结清扫范围

胃周围的淋巴系统最初通过一种可见的方式（如普鲁士蓝或印度墨水染色）来识别[4-5]。1962年，日本胃癌研究学会（Japanese Research Society for Gastric Cancer）根据解剖定位，最终将胃周围淋巴结分为16组区域淋巴结[6]。这些区域淋巴结分为N1、N2、N3和N4站，D2淋巴结清扫术定义为N1和N2站淋巴结清扫。日本推行的D2淋巴结清扫术显著改善了包括Ⅱ期和Ⅲ期在内的胃癌患者的预后[7]，因此，其逐渐成为胃癌根治的标准术式。曾经在西方国家，相比于D1术式，D2手术能否改善胃癌患者预后存在争议。目前，D2手术被认为是胃癌患者淋巴结清扫的最佳术式[8-10]。

全胃切除术的D2淋巴结清扫范围包括远端胃癌根治术清扫的所有淋巴结，以及胰尾和脾门周围的淋巴结[8]。据报道，当肿瘤位于胃上1/3时，脾门淋巴结转移的发生率为9%～15%[11-13]。因此，该区域淋巴结清扫被认为是胃癌全胃切除术的重要步骤之一。

（三）全胃联合脏器切除向保留器官的演变

20世纪90年代，邻近器官的联合切除术很普遍，全胃切除术联合胰腺远端切除（包括脾脏切除）是胃癌的标准术式，随即导致较高的术后并发症发生率以及死亡率。联合胰腺远端切除是为了清扫胰腺上缘和脾门淋巴结，然而，存在的一个临床问题就是，不切除胰腺也能清扫胰腺周围淋巴结，并且能够降低全胃切除术后并发症发生的概率。因此，1979年Keiichi Maruyama教授提出了一种新的术式，即保留胰腺的全胃切除术[14]，其研究结果颇为重要：相比于联合胰腺切除，保留胰腺的全胃切除术降低了术后死亡率（保留胰腺组0.3%，胰腺切除组0.9%）和并发症发生率（保留胰腺组19.6%，胰腺切除组39.4%）以及新发的糖尿病发病率（保留胰腺组0，胰腺切除组37%），并且两组的预后相似。因此，保留胰腺的全胃切除术成为标准术式。

全胃切除术的下一个问题就是联合脾脏切除的必要性：如何清扫脾门周围淋巴结而不切除脾脏？1997年Sung Hoon Noh教授在第二届国际胃癌大会（International Gastric Cancer Congress）提出了保留脾脏的全胃切除联合脾门淋巴结清扫技术的可行性和可靠性[15-16]。他得出了回顾性研究结果：相比于联合脾脏切除，保留脾脏的全胃切除术能够降低出血等相关并发症的发生率，并且两组的预后相似[17-18]。之后的随机对照试验研究了近端胃癌是否保留脾脏，得出了相似的结果：两组的淋巴结检出数量、术后并发症发生率以及预后均相似[19]。然而，该研究在进行之前未计算统计功效，因此得出的结果证据不足。日本进行了一项大规模、多中心的随机对照研究已于近期报道，结果显示：相比于保留脾脏的全胃切除术，联合脾脏切除的术后并发症发生率较高（脾脏切除组30.3%，保留脾脏组16.7%）、出血量较多（脾脏切除组390.5mL，保留脾脏组315mL），但两组的手术时间、死亡率（脾脏切除组0.4%，保留脾脏组0.8%）以及预后是相似的。基于这些结果，该研究得出结论：因其术后并发症发生率高而不能生存获益，近端胃癌全胃切除联合脾脏切除应当被摒弃[20]。然而，由于本研究中保留脾脏组只有23%行10组淋巴结清扫或脾门处淋巴结简单切除，因此，保留脾脏的全胃切除术的优势有待商榷。

不论是否保留脾脏或胰腺，与亚洲国家全胃切除术的低死亡率不同，美国胃癌全胃切除术仍具有挑战性，主要原因是其死亡率较高[21]。根据2005—2011年美国外科医师学院国家外科手术质量改善计划（American College of Surgeons National Surgical Quality Improvement Program）收集的数据，美国全胃切除术后并发症发生率和死亡率分别为36%和4.7%。此外，联合脾切除或胰腺切除是术后并发症的危险因素（OR分别为1.63和3.84），并且联合胰腺切除可导致较高的死亡率（OR为3.50）。总之，全胃切除术应避免以清扫淋巴结为目的的常规脾切除术，如果技术上可行，推荐清除脾门处淋巴结。

二、全胃切除术联合D2淋巴结清扫术

全胃切除术的手术适应证是近端胃癌及远端胃癌因肿瘤巨大或Borrmann Ⅳ型无法保证近切缘阴性的患者。其手术步骤和远端胃癌根治术相同，因此，本章不再讨论。同样，全胃切除术淋巴结清扫和远端胃癌D2根治术相似，本章亦不再赘述，读者可参阅相关章节。

1. 11p组和11d组淋巴结的清扫

11p组和11d组淋巴结的边界是胃后血管，而11d组淋巴结区域是从胃后血管到胰腺上缘的脾门。通过清扫11p组淋巴结，识别并结扎胃后动脉，直到11d组淋巴结。术者提起胰腺上缘的软组织，助手用纱布或手轻轻按压胰腺（图7-1），当胰腺上缘软组织被分离，可识别脾动脉。通过胰腺上缘边界沿着脾动脉，从患者右侧至左侧清扫区域淋巴结。脾静脉位于脾动脉深部，因此，清扫其周围淋巴结时应避免邻近血管的热损伤（图7-2）。

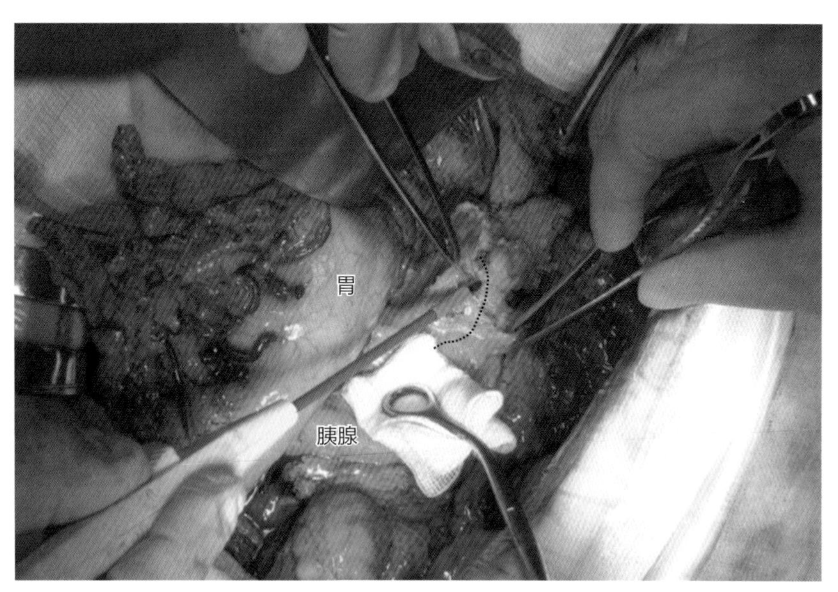

图7-1 胰腺上缘11p组和11d组淋巴结清扫

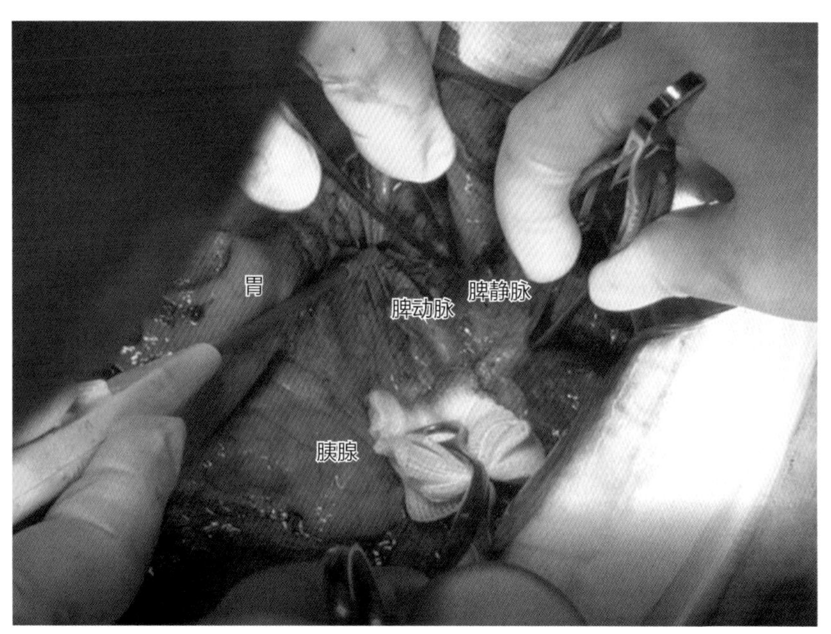

图7-2 暴露胰腺上缘脾血管

2. 4sa、10、2组淋巴结的清扫

为了更好地暴露10组淋巴结清扫视野，术者可将手置入脾脏后方，从而更容易进入10组淋巴结区域（图7-3）。因为粗暴地牵拉脾脏容易导致脾脏后部损伤，并且脾出血有时很难处理，因此术者在此过程中应当特别注意不要损伤脾实质。术者左手轻轻按压脾门前部，助手用纱布进行牵拉（图7-4）。识别胃短血管（经常有3～5根）并结扎，同时清扫其周围淋巴结（4sa组淋巴结）（图7-5）。在胃短血管后方脾门处，可识别主要的脾动脉和脾静脉。术者提起脾脏血管周围的软组织，助手则通过牵拉脾动脉和脾静脉来显露术野（图7-6）。清扫10组淋巴结时，手术医师应特别注意不要对脾动脉周围组织造成热损伤，因其可导致致命的并发症，即假性动脉瘤。当清扫脾上极至食管胃连接部软组织时，在胃膈韧带处可识别起源于左膈下动脉的一个血管分支，予以结扎切断，一并清扫2组淋巴结。

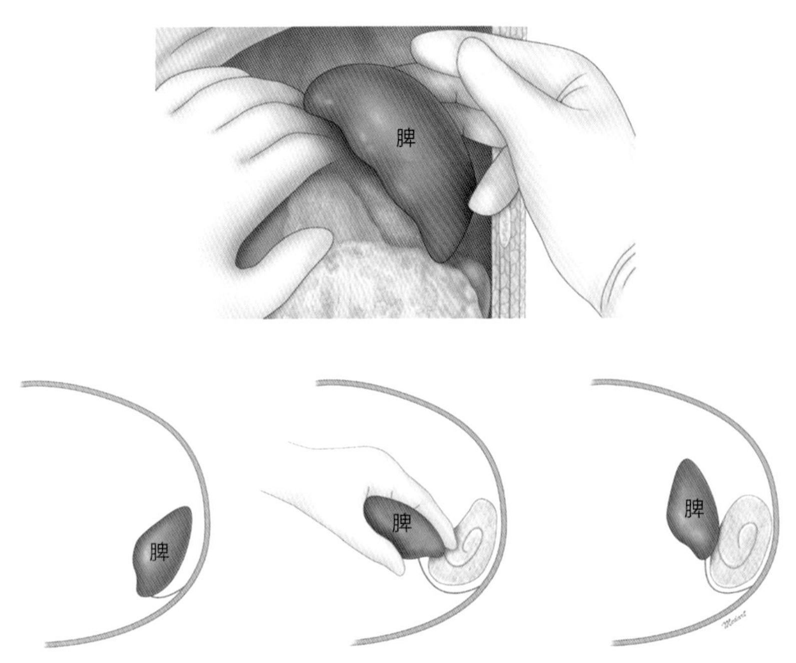

图7-3　抬高脾脏以暴露脾门10组淋巴结

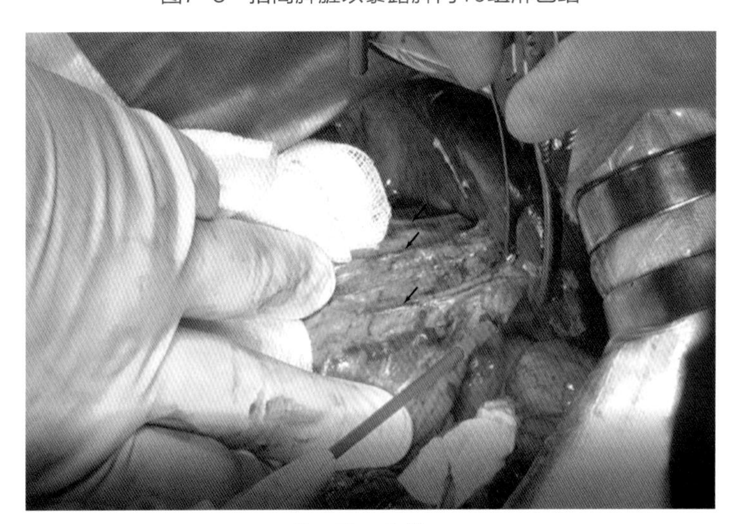

箭：胃短血管。

图7-4　暴露胃短血管清扫4sa组淋巴结

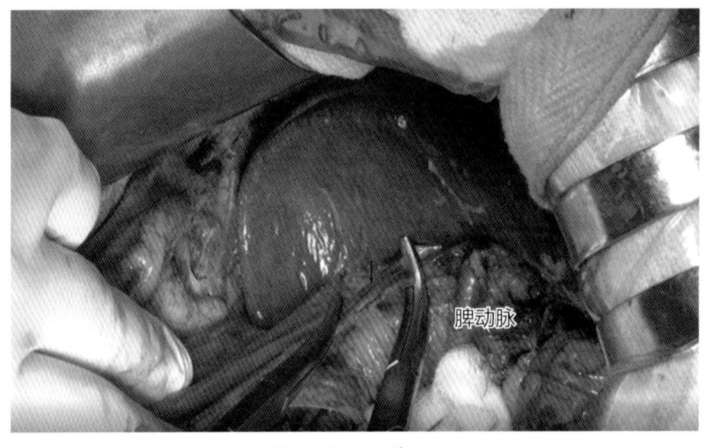

箭：胃短血管。

图7-5　暴露胃短血管并结扎

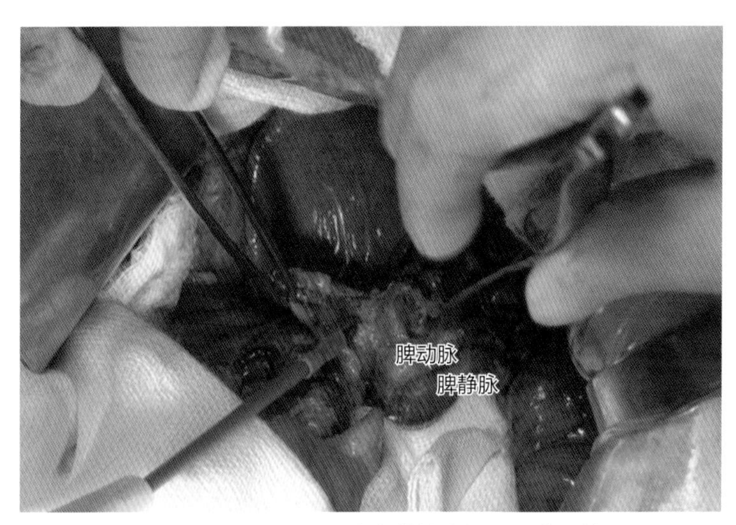

图7-6　脾门处暴露脾血管并清扫周围淋巴结

● 参考文献

[1] SCHLATTER C. Vollstandiger entfernung des magens, oesophagoenterostomie, beim Menschen [J]. Beitr Klin Chir, 1897, 19: 757.

[2] ROUX C. L'esophago-jejune-gastrome. Nouvelle operation pour retricissement infranchissable de L'esophage [J]. Semaine Med, 1907, 27: 37.

[3] ORR T G. A modified technique for total gastrectomy [J]. Arch Surg, 1947, 54 (3): 279-286.

[4] GEROTA D. Zur Technik der Lymphagefass-injection, Eine neue Injectionsmasse fur Lymphagefasse. Polychrome Injection [J]. Anat Anz, 1896, 12: 216-223.

[5] T. K. Lymph node metastasis of gastric cancer [J]. Jpn J Surg, 1944: 15-16.

[6] JAPANESE RESEARCH SOCIETY FOR GASTRIC CANCER. Japanese rules for gastric cancer study (in Japanese) [M]. 1st ed. Tokyo/Osaka/Kyoto: Kanehara & Co., Ltd., 1962.

[7] JAPANESE RESEARCH SOCIETY FOR GASTRIC CANCER. Annual report of nationwide registry of gastric cancer patients (in Japanese) [M]. Tokyo: National Cancer Center Press, 1972—1998.

[8] JAPANESE GASTRIC CANCER ASSOCIATION. Japanese gastric cancer treatment guidelines 2014 (ver. 4) [J]. Gastric Cancer, 2017, 20 (1): 1-19.

[9] AJANI J A, BENTREM D J, BESH S, et al. Gastric cancer, version 2. 2013: featured updates to the NCCN guidelines [J]. J Natl Compr Cancer Netw, 2013, 11 (5): 531-546.

[10] WADDELL T, VERHEIJ M, ALLUM W, et al. Gastric cancer: ESMO-ESSO-ESTRO clinical practice guidelines for diagnosis, treatment and follow-up [J]. Ann Oncol, 2013, 24 (6): vi57-vi63.

[11] KOSUGA T, ICHIKAWA D, OKAMOTO K, et al. Survival benefits from splenic hilar lymph node dissection by splenectomy in gastric cancer patients: relative comparison of the benefits in subgroups of patients [J]. Gastric Cancer, 2011, 14 (2): 172-177.

[12] SASADA S, NINOMIYA M, NISHIZAKI M, et al. Frequency of lymph node metastasis to the splenic hilus and effect of splenectomy in proximal gastric cancer [J]. Anticancer Res, 2009, 29 (8): 3347-3351.

[13] MONIG S P, COLLET P H, BALDUS S E, et al. Splenectomy in proximal gastric cancer: frequency of lymph node metastasis to the splenic hilum [J]. J Surg Oncol, 2001, 76 (2): 89-92.

[14] MARUYAMA K, SASAKO M, KINOSHITA T, et al. Pancreas-preserving total gastrectomy for proximal gastric cancer [J]. World J Surg, 1995, 19 (4): 532-536.

[15] CHOI Y Y, AN J Y, KIM H I, et al. Current practice of gastric cancer treatment [J]. Chin Med J, 2014, 127 (3): 547-553.

[16] CHOI Y Y, NOH S H, CHEONG J H. Evolution of gastric cancer treatment: from the golden age of surgery to an era of precision medicine [J]. Yonsei Med J, 2015, 56 (5): 1177-1185.

[17] OH S J, HYUNG W J, LI C, et al. Yonsei gastric cancer C. the effect of spleen-preserving lymphadenectomy on surgical outcomes of locally advanced proximal gastric cancer [J]. J Surg Oncol, 2009, 99 (5): 275-280.

[18] LEE K Y, NOH S H, HYUNG W J, et al. Impact of splenectomy for lymph node dissection on long-term surgical outcome in gastric cancer [J]. Ann Surg Oncol, 2001, 8 (5): 402-406.

[19] YU W, CHOI G S, CHUNG H Y. Randomized clinical trial of splenectomy versus splenic preservation in patients with proximal gastric cancer [J]. Br J Surg, 2006, 93 (5): 559-563.

[20] SANO T, SASAKO M, MIZUSAWA J, et al. Randomized controlled trial to evaluate splenectomy in total gastrectomy for proximal gastric carcinoma [J]. Ann Surg, 2017, 265 (2): 277-283.

[21] BARTLETT E K, ROSES R E, KELZ R R, et al. Morbidity and mortality after total gastrectomy for gastric malignancy using the American College of Surgeons National Surgical Quality Improvement Program database [J]. Surgery, 2014, 156 (2): 298-304.

Yoon Young Choi, Sung Hoon Noh

译者：李正荣，校对：王天宝

第八章 胃癌开放手术：胃切除术联合腹主动脉旁淋巴结清扫术

一、腹主动脉旁淋巴结清扫术手术指征

（一）预防性腹主动脉旁淋巴结清扫术

日本临床肿瘤研究组（Japan Clinical Oncology Group，JCOG）针对潜在可治愈的T3/T4期进展期胃癌患者开展了一项三期临床研究，探讨了进行预防性腹主动脉旁淋巴结（para-aortic lymph nodes，PAN）清扫术（PAN dissection，PAND）的可行性[1]。JCOG9501研究是一项在24个日本医院开展的多中心前瞻性随机对照临床研究，目的是评估D2+PAND是否优于单纯D2手术。病例入组标准见表8-1。研究的主要终点是总体生存（overall survival，OS），次要终点是无复发生存（recurrent free survival，RFS）、手术相关并发症发生率和住院死亡率。样本量预计为520例，以检测行PAND患者的5年生存率增加8%，单侧α水平为0.05，检验效能为80%。自1995年7月至2001年4月，523例患者被随机分为单纯D2组（263例）和D2+PAND组（260例）（图8-1）。除1例外，所有患者均接受随机分配的淋巴结清扫术，均无任何辅助治疗。两组患者的特征和预后因素方面均没有差异，住院死亡率均低至0.8%，术后主要并发症如吻合口瘘、腹腔脓肿及胰瘘的发生率相同，但D2+PAND组的总并发症（包括轻微并发症）发生率明显高于D2组[2]。OS和RFS曲线几乎完全重叠，HR分别为1.03（95%CI：0.77～1.37，P=0.83）（图8-2）和1.08（95%CI：0.83～1.42，P=0.72）（图8-3）。两组患者初次复发的部位无明显差异。在亚组分析中，肿瘤病理分期和淋巴结分期（阴性/阳性）之间比较有统计学意义，但在手术时无法清楚地知道两者的具体情况，也无法给出合理的解释。虽然相互作用不显著，但上1/3胃肿瘤的危险比为0.58，而其他部位肿瘤的危险比为1.10。260例（D2+PAND组）患者中22例（8.5%）PAN转移患者的5年生存率为18.2%，与我们的预期基本一致。综上所述，对于可根治性的且没有任何PAN转移临床证据的T3/T4胃癌患者应避免行PAND。

表8-1 病例入组标准

	纳入标准	排除标准
术前	腺癌	残胃癌
	年龄≤75岁	Borrmann Ⅳ（皮革胃）
	PaO_2 >70mmHg	其他原发肿瘤
	FEV1.0>50%	有心肌梗死病史或运动心电图阳性
	CCr >50mL/min	肝硬化或吲哚氰绿15min滞留率>10%
	签字同意	
术中	T2（SS）、T3、T4	肉眼N4（不允许术中冰冻病理检查）
	根治性切除（R0）	
	腹腔冲洗细胞学检查阴性	

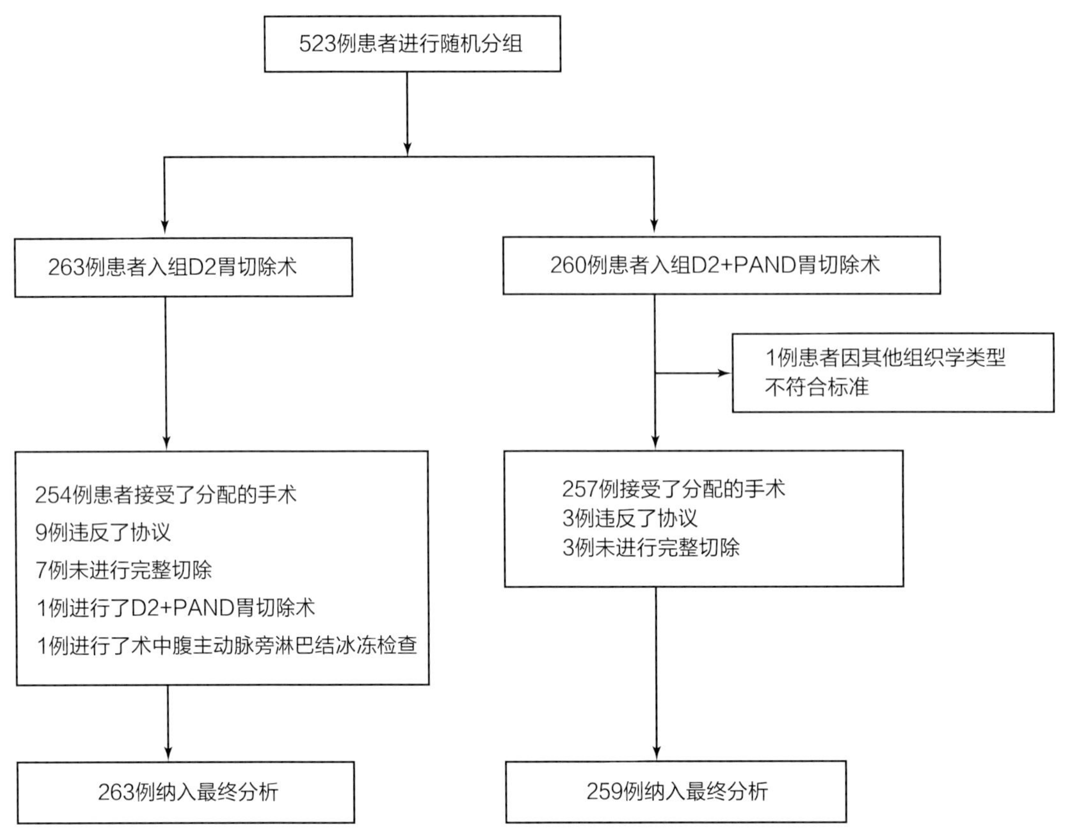

图8-1 JCOG9501研究流程图

在JCOG9501研究中，排除了侵犯贲门和食管的胃癌患者，因为研究者同时对此类患者进行了另一项研究（JCOG9502），以检验左胸腹入路是否优于经膈肌入路[3]。在JCOG9501的亚组分析中，上1/3的胃癌比其他中、下1/3的胃癌更可能从PAND中获益[1]。在JCOG9502研究中，PAN转移的发生率是JCOG9501的2倍多，为15.2%，5年生存率为18.2%，表明PAND对此类胃癌的疗效更好[3]。故目前不建议使用预防性PAND，但对于SiewertⅡ型或Ⅲ型胃癌患者，可考虑部分PAND，即清扫局限于主动脉外侧和左肾静脉上方区域的淋巴结。

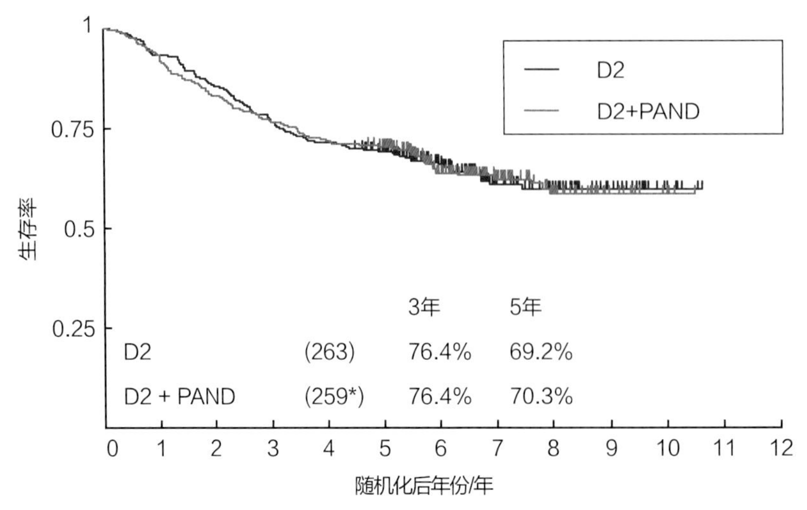

*：排除不合格患者的生存分析（$n=1$）。分层对数秩检验（log-rank test）：$P=0.83$，HR=1.03（0.77～1.37）。

图8-2 两组总体生存曲线

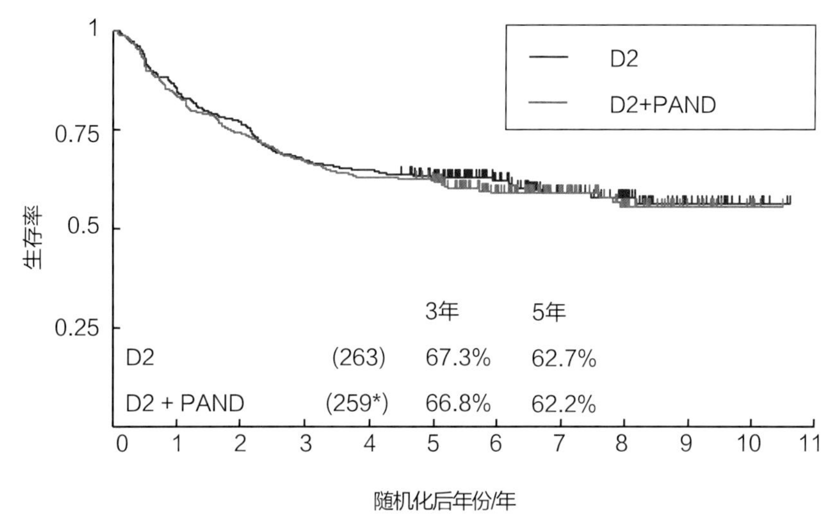

包括未接受手术的所有符合条件的患者。*：排除不合格患者的生存分析（$n=1$）。分层对数秩检验（log-rank test）：$P_{单侧}=0.66$，HR=1.08（0.83～1.42）。

图8-3 两组无疾病生存曲线

（二）治疗性PAN清扫术

人们早就知道有些PAN转移患者可以通过清扫包括腹主动脉（para-aortic，PA）区在内的所有淋巴结来获得治愈，尽管其治愈率低至10%。JCOG的胃癌研究小组（Stomach Cancer Study Group，SCSG）对具有以下任何一种情况的胃癌患者开展了多项实施扩大淋巴结清扫术的临床研究：腹腔动脉或其分支周围有巨大的（bulky）转移淋巴结（或≥2个直径≥1.5cm的淋巴结）或PAN直径>10mm。在针对这个问题的一项研究中，伊立替康联合顺铂行新辅助化疗（neoadjuvant chemotherapy，NAC），随后进行了D2+PAND手术，结果显示3年OS为27%（95%CI：0.15～0.39），同时有3例与治疗相关的死亡病例[4]。在另一项研究中，NAC的化疗方案是S-1加顺铂。51例符合研究标准的患者3年和5年OS分别为58.8%和52.8%[5]（图8-4）。临床PAN转移且没有巨大的（融合的）N2转移者的5年生存率为57%，同时伴有巨大N2和PAN转移者的5年生存率仅为17%。在上述两项研究中，术前无PAN临床转移表现的患者中，经术后组织学发现PAN淋巴结转移的比例分别为30%和20%。因此，对于巨大的N2而无PAN淋巴结转移的患者，也应在积极的NAC后行PAND。

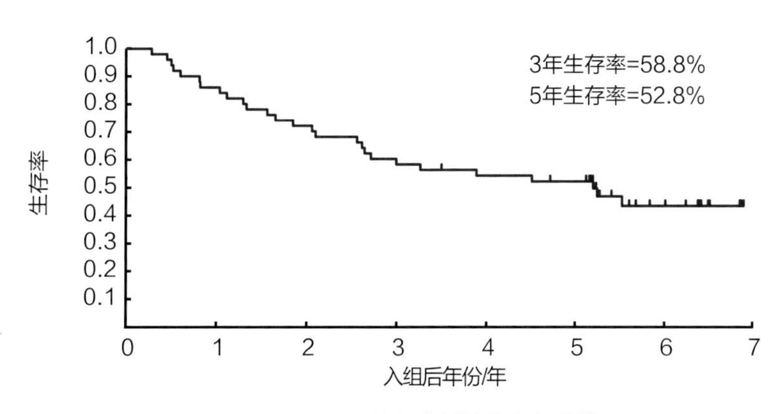

图8-4 JCOG0405纳入病例总体生存曲线

二、手术技巧

（一）扩大的Kocher切口（包括结肠肝曲的游离）

PAND的第一步是将十二指肠从腹膜后方广泛游离。在这个过程中，结肠肝曲相应地也要广泛游离，以便获得广泛的视野来充分暴露腹主动脉区域（PA area）（图8–5）。沿着覆盖整个PAN区域的胰后筋膜间隙进入十二指肠和胰腺下方层面（图8–6），沿此层面游离可到达左肾门附近（图8–7），可从后面见到肠系膜下静脉。

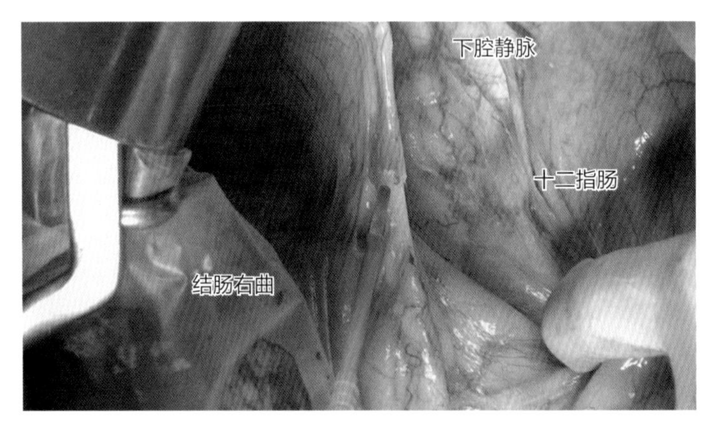

图8–5　游离结肠肝曲

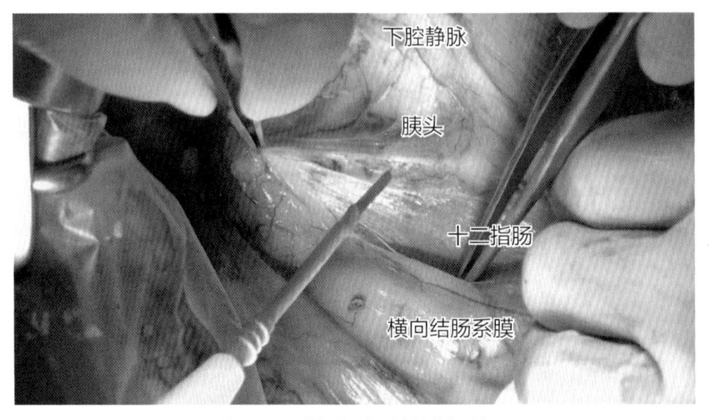

图8–6　游离胰后筋膜间隙

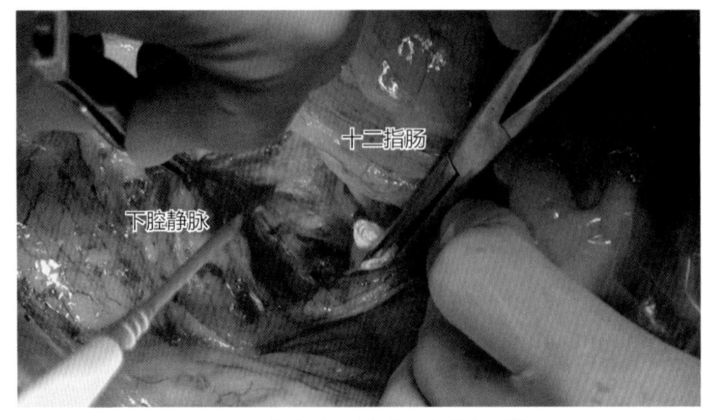

图8–7　游离胰后筋膜至左肾门附近

（二）分离下腔静脉表面筋膜

覆盖PA区的筋膜也覆盖了下腔静脉，此筋膜层在下腔静脉表面呈纵形分布，从肠系膜下动脉位置延续到左肾静脉水平（图8-8）。切开此层表面筋膜后，沿着已经暴露的下腔静脉表面，可以很容易地找到左肾静脉的起源。在向尾侧游离的过程中，可以找到右侧性腺静脉的起源，在其起始处将其结扎切断（图8-9）。左肾静脉腹侧应暴露至左肾上腺静脉起点。由于整个PA区淋巴结并不能完好无损地整块切除，故应在左肾静脉水平进行分段切除。左肾静脉腹侧的组织应予以妥善结扎（图8-10）。由于此处组织中包含许多大的纵行淋巴管，故必须妥善结扎，以避免术后出现淋巴腹水（乳糜腹水）。

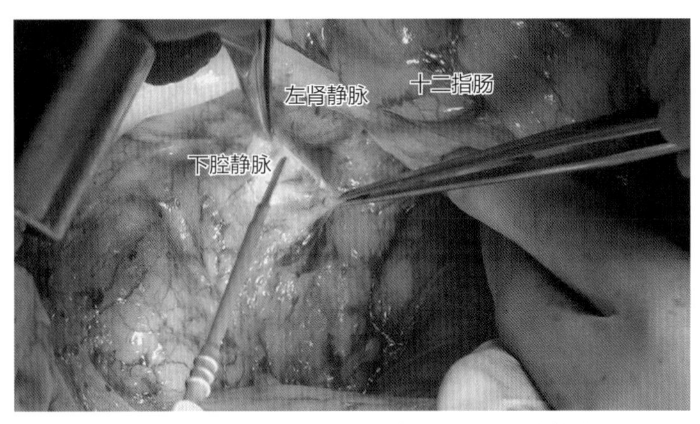

图8-8　分离下腔静脉表面筋膜并暴露下腔静脉

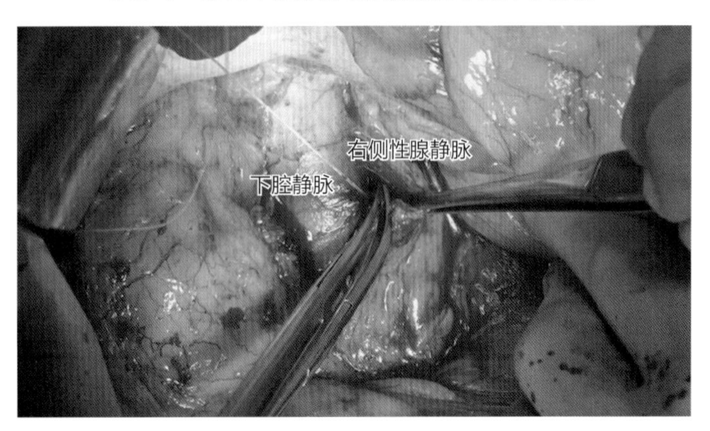

图8-9　在右侧性腺静脉根部结扎切断

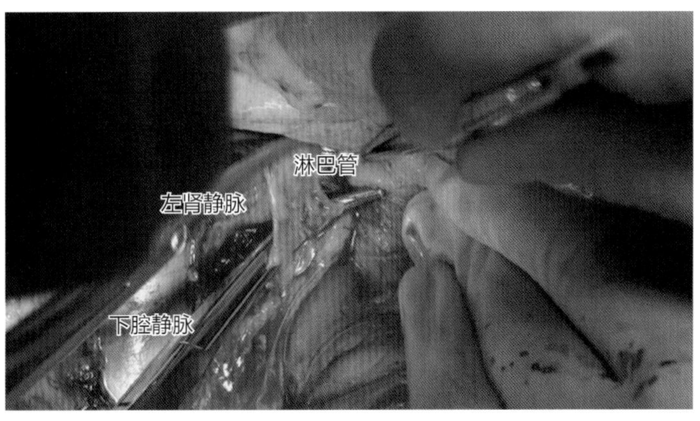

图8-10　在左肾静脉前面分离并结扎包含大淋巴管在内的PA组织

（三）提吊左肾静脉并暴露主动脉表面

将左肾静脉用血管吊索悬吊起来（图8-11），并向腹侧牵引，露出主动脉腹侧表面。主动脉被厚厚的脂肪结缔组织覆盖，此处应该在左肾静脉的后面分离（因为腹主动脉表面组织在该水平是最薄的）。

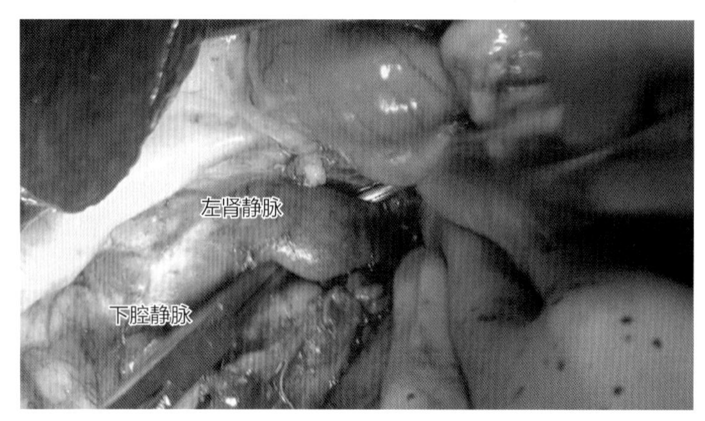

图8-11　血管吊索悬吊左肾静脉

（四）进入腹主动脉右侧的底部组织

向下腔静脉左侧分离至其后方，可暴露右膈肌脚远端和腰大肌表面。此时可以切断遇到的一些自主神经组织。在左肾静脉下方几厘米处可显露与奇静脉相连的静脉，将这些静脉自下腔静脉发出的根部结扎切断（图8-12）。此处也可显露右肾动脉。

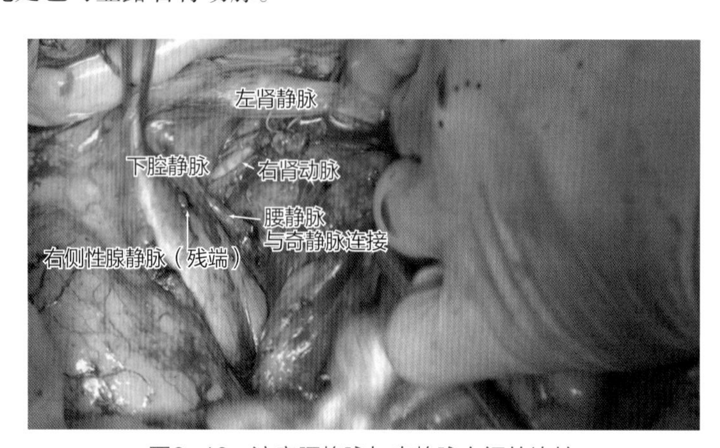

图8-12　注意腰静脉与奇静脉之间的连接

（五）解剖下腔静脉和主动脉之间的整个脂肪结缔组织

到达PA组织的底部后，开始解剖右肾动脉下方的组织，沿着腰大肌尾侧的表面，从右到左朝腹主动脉方向分离（图8-12）。腹主动脉前的组织在左肾静脉水平进行分离，左侧性腺动脉的起点位于左肾静脉下方几厘米处，应在左侧性腺动脉根部结扎切断（图8-13）。在此分离过程中，可以识别右腰动脉，可见左腰静脉穿过主动脉后面的腰大肌和脊柱前韧带。

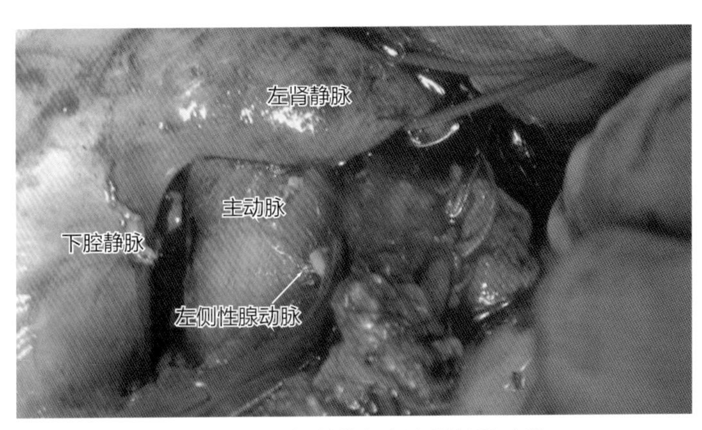

图8-13　根部结扎切断左侧性腺动脉

（六）确定需要解剖分离的下界

当将下腔静脉与主动脉之间的尾侧整个组织连同从右至左的腹主动脉前方组织一并清扫后，可识别肠系膜下动脉（inferior mesenteric artery，IMA）的根部，此为解剖下界标志。下腔静脉和腹主动脉之间的整个组织和腹主动脉前方的组织应在IMA水平以下予以结扎（图8-14）。

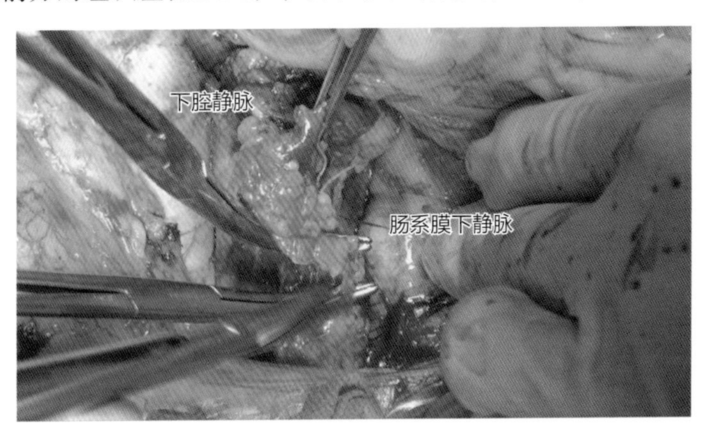

图8-14　16b1组淋巴结内和前组腹主动脉组织的下界，应在肠系膜下动脉根部水平下方分离

（七）沿腹主动脉左外侧解剖至其后缘

沿着腹主动脉表面向左，暴露左侧性腺动脉，结扎左侧性腺动脉并与主动脉分开（图8-15）。沿着主动脉的左侧壁解剖，直到看到左腰静脉和脊柱前韧带（图8-16）。在此过程中，分离层面在腰大肌筋膜的侧面。注意不要损伤腰大肌上的交感神经链。

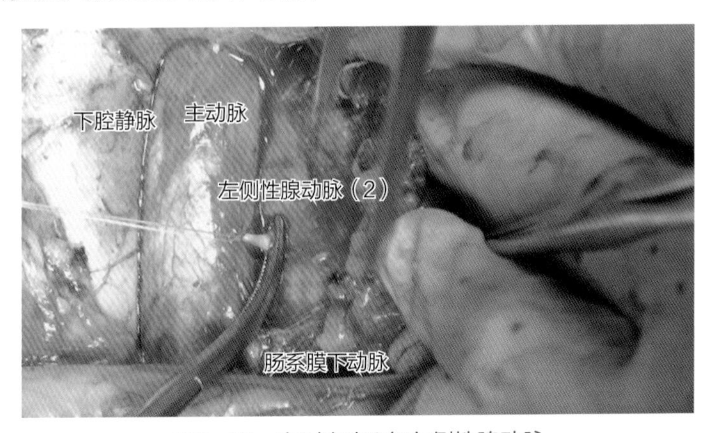

图8-15　有时存在2条左侧性腺动脉

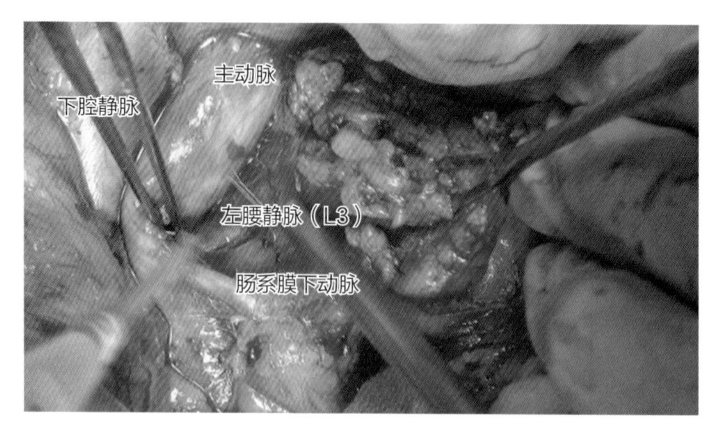

图8-16 沿主动脉左侧壁继续剥离，直到露出左腰静脉和脊柱前韧带

（八）从左Gerota筋膜分离腹主动脉区域组织

将含有PAN的脂肪组织与包含输尿管的Gerota筋膜中的脂肪组织分离。沿着左侧性腺静脉进行左Gerota筋膜分离，此处只有几个小分支从PA区发出（图8-17）。分离左Gerota筋膜可使PA组织的侧缘变得清晰。一旦暴露出Gerota筋膜后方，则将易于进入左肾的Gerota筋膜后面的间隙。为了下一步游离左肾，可快速地进行钝性解剖，将Gerota筋膜从腰大肌筋膜和腰方肌筋膜中分离出来。

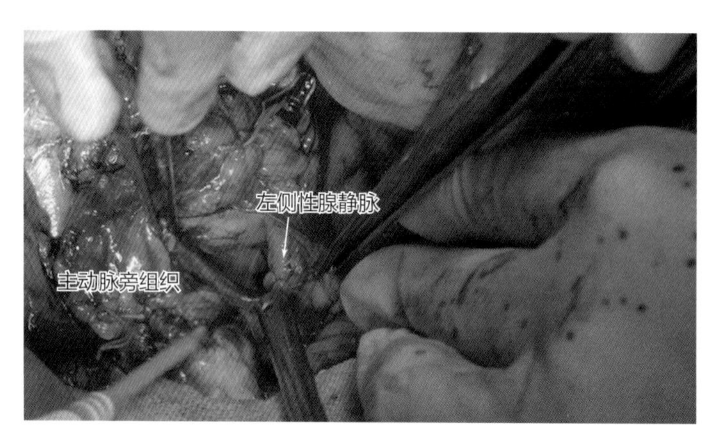

图8-17 沿左侧性腺静脉内侧分离左侧Gerota筋膜包裹的组织

（九）分离腹主动脉近IMA侧面的PA组织

像分离下腔静脉和主动脉之间的PA组织一样，这部分PA组织在IMA水平以下被结扎和分离（图8-18）。此时，PA组织从腹主动脉的后面、前面和侧面被完整地解剖出来。左交感神经链应予以辨认并保留（图8-19）。我们可以在交感神经链正中和主动脉后面看到左腰静脉和动脉，术中应注意保留（图8-20、图8-21）。

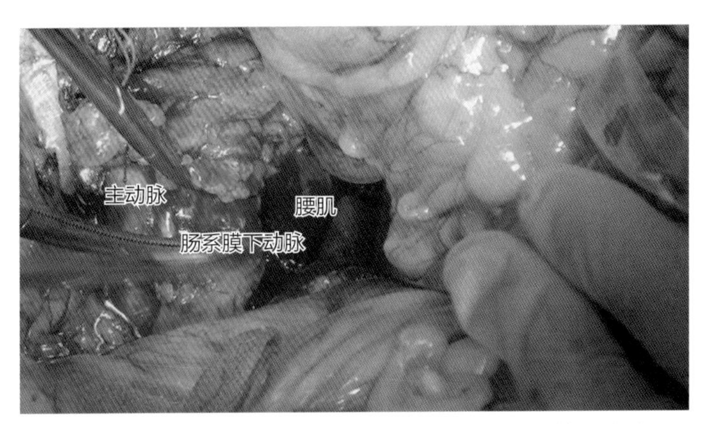

图8-18　在肠系膜下动脉起点下方分离主动脉旁的PA组织

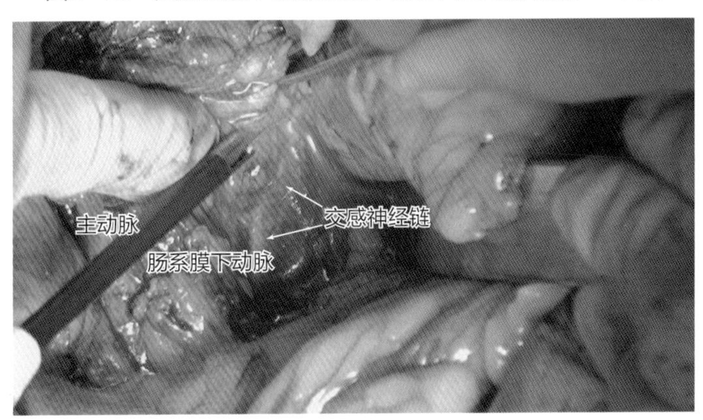

图8-19　不应在左侧交感神经链后面解剖，应保留左交感神经链以避免术后直立性低血压

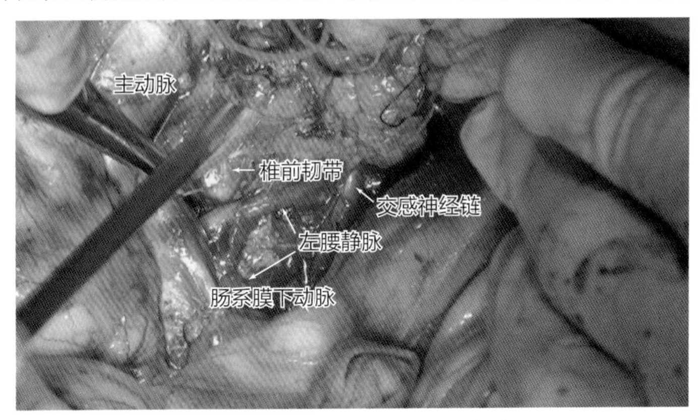

图8-20　主动脉后方视图（1）

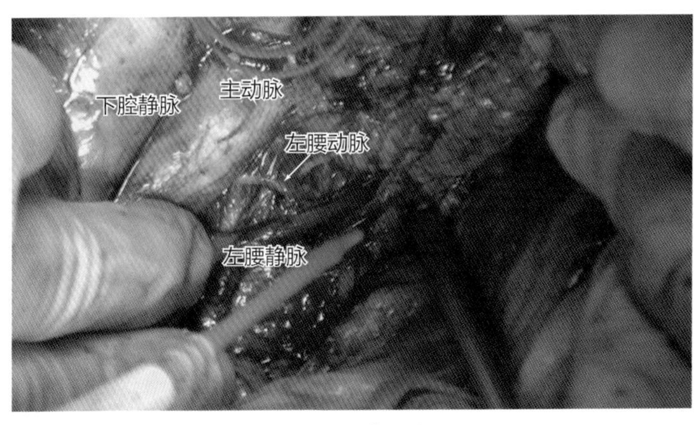

比图8-20略朝头侧。

图8-21　主动脉后方视图（2）

（十）分离左肾静脉腹侧PA组织和显露左肾动脉

由于左肾血管的存在，整个PA组织不能整块切除，应从左肾静脉头侧进行主动脉旁侧方组织分离。首先，分离左肾静脉前的组织，经此分离，清楚地暴露左肾静脉及左肾上腺静脉的根部；然后，暴露左肾动脉以避免损伤，左肾动脉多数情况下位于左肾静脉后方的头侧几厘米处（图8–22）；最后，将左肾动脉下方、左肾静脉背侧的PA组织与靠头侧的PA组织分开。图8–23显示了16b1组淋巴结（左肾静脉与肠系膜下动脉之间的腹主动脉旁淋巴结）清扫后的视野。

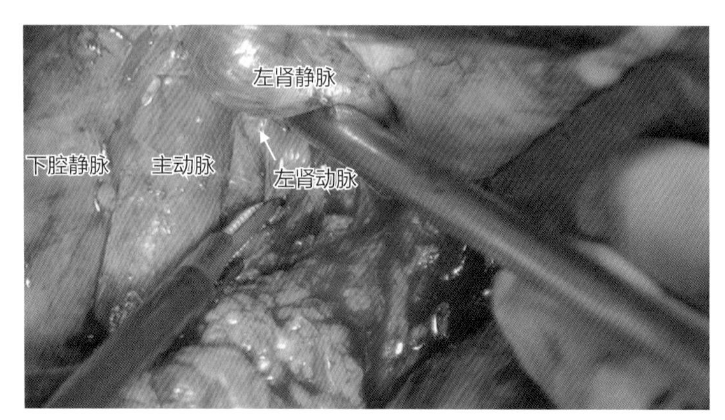

图8–22　应沿主动脉左侧仔细检查左肾动脉，其变异不常见，但偶尔存在

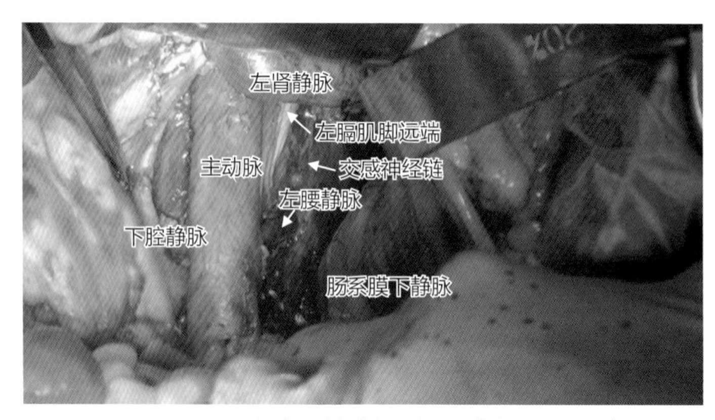

图8–23　16b1组淋巴结清扫后视野（内侧和外侧）

（十一）游离结肠脾曲和暴露左Gerota筋膜

游离结肠脾曲后，Gerota筋膜前方与结肠系膜完全分离（图8–24、图8–25）。

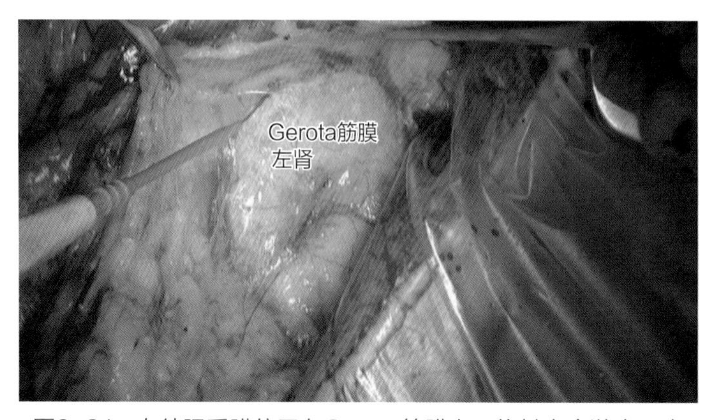

图8–24　左结肠系膜位于左Gerota筋膜上，将其完全游离下来

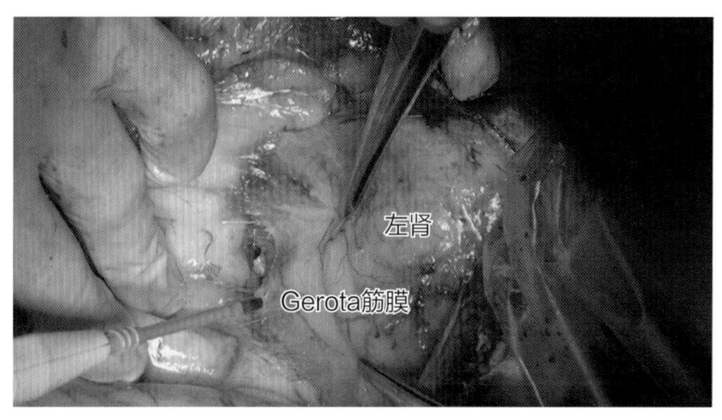

图8-25 最后需要游离和解剖的部位

（十二）暴露左肾上腺静脉、半奇静脉干和腰静脉

当结肠脾曲和横结肠左半部从左侧腹膜完全游离后，从前面可暴露左肾和左肾静脉，也可辨认出左肾上腺静脉的根部（图8-26）。在左肾上腺静脉根部附近，将向尾端走行的腰静脉和半奇静脉的总干结扎，并与左肾静脉分开。切除沿左膈下血管和左肾上腺内侧的含有淋巴结的软组织。此处分离的背侧边界是腹腔神经节。

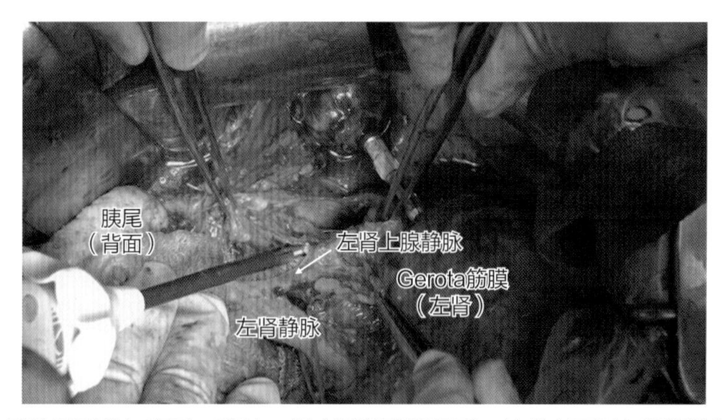

图8-26 当左侧结肠系膜与胰尾、脾脏一起广泛游离翻起后，从前方可见左肾静脉和左肾上腺静脉

（十三）游离左肾和解剖肾血管后方组织

使用血管吊索将左肾动、静脉悬吊，再将左肾向上翻起，细致解剖分离左肾血管周围的组织（图8-27、图8-28）。图8-29显示了PAN组织被完整清扫后的视野。

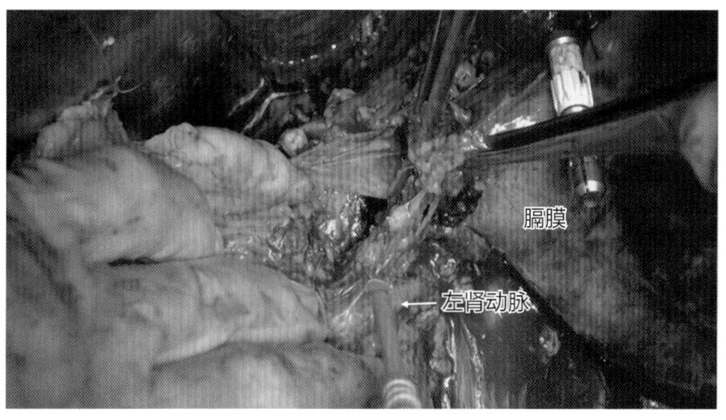

左肾向上翻起，将左肾血管周围的组织，包括血管后面的组织全部切除。

图8-27 16a2组-外侧淋巴结解剖的最后一步

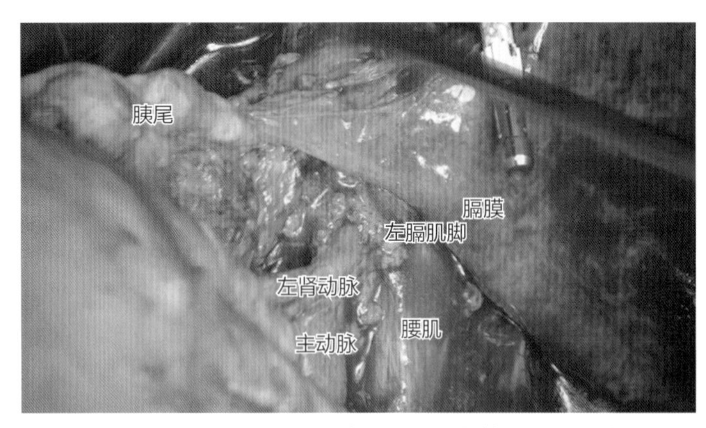

图8-28　术者左手持左肾，完全清扫左肾血管周围淋巴结后所见

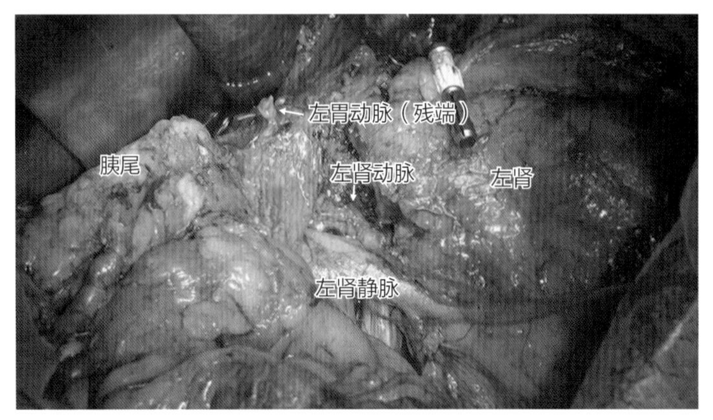

图8-29　16组淋巴结清扫完成后的最终视野

● 参考文献

［1］SASAKO M，SANO T，YAMAMOTO S，et al．D2 lymphadenectomy alone or with para-aortic nodal dissection for gastric cancer［J］．N Engl J Med，2008，359（5）：453-462．

［2］SANO T，SASAKO M，YAMAMOTO S，et al．Gastric cancer surgery：morbidity and mortality results from a prospective randomized controlled trial comparing D2 and extended para-aortic lymphadenectomy – Japan Clinical Oncology Group study 9501［J］．J Clin Oncol，2004，22（14）：2767-2773．

［3］SASAKO M，SANO T，YAMAMOTO S，et al．Left thoracoabdominal approach versus abdominal-transhiatal approach for gastric cancer of the cardia or subcardia：a randomised controlled trial［J］．Lancet Oncol，2006，7（8）：644-651．

［4］YOSHIKAWA T，SASAKO M，YAMAMOTO S，et al．Phase Ⅱ study of neoadjuvant chemotherapy and extended surgery for locally advanced gastric cancer［J］．Br J Surg，2009，96（9）：1015-1022．

［5］TSUBURAYA A，MIZUSAWA J，TANAKA Y，et al．Neoadjuvant chemotherapy with S-1 and cisplatin followed by D2 gastrectomy with para-aortic lymph node dissection for gastric cancer with extensive lymph node metastasis［J］．Br J Surg，2014，101（6）：653-660．

Mitsuru Sasako
译者：蔡世荣，校对：王天宝

第九章 胃癌开放手术：消化道重建

一、引言

自首次成功实施胃切除手术以来，如何恢复胃肠道的连续性一直是需要探讨的问题。尽管胃切除术后可以使用多种重建技术进行消化道重建，但研究人员和临床医生尚没有找到最佳或最理想的重建方法。选择重建方法时，除了需要考虑外科手术和肿瘤学的安全性外，外科医生还需要确保患者手术后的营养摄入，以维持患者的生活质量。

远端胃切除术后的重建方法包括胃十二指肠吻合术（也称为Billroth Ⅰ重建），加或不加Braun吻合的胃空肠吻合术（也称为Billroth Ⅱ重建）及Roux-en-Y胃空肠吻合术。Roux-en-Y胃空肠吻合术虽然进行过很多次修正，但它目前仍然是全胃切除术后使用最广泛的消化道重建方法。

二、手术技巧

（一）远端胃切除术后的重建

1. 胃十二指肠吻合术（Billroth Ⅰ式）

远端胃大部切除术后的胃十二指肠吻合是消化道重建的首选方法，尤其是在亚洲[1]。胃十二指肠吻合在残胃和十二指肠残端之间进行，这种重建方法保留了十二指肠通道，更加符合消化生理。而且研究表明，与远端胃切除术后的其他重建方法相比，胃十二指肠吻合术后的营养摄取和铁代谢更有保障[2-3]。从理论上讲，由于胃十二指肠吻合术解剖学上的优势（例如只有一个吻合口），减少了并发症的发生，比如吻合口瘘，而且便于术后检查胆道系统。

胃十二指肠吻合可以手工完成，也可以通过圆形吻合器完成。自20世纪70年代以来，圆形吻合器开始应用于胃十二指肠吻合手术[4]，并且各种改良方法也被相继报道了。与其他方法相比，使用圆形吻合器可以显著缩短手术时间，并具有与手工完成相似的并发症发生率[5-6]。

◆ 手术技巧

在实施胃十二指肠吻合术时，在十二指肠的远端拟横断处放置荷包钳，紧邻荷包钳近端放置一个直钳，然后在两钳之间横断十二指肠（图9-1a）。在十二指肠残端上进行荷包缝合后，将直径为28～31mm的圆形吻合器抵钉座轻轻插入十二指肠的残端中。这里要注意的是，在将缝线束紧在抵钉座上之后，应使用血管钳抓住抵钉座中心杆，以防其滑入十二指肠腔内（图9-1b）。

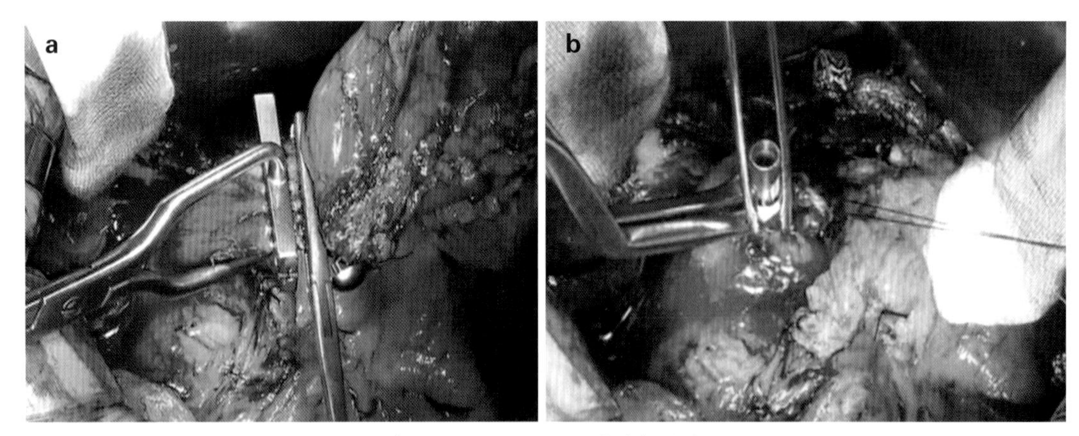

a. 横断十二指肠。b. 收紧荷包缝线。

图9-1 抵钉座置入十二指肠

也可以使用一次性自动荷包缝合器。行Kocher切口可减小吻合部位的张力，并易于将抵钉座插入十二指肠。在离断十二指肠之前，Kocher操作实施起来更加容易。

离断十二指肠后，胃和十二指肠残端的吻合可在切除胃之前完成，也可以先行胃切除术，再进行吻合。为了在胃切除术之前进行吻合，需要在胃的远端切开3～4cm的胃壁，插入圆形吻合器。切口必须避开肿瘤周围的区域，尽量沿胃大弯方向打开（图9-2a）。通过这种胃切除的方式，可以大致确认病变位置，并可以确定足够的近切缘。

提起胃壁的近端切缘，插入圆形吻合器的主体，转动圆形吻合器的中心杆，使其在适当的地方穿过胃后壁或胃大弯（图9-2b）。然后，将圆形吻合器向十二指肠顺时针旋转，与十二指肠相对以锁定中心杆和抵钉座（图9-2c），从而实现胃十二指肠的端对端吻合（图9-2d）。

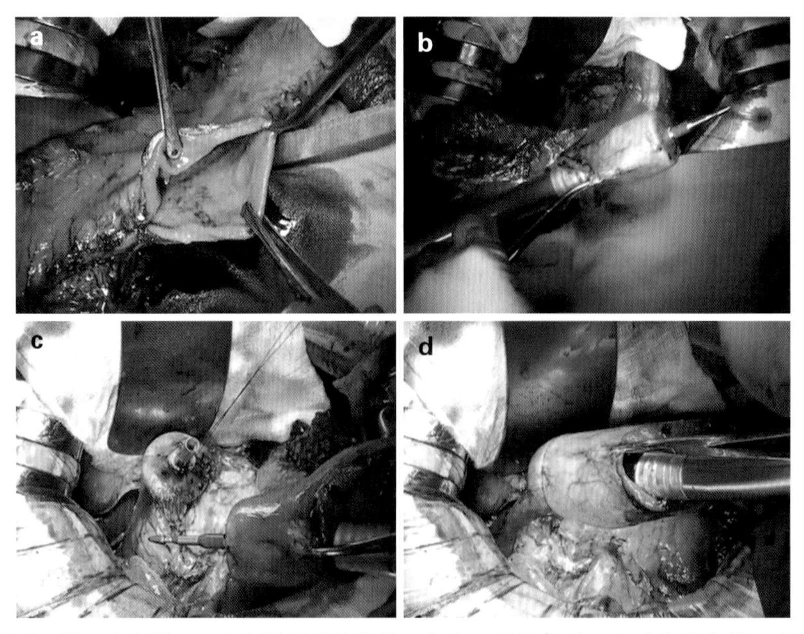

a. 切开胃大弯。b. 置入吻合器。c. 吻合器顺时针旋转，与十二指肠相对。d. 对合吻合器，完成端侧吻合。

图9-2 胃十二指肠吻合方式（1）

吻合后，应直视下检查吻合口是否出血或吻合不全。仔细检查抵钉座中的吻合组织圈，以确保圈环完整。之后，确认鼻胃管所在位置，使用直线型切割闭合器离断胃，胃的残端闭合线应距胃十二指肠吻合口1～2cm（图9-3a）。完成吻合后如图9-3b所示：吻合应在残胃的大弯侧，注意吻合口应离胃的残端闭合线有一定的距离。

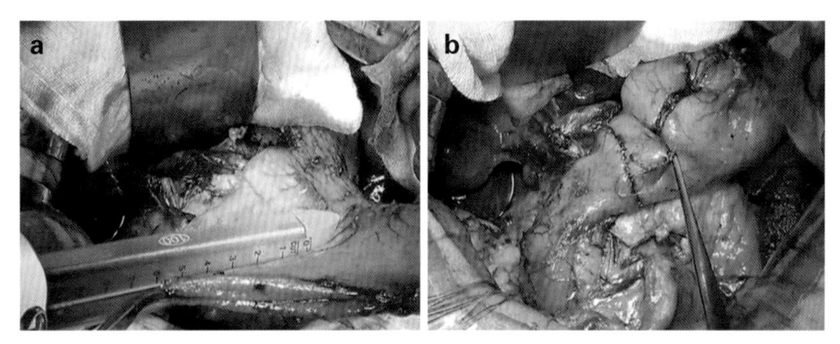

a. 离断远端胃。b. 最后视野。

图9-3　胃十二指肠吻合方式（2）

移除远端胃标本后再行胃十二指肠吻合会更加容易。离断十二指肠并完成淋巴结清扫后，将两把直血管钳钳夹在预定的近端切除线的胃大弯侧，然后在两钳之间切开胃大弯（图9-4a）。然后，继续使用直线型切割闭合器在预定位置离断胃体，去除标本（图9-4b）。取下封闭残胃的直血管钳，将圆形吻合器柄头由残留开口插入残胃内，吻合器的中心杆从胃切除线近端1～2cm的残胃后壁穿出（图9-4c）。旋紧中心杆和抵钉座后，激发吻合器完成胃和十二指肠的侧对端吻合。然后，使用直线型切割闭合器关闭残留胃的开口（图9-4d）。这种方法是在残胃的后壁上吻合。

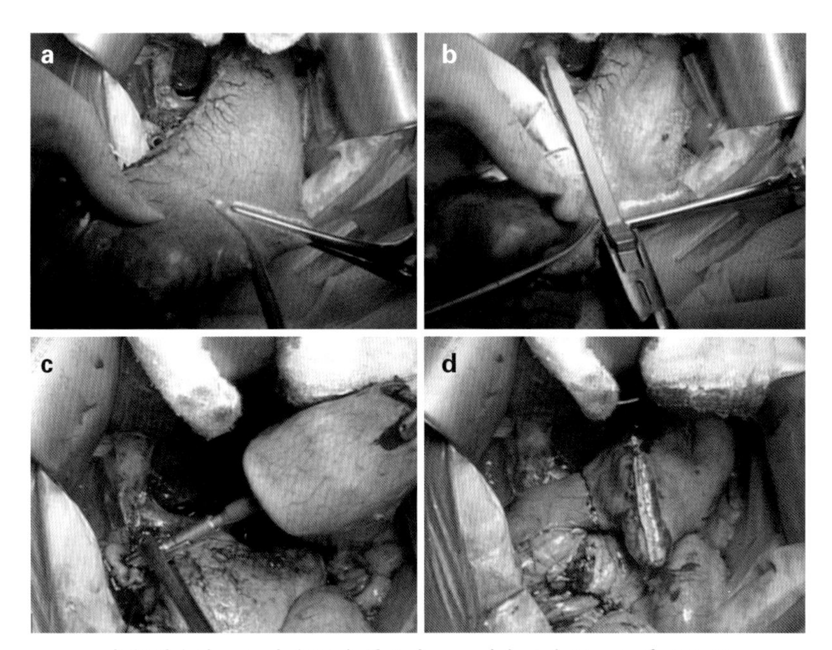

a. 离断胃大弯。b. 离断闭合胃小弯。c. 对合吻合器。d. 最后视野。

图9-4　胃十二指肠吻合方式（3）

不管是先断胃还是后断胃，圆形和线形吻合器的闭合线都不能互相交叉，这样可以降低吻合口瘘的风险[7]。为了使吻合更容易完成，可以切开胃底左侧缘的脾胃韧带，并行Kocher切口松解十二指肠，以减小吻合张力[8]。

2. 胃空肠吻合术（Billroth Ⅱ式）

胃空肠吻合术是在远端胃切除术后，在残胃与空肠近端肠袢之间进行吻合的方法。如果肿瘤位置靠近胃的近端，则会切除远端大部分的胃，残留的胃很小，这种情况下优选胃空肠吻合术，而不是胃十二指肠吻合术。当肿瘤病变靠近胃的幽门环或在十二指肠球部发现溃疡时，也优选胃空肠吻合术。与胃十二指肠吻合术不同，胃和空肠吻合的完成几乎不受张力问题影响。吻合可以手工缝合完成，也可以通过直线吻合器进行。

胃空肠吻合的空肠袢可以放在横结肠后面（结肠后）或其前面（结肠前），这两种方式有相似的远期结果[9]，但由于结肠前吻合在技术上更容易操作，所以优选结肠前吻合。

胃切除之后，可以将残胃和空肠的对系膜缘肠壁吻合。手工吻合通常在残胃的断端处做端侧吻合，使用直线吻合器通常在残胃的大弯侧做侧侧吻合。因为端侧吻合比侧侧吻合更适合进行更大范围的胃切除，所以，如果肿瘤位于比较高的部位，而且残留的胃比较小，则优先进行端侧吻合 。

◆ 手术技巧

下面，介绍结肠前的胃空肠吻合术。胃空肠的侧侧吻合可以使用直线型吻合器。如果用器械吻合，切除胃以后应把距离屈氏韧带10～15cm处的空肠袢拉到残胃附近，因为输入与输出袢是一个顺蠕动的连续肠袢。为了实现顺蠕动吻合，应将空肠的输入袢对近端残胃，输出袢对残胃的断端。这样，胆汁胰液就可以直接进入输出袢。

可在移除肿瘤标本后或切除胃之前进行吻合。首先，在胃大弯合适的位置和空肠袢的对系膜缘各切开一个小孔，然后将残胃和空肠靠拢，使用直线型吻合器激发吻合（图9-5a），接着使用直线型切割闭合器离断胃（图9-5b）。最后，手工单层连续缝合或者使用直线型切割闭合器关闭共同开口。

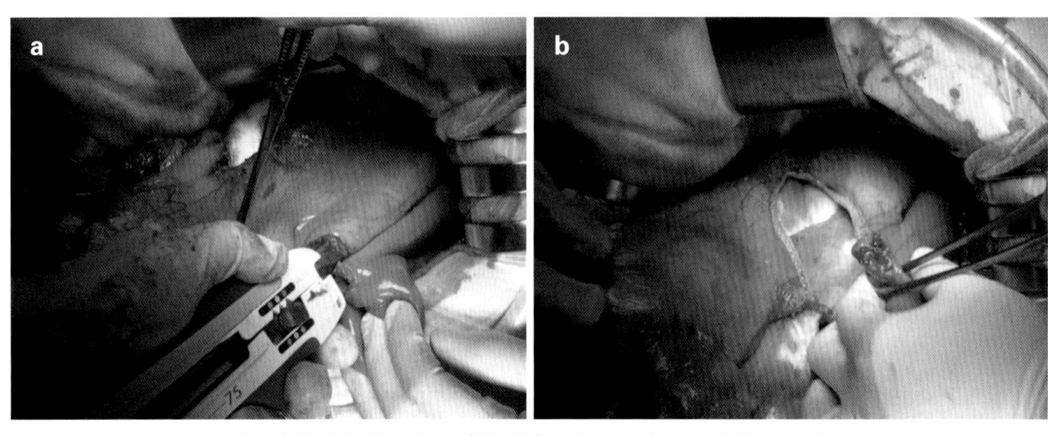

a. 使用直线型切割吻合器进行胃空肠侧侧吻合。b. 离断远端胃。

图9-5 胃空肠吻合

3. Roux-en-Y 胃空肠吻合术

越来越多的证据显示，Roux-en-Y胃空肠吻合术可预防迷走神经切断术后的胆汁性胃炎，进而降低远端胃切除患者的并发症发生率。多项研究表明，这种重建方法在临床症状和术后内镜检查结果方面均具有较好的远期效果[10-11]。因此，许多外科医生更喜欢在远端大部分胃切除术后行Roux-en-Y胃空肠吻合术。

◆ 手术技巧

在进行Roux-en-Y胃空肠吻合时，将距离屈氏韧带20～30cm处的空肠横断，作为Roux吻合臂，可无张力地向结肠前和残胃大弯侧靠拢。然后，在胃大弯的远端边缘切一个小口，并在距离空肠残端6cm的位置做一个小切口，用于做侧侧吻合。从残胃和空肠的小切口插入直线型切割吻合器，将胃后壁和空肠对系膜缘靠拢激发后完成吻合。采用连续手工缝合或者使用直线型切割闭合器闭合共同开口。然后，通过手工缝合技术或器械吻合，在距胃空肠吻合口约25cm的空肠处进行空肠和空肠的侧侧或者端侧吻合（图9-6）。

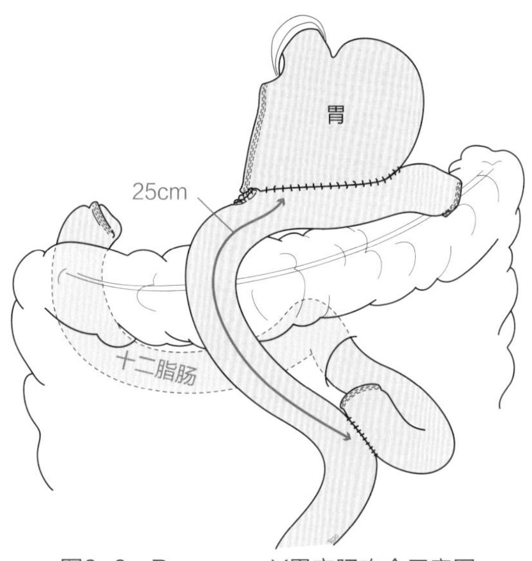

图9-6 Roux-en-Y胃空肠吻合示意图

（二）全胃切除术后的消化道重建

Roux-en-Y食管空肠吻合术

Roux-en-Y食管空肠吻合术是全胃切除术后消化道连续性重建的一种简单、完善的方法。近来，不少更复杂的重建方法见诸报道，其目的是保留十二指肠通道或者创建用于摄取膳食的储袋结构以及防止胆汁胰液反流[12]。除了恢复消化道的连续性以外，研究人员还试图保持营养状况，并改善胃切除术后患者的生活质量。尽管如此，Roux-en-Y食管空肠吻合术因简单易行而成为使用最广泛的重建方法。

◆ 手术技巧

全胃切除后，应及时在食管的残端缝制荷包线，以防止食管残端回缩。将直径为25～28mm的抵钉座小心地置入食管中，之后将荷包线扎紧。

在屈氏韧带远端合适的位置横断空肠，同时辨识肠系膜血管弓。为了完成食管空肠吻合，空肠袢必须足够长、充分游离并且血供良好，这样才能实现吻合无张力。

食管空肠吻合术通常会以端对侧的方式进行，使空肠袢在结肠前靠拢食管残端。在空肠的断端插入一个圆形吻合器，使中心杆在距空肠断端约5cm处的对系膜缘肠壁穿出（图9-7a）。在将抵钉座连接到中心杆上之后，激发吻合器，完成端侧吻合。空肠袢的开口端用直线型切割闭合器闭合（图9-7b）。

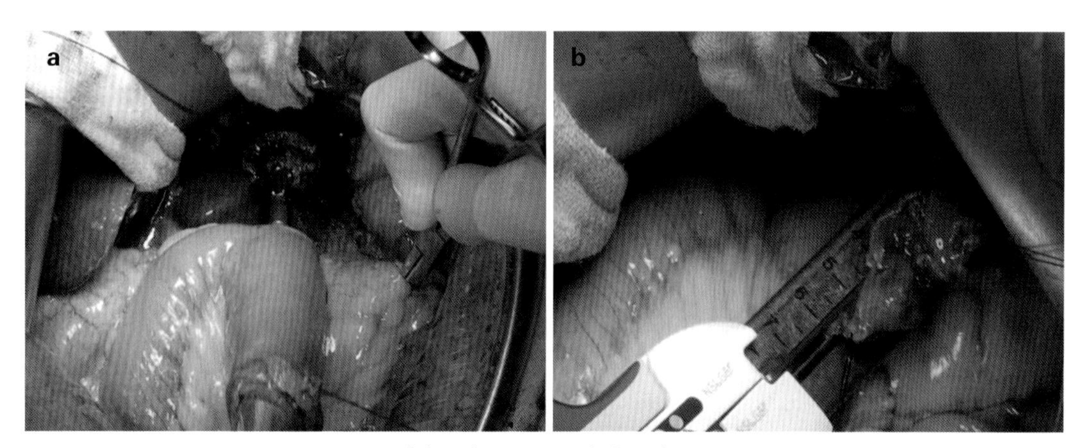

a. 对合吻合器。b. 闭合空肠残端。

图9-7 Roux-en-Y食管空肠吻合术

食管空肠吻合后，进行空肠和空肠吻合以建立胆汁胰液的引流通路。将屈氏韧带远端15～20cm的空肠和输出袢进行端侧吻合，食管空肠吻合口与空肠空肠吻合口之间的空肠袢长度应为45cm，以防止反流。吻合可以通过手工缝合或者使用切割闭合器完成（图9-8）。

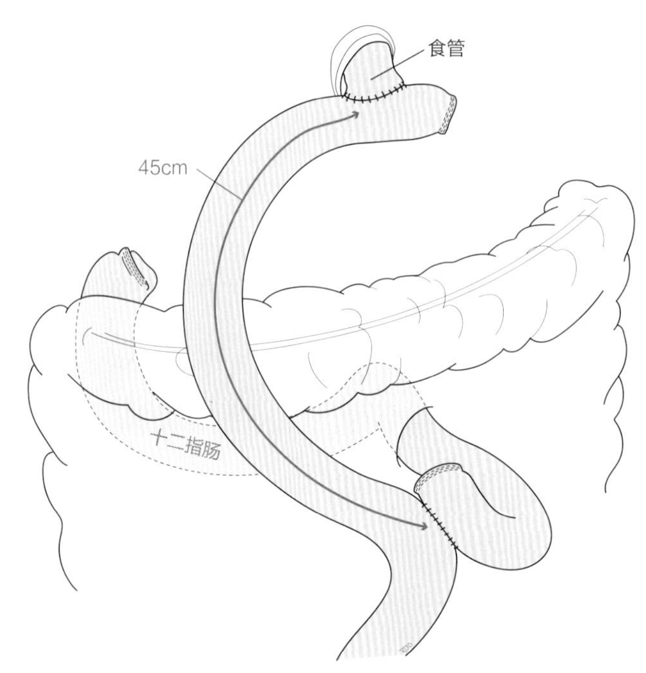

图9-8　Roux-en-Y食管空肠吻合术示意图

三、总结

随着外科手术技术的进步和吻合器械的改良，胃切除术后的胃肠道重建也不断发展。为了在传统的开放式胃切除术后实现安全、可行、更加符合肠道功能的吻合，人们做了很多努力。虽然最佳或者最理想的重建方式还需要进一步探索，但外科医师应尽量确保患者术后的营养摄入，在保障外科手术和肿瘤学的安全性的前提下，尽量确保患者有更高的生活质量。

● 参考文献

［1］INFORMATION COMMITTEE OF KOREAN GASTRIC CANCER ASSOCIATION. Korean gastric cancer association nationwide survey on gastric cancer in 2014［J］. J Gastric Cancer，2016，16（3）：131-140.

［2］LEE J H，HYUNG W J，KIM H I，et al. Method of reconstruction governs iron metabolism after gastrectomy for patients with gastric cancer［J］. Ann Surg，2013，258（6）：964-969.

［3］KIM BJ，O'CONNELL T. Gastroduodenostomy after gastric resection for cancer［J］. Am Surg，1999，65（10）：905-907.

［4］NANCE F C. New techniques of gastrointestinal anastomoses with the EEA stapler［J］. Ann Surg，1979，189（5）：587-600.

［5］HORI S，OCHIAI T，GUNJI Y，et al. A prospective randomized trial of hand-sutured versus mechanically stapled anastomoses for gastroduodenostomy after distal gastrectomy［J］. Gastric Cancer，2004，7（1）：24-30.

［6］TAKAHASHI T，SAIKAWA Y，YOSHIDA M，et al. Mechanical-stapled versus hand-sutured anastomoses in Billroth-Ⅰ reconstruction with distal gastrectomy［J］. Surg Today，2007，37（2）：122-126.

［7］AN J Y，YOON S H，PAK K H，et al. A novel modification of double stapling technique in Billroth Ⅰ anastomosis［J］. J Surg Oncol，2009，100（6）：518-519.

[8] KIM Y N，ABURAHMAH M，HYUNG W J，et al. A simple method for tension-free Billroth I anastomosis after gastrectomy for gastric cancer [J]. Transl Gastroenterol Hepatol，2017，2（5）：51.

[9] UMASANKAR A，KATE V，ANANTHAKRISHNAN N，et al. Anterior or posterior gastro-jejunostomy with truncal vagotomy for duodenal ulcer—are they functionally different? [J]. Trop Gastroenterol，2003，24（4）：202-204.

[10] KOJIMA K，YAMADA H，INOKUCHI M，et al. A comparison of Roux-en-Y and Billroth-Ⅰ reconstruction after laparoscopy-assisted distal gastrectomy [J]. Ann Surg，2008，247（6）：962-967.

[11] INOKUCHI M，KOJIMA K，YAMADA H，et al. Long-term outcomes of Roux-en-Y and Billroth-Ⅰ reconstruction after laparoscopic distal gastrectomy [J]. Gastric Cancer，2013，16（1）：67-73.

[12] CHIN A C，ESPAT N J. Total gastrectomy：options for the restoration of gastrointestinal continuity [J]. Lancet Oncol，2003，4（5）：271-276.

Joong Ho Lee，Woo Jin Hyung

译者：宗华，校对：王天宝

Part 6

第六部分▶ 腹腔镜胃癌手术

第十章 腹腔镜胃癌手术：远端胃次全切除术联合D2淋巴结清扫术

一、引言

当今，胃癌仍然是世界上主要的公共健康问题之一。胃癌是第四大常见癌症，也是癌症相关死亡的第二大病因[1-2]，且东亚是发病率最高的地区[2]。在其预后方面，日本的5年相对生存率在60%以上，而西方国家仅为25%[3]，可能原因包括：日本早期胃癌比例高和开展了规范的D2淋巴结清扫术[1]。

早在1995年，腹腔镜辅助技术已被应用于中晚期胃癌手术，之后相继开展了进展期胃癌远端胃、全胃根治手术的腹腔镜下D2淋巴结清扫术，这些技术皆为世界首次报道[1，4-5]，至今已经完成了超过1 500例的腹腔镜下胃癌根治术。目前，完全腹腔镜D2淋巴结清扫术已经成为胃癌治疗的标准术式[1]。

本章将介绍完全腹腔镜远端胃切除术联合D2淋巴结清扫术的原理和方法。

二、手术准备

（一）器械清单

术者右手和左手一般分别使用THUNDERBEAT（奥林巴斯）和左手型抓钳Mancina（奥林巴斯）；助手头侧手和尾侧手一般分别使用无损伤肠钳Johann（奥林巴斯）和胃抓钳Croce（奥林巴斯）（图10-1）；同时，最好使用10mm的可弯曲高清电视腹腔镜（LTF-S190-10，奥林巴斯）。详细内容见表10-1。

（二）患者术前准备

根据第14版日本《胃癌处理规约》[6]，肿瘤的分期是基于在治疗开始前或新辅助化疗（如适用）完成后的增强CT、胃造影、胃镜和超声内镜检查的结果。对临床分期≥T2且肿瘤＞5cm和（或）局部肿大淋巴结≥1.5cm的患者进行腹腔镜探查；对临床分期≤ⅢC的患者可行手术切除。除非患者拒绝，对临床分期≥T2且肿瘤＞5cm和（或）局部淋巴结肿大≥1.5cm的患者，均予以新辅助化疗（S-1 80mg/m^{2}第1～21天+顺铂60mg/m^{2}第8天）；临床分期为Ⅳ期的患者应先采用诱导化疗（S-1 80mg/m^{2}第1～14天+顺铂35mg/m^{2}第8天，或多西他赛30mg/m^2 第1、第15天+顺铂30mg/m^{2}第1、第15天+ S-1 80mg/m^2 第1～14天），当达到降期标准后，再行根治性胃切除术[7-8]。

远端胃切除术适用于局限在M和（或）L区的胃肿瘤。根据第4版JGCA指南[9]，D1+淋巴结清扫术用于术前诊断为ⅠA期的患者，而D2淋巴结清扫术则用于术前诊断为ⅠB、Ⅱ和Ⅲ期的患者[9]。

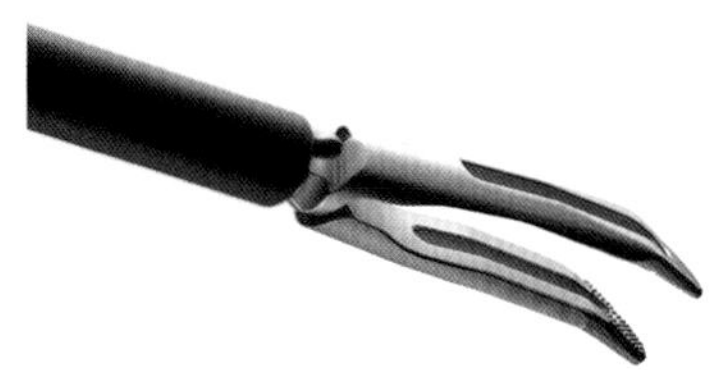
左手型抓钳
WA64360A（“Mancina”）

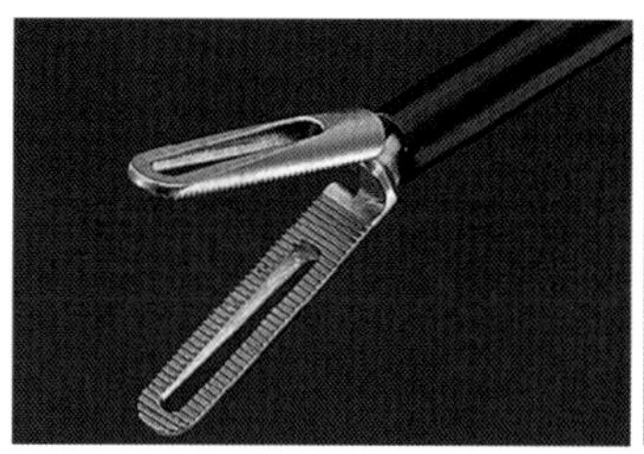
Johann型抓钳
WA64120A

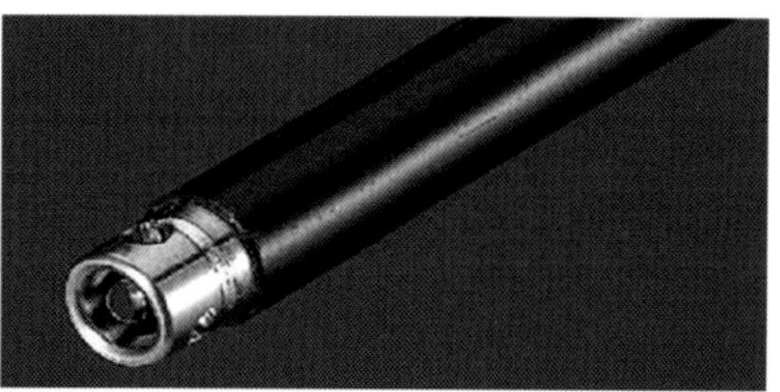
带电子按钮的吸引冲洗器
WA51138A + WA51172S

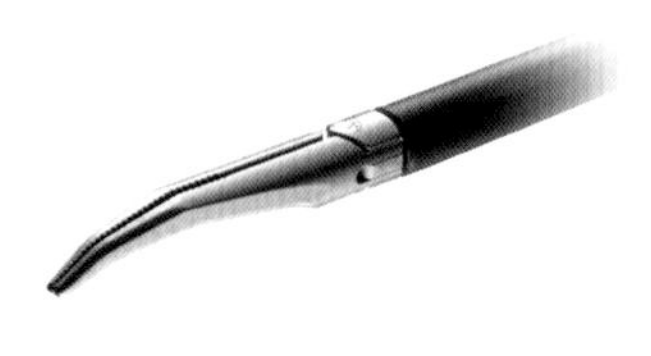
指型马里兰解剖钳
WA64300A（“Natasha”）

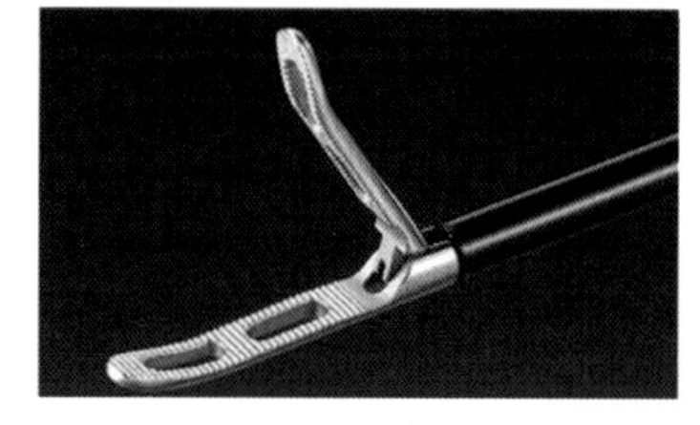
抓钳
WA64150A（“Croce”）

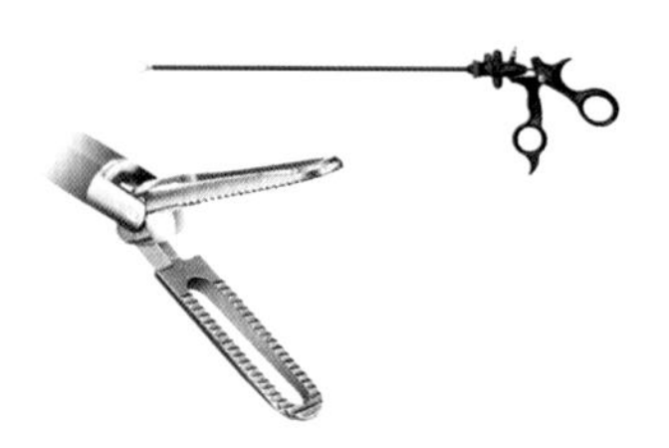
Johann型双极电凝抓钳
WA64120C

图10-1　高级腹腔镜手术专用钳和止血器械

表10-1　藤田医科大学全腹腔镜胃切除术所用器械清单

类别	说明	产品名称
图像	显示器	OEV-261H
		NDS SC-WU26-A1511-1
	视频系统	CV-190
	光源	CLV-190
	气腹机	UHI-4
	镜头	LTF-S190-10
		IMH20
		录像机
能量系统	超声器械（THUNDERBEAT）	USG400
		ESG400，WB50402W 脚踏
		TC-E400
		TD-TB400（转换器）
		TD-TB400（转换器）——备用
		TB-0545FC
		TB-0535FC
		MAJ-1871
		MAJ-1872
		MAJ-1873
		MAJ-1876
		MAJ-1870
		WB50403W（双极单脚踏板）
		MAJ-814（Pcode）
	电器械	FORCE TRIAD（Covidien公司）

续表

类别	说明	产品名称
腹腔镜手术器械	分离器械	WA64300A（及 A60800A 和 A60201A）右手钳
		WA64370A（及 A60800A 和 A60201A）Fine Maryland
		WA64350A（及A60800A 和 A60201A）Maryland
		WA64150A胃抓钳（Croce）
	抓钳	WA64360A（及 A60800A 和 A60201A）左手钳
		A64120A（及 A60800A 和 A60201A）Johann抓钳
	双极	WA64120C（及 WA60800C 和 WA60101C）
		*双极线：A60003C
	其他	WA51138A + WA51172L A60200A（ratchet hand） *Monopolar cable：A0358（for FORCE TRIAD） Storz needle holder（Storz公司） WA64710A（Olympus Needle Holder）
耗材	戳卡	COR47 100mm，balloon-type trocar（Applied Medical公司） 12mm × 75mm（或 100mm）trocar（Ethicon公司） 5mm ONB5STF（Covidien公司）
	Metzenbaum剪刀	A64810A（及A60800A和A60201A）或CB030
	钉合器	Tri-Staple，45/60，Camel and Purple（Covidien公司） egia45avm egia60avm egia45amt egia60amt
	血管夹	Covidien M clip Covidien M/L clip
	缝线	［3-0 Proline，90cm，SH-1（Ethicon公司）］或［3-0，Surgipro Ⅱ，90cm，（Covidien公司，VP762X）］ ［3-0 Monocryl，90cm，SH-1（Ethicon公司）］或［3-0，75cm，Caprosyn，（Covidien公司，UC-404）］或［3-0，75cm，Biosyn（Covidien公司，GM324）］ ［PDS，SH（开放手术）（Ethicon公司）］或［3-0，CR，Maxon（6229-43，Covidien公司）］ ［3-0 Vicryl CR SH-1（Ethicon公司）］或［3-0 Polysorb（Covidien公司，GLJ-50M）］ Polysorb，2-0，75cm，2mm（Covidien公司，UL-878） Maxon，1，CR，48mm（Covidien公司，GMMT540MG）
其他	其他	Surgical Octopus Retractor L，M，S（Nathanson Hook Liver Retractors Yufu Itonaga 有限公司） Dr. Fog Endoscope Anti-Fog Solution，DF-3120（AMCO公司） Endo Close 173022（Covidien公司） Endo Universal Stapler 173052（Covidien公司） Cherry Dissector BTD05（Ethicon公司） PassSaver MD-49621（Sumitomo公司） 第一选择：Inzii 12/15mm Retrieval System（Applied Medical公司） 第二选择：EndoCatch Ⅱ 173049（Covidien公司） Surgicel NU-KNIT 7.6cm × 10.2cm 15732（Ethicon公司） Xylocaine Jelly（AstraZeneca公司） Pyoktanin Blue 25g（KISHIDA公司） Storz Duomat（Storz公司） 引流管 Y 形连接管

除非注明，表格内器械均为奥林巴斯品牌。

（三）术者站位

基本上，除了在6组淋巴结清扫时（图10–2），术者均应站在患者的右侧。术者站在患者的左侧时，器械护士及器械台应该从患者的尾侧移动到头侧（图10–2），以避免钳子等操作器械和电路线缆等发生交叉或缠绕。

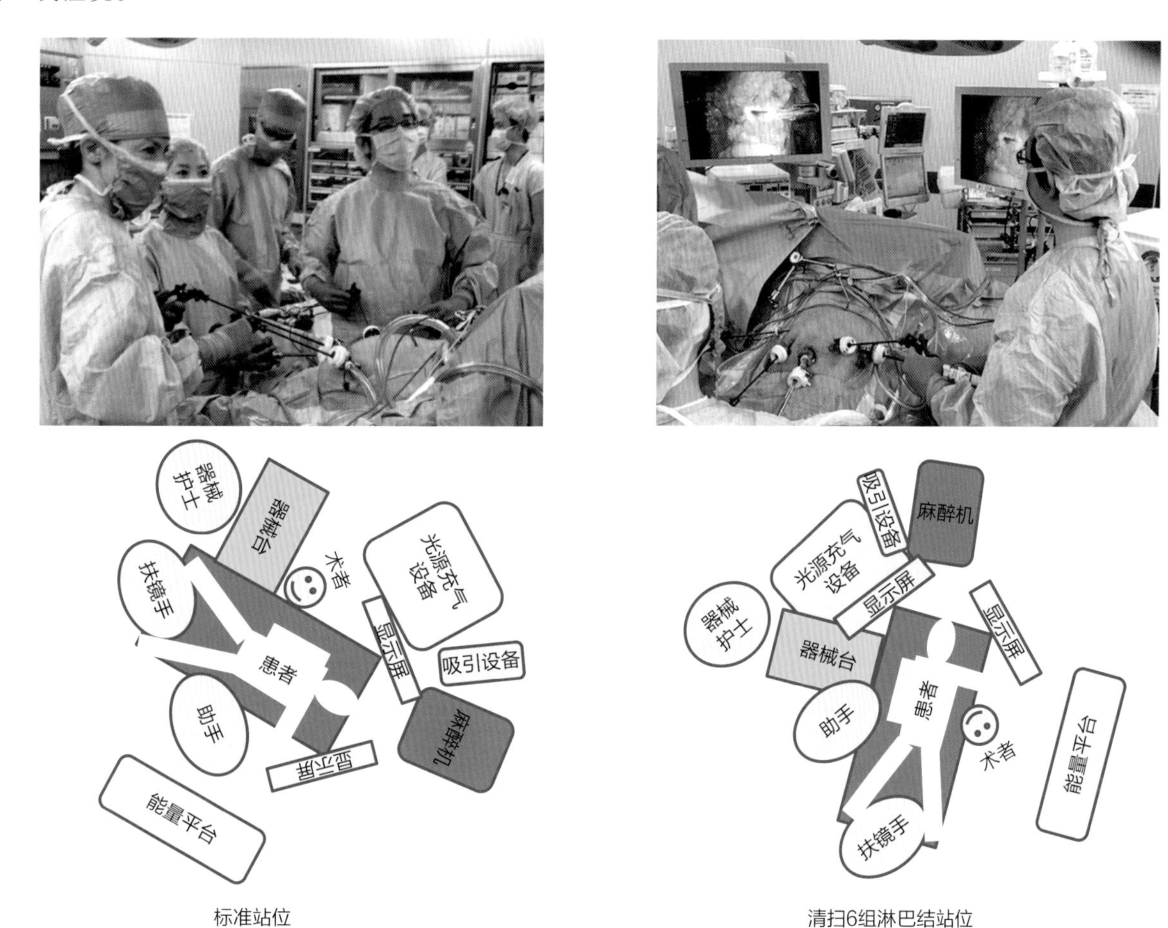

标准站位　　清扫6组淋巴结站位

图10–2　术者站位

（四）患者体位

患者应采取仰卧位，双腿分开，左臂外展，整体头高脚低，与地面约呈15°。

（五）腹部戳卡位置的选择（图10–3）

（1）观察孔（camera port，CP）：脐或脐下正中线。

（2）右上腹戳卡孔（right upper port，RUP）：右侧肋缘下一横指，该孔的位置会影响清扫包含着11组淋巴结的脂肪组织的便利性。注：CP应与RUP相距须超过八横指。

（3）右下腹戳卡孔（right lower port，RLP）：CP与RUP连线中点的外下方。

（4）左上腹戳卡孔（left upper port，LUP）：胃大弯底部旁开八横指，该孔位置影响6组淋巴结清扫的便利性。

（5）左下腹戳卡孔（left lower port，LLP）：CP与 LUP连线中点的外下方。

（6）附加备用戳卡：C与RUP连线中点内上方，适用于胰上淋巴结的深部清扫。

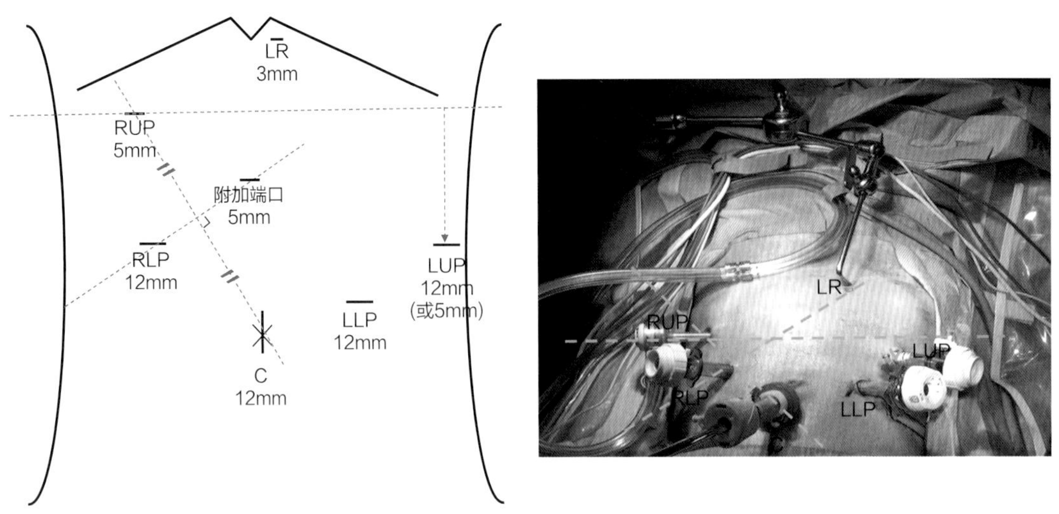

RUP：右上腹戳卡孔，RLP：右下腹戳卡孔，LLP：左下腹戳卡孔，LUP：左上腹戳卡孔，LR：左侧牵拉设备置入点，C：观察孔。

图10-3　腹腔镜胃癌根治术中腹部戳卡位置（术者右侧站位）

三、D2淋巴结清扫术

（一）最外层面导向的中间入路

远端胃切除术联合D2淋巴结清扫术，要求清扫胰腺上区的淋巴结[1]。由于存在严重的出血和重要血管、组织损伤而导致胰瘘的风险，所以进行该区域的淋巴结清扫时要符合严苛的技术要求[1，10-11]。为了提高胰腺上区淋巴结清扫的安全性、有效性以及可重复性，我们建立了一种原创的方法，称为最外层面导向的中间入路（图10-4）[1，10-11]。在这种入路中，我们将自主神经、动脉鞘与包含淋巴结的脂肪组织间的层面解剖出来，并将该层面称为自主神经的最外层[1，12]。在整个清扫过程当中，为了识别这一层，我们形成了自己原创的外科“*XYZ*–坐标轴”理论（图10–5），该理论包括以下3个步骤：①打开胰腺上缘的浆膜；②从尾侧3条动脉交界处（即原点）清扫胰腺上脂肪组织，找出最外层；③沿*XZ*轴和*YZ*轴上的层面，从中间清扫目标脂肪组织[1–3]。

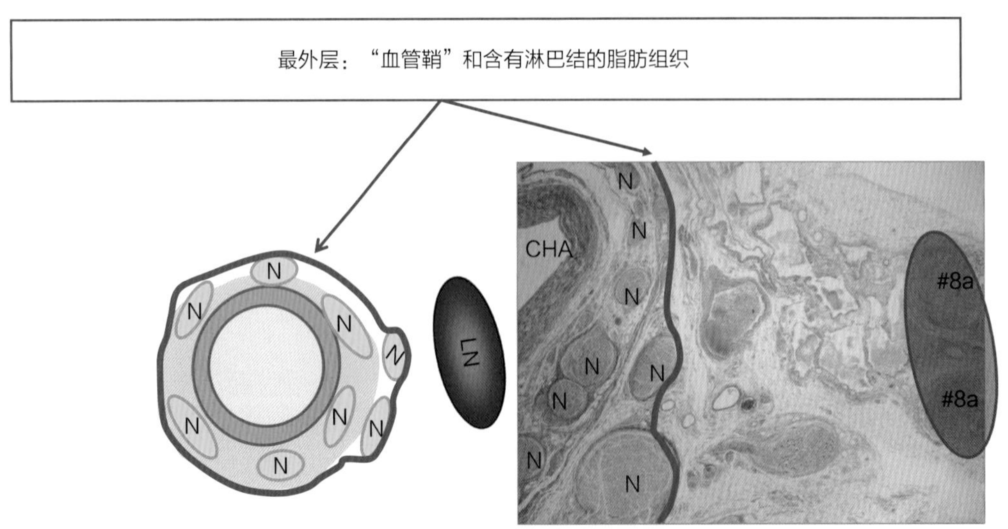

沿最外层适当的张力产生薄空间，安全、充分地进行淋巴结分离。LN：淋巴结，N：神经，CHA：肝总动脉。

图10-4　自主神经最外层理论

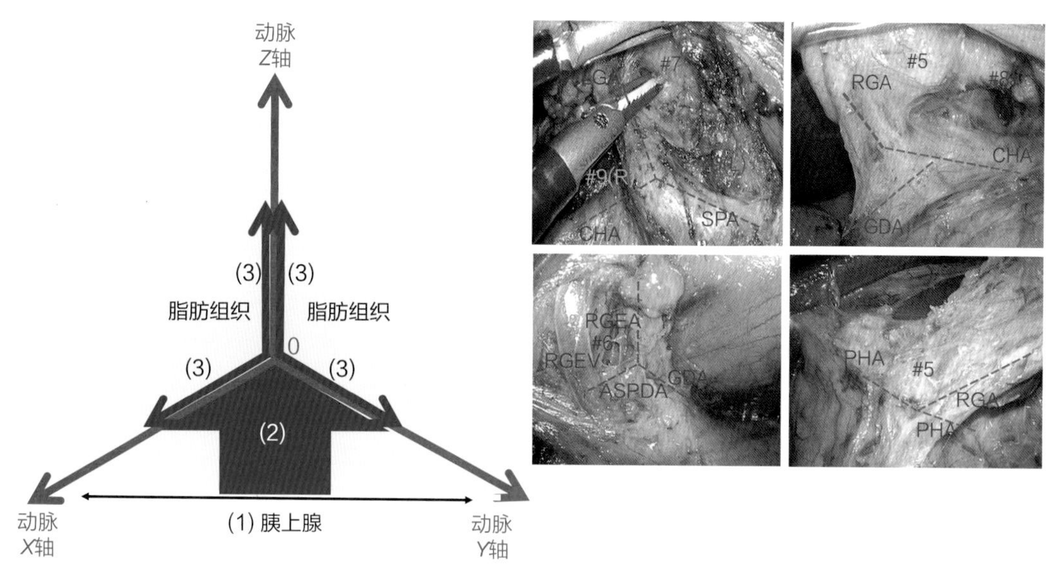

LGA：胃左动脉，RGA：胃右动脉，CHA：肝总动脉，GDA：胃十二指肠动脉，SPA：脾动脉，RGEA：胃网膜右动脉，RGEV：胃网膜右静脉，ASPDA：胰十二指肠上前动脉，PHA：肝固有动脉。

图10-5 *XYZ*-坐标轴理论

（二）远端胃切除联合D2淋巴结清扫术技术要点

1. 4d组淋巴结清扫

术者位于患者的右侧。助手右手钳夹持大弯侧胃网膜右、左动脉（RGEA和LGEA）间的“分水岭”处，将其向头侧牵拉，左手提拉横结肠附近的大网膜。然后，术者轻柔地牵拉RGEA、胃网膜右静脉（RGEV）蒂，形成一个三角形。术者在大网膜较薄处开始打开网膜囊，将胃和横结肠系膜脂肪组织之间的生理粘连带切开（图10-6）。与此同时，胃后部与胰体部之间的粘连也应尽可能地分离，以恢复原有的解剖结构。

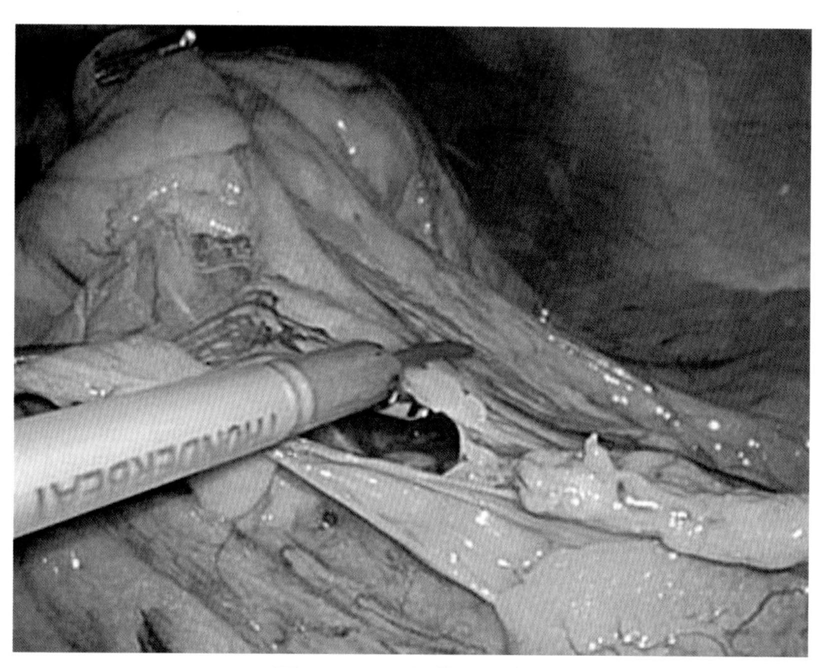

图10-6 4d组淋巴结清扫

2. 4sb组淋巴结清扫

助手抓住胃上部的后侧，并确认血管带，血管带内包含着起源于胰尾的LGEA/胃网膜左静脉（LGEV）（图10–7a）。沿上述生理粘连带分离网膜囊，可使LGEA胃支根部轻松暴露，保留大网膜支（图10–7b）。随后，在从“分水岭”开始自胃大弯游离胃结肠韧带直至LGEA和胃短动脉（SGAs）处，清扫4sb组淋巴结（图10–7c）。

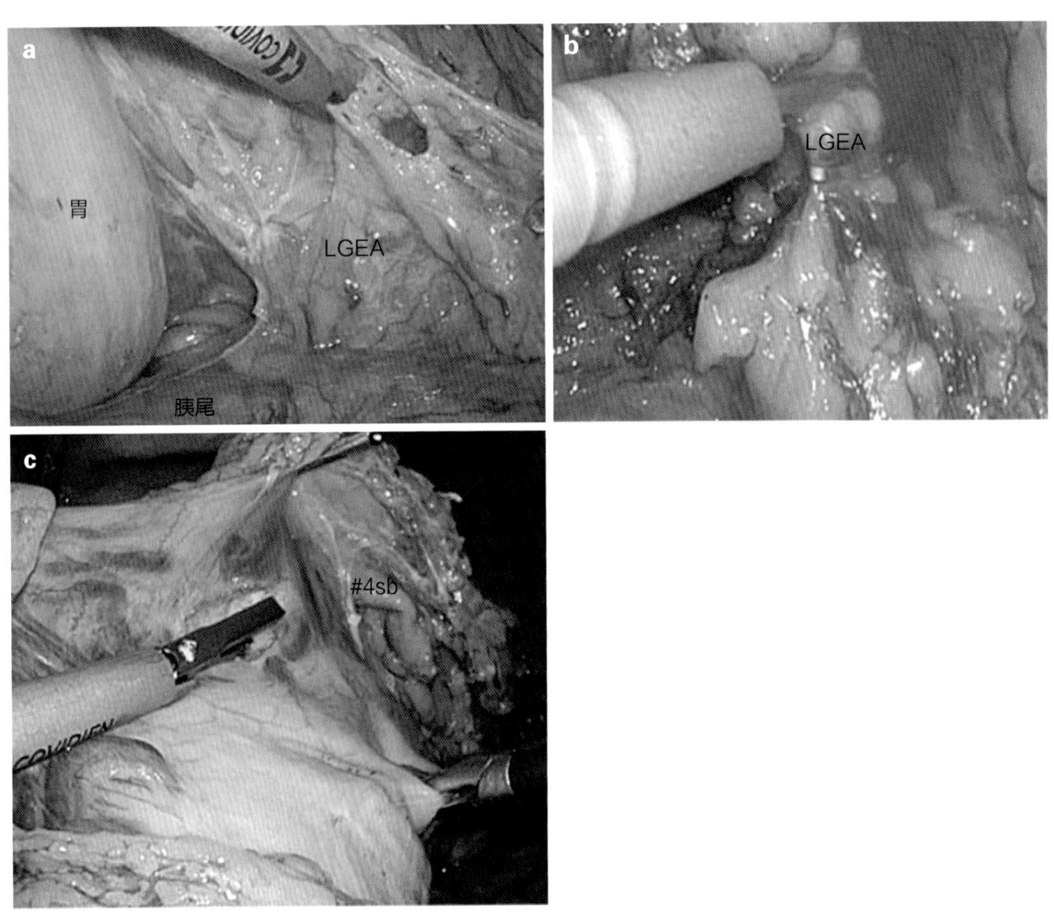

a. 经胃网膜左侧区域分离生理粘连带。b. 离断LGEA。c. 沿胃大弯清扫4sb组淋巴结。LGEA：left gastroepiploic artery，胃网膜左动脉。

图10–7　4sb组淋巴结清扫

3. 6组淋巴结清扫

术者换位到患者的左侧。通过分离融合筋膜使横结肠游离，充分暴露胰头部。沿胰腺的下缘清扫承载14v组和6组淋巴结的左侧脂肪组织（图10–8a）。随后，从胰颈的下方至前方连续分离胰腺边缘，暴露RGEA及其右侧的自主神经（图10–8b）。

在该部位，RGEV与神经伴行，通过将静脉和神经分离，充分暴露RGEA的最外层，以便于清扫6v组淋巴结。沿胰十二指肠上前静脉（ASPDV）切开胰前筋膜（图10–8c）。在胰十二指肠上前静脉的正上方离断RGEV（图10–8d）。然后，在RGEA和胰十二指肠上前静脉的最外层上完全切除包含6v组淋巴结的脂肪组织（图10–8e）。

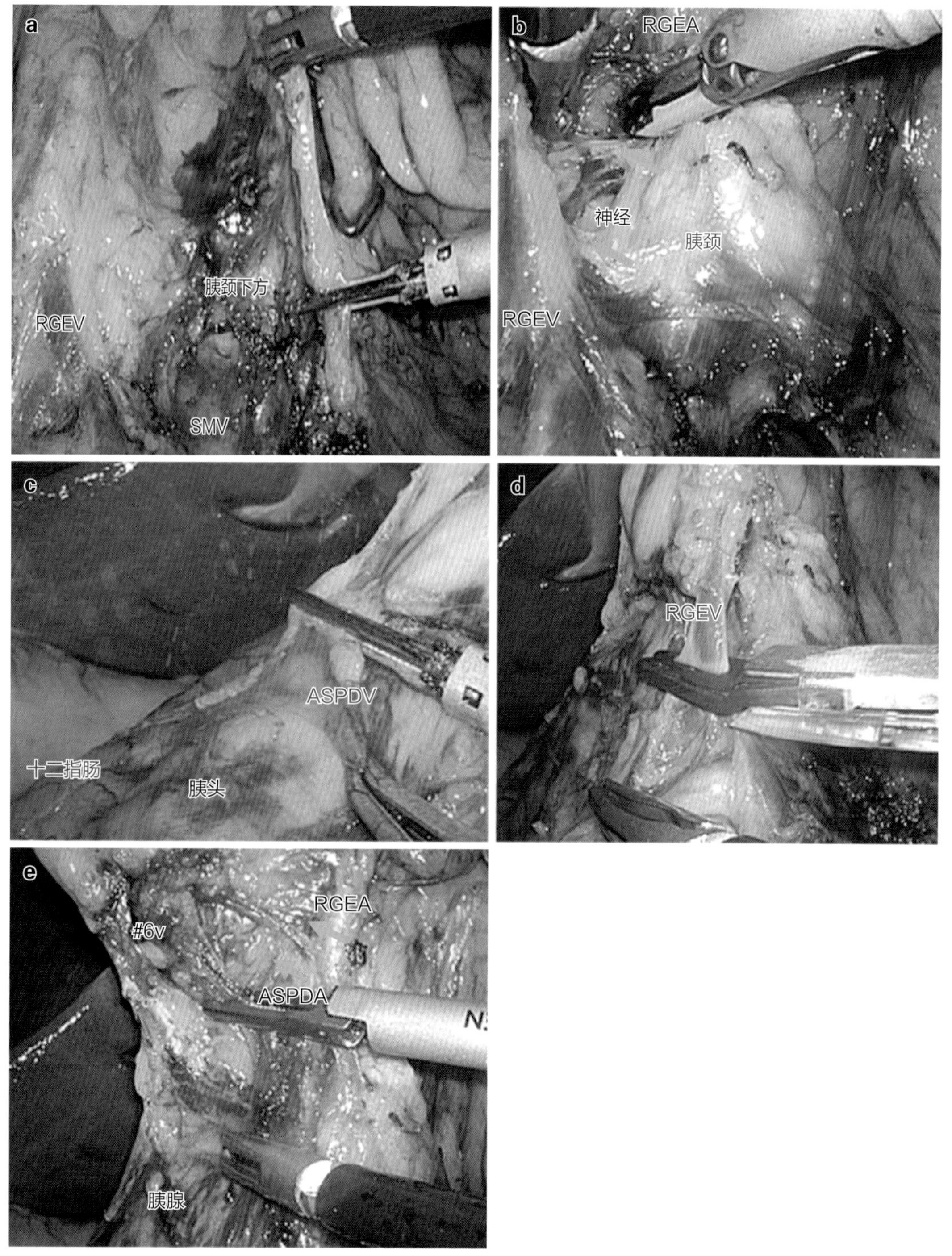

a. 暴露胰腺颈部下方。b. 沿胰腺下缘连续分离，从胰颈下至胰颈前（箭：RGEA最外层）。c. 沿ASPDV剥离胰前筋膜。d. 离断RGEV。e. 沿RGEA和ASPDA的最外层（箭）清扫6v组淋巴结。RGEV：胃网膜右静脉，RGEA：胃网膜右动脉，ASPDV：胰十二指肠上前静脉，ASPDA：胰十二指肠上前动脉，SMV：肠系膜上静脉。

图10-8　6v组淋巴结清扫

在这个过程中，幽门下静脉在根部离断。下一步，从十二指肠大弯侧（C-环）清扫头侧承载6i和6a组淋巴结的脂肪组织（图10-9a）。最后离断RGEA和幽门下动脉（IPA）（图10-9b）。

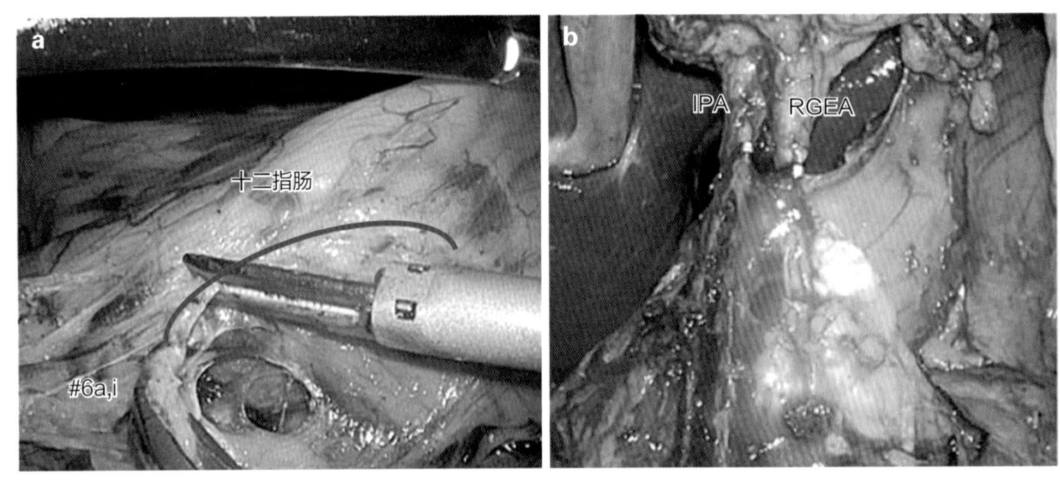

a. “C-环”清扫。b. 离断RGEA和IPA。IPA：幽门下动脉，RGEA：胃网膜右动脉。

图10-9　6a和6i组淋巴结清扫

4. 离断十二指肠

在胃的后侧打开十二指肠球部小弯侧与包含5组淋巴结的脂肪组织之间的无血管区（图10-10a）。然后，从后向前离断十二指肠球部（图10-10b）。

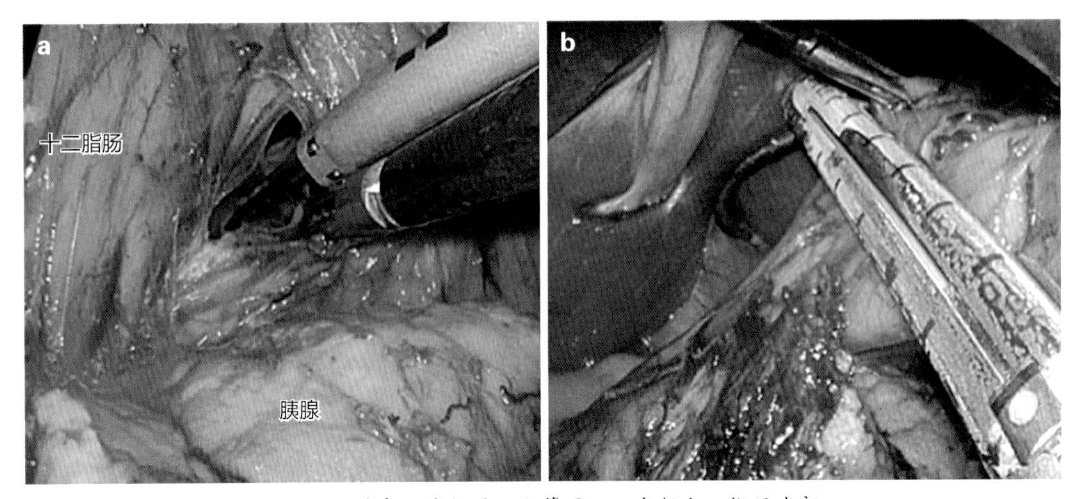

a. 十二指肠球部小弯侧的无血管区。b. 离断十二指肠球部。

图10-10　十二指肠的离断

5. 切除小网膜，清扫1组淋巴结

术者回至患者的右侧。沿迷走神经最头侧的肝支（倒“L”形）进行小网膜分离（图10-11a）。腹膜后筋膜的前部暴露于右膈肌脚前方（图10-11b）。1组淋巴结顶端的清扫位于胃左动脉（LGA）的终升支处。

6. 将胃向上翻起

为方便胰上淋巴结清扫，将胃向左上腹翻起（图10-12）。

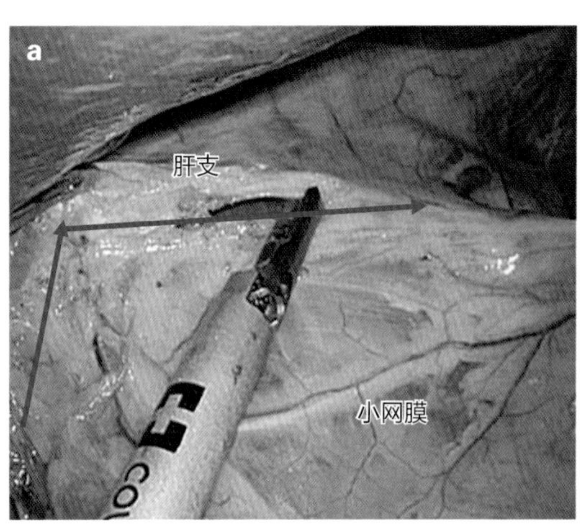

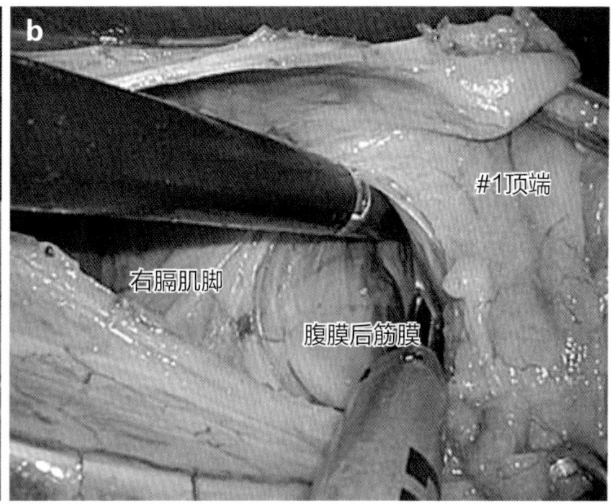

a. 小网膜倒“L”形游离。b. 右膈肌脚上腹膜后筋膜。

图10-11　离断小网膜

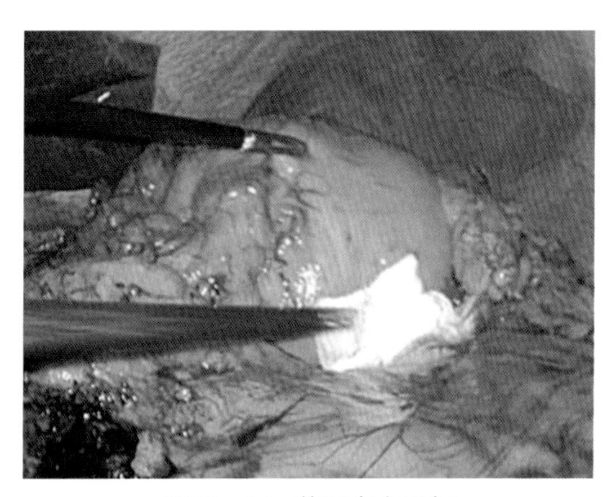

图10-12　将胃向上翻起

7. 探查肝总动脉（CHA）和脾动脉（SPA）的最外层

助手用左手（持纱钳）牵拉胰体部下缘，右手张紧胃胰皱襞。术者仔细伸展包含8a组和11p组淋巴结的脂肪组织，并沿着恒定显示的CHA最外层（图10-13a）及SPA近端进行游离（图10-13b）。沿肝固有动脉（PHA）左外侧最外层至胃右动脉（RGA）后方继续清扫。

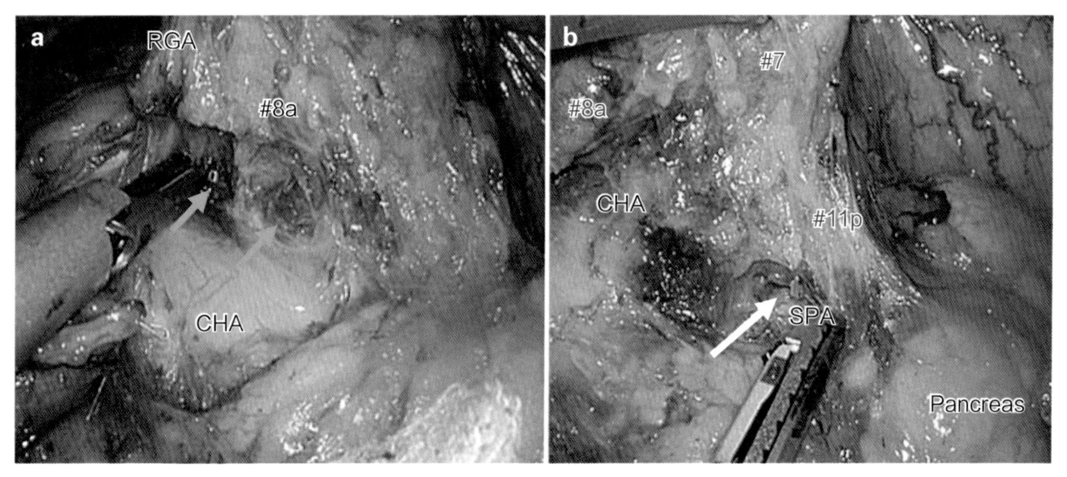

a. CHA最外层（箭）。b. SPA最外层（箭）。RGA：胃右动脉，CHA：肝总动脉，SPA：脾动脉。

图10-13　探查CHA和SPA最外层

8. 5组淋巴结清扫

沿着RGA最外层向头侧分离，暴露PHA的远心端（图10–14a）。用钛夹夹闭RGA后离断（图10–14b）。

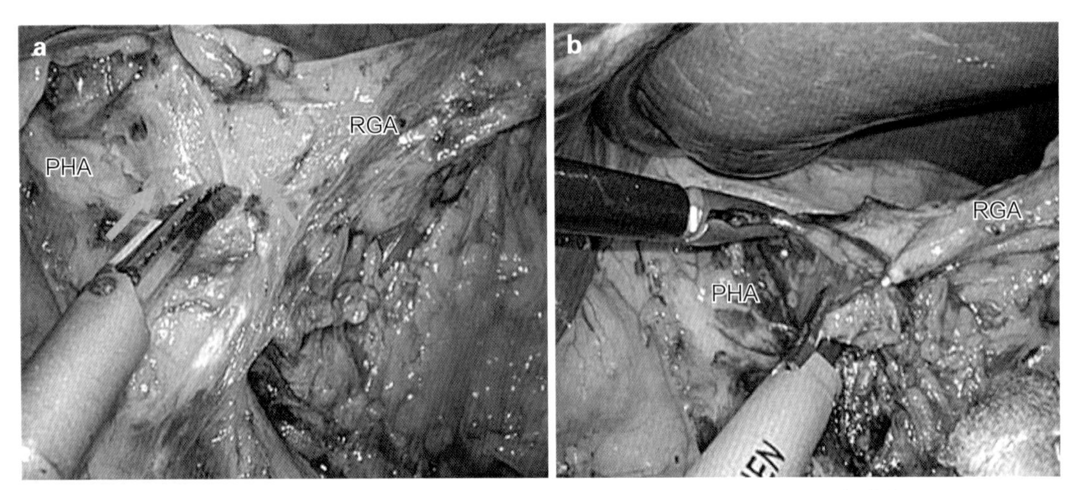

a. RGA头侧的最外层。b. 离断RGA。RGA：胃右动脉，PHA：肝固有动脉。

图10–14　5组淋巴结清扫

9. 中间入路

沿最外层的两侧切开LGA的无血管区[1, 11]（图10–15）。

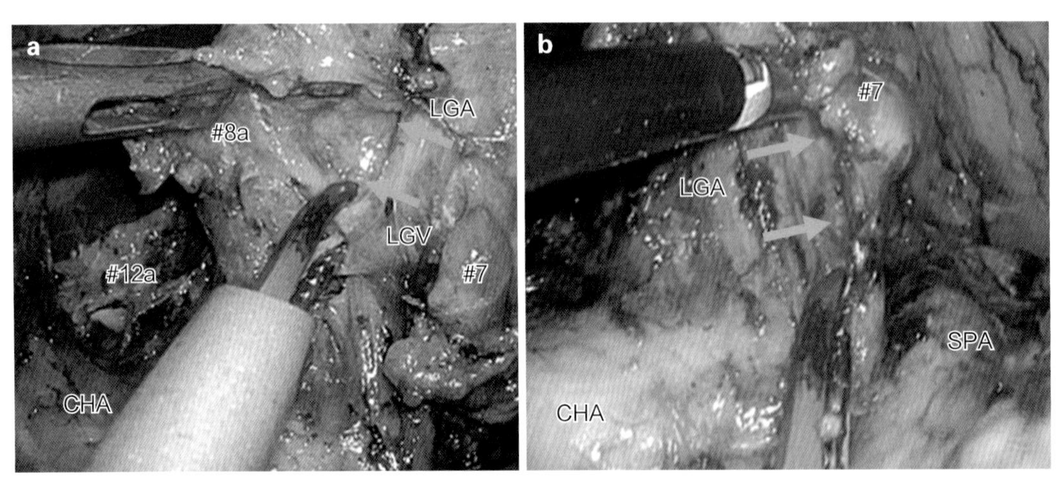

a. LGA右侧的最外层。b. LGA左侧的最外层。LGA：胃左动脉，LGV：胃左静脉，CHA：肝总动脉，SPA：脾动脉。

图10–15　中间入路

10. 12a组淋巴结清扫

将含有5、8a、9（右）、12a组淋巴结的脂肪组织从腹侧提起。为了创造良好的术野，术者沿PHA外侧牵拉粗神经纤维，助手则将神经纤维拉到CHA的头侧（图10–16a）。然后，将门静脉（PV）做裸化处理，并沿PV安全清扫12a组淋巴结（图10–16b）。

11. 右侧9组淋巴结清扫

沿着腹腔动脉神经丛的最外层将含8a、9（右）、12a组淋巴结的目标脂肪组织充分游离并清除。然后，沿右膈肌脚分离并清扫该目标脂肪组织与16a2–内侧组淋巴结之间的结缔组织（图10–17），并在此过程中离断胃左静脉（LGV）（图10–18a）。

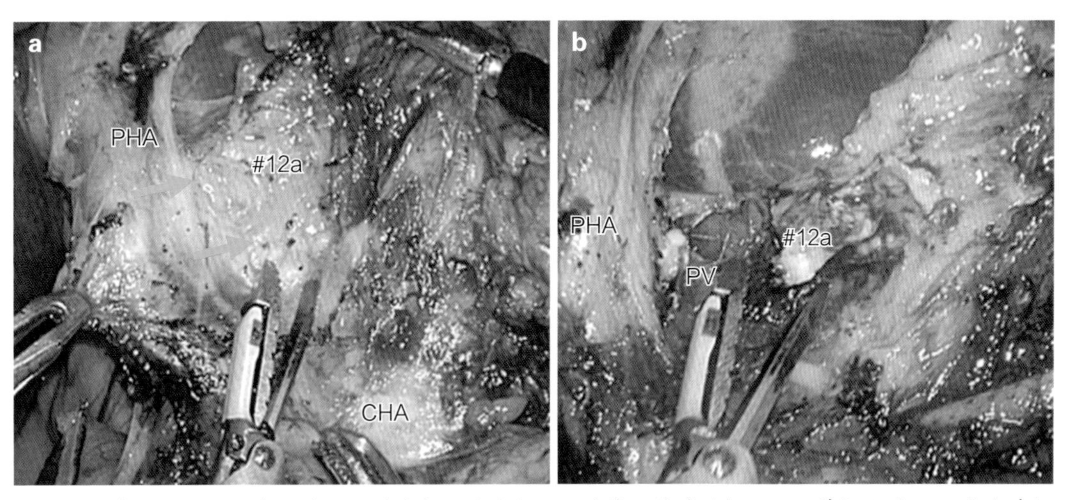

a. 沿着PHA和CHA牵拉神经，创造良好的手术视野（箭：最外层）。b. 沿着裸化的PV，安全清扫12a组淋巴结。PHA：肝固有动脉，PHA：肝固有动脉，CHA：肝总动脉，PV：门静脉。

图10-16　12a组淋巴结清扫

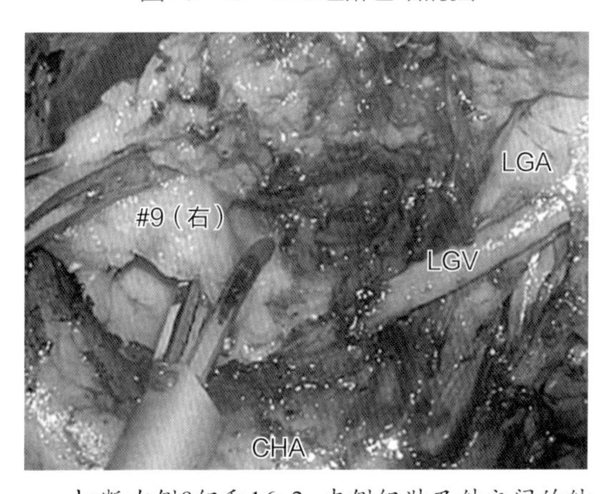

切断右侧9组和16a2-内侧组淋巴结之间的结缔组织。CHA：肝总动脉，LGA：胃左动脉，LGV：胃左静脉。

图10-17　右侧9组淋巴结清扫

12. 7组淋巴结清扫

暴露LGA的起始段，止血夹结扎后离断（图10-18b）。

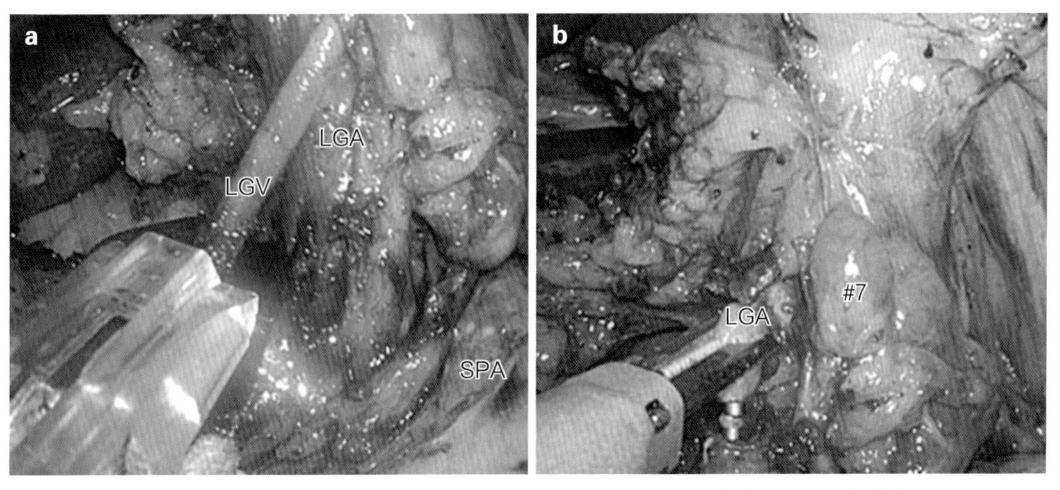

a. 离断LGV。b. 离断LGA。LGA：胃左动脉，LGV：胃左静脉，SPA：脾动脉。

图10-18　7组淋巴结清扫

13. 11p组淋巴结清扫

助手向患者左侧横向牵拉带有胰上淋巴结的大块脂肪组织。从腹膜后筋膜（Gerota筋膜）上将11p组淋巴结游离出来，彻底清扫11p组淋巴结的背侧（图10-19a）。沿着脾动脉的最外层切开目标脂肪组织的外侧（图10-19b）。为了在脾动脉背侧周围区域获得良好的手术视野，助手向侧背方牵拉SPA周围的粗神经纤维（图10-19b），同时术者将目标拉向腹侧。暴露脾静脉，将11p组淋巴结的底部从脾静脉表面安全剥离（图10-19c）。有时可在4sb组淋巴结清扫完成后即开始清扫11p组淋巴结，这样操作反而更加容易。

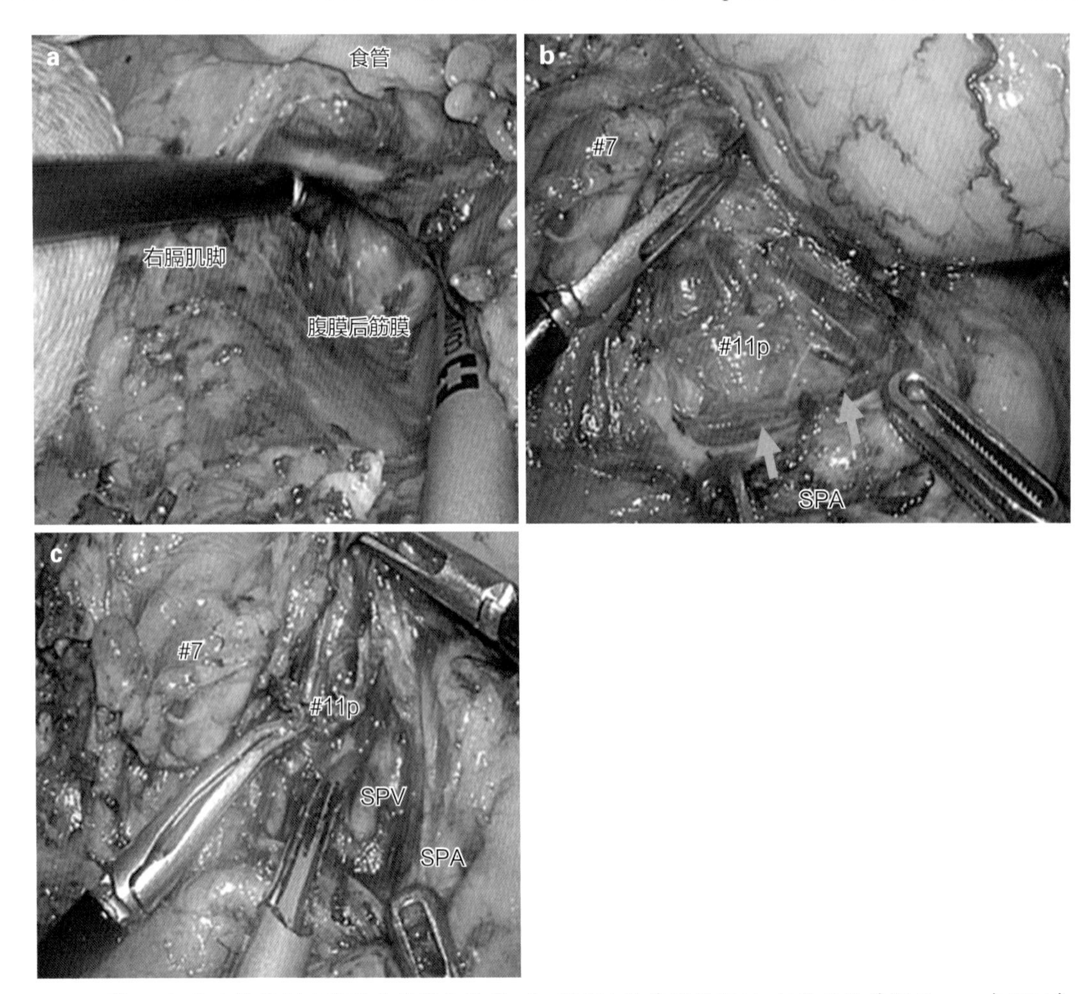

a. 将11p组淋巴结背侧从腹膜后筋膜上游离。b. 沿SPA最外层剥离11p组淋巴结外侧面。c. 在SPV表面清扫11p组淋巴结底部。SPA：脾动脉，SPV：脾静脉。

图10-19 11p组淋巴结清扫

14. 左侧9组淋巴结清扫

清扫包含11p组和9（左）组淋巴结的脂肪组织，离断左侧9组淋巴结和16a2-外侧组淋巴结之间组织（图10-20）。

15. 1组和3组淋巴结清扫

助手的右手和术者的左手共同提起含有1组和3组淋巴结的脂肪组织（图10-21a）。助手的另一只手将胃后壁拉向尾侧（图10-21a）。在此手术视野下，从尾侧向头侧清扫1组和3组淋巴结（图10-21b）。

16. 胃的离断

由胃大弯侧向小弯侧沿着胃网膜左动脉的前终支和胃左动脉的终升支之间的连线横向离断胃体（图10-22）。

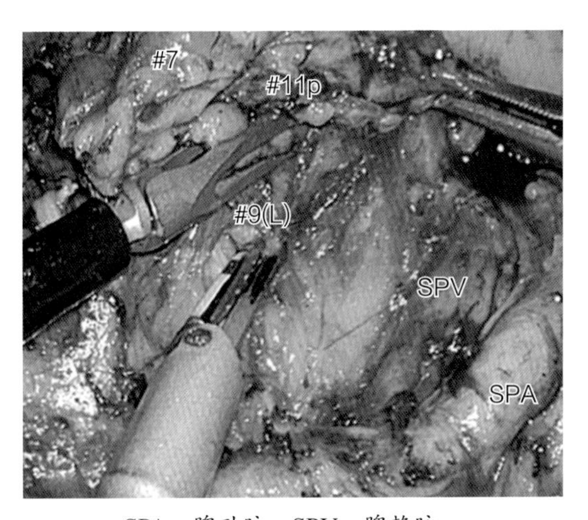

SPA：脾动脉，SPV：脾静脉。

图10-20　左侧9组淋巴结清扫

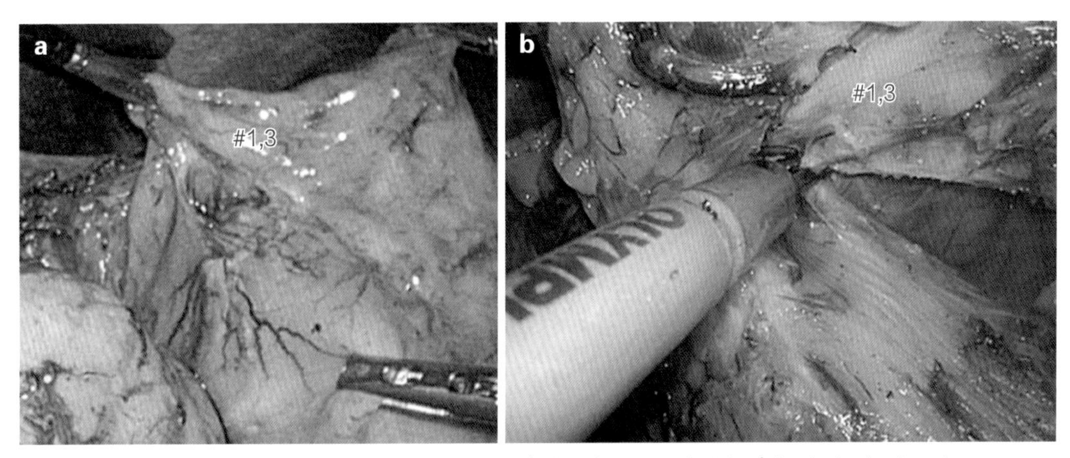

a. 清扫1组和3组淋巴结的手术视野。b. 沿着胃小弯从尾侧向头侧清扫1组和3组淋巴结。

图10-21　1组和3组淋巴结清扫

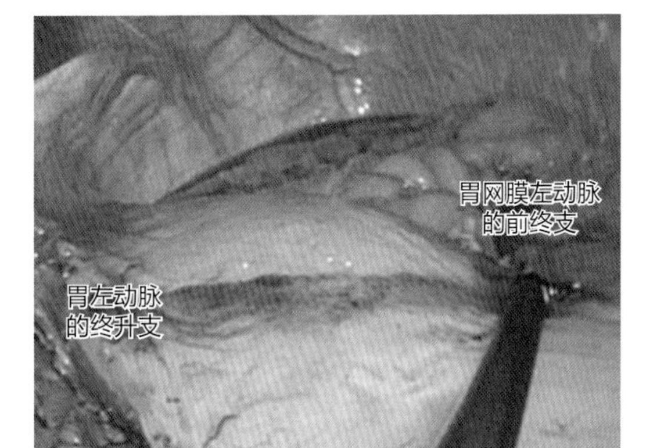

图10-22　胃的离断

四、结果

根据作者团队之前已发表的数据[8]，手术时间、失血量和切除淋巴结的数量分别为354（182～634）min、34（0～702）mL和40（0～108）枚；手术并发症发生率为6.7%，术后胰瘘发生率为2.5%；到目前为止还没有中转开腹的病例；二次手术率和死亡率均为0.6%；术后住院时间为14（8～69）天。

五、讨论

腹腔镜胃癌根治术作为一种微创的手术方法被越来越多地应用于临床，对于早期胃癌患者而言，其相较于开放手术在短期结果上具有显著的优势[13]。然而，由于技术上的难度和缺乏远期的结果[1，7-9，13]，腹腔镜胃癌根治术用于治疗进展期胃癌仍存争议。目前，我们已经证明无论早期胃癌还是进展期胃癌，与开放手术相比，腹腔镜手术时间虽有延长，但减少了失血量，同时不增加包括胰瘘在内的并发症发生率[7]。更重要的是，在远期结果方面两者并无显著差异[7]。因此，作者所在中心已将腹腔镜胃切除联合D2淋巴结清扫术作为早期和进展期胃癌的标准术式。

对于外科医生而言，为了适应腹腔镜下有限的操作空间，同时充分发挥高质量的腹腔镜放大图像的优势，中间和（或）尾侧的解剖是最为重要的。基于此，*XYZ*-坐标轴理论的建立是对最外侧层面导向中间入路的扩展[10-11]。利用这一理论，可以在任意3条动脉的交界处寻找到最外层面，从而使淋巴结清扫更加流畅且具有可重复性。

毫无疑问，11p组和12a组淋巴结清扫是成功地实施远端胃切除联合D2淋巴结清扫术的关键。对于助手来说，只有熟练地沿着SPA、CHA和PHA牵拉自主神经，使得SPV和PV更靠近胰腺上缘，才能确保在D2淋巴结清扫术中妥善保护胰腺。

六、总结

现有结果已经清楚地表明，腹腔镜胃癌根治术相较于开放手术具有相当明显的短期获益，但同时也需要更充分的证据来证明其肿瘤学的安全性，特别是对于进展期胃癌[1，7，13]。本章展示的全腹腔镜下胃癌根治术的原则和方法，可以帮助上消化道外科医生克服腹腔镜胃癌D2淋巴结清扫术中的技术困难。

● 参考文献

［1］UYAMA I，SUDA K，SATOH S. Laparoscopic surgery for advanced gastric cancer：current status and future perspectives［J］. J Gastric Cancer，2013，13（1）：19–25.

［2］CREW K D，NEUGUT A I. Epidemiology of gastric cancer［J］. World J Gastroenterol，2006，12（3）：354–362.

［3］DIKKEN J L，VAN DE VELDE C J，COIT D G，et al. Treatment of resectable gastric cancer［J］. Therap Adv Gastroenterol，2012，5（1）：49–69.

［4］UYAMA I，SUGIOKA A，FUJITA J，et al. Laparoscopic total gastrectomy with distal pancreatosplenectomy and D2 lymphadenectomy for advanced gastric cancer［J］. Gastric Cancer，1999，2（4）：230–234.

［5］UYAMA I，SUGIOKA A，MATSUI H，et al. Laparoscopic D2 lymph node dissection for advanced gastric cancer located in the middle or lower third portion of the stomach［J］. Gastric Cancer，2000，3（1）：50–55.

［6］JAPANESE GASTRIC CANCER ASSOCIATION. Japanese classification of gastric carcinoma：3rd English edition［J］. Gastric Cancer，2011，1（1）：10–24.

［7］SHINOHARA T，SATOH S，KANAYA S，et al. Laparoscopic versus open D2 gastrectomy for advanced gastric cancer：a retrospective cohort study［J］. Surg Endosc，2013，27（1）：286–294.

［8］SUDA K，MAN-I M，ISHIDA Y，et al. Potential advantages of robotic radical gastrectomy for gastric adenocarcinoma in comparison with conventional laparoscopic approach：a single institutional retrospective comparative cohort study［J］. Surg Endosc，2015，29（3）：673–685.

[9] JAPANESE GASTRIC CANCER ASSOCIATION. JGCA gastric cancer treatment guidelines 2014（ver. 4）[M]. Tokyo：Kanehara，2014.

[10] KANAYA S，HARUTA S，KAWAMURA Y，et al. Video：laparoscopy distinctive technique for suprapancreatic lymph node dissection：medial approach for laparoscopic gastric cancer surgery [J]. Surg Endosc，2011，25（12）：3928–3929.

[11] SHINOHARA T，KANAYA S，TANIGUCHI K，et al. Laparoscopic total gastrectomy with D2 lymph node dissection for gastric cancer [J]. Arch Surg，2009，144（12）：1138–1142.

[12] UYAMA I，KANAYA S，ISHIDA Y，et al. Novel integrated robotic approach for suprapancreatic D2 nodal dissection for treating gastric cancer：technique and initial experience [J]. World J Surg，2012，36（2）：331–337.

[13] NAKAUCHI M，SUDA K，KADOYA S，et al. Technical aspects and short- and long-term outcomes of totally laparoscopic total gastrectomy for advanced gastric cancer：a single-institution retrospective study [J]. Surg Endosc，2016，30（10）：4632–4639.

Koichi Suda，Ichiro Uyama

译者：周超熙、李保坤，校对：王贵英

第十一章　腹腔镜胃癌全胃切除术联合D2淋巴结清扫术

一、引言

进展期胃上部癌推荐行全胃切除术联合D2淋巴结清扫术[1-4]，近端胃癌D2淋巴结清扫范围包括远端脾血管（11d组）和脾门部（10组）淋巴结及其周围软组织[4-5]。全胃切除术包括两种选择：一种是联合脾脏切除的全胃切除术，另一种是保留脾脏的脾门淋巴结清扫术及全胃切除术。前者会出现脾脏切除术后相关并发症，如膈下脓肿和脾脏切除后综合征，而后者手术非常复杂。

目前，大多数外科医生仅对早期胃癌（cT1）选择腹腔镜手术，但不推荐腹腔镜下脾切除术或者保留脾脏的脾门淋巴结清扫术。因此，保留脾脏的脾门淋巴结清扫术几乎没有在腔镜下尝试[6-8]。然而，对于cT2或以上，尤其是病灶位于胃上部大弯侧的进展期胃癌，在全胃切除术联合D2淋巴结清扫术中需要清扫10组和11d组淋巴结[9-12]。腹腔镜全胃切除术（laparoscopic total gastrectomy，LTG）相较于腹腔镜远端胃切除术在技术上更复杂，因此很少开展[13-16]。

在此，本章将介绍完全腹腔镜下保留脾脏的全胃切除术联合D2淋巴结清扫术的操作原理和技术细节。

二、腹腔镜全胃切除术联合D2淋巴结清扫手术策略

（一）手术适应证

术前需要进行超声胃镜及腹盆腔CT扫描，除病灶适合内镜下切除的患者外，根据国际抗癌联盟（Union for International Control Cancer，UICC）和日本胃癌学会（Japanese Gastric Cancer Association，JGCA）分期，术前诊断为cT1或者T2并且没有胃周外淋巴结转移证据的胃癌患者可行腹腔镜手术。保留脾脏的脾门淋巴结清扫术适用于病灶浸润深度位于黏膜下（SM3）或者固有肌层，并且术前没有证据显示脾动脉周围以及脾门区有肿大的淋巴结的胃上部癌患者。

（二）术者站位

主刀医生和扶镜手均位于患者的右侧，助手和器械护士位于患者的左侧。如果患者取分腿位，扶镜手也可站在患者两腿之间。

（三）患者体位

通常情况下，患者采取仰卧位，双臂外展，头高15°，分腿位。上肢（外展90°或者置于身体旁）、两腿（聚拢或者分开）、头高（10°～30°）的具体情况由主刀医生决定。

（四）穿刺孔布局

观察孔位于脐下，经观察孔置入摄像头，在直视下置入其他穿刺器（图11-1）。

观察孔：采用10～12mm穿刺器，脐下中线处（也可经脐或者脐上，由术者决定）。

右季肋区穿刺孔（辅助穿刺孔）：采用5mm穿刺器，距离右侧肋缘下1横指，幽门上方，取决于术者操作舒适情况并以方便牵拉腹腔血管和脾血管周围软组织为准。

右下穿刺孔（主操作孔）：采用5～12mm穿刺器，右侧肋缘下穿刺孔与观察孔之间中线外侧右季肋区，平胰头水平，方便胰腺上缘脾血管周围的操作。

注：肥胖患者右侧主操作孔的位置可以靠近中线，腹腔较小的患者右侧主操作孔可以靠外侧，这样方便腔镜器械进入脾门区域。

左季肋区穿刺孔：采用5mm穿刺器，距离左侧肋缘下1横指，腹腔镜下位于胃小弯侧中部或者与其垂直，由尾侧小心置入穿刺器。

左下穿刺孔（辅助操作孔）：采用5～12mm穿刺器，位于左季肋区穿刺孔外侧，观察孔与左主操作孔之间中线位置，平胃大弯侧，便于大弯侧置入腔内直线切割闭合器。

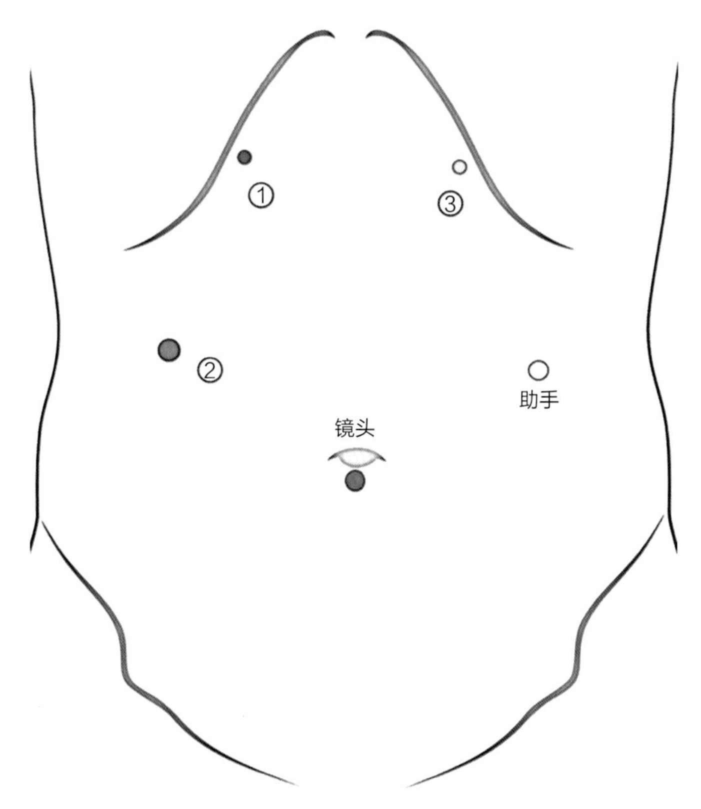

①红色：右肋缘下端口（5mm）；②绿色：右下端口（主要操作孔，5～12mm）；③黄色：左肋缘下端口（5mm）；白色：左下端口（辅助端口，5～12mm）；蓝色：镜头端口（10～12mm）。

图11-1 腹腔镜全胃切除术中的套管针布置

（五）肝脏悬吊

穿刺器置入完毕，为了能够清晰暴露胃小弯侧术野并便于助手右手的灵活操作，需要悬吊肝脏。作者团队采用缝合线和一块纱布垫作为悬吊索带以悬吊肝脏[17]。

（六）全胃切除术及D2淋巴结清扫术

1. 大网膜切除

穿刺器置入并建立气腹后，手术开始先行大网膜切除术。部分大网膜切除术分离大网膜时需要在距离胃大弯侧4～5cm处进行。完全大网膜切除需要用超声刀在大网膜横结肠附着缘即横结肠中段向脾下极游离。助手将大网膜向头侧提起，左手用无创钳提起横结肠结肠带并向尾侧牵拉，当游离大网膜后壁与横结肠融合间隙时，应避免损伤横结肠，此点非常重要（图11–2）。

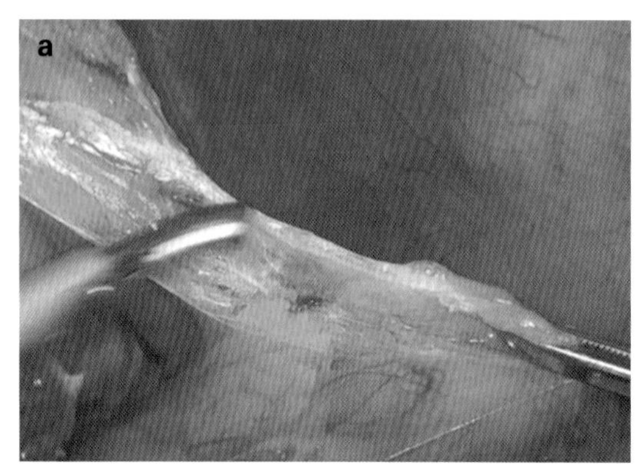

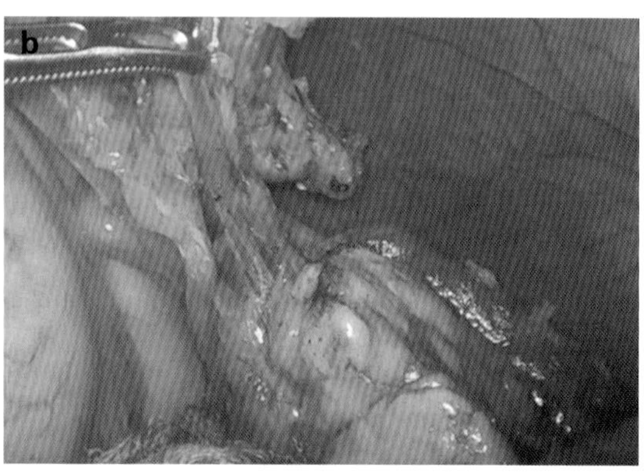

a. 自横结肠游离大网膜。b. 胃网膜左血管分离。

图11–2 大网膜切除术

2. 4sb组和4sa组淋巴结清扫

当清扫脾门淋巴结时，需要在根部离断胃网膜左动脉和胃网膜左静脉，完成胃网膜左血管的离断后，在脾脏表面离断胃短血管完成4sa组淋巴结的清扫，沿胃脾韧带一直游离到食管裂孔左侧，完成胃上部大弯侧的游离。在这一操作过程中，不同于开放手术，腹腔镜下操作器械存在局限性，因此利用重力牵引很重要。手术床向右侧倾斜，利用组织的重力，将有利于暴露胃脾韧带和脾门区域。在分离胃脾韧带时，为了更好地暴露脾脏和脾门区域，不要切开脾脏后方的附着，从而使脾脏悬吊并固定于脾床。

3. 11d组和10组淋巴结清扫

充分暴露脾门区域后进行11d组和10组淋巴结清扫。助手用左手将胰尾向尾侧牵引，用右手将胃上部向头侧牵引，充分暴露11p组和11d组淋巴结连接处的脾血管，11d组淋巴结的清扫从该处开始直到脾门区域。从胃后血管到脾门区域骨骼化脾血管，切除11d组和10组淋巴结及其周围软组织，脾门部的所有血管应全部保留。为了保证手术的安全性，外科医生术前需要熟悉脾血管的解剖（图11–3、图11–4）。

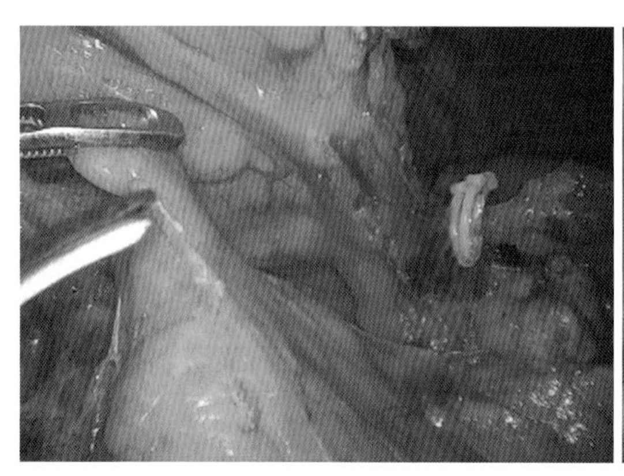

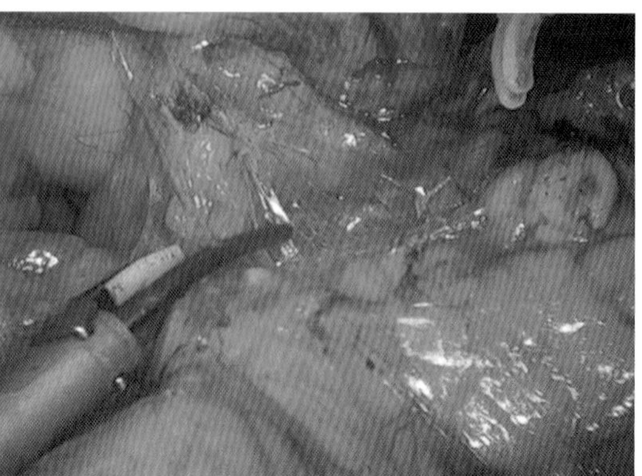

图11–3 在11p组和11d组淋巴结之间的交界处暴露脾血管

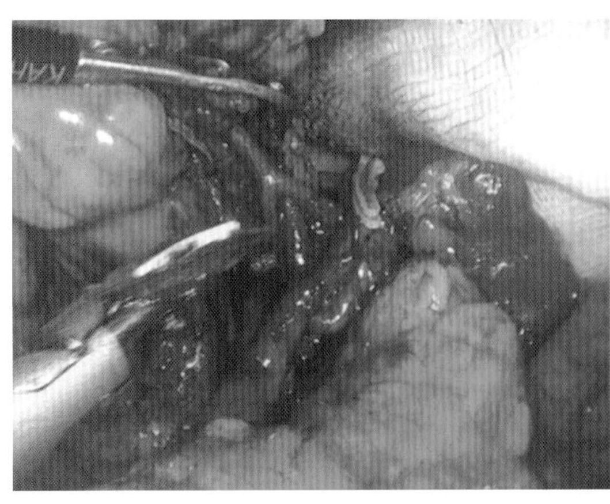
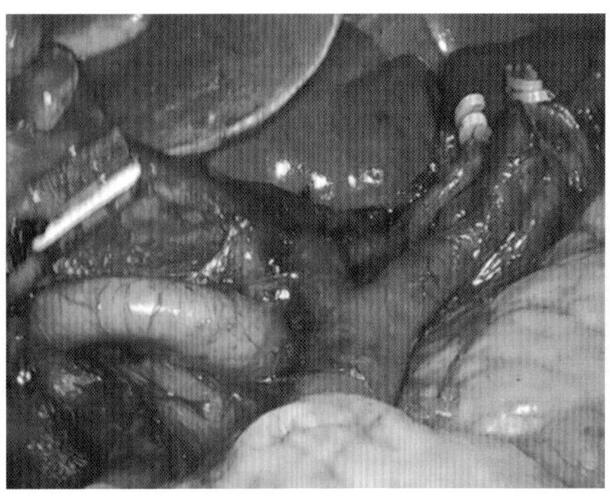

图11-4 从胃后血管远端至脾门骨骼化脾血管

4. 2组淋巴结清扫

打开胃上部后壁腹膜后附着处，进而游离至膈肌脚，并且在根部切断左膈下动脉贲门食管支，以完成2组淋巴结清扫。

5. 4d组和6组淋巴结清扫、十二指肠离断

完成胃上部左侧的游离后，恢复手术床的位置。然后，沿着胃大弯侧一直游离至幽门部，从根部切断胃网膜右血管。将附着于十二指肠和胰头区的软组织一并切除，十二指肠周围小血管用超声刀离断，在距离幽门2cm处用内镜下直线型切割吻合器离断十二指肠。

6. 胰腺上区域淋巴结（5、12a、8、7、1、11p组淋巴结）清扫

离断十二指肠后，暴露胃右动脉并于根部将其结扎切断，沿着胃十二指肠动脉和肝固有动脉分离，将门静脉中段内侧的软组织一并切除。助手的右手将胃左动脉和胃左静脉小心提起，助手左手用纱布将胰腺向下按压，术者用超声刀分离胃胰皱襞，暴露肝总动脉。清除肝总动脉前方及腹腔动脉右侧的软组织，暴露胃左静脉，在汇入门静脉或者脾静脉处将其切断结扎。从根部结扎胃左动脉，并清扫腹腔动脉周围淋巴结。从腹膜后将胃完全游离至右膈肌脚，继续沿着脾动脉起始部向胰尾游离，并暴露近端1/2的脾动脉，清扫11p组淋巴结。

7. 远端食管离断

将上端胃从后腹膜完全游离后，切开膈食管膜并离断迷走神经，充分游离腹段食管，使远端食管和全胃被充分游离并离断。

8. 消化道重建和标本取出

将胃标本放入标本袋内，置于右侧腹腔内。完成全胃切除后，通过Roux-en-Y食管空肠吻合恢复肠道的连续性。目前有几种重建方式：腔内或者腔外吻合，用直线吻合器完成食管空肠侧侧吻合或者用管形吻合器完成食管空肠端侧吻合。距离食管空肠吻合口45cm处行空肠空肠侧侧吻合。消化道重建方式的选择，需考虑患者的条件、肿瘤位置、切缘情况以及术者的偏好。消化道重建完成后，将观察孔向下腹延长2～3cm，将标本从小切口取出至体外。小切口用1-0缝合线间断缝合关闭，穿刺孔用2-0缝合线缝合，皮肤和皮下用3-0缝合线和皮肤缝合器缝合。

9. 切除脾脏的10组淋巴结清扫

对于进展期胃上部癌，虽然常规操作不是实施脾切除术，但是对于侵犯胃大弯侧，或者直接侵犯脾脏且潜在可治愈的T2～T4期胃上部癌患者，采用脾切除术来彻底清除脾门区域淋巴结是值得考虑的。

首先，用超声刀或者电刀切断胃结肠韧带并向上至脾脏，切断脾结肠韧带并游离脾下极，切断脾膈韧带和脾肾韧带并分离至脾上极，至此脾脏从后膜完全游离下来。游离胃下部并完成其他组淋巴结清扫。离断食管，将胃体上部向尾侧牵引，从根部结扎切断左膈下动脉贲门食管支，完成2组淋巴结的清扫。从脾动脉近端到脾门完成11d组淋巴结的清扫，骨骼化脾动脉并在分叉处远端结扎胰尾动脉，同样骨骼化脾静脉。妥善处理胰尾部，避免发生胰瘘。完成脾血管的骨骼化后，用血管夹或者血管闭合器结扎切断脾血管，将胃和脾脏一并移除。

● 参考文献

[1] DEGIULI M, SASAKO M, PONTI A, et al. Randomized clinical trial comparing survival after D1 or D2 gastrectomy for gastric cancer [J]. Br J Surg, 2014, 101 (2): 23-31.

[2] SONGUN I, PUTTER H, KRANENBARG E M, et al. Surgical treatment of gastric cancer: 15-year follow-up results of the randomised nationwide Dutch D1D2 trial [J]. Lancet Oncol, 2010, 11 (5): 439-449.

[3] SASAKO M, SANO T, YAMAMOTO S, et al. D2 lymphadenectomy alone or with para-aortic nodal dissection for gastric cancer [J]. N Engl J Med, 2008, 359 (5): 453-462.

[4] JAPANESE GASTRIC CANCER ASSOCIATION. Japanese gastric cancer treatment guidelines 2014 (ver. 4) [J]. Gastric Cancer, 2017, 20 (1): 1-19.

[5] JAPANESE GASTRIC CANCER ASSOCIATION. Japanese classification of gastric carcinoma: 3rd English edition [J]. Gastric Cancer, 2011, 14 (2): 101-112.

[6] KATAI H, YOSHIMURA K, FUKAGAWA T, et al. Risk factors for pancreas-related abscess after total gastrectomy [J]. Gastric Cancer, 2005, 8 (3): 137-141.

[7] YOSHINO K, YAMADA Y, ASANUMA F, et al. Splenectomy in cancer gastrectomy: recommendation of spleen-preserving for early stages [J]. Int Surg, 1997, 82 (2): 150-154.

[8] MARUYAMA K, SASAKO M, KINOSHITA T, et al. Pancreas-preserving total gastrectomy for proximal gastric cancer [J]. World J Surg, 1995, 19 (4): 532-536.

[9] AIKOU T, SHIMAZU H, TAKAO T, et al. Significance of lymph nodal metastases in treatment of esophagogastric adenocarcinoma [J]. Lymphology, 1992, 25 (1): 31-36.

[10] MARUYAMA K, GUNVEN P, OKABAYASHI K, et al. Lymph node metastases of gastric cancer. General pattern in 1931 patients [J]. Ann Surg, 1989, 210 (5): 596-602.

[11] MÖNIG S P, COLLET P H, BALDUS S E, et al. Splenectomy in proximal gastric cancer: frequency of lymph node metastasis to the splenic hilus [J]. J Surg Oncol, 2001, 76 (2): 89-92.

[12] IKEGUCHI M, KAIBARA N. Lymph node metastasis at the splenic hilum in proximal gastric cancer [J]. Am Surg, 2004, 70 (7): 645-648.

[13] HYUNG W J, LIM J S, SONG J, et al. Laparoscopic spleen-preserving splenic hilar lymph node dissection during total gastrectomy for gastric cancer [J]. J Am Coll Surg, 2008, 207 (2): e6-e11.

[14] SHINOHARA T, KANAYA S, TANIGUCHI K, et al. Laparoscopic total gastrectomy with D2 lymph node dissection for gastric cancer [J]. Arch Surg, 2009, 144 (12): 1138-1142.

[15] WANG J B, HUANG C M, ZHENG C H, et al. Laparoscopic spleen-preserving No. 10 lymph node dissection for advanced proximal gastric cancer in left approach: a new operation procedure [J]. World J Surg Oncol, 2012, 10 (1): 241.

[16] OKABE H, OBAMA K, KAN T, et al. Medial approach for laparoscopic total gastrectomy with splenic lymph node dissection [J]. J Am Coll Surg, 2010, 211 (1): e1-6.

[17] WOO Y, HYUNG W J, KIM H I, et al. Minimizing hepatic trauma with a novel liver retraction method: a simple liver suspension using gauze suture [J]. Surg Endosc, 2011, 25 (12): 3939-3945.

Yoo Min Kim, Woo Jin Hyung

译者：燕速，校对：王天宝

第十二章　腹腔镜胃切除术腹腔内消化道重建

一、引言

自20世纪90年代，腹腔镜辅助远端胃切除术（laparoscopy-assisted distal gastrectomy，LADG）用于治疗胃癌以来，接受腹腔镜胃切除术的患者数量迅速增加，尤其是东亚地区[1-2]。起初，消化道重建是在腹腔镜胃切除术后通过腹部小切口完成的[3]。相较于开放胃切除术，腹腔镜辅助胃切除的优势包括：较少的出血量、更加美观、更快的术后恢复[4]。但是，小切口的腔外消化道重建削弱了微创手术的优势，尤其对于需要较大切口以获得更佳术野的肥胖患者。为了解决这些问题，腔内吻合技术应运而生[5-6]，完全腹腔镜胃切除术被广泛应用于腹腔镜远端胃切除术（laparoscopic distal gastrectomy，LDG）以及腹腔镜全胃切除术（laparoscopic total gastrectomy，LTG）中[7-10]。最近的研究报道称，进行腔内吻合的胃切除术能够获得理想的手术疗效[7-8, 11-13]。为保证患者安全，外科医生需要理解某些技术难点及掌握手术技巧。本章介绍了使用腹腔镜下直线型切割闭合器完成LDG和LTG腔内消化道重建术的大体步骤，并总结了作者所在医院消化道重建手术相关的短期疗效。

二、材料与方法

（一）患者

从大阪赤十字病院的一个前瞻性机构数据库中检索了2011年4月至2015年3月连续427例经组织学证实为胃腺癌而接受LDG或LTG患者的临床资料。301例患者行LDG，126例患者行LTG。该研究回顾性分析了与消化道重建相关的短期手术疗效。肿瘤分期按照第7版TNM分级完成[14]。对于术后30天内发生的并发症，按Clavien-Dindo分级系统进行分类[15]。

（二）手术技术

手术的具体步骤，既往已有文章进行了详细描述[6, 8, 16-18]。在本章内所有消化道重建手术中，外科医生都站在患者的右侧，所有重建的过程都使用了腔镜直线型切割闭合器。

1. LDG中的消化道重建

在可行R0切除的情况下，常规远端2/3胃切除后，通常会首选三角吻合完成LDG术中的重建[19]，但食管裂孔疝患者除外。因肿瘤位置而使得LDG术后残留胃较小，或当十二指肠球部因肿瘤侵犯而必须切除时，选择Billroth Ⅱ式或Roux-en-Y重建。75岁以上的患者选择Billroth Ⅱ式重建，75岁以下或伴有食管裂孔疝的患者则选择Roux-en-Y重建。

（1）Billroth Ⅰ式重建中的三角吻合（图12-1）。

十二指肠游离一段后，将直线型切割闭合器自左下穿刺器（Trocar）置入，沿腹背侧（由后壁向前壁）切断十二指肠球部（而非通常的头尾位，即自胃大弯至胃小弯），如此则可保留吻合的血液供应，检查是否可在无过度张力的情况下完成吻合术（图12-1a）。整理距切缘2cm范围内的十二指肠残端，以备吻合。沿胃大弯和十二指肠残端后侧行小切口。通过左下位Trocar置入45mm腔镜直线型切割闭合器，将闭合器二臂分别放入胃腔和十二指肠腔内，将胃后壁和十二指肠靠拢、闭合、切割（图12-1b），从而沿后壁形成V型吻合。检查吻合口的出血情况后，使用疝钉暂时关闭共同开口。用1枚或2枚直线型切割闭合器完成吻合（图12-1c）。

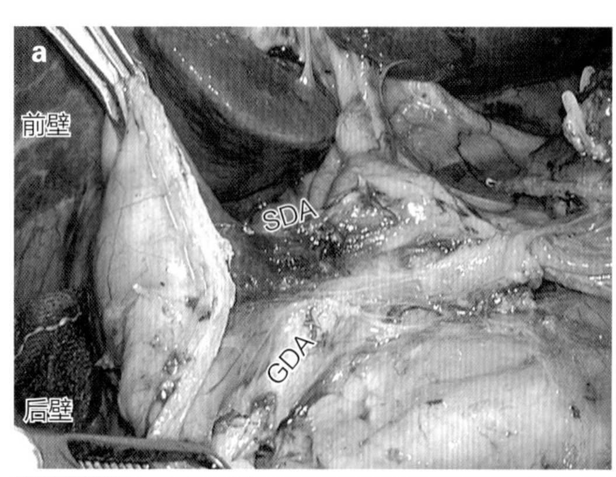

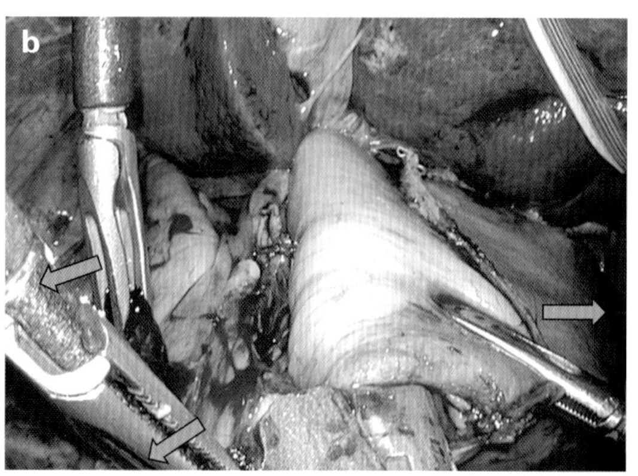

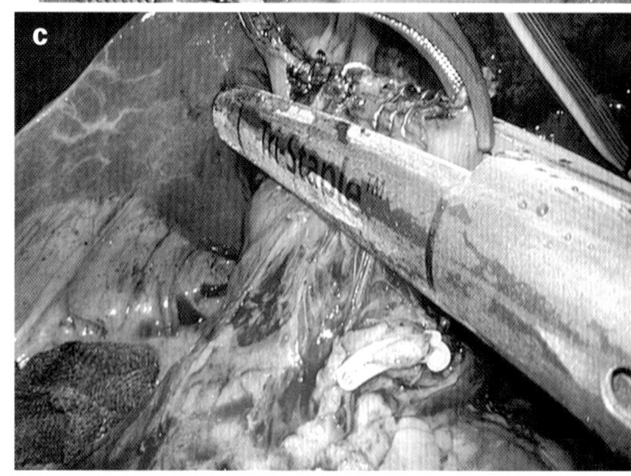

a. 横断十二指肠，十二指肠的横断方向为沿腹背侧（由后壁向前壁）的方向，而不是尾头方向（自大弯侧向小弯侧）。前后壁如图所示。b. 三角吻合的第一次吻合。通过左下位Trocar置入45mm腔镜直线型切割闭合器，将胃后壁和十二指肠后壁靠拢，主刀和助手的侧方牵引很重要（箭）。c. 通过左下部的Trocar置入吻合器关闭共同开口。横断线应平行于吻合器的轴线。SDA：十二指肠上动脉，GDA：胃十二指肠动脉。

图12-1　Billroth Ⅰ式重建中的三角吻合

（2）Billroth Ⅱ式重建术中的胃空肠吻合术（图12-2）。

使用腔外路德结（Roeder’s knots）行腔内浆肌层缝合包埋十二指肠残端。于十二指肠悬韧带（Treitz韧带）远端25cm处，完成大弯侧残胃和对系膜缘空肠吻合。自右下Trocar置入一枚45mm直线型切割闭合器，常规行结肠前逆蠕动胃空肠吻合术，因为置入闭合器的肠切口位于输入袢，从而输出袢的口径大小不受闭合处的影响，用另一闭合器关闭共同开口。由于没有进行布朗式（Braun）吻合术，术者间断缝合空肠壁输入袢和残胃胃小弯，以抬高输入袢，从而使食物能够直接进入输出袢。

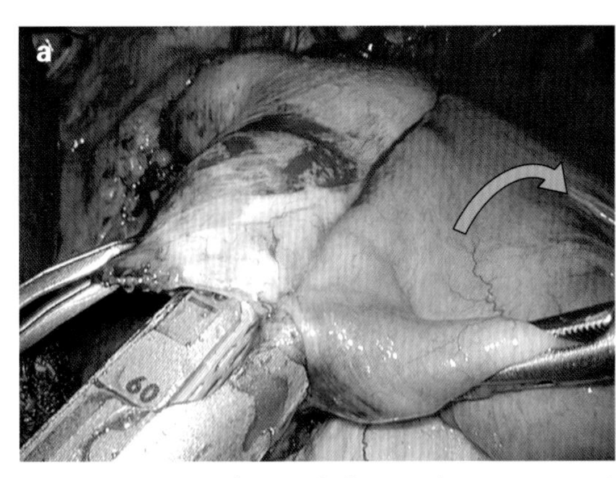

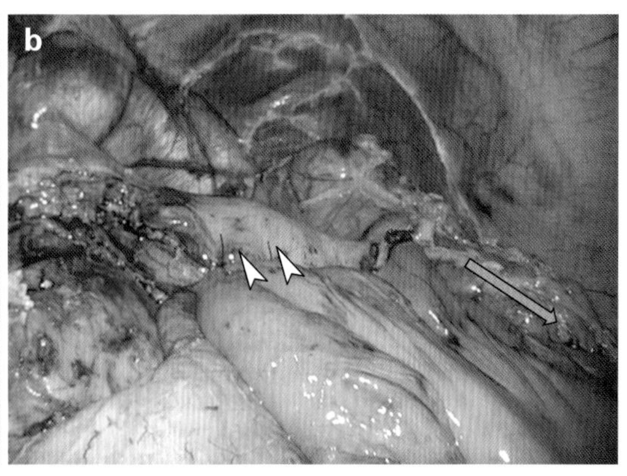

a. 逆蠕动胃空肠吻合术。通过右下Trocar置入45mm吻合器，空肠输入袢如箭所示。b. 完成Billroth Ⅱ式吻合。空肠输入袢和残胃之间的缝合（箭头），使输出袢呈直线（箭）。

图12-2　Billroth Ⅱ式重建术中的胃空肠吻合术

（3）Roux-en-Y重建术中的胃空肠吻合术（图12-3）。

逆蠕动（功能性端端吻合术）和顺蠕动胃空肠吻合术均有报道[7, 9]。作者更推荐结肠前顺蠕动胃空肠吻合术。在行胃空肠吻合术前，经扩大的脐切口于体外行空肠空肠吻合术。对于体内胃空肠吻合术，在距小肠断端45mm处于空肠对系膜缘上做一个小切口，通过左下Trocar使用45mm吻合器于残胃后壁完成吻合术，这样做是为了避免因空肠系膜的扭曲而引起的胃潴留。在使用直线型切割闭合器关闭共同开口时，切忌切除过多的空肠壁，因为这可能导致潜在的吻合口狭窄。常规使用不可吸收线关闭"Petersen间隙"（译者注：行胃空肠或食管空肠Roux-en-Y吻合时，在空肠袢及其系膜后方和横结肠及其系膜前下方之间形成一个潜在的医源性间隙，称为"Petersen间隙"），以预防内疝。

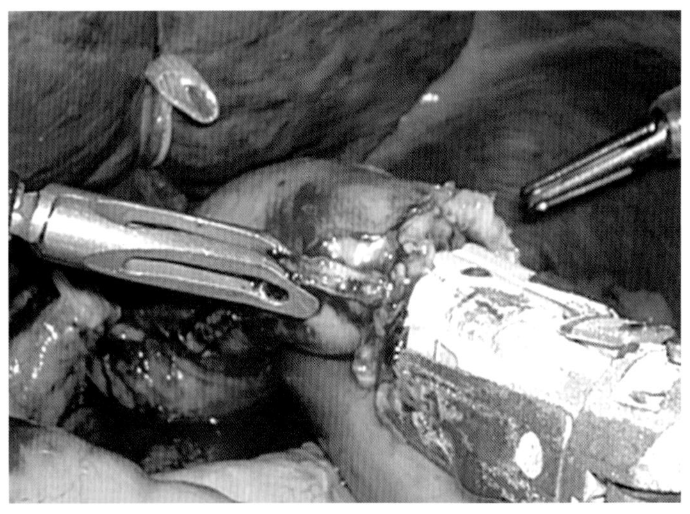

顺蠕动胃空肠吻合术的第一次吻合，通过左下Trocar置入45mm吻合器。需要注意的是吻合应该在残胃后壁进行。

图12-3　Roux-en-Y重建术中的胃空肠吻合术

2. LTG中的消化道重建

自右下Trocar插入直线型切割闭合器并自右向左切断食管，常规选择结肠前Roux-en-Y重建术，对于一些肥胖患者，可以选择结肠后重建术。食管空肠吻合术通常在食管左侧完成，这是因为在必要时可通过左侧膈肌的开放入路再次完成吻合术。在行食管空肠吻合术前，经扩大的脐切口于腔外行空肠空肠吻合术。

（1）功能性端端吻合术（functional end-to-end anastomosis，FETE法）（图12-4）。

在腹腔食管长度足够的情况下，FETE法是LTG中首选的重建方法。在食管残端左侧和空肠残端的对系膜小肠开口后，自左下Trocar置入45mm吻合器。为了避免将钉砧头插入食管黏膜下层的"假腔"，作者团队使用鼻胃管作为引导（图12-4a）。在确认钉砧头插入真正食管腔内且鼻胃管不在其中后完成吻合。通过腔镜连续缝合法，临时处理共同开口（图12-4b）。随后通过右下Trocar孔，使用线型闭合器关闭共同开口。通过该方法，空肠系膜得以排成直线而无任何扭转。常规使用不可吸收线关闭"Petersen间隙"（图12-4c）。

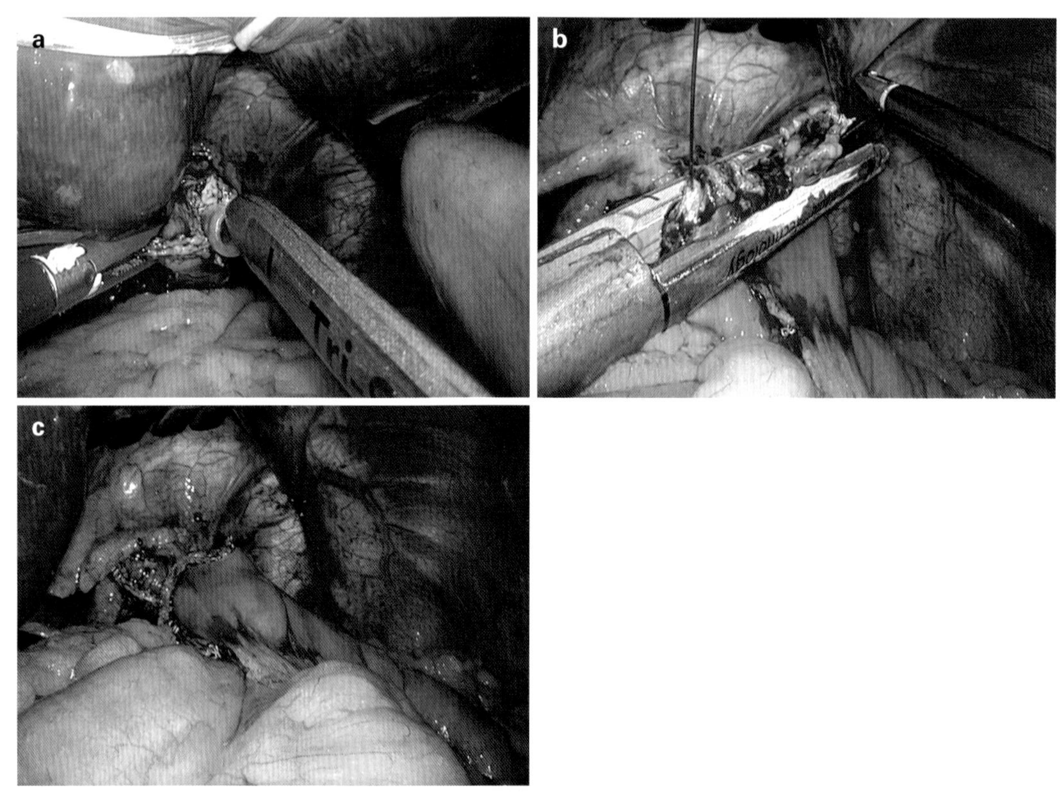

a. 第一次吻合。通过左下Trocar置入45mm吻合器，在鼻胃管指引下确保钉砧头插入食管腔内。b. 在确认钉砧头插入真正食管腔内且鼻胃管不在其中后完成吻合。通过腔镜连续缝合法临时处理共同开口。c. 完成吻合。空肠系膜排成直线且无扭转，使用不可吸收线关闭"Petersen间隙"。

图12-4　食管空肠吻合术中的功能性端端吻合术（FETE法）

（2）顺蠕动侧侧食管空肠吻合术（Overlap法）（图12-5）。

在因肿瘤侵犯而无法保留足够的腹腔内食管长度，且不得不在下纵隔中完成吻合的情况下，才选择此术式。在直线型切割闭合器无法通过右下Trocar切断食管的情况下，可选择左侧膈肌开放入路及通过肋间Trocar置入直线型切割闭合器在胸腔内完成该步骤。在距离断端45mm处的空肠和食管残端的切口处分别插入直线型切割闭合器的两臂，完成顺蠕动侧侧吻合，随后使用腔外路德结手工间断缝合共同开口。由于吻合口位于纵隔水平，吻合口边缘缝置牵拉线并将其经肋下Trocar引出体外，适当牵拉便于后续缝合关闭共同开口（图12-5a）。吻合完成后，关闭膈肌，将空肠壁和膈肌缝合在一起，避免食管裂孔疝（图12-5b）。本手术中均使用不可吸收线。最后，将空肠对系膜缘固定在十二指肠残端，以避免空肠向左侧进入背侧膈下间隙导致食管空肠吻合口扭转。

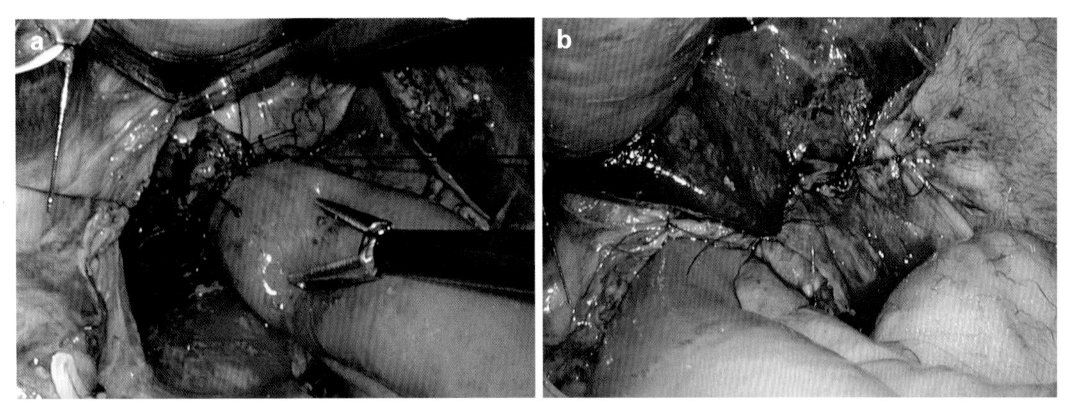

a. 吻合口边缘缝置牵拉线并将其经肋下Trocar引出体外。b. 用不可吸收线关闭膈肌裂孔，防止发生裂孔疝。

图12-5　食管空肠吻合术（Overlap法）

三、结果

表12-1中总结了427例患者的临床病理特征。表12-2中总结了重建手术过程和重建相关短期外科疗效。重建术中很少出现因术中困难而不能完成吻合的情况，但LTG的发生率（4/126，3%）高于LDG（1/301，0.3%）。未出现术中中转为开放式手术的情况，LTG总的术后并发症发生率（8%）高于LDG（4%）。

表12-1　患者的临床病理特征

变量		LDG（n=301）	LTG（n=126）
年龄，平均值（四分位差）		70（63～77）	70.5（63～75）
体重指数，平均值（四分位差）		22.7（20.8～24.8）	21.8（20.1～24.0）
性别，男/女		207/94	84/42
临床分期	ⅠA/ⅠB	168/43	40/18
	ⅡA/ⅡB	25/20	13/19
	ⅢA/ⅢB/ⅢC	19/14/6	16/7/4
	Ⅳ	6	9

表12-2　重建相关的短期手术疗效

变量		LDG（n=301）	LTG（n=126）
重建过程	BillrothⅠ式	211	
	BillrothⅡ式	62	
	Roux-en-Y	28	126[a]
	功能性端端吻合术		88
	Overlap		35

续表

变量		LDG（n=301）	LTG（n=126）
术中困难情况例数，转开放手术例数		1，0	4，0
术后并发症发生率[b]	2级及以上并发症，总例数（%）	12（4.0%）	10（8.0%）
	2级并发症，总例数（%）	6（2.0%）	5（4.0%）
	吻合口瘘	4（1.3%）	3（2.4%）
	肠梗阻	2（0.7%）	2（1.6%）
	3级及以上并发症，总例数（%）	6（2.0%）	5（4.0%）
	吻合口瘘	4（1.3%）	2（1.6%）
	肠梗阻	2（0.7%）	1（0.8%）
	吻合口狭窄	0	2（1.6%）

a：其中1例患者使用管型吻合器，2例患者使用胸廓内的Overlap术式。b：根据Clavien-Dindo分类。

四、讨论

1992年，首次报道了腹腔镜胃切除术的腔内重建方法，即使用直线型切割闭合器完成BillrothⅡ式胃肠道重建[5]。由于腔内胃十二指肠吻合的技术难度较大，BillrothⅡ式胃空肠吻合术通常比BillrothⅠ式更受青睐[20]。腹腔镜胃切除术中的胃十二指肠吻合术首次报道于1994年[3]，但是在该次手术中，胃十二指肠吻合术是通过管型吻合器在腔外完成的，这更接近一次开放性手术。2002年，作者开创性地使用直线型切割闭合器完成腔内胃十二指肠吻合术[6]，并通过连续100例手术的短期和长期疗效验证了该手术的效果[8]。所有手术均未转为开放性手术，吻合的平均时间为13min。仅发现1例术后微小瘘（1%）。基于术后6个月或以上的问卷调查结果，该手术术后倾倒综合征的发生率仅为5%。虽然存在一些技术缺陷，但三角吻合术作为一种简单、快速、安全的胃十二指肠腔内吻合方式在日本和韩国得到了广泛应用[7, 11-13]。

随着临床上该术式的频繁使用，作者比较了腔内胃十二指肠三角吻合术与腔外使用管型吻合器胃十二指肠吻合术的短期疗效[11-13, 21]。尽管腔外重建的手术疗效令人满意[21]，但相比之下，腔内胃十二指肠吻合术的失血更少、恢复更快[11-12]。进一步观察发现，该术式对肥胖患者的优势更大[13]，因为这些患者腔外吻合术的操作空间小，可能会造成过度牵拉。考虑到研究数量的限制和选择偏差，目前还需要进一步的前瞻性研究来证实腔内重建的优势。

一项包括BillrothⅡ式及Roux-en-Y胃肠吻合的对比研究证实，线型吻合优于管型吻合器，在全腔镜手术过程中，其优势体现在Trocar入路简便、空肠插入容易且术野良好[9]。在使用管型吻合器的胃肠吻合术中，已有经口置入钉砧头[22]或免荷包缝合的技术报道[23]。虽然技术上具有挑战性，但如吻合口狭窄、绞窄或Roux潴留等重建相关并发症的发生率较低[7, 9, 22-23]。

由于食管空肠吻合术技术难度大，LTG的应用有限。但随着LDG腔内重建的实现，腔内食管空肠吻合技术也已逐步建立。在使用管型吻合器的腔内食管空肠吻合术中，钉砧头插入食管就是第一个难点，需要手工荷包缝合处理[24-25]，将缝线或导管与钉砧头相接[26]，或经口置入钉砧头[27]。在有限的腹腔镜视野下操作管型吻合器是另一个难点所在，但是可以通过调整摄像头和小切口的位置来获得足够的手术视野[10]。

使用线型吻合器的腔内食管空肠吻合术也是一种常见的手术，其优点如上所述，可以选择FETE或Overlap法。1999年，Uyama首次报道了腹腔镜全胃切除FETE食管空肠吻合术[28]，术中使用第1枚吻合钉完成吻合，第2枚吻合钉沿逆蠕动方向关闭共同开口。在使用第2枚吻合钉前，可以使用缝线或疝钉临时关闭共同开口。这是一种简单、快速的方法，不需要手工缝合来完成吻合，技术类似于三角吻合。Overlap法是在肿瘤侵犯食管的情况下的另一种选择。使用第1枚吻合钉完成顺蠕动方向吻合，人工缝合关闭共同开口。由于吻合是在纵隔腔内进行的，因此要安全吻合，必须在切开纵隔腔时保证足够的操作空间并且做好食管准备。这样做才能使吻合器的钉砧头顺利进入食管，并使食管空肠吻合口足够大。先进的缝合和打结技能是必要的，这样才能在有限的空间内安全关闭共同开口。

对于使用管型或线型吻合器完成LTG术后吻合口相关并发症，管型吻合器吻合口瘘的发生率平均为3.9%，线型吻合器吻合口瘘的发生率平均为2.8%，吻合口狭窄的发生率平均为2.2%，不高于开放全胃切除术[10]。但任何一种方法的明显优越性均尚未得到证实。因此，应根据每个手术团队的经验和技术熟练程度来选择最佳方法。

五、总结

随着近20年来腹腔镜技术的发展和经验的积累，腔内消化道重建已成为腹腔镜胃切除术标准。现有几种不同的技术可供选择且能取得令人满意的结果。理解每一步骤的理念和技术要点，是安全实施消化道连续性重建的关键所在。

● 参考文献

[1] JEONG O，PARK Y K. Clinicopathological features and surgical treatment of gastric cancer in South Korea：the results of 2009 nationwide survey on surgically treated gastric cancer patients [J]. J Gastric Cancer，2011，11（2）：69–77.

[2] KITANO S，SHIRAISHI N. Current status of laparoscopic gastrectomy for cancer in Japan [J]. Surg Endosc，2004，18（2）：182–185.

[3] KITANO S，ISO Y，MORIYAMA M，et al. Laparoscopyassisted Billroth Ⅰ gastrectomy [J]. Surg Laparosc Endosc，1994，4（2）：146–148.

[4] VIÑUELA E F，GONEN M，BRENNAN M F，et al. Laparoscopic versus open distal gastrectomy for gastric cancer：a meta-analysis of randomized controlled trials and high-quality nonrandomized studies [J]. Ann Surg，2012，255（3）：446–456.

[5] GOH P，TEKANT Y，KUM C，et al. Totally intra-abdominal laparoscopic Billroth Ⅱ gastrectomy [J]. Surg Endosc，1992，6（3）：160.

[6] KANAYA S，GOMI T，MOMOI H，et al. Delta-shaped anastomosis in totally laparoscopic Billroth Ⅰ gastrectomy：new technique of intraabdominal gastroduodenostomy [J]. J Am Coll Surg，2002，195（2）：284–287.

[7] OKABE H，OBAMA K，TSUNODA S，et al. Advantage of completely laparoscopic gastrectomy with linear stapled reconstruction：a long-term follow-up study [J]. Ann Surg，2014，259（1）：109–116.

[8] KANAYA S，KAWAMURA Y，KAWADA H，et al. The delta-shaped anastomosis in laparoscopic distal gastrectomy：analysis of the initial 100 consecutive procedures of intracorporeal gastroduodenostomy [J]. Gastric Cancer，2011，14（4）：365–371.

[9] HOSOGI H，KANAYA S. Intracorporeal anastomosis in laparoscopic gastric cancer surgery [J]. J Gastric Cancer，2012，12（3）：133–139.

[10] OKABE H，TSUNODA S，TANAKA E，et al. Is laparoscopic total gastrectomy a safe operation? A review of

various anastomotic techniques and their outcomes [J]. Surg Today, 2015, 45 (5): 549–558.

[11] KINOSHITA T, SHIBASAKI H, OSHIRO T, et al. Comparison of laparoscopy–assisted and total laparoscopic Billroth– Ⅰ gastrectomy for gastric cancer: a report of short–term outcomes [J]. Surg Endosc, 2011, 25 (5): 1395–1401.

[12] KANAJI S, HARADA H, NAKAYAMA S, et al. Surgical outcomes in the newly introduced phase of intracorporeal anastomosis following laparoscopic distal gastrectomy is safe and feasible compared with established procedures of extracorporeal anastomosis [J]. Surg Endosc, 2014, 28 (4): 1250–1255.

[13] KIM M G, KAWADA H, KIM B S, et al. A totally laparoscopic distal gastrectomy with gastroduodenostomy (TLDG) for improvement of the early surgical outcomes in high BMI patients [J]. Surg Endosc, 2011, 25 (4): 1076–1082.

[14] UICC. TNM classification of malignant tumours [M]. 7th ed. New York: Wiley, 2009.

[15] DINDO D, DEMARTINES N, CLAVIEN P A. Classification of surgical complications: a new proposal with evaluation in a cohort of 6 336 patients and results of a survey [J]. Ann Surg, 2004, 240 (2): 205–213.

[16] KANAYA S, HARUTA S, KAWAMURA Y, et al. Video: laparoscopy distinctive technique for suprapancreatic lymph node dissection: medial approach for laparoscopic gastric cancer surgery [J]. Surg Endosc, 2011, 25 (12): 3928–3929.

[17] INABA K, SATOH S, ISHIDA Y, et al. Overlap method: novel intracorporeal esophagojejunostomy after laparoscopic total gastrectomy [J]. J Am Coll Surg, 2010, 211 (6): e25–29.

[18] SHINOHARA T, KANAYA S, YOSHIMURA F, et al. A protective technique for retraction of the liver during laparoscopic gastrectomy for gastric adenocarcinoma: using a Penrose drain [J]. J Gastrointest Surg, 2011, 15 (6): 1043–1048.

[19] HOSOGI H, KANAYA S, NOMURA H, et al. Setting the stomach transection line based on anatomical landmarks in laparoscopic distal gastrectomy [J]. J Gastric Cancer, 2015, 15 (1): 53–57.

[20] BALLESTA–LOPEZ C, BASTIDA–VILAX C M. Laparoscopic Billroth Ⅱ distal subtotal gastrectomy with gastric stump suspension for gastric malignancies [J]. Am J Surg, 1996, 171 (2): 289–292.

[21] KIM D G, CHOI Y Y, AN J Y, et al. Comparing the shortterm outcomes of totally intracorporeal gastroduodenostomy with extracorporeal gastroduodenostomy after laparoscopic distal gastrectomy for gastric cancer: a single surgeon's experience and a rapid systematic review with meta–analysis [J]. Surg Endosc, 2013, 27 (9): 3153–3161.

[22] OHASHI M, IWANAGA T, OHINATA R, et al. A novel procedure for Roux–en–Y reconstruction following laparoscopy–assisted distal gastrectomy: transoral placement of anvil and intracorporeal gastrojejunostomy via umbilical mini–laparotomy [J]. Gastric Cancer, 2011, 14 (2): 188–193.

[23] OMORI T, OYAMA T, AKAMATSU H, et al. A simple and safe method for gastrojejunostomy in laparoscopic distal gastrectomy using the hemidouble–stapling technique: efficient purse–string stapling technique [J]. Dig Surg, 2009, 26 (6): 441–445.

[24] KINOSHITA T, OSHIRO T, ITO K, et al. Intracorporeal circular–stapled esophagojejunostomy using handsewn purse–string suture after laparoscopic total gastrectomy [J]. Surg Endosc, 2010, 24 (11): 2908–2912.

[25] KIM H I, CHO I, JANG D S, et al. Intracorporeal esophagojejunostomy using a circular stapler with a new purse–string suture technique during laparoscopic total gastrectomy [J]. J Am Coll Surg, 2013, 216 (2): e11–16.

[26] OMORI T, OYAMA T, MIZUTANI S, et al. A simple and safe technique for esophagojejunostomy using the hemidouble stapling technique in laparoscopy–assisted total gastrectomy [J]. Am J Surg, 2009, 197 (1): e13–17.

[27] JEONG O, PARK Y K. Intracorporeal circular stapling esophagojejunostomy using the transorally inserted anvil (Orvil) after laparoscopic total gastrectomy [J]. Surg Endosc, 2009, 23 (11): 2624–2630.

[28] UYAMA I, SUGIOKA A, FUJITA J, et al. Laparoscopic total gastrectomy with distal pancreatosplenectomy and D2 lymphadenectomy for advanced gastric cancer [J]. Gastric Cancer, 1999, 2 (4): 230–234.

Hisahiro Hosogi, Yoshiharu Sakai, Seiichiro Kanaya

译者：叶再生，校对：陈路川

Part 7

第七部分 ▶ 胃癌机器人手术

第十三章　胃癌机器人手术：远端胃次全切除术联合D2淋巴结清扫术

一、引言

自1994年首次报道腹腔镜下远端胃癌切除术以来，以腹腔镜为代表的微创技术在世界范围内备受关注[1]。腹腔镜胃切除术相关临床数据表明，腹腔镜胃切除术具有术后患者恢复迅速、近期临床结局良好且对肿瘤安全性无明显影响的优势[2-4]，腹腔镜远端胃切除术已成为早期胃癌微创手术的一种被广泛采用的选择。然而，由于腹腔镜下D2淋巴结清扫术和消化道重建的技术难度较大，以及缺乏基于大规模随机对照试验的长期生存数据，腹腔镜胃切除术在进展期胃癌中的应用仍存在争议。

随着临床机器人系统的研发利用，以机器人手术系统为代表的新技术已被证明有助于外科医生轻松地完成传统腹腔镜难以进行的手术，使复杂的手术能够以更加微创的方式进行[5-11]。为了克服腹腔镜手术的局限性，经验丰富的腹腔镜外科医生已采用手术机器人作为微创手术的替代技术和方法。

本章将讨论胃癌机器人远端胃切除术的现状、优势、适应证和详细手术步骤。

二、机器人胃切除术的优势及临床应用评价

（一）概述

自2003年报道首例机器人辅助胃切除术以来[5]，经过10年的发展，机器人与传统腹腔镜胃切除术相比，在死亡率、并发症发生率、中转开腹率、术后住院时间及肿瘤安全性等方面均是安全可行的。

与传统腹腔镜手术相比，机器人通过三维成像、运动缩放、震颤过滤、同轴对准及7个自由度内镜铰接腕关节等技术优势，能最大限度地减少失血、降低手术创伤及提高外科医生操作灵巧性，可以进一步提高血管周围淋巴结清扫的精准度[12]。此外，机器人操作台的人体工程学设计可以减少外科医生的不适和疲劳，特别适合用于时间较长的手术。另外，与免气腹腔镜手术一样，镜头臂和30°内镜可提拉腹壁，拓展操作空间并提供良好的视野。

（二）机器人胃切除术D2淋巴结清扫术的优势

机器人手术系统凭借其机械性能优势，可提供3D术野，并能在解剖复杂的血管结构周围进行无震

颤的双向解剖，有助于始终保持正确的手术平面，如在胰腺上缘淋巴结清扫过程中，可于淋巴脂肪组织与胰上主要血管（或胰腺实质）之间的平面，进行更彻底、更精确的解剖，减小血管或胰腺损伤的可能性[12]。此外，机械臂上的腕式器械有助于牵拉胃和胰腺，对胰周区域进行稳准的暴露，尤其是腹腔镜难以显示和触及的胰腺背面。稳定、无震颤的组织牵拉可以减少淋巴组织损伤和解剖层面出血的潜在风险。在胃切除术中外科医生可以利用这些技术特点得心应手地完成D2淋巴结清扫术。此外，机器人3D术野和运动缩放功能为异常血管的辨识提供了最佳方法，例如，保留源于胃左动脉的副肝左动脉的淋巴结清扫。此外，机器人系统优势之一是体腔内缝合技术，其可以在较深和狭窄的空间通过缝合完成所有吻合，这极大地促进了机器人外科从体外吻合向体内吻合的转变[13]。另外，机器人系统的3D术野和关节式器械可以更容易地控制血管损伤引起的大出血[13]。同时，机器人远端胃切除术的学习曲线比腹腔镜要短[14]，会使更多的外科医生借助机器人为胃癌患者实施D2淋巴结清扫术，较短的学习曲线也可让有经验的外科医生更易于应用这种先进且复杂的手术方法来治疗胃癌。

（三）机器人胃切除术的临床评价

虽然目前仍然缺乏高质量的循证医学证据，但机器人胃切除术治疗胃癌已成为一个相对较新的领域。据报道，机器人胃切除术的可行性、安全性和近期效果与传统腹腔镜胃切除术相当[15-17]。

研究表明，腹腔镜胃切除术和机器人胃切除术在并发症发生率和死亡率以及中转开腹率方面没有显著差异[9，15-17]。另外，与腹腔镜胃切除术相比，机器人可以显著降低并发症发生率[18]。一些研究发现，与腹腔镜胃切除术相比，机器人可减少术中出血，减少腹腔内游离癌细胞种植转移和围手术期输血引起的免疫抑制，特别是对于局部晚期病变，可以提供更多潜在的肿瘤学益处[19]。

行机器人胃切除术后，患者的住院时间比行开腹手术患者短得多[15-16]。但是，在下床活动、开始进食和术后住院时间等方面，机器人胃切除术和腹腔镜胃切除术之间没有显著差异[9，20]。然而，一些研究显示，机器人胃切除术患者的术后平均住院时间比腹腔镜胃切除术要短[18，21]。这就意味着机器人胃切除术后患者可更快恢复，从而能够及时接受辅助化疗。

由于缺乏机器人胃切除术患者的长期生存资料，通常以清扫淋巴结的数目和切缘状态来评估肿瘤的安全性。荟萃分析显示，机器人和腹腔镜胃切除术淋巴结清扫数量没有显著差异[15-17]。有研究报道称，与腹腔镜胃切除术相比，在D2淋巴结清扫术中机器人手术可以获取更多的胃周以外区域（第二站）淋巴结[11，22]。一项有关早期胃癌机器人与腹腔镜比较的研究显示，机器人组（236例）患者无切缘阳性，而腹腔镜组（591例）有3例切缘肿瘤浸润[23]。

回顾性研究显示，腹腔镜胃切除术和机器人胃切除术在患者长期生存方面相似[11，24]。然而，由于缺乏随机对照研究来验证机器人胃癌根治术患者远期预后，机器人胃癌根治术的肿瘤学优势有待进一步阐明。

三、手术适应证

机器人胃癌根治术的适应证基本上与传统腹腔镜手术相似。适合机器人手术的患者包括：术前被确诊为胃癌且无浆膜受累、无胃周以外淋巴结转移征象者，适合内镜治疗的患者除外。如果可以保证近切缘安全满意，可以选择机器人远端胃切除术。对于无淋巴结转移的早期胃癌患者（cT1N0M0），可行局限性淋巴结清扫术（D1或D1+）。D2淋巴结清扫术适合于原发性灶累及黏膜下层深部、浸润较深或术前判断可疑淋巴结转移的患者。

浆膜受累局部晚期肿瘤、直接侵犯邻近器官或怀疑胃周以外淋巴结转移的患者通常不适合行机器人微创手术。然而，此类患者的机器人手术取决于外科医生的专业知识和经验，推荐开展临床试验予以研究。

四、手术要点

（一）手术室布局

床旁机械臂系统应放置在患者头部，成像系统位于患者的尾部。手术控制台应放置在术者可以看到、便于检查机械臂和患者的地方。助手位于患者左侧。另外一个监视器放置在助手对面、手术台的右上方。无菌器械台分别置于患者膝部、床脚之间以及护士背后。洗手护士位于手术台的右下方，与助手相对。手术室设备布局通常取决于手术室大小及外科医生的偏好和经验。手术室布局如图13-1a所示。

（二）患者体位和戳卡位置

全麻后，患者取仰卧位，将其手臂放置在身体两侧，以防机械臂损伤上肢。将患者大腿采用绑带、凝胶垫小心固定防止术中移位。完成戳卡定位、患者固定、消毒铺巾等准备后，在脐正下方中线处置放1个12mm戳卡作为观察孔，以便置入双透镜镜头。气腹压达到12mmHg后，手术床取反向Trendelenburg位（15°）。腹腔镜探查后，取最佳位置，直视下放置1个12mm和3个8mm戳卡。

具体操作如下：1号臂8mm戳卡应放置在患者左侧肋角下方1cm处，尽可能向外，从内部观察时，至少高于肠道水平1cm；3号臂8mm戳卡应放置在患者右侧肋角下方1cm处，尽可能向外，位于肠道水平上方1cm处；2号臂8mm戳卡应该沿观察孔和3号臂戳卡孔连线中点上方2～4cm置入，使不具备转腕功能的超声刀角度更合适、更容易靠近胰头和十二指肠进行操作；助手辅助戳卡应放置在1号臂戳卡孔和观察孔连线中点下方1～2cm（图13-1b）处[7, 25]。要注意的是，戳卡孔间的间距不得少于8cm（尤其是2号臂和

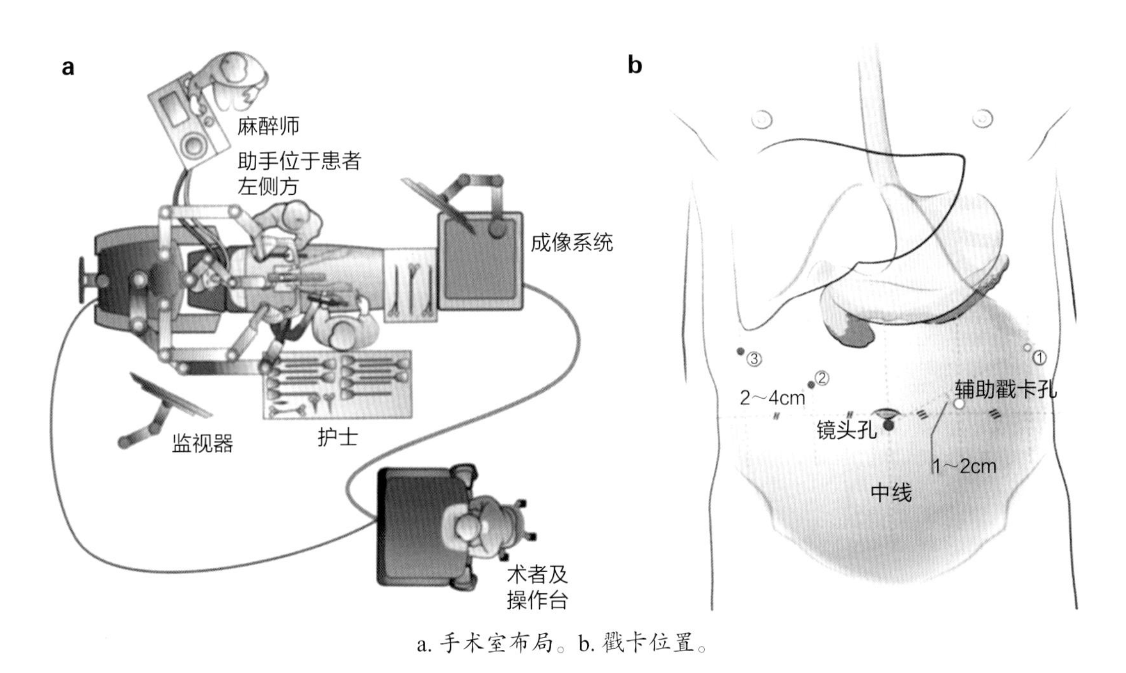

a. 手术室布局。b. 戳卡位置。

图13-1　手术室布局和戳卡位置（引自《达芬奇胃切除术手术指南》[25]）。

3号臂之间），以防机械臂之间的外部碰撞。如果患者较瘦，则2号臂戳卡孔需适当下移靠近尾侧；而对于肥胖患者，1号和3号臂戳卡孔应适当靠近中线。手术时，应尽可能将镜头戳卡抬高，以充分利用气腹产生的空间。

（三）对接

由于对接后无法调整手术台，因此对接前应重新确认手术台的位置。患者左上腹只有1号臂，使镜头臂设备关节朝向患者左侧，并确认最佳位置。蓝色箭头应与第2个关节上的蓝色标记对齐，或确保镜头臂上第1和第3个关节之间的角度<90°。机械臂应处于足够高的位置，以便患者头部上方有一定空间。然后，将机械臂折叠置于患者头部上方，将镜头臂、镜头臂设备关节、机械臂立柱、镜头戳卡口和目标解剖结构对齐。一旦位置合适，就可以锁定床旁机械臂系统。首先对接镜头臂，然后对接其他3个机械臂。将2号臂、3号臂、1号臂和镜头臂展开以获得最大操作空间。切记要把手术器械置于术野运动范围的中心。

（四）手术器械、设备

仪器和设备包括镜头臂安装向下的30°镜头，1号臂使用Maryland双极抓钳，2号臂使用超声刀或单极电剪，3号臂使用Cadiere抓钳，器械可以互换。3号臂应该放在患者的右侧，和对侧的1号臂配合以获得最佳反牵引力。术者用右手操控1号臂，左手操控2、3号臂，并通过脚踏键切换机械臂。助手通过辅助孔帮助术者进行吸引、冲洗、使用切割缝合器或其他操作。

（五）肝脏悬吊

肝脏悬吊非常重要，可为手术提供更大的操作空间，最大限度地腾出机械臂，物尽其用，有利于手术部位的暴露和解剖，特别是胰上淋巴结清扫。有各种悬吊方法可供使用，如Penrose引流管悬吊法[26]、纱布悬吊法[27]和肝牵开器悬吊[28]等，只要能达到满意的手术暴露，上述方法都可以选用。作者认为纱布悬吊法简单、经济，对肝脏几乎无副损伤[27]。纱布悬吊法的简单介绍如下，取2块10cm×10cm的纱布条由2-0 Prolene缝合线和70mm双直针穿过（译者注：荷包针线），通过辅助口放入腹腔。然后将食管裂口右侧小网膜打开，使用2个Hemolock夹将Prolene缝合线夹闭固定在小网膜断端致密处，将直针直接从剑突两侧前腹壁穿出，助手收紧缝线，打结将肝脏悬吊于腹壁。

（六）胃大弯游离及左侧淋巴结（4sb组和4d组淋巴结）清扫

使用3号臂将附着于胃大弯的大网膜向头和腹侧牵拉，而体位造成横结肠的重力会起到反牵引作用。从胃大弯中部开始分离大网膜，进入小网膜囊，几乎无血管，使用超声刀游离胃大弯左侧，清扫相应区域淋巴结至脾下极。继续解剖分离，识别胃网膜左动脉和左静脉，通过机器人血管夹释放器结扎血管（译者注：助手也可经辅助孔释放血管夹），在发出网膜分支后将其切断（图13-2a）。将脾下极与大网膜粘连分开，应防止手术过程中脾被膜撕裂。远端胃切除术通常保留胃短血管，但如果肿瘤位置较高，则需要将1支或2支胃短动脉分离、切断，以获得足够的安全边缘，也为胃切除、胃肠吻合提供足够的范围。结扎胃网膜左血管后，沿胃大弯向幽门方向彻底清除淋巴脂肪组织，完成远端胃切除术的4sb组和4d组淋巴结清扫（图13-2b）。

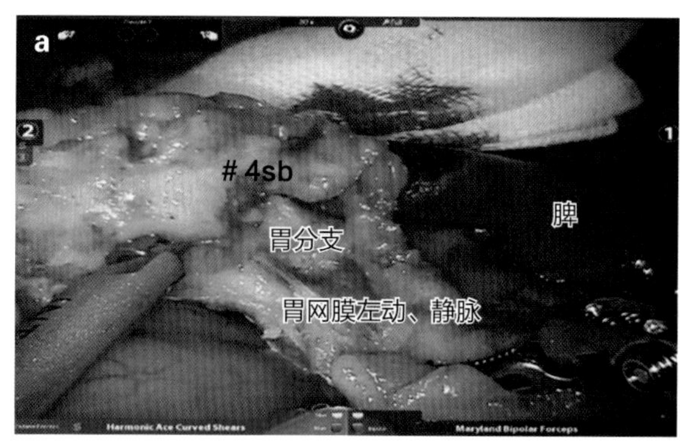

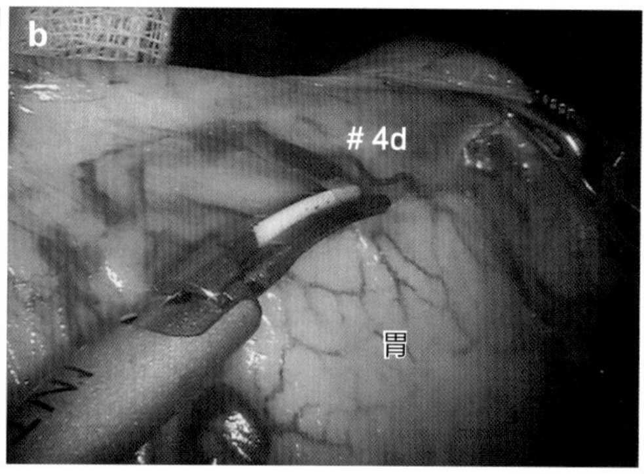

a. 识别胃网膜左动、静脉，在发出网膜分支后将其切断。b. 裸化胃大弯，清除4sb组和4d组淋巴结。

图13-2 胃大弯游离及左侧淋巴结清扫

（七）胃大弯右侧及幽门下区淋巴结（6组和14v组淋巴结）清扫

胃大弯右侧及幽门下区淋巴结清扫，由结肠中血管向肠系膜上血管表面拓展，切除淋巴脂肪组织，暴露胰头，清扫网膜右血管周围淋巴结及脂肪组织。使用3号臂将胃网膜血管蒂向腹侧适当牵拉。在进行幽门下解剖前，应充分游离胃后壁与胰腺间的生理粘连，从而暴露胰腺下缘，以便寻找和保持正确的解剖平面。然后，通过识别结肠中动脉并跟随搏动至胰腺下缘，将横结肠系膜与胃网膜血管蒂和胰头分离。同时将横结肠与十二指肠降段之间的生理性粘连分开。以副右结肠静脉和汇入肠系膜上静脉的Henle干为标志，确定胃网膜右静脉起点，使用超声刀和Maryland双极分离钳将胃网膜右静脉左、右侧以及胰十二指肠上前静脉和Henle干前的软组织一并分离切除，直至暴露胰腺实质。然后，将胃网膜右静脉夹闭，并在胰十二指肠上前静脉汇合处远端切断（图13-3a）。如果6组淋巴结有转移，则应清除14v组淋巴结。需要注意的是，靠近胃网膜右静脉右侧解剖时，应保留胰头静脉回流，保持覆盖胰腺实质的胰腺固有筋膜完整，以避免发生术后胰腺炎。如果有些肥胖患者不能暴露结肠中动脉，则首先解剖对侧。继续分离、暴露胃网膜右动脉，结扎并将其在胰十二指肠上前动脉起点的远端切断（图13-3b）。最后，确定幽门下动脉，将其夹闭、切断。至此，胃网膜右血管与淋巴组织被整块切除（图13-3c）。有时，胰腺舌叶会向十二指肠球部延伸或胰腺异常突起，应防止其损伤。胃网膜右动脉根部和幽门下动脉周围有许多细小分支，使用超声刀离断可避免出血，保持术野洁净。

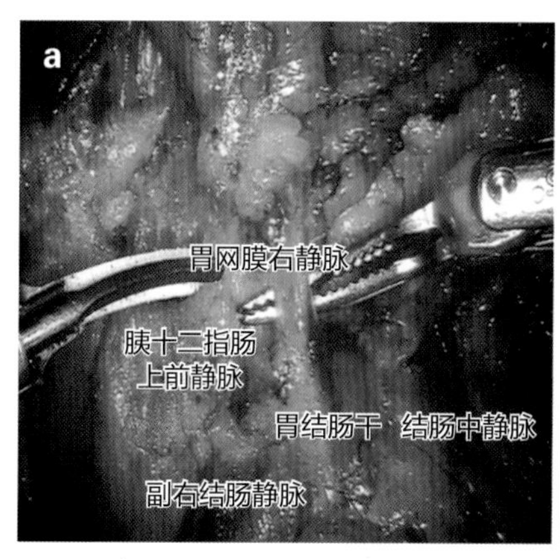

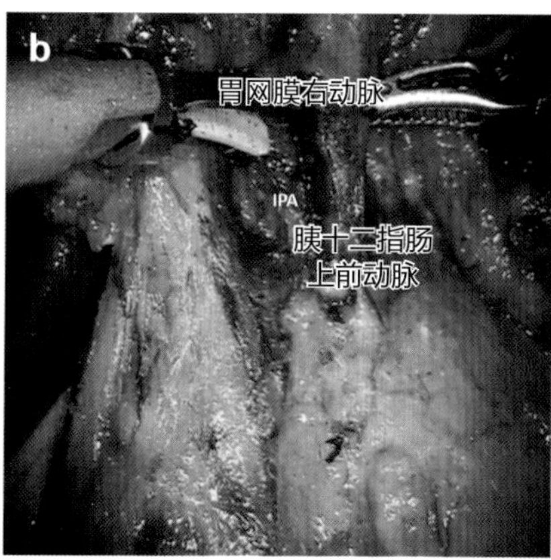

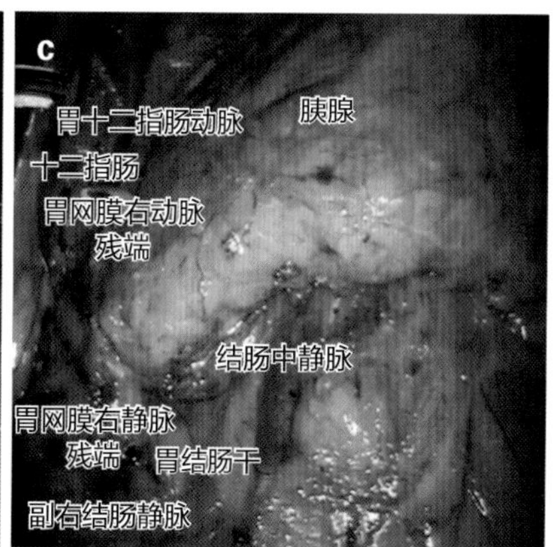

a. 在胰十二指肠上前静脉汇入远侧将胃网膜右静脉夹闭、切断。b. 结扎胃网膜右动脉，在胰十二指肠上前动脉起点的远端切断。c. 6组淋巴结清扫术野显示。

图13-3 幽门下区淋巴结清扫

（八）十二指肠上段分离和横断

沿着胃十二指肠动脉将十二指肠与胰腺游离，暴露出胃十二指肠动脉的前侧，为十二指肠横断做准备。继续解剖至肝固有动脉和胃十二指肠动脉分叉处。确保发自胰头到十二指肠的小血管彻底凝固。辨认肝固有动脉后，在十二指肠上段组织和胰腺之间放置一块10cm × 10cm的纱布条，让其起到“帐篷”的作用，以便于十二指肠上区的解剖，从而避免损伤胰腺和肝固有动脉、胃十二指肠动脉或肝总动脉等血管。十二指肠上血管可用超声刀直接处理，将其充分裸化并横断（图13-4a）。助手通过辅助口使用腔镜直线型切割吻合器在幽门远端约2cm处横断十二指肠（图13-4b）。如果行Billroth Ⅱ式或Roux-en-Y吻合，十二指肠残端可以在镜下缝合加固。

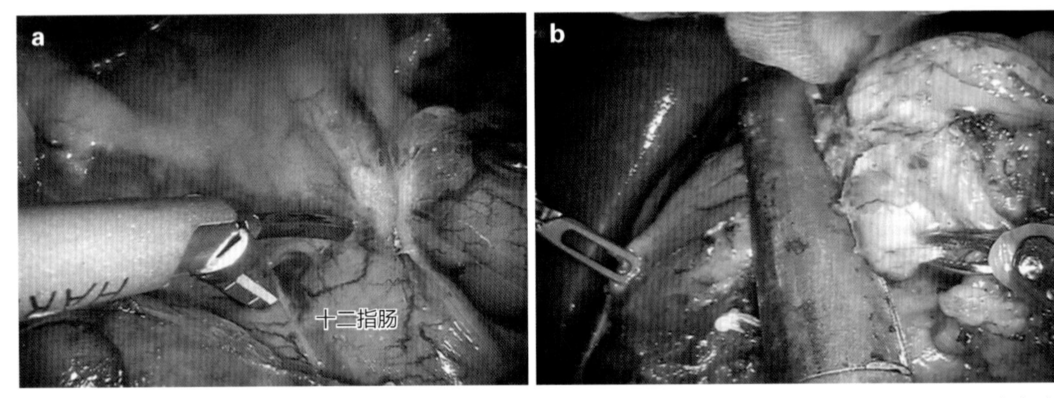

a. 超声刀直接切断十二指肠上血管，裸化十二指肠并将其横断。b. 助手通过辅助口使用腔镜直线型切割吻合器在距幽门远端约2cm处钉合、横断十二指肠。

图13-4　十二指肠上段游离、横断

（九）胰腺上区淋巴结（5、7、8a、9、11p、12a组淋巴结）清扫

横断十二指肠后，将胃拉向患者腹腔左侧，以便确认胃右血管。为了更好地行肝胃韧带前层解剖，用3号臂上的Cadiere钳置入一纱布，将肝门牵起。沿着肝动脉继续解剖，直到露出胃右血管及肝固有动脉前内侧，确认并骨骼化胃右血管根部，使用血管夹将其夹闭，并于根部切断胃右血管，清扫5组淋巴结（图13-5a）。当靠近肝固有动脉内侧时，应减少对肝门的牵拉。用Cadiere钳夹住肝固有动脉周围所包绕的迷走神经组织向右侧和尾部牵拉，使肝固有动脉前侧方的软组织向左侧形成反牵拉以便清扫。因此，可以在12a组淋巴脂肪组织与肝固有动脉之间形成一个手术平面，使用超声刀沿该平面整块切除所有组织，直至暴露门静脉前侧面（图13-5b）。完成12a、5组淋巴结清扫后，3号臂用Cadiere钳将胃胰皱襞向腹侧拉紧，1号臂用Maryland双极电凝钳将肝总动脉表面淋巴结及脂肪组织轻轻提起，使用超声刀将肝总动脉骨骼化，从右向左沿动脉清扫8a组淋巴结及脂肪组织。需要注意的是，应避免超声刀工作面直接接触血管，骨骼化血管旋转超声刀时也应远离血管。清扫肝总动脉头侧8a组淋巴结时，抓住肝总动脉周围的组织，将肝总动脉向背、尾侧牵拉，便于暴露并防止损伤血管。完成肝总动脉、肝固有动脉和门静脉周围8a、12a组淋巴结清扫后，暴露胃左静脉并将其从根部夹闭、切断。连续在腹主动脉周围神经鞘和淋巴结之间正确平面上解剖清扫淋巴脂肪组织。在胰上淋巴结清扫术中，利用Cadiere和Maryland钳关节及其抓握能力，为无腕部功能的超声刀创造合适的解剖角度，这是确保技术安全、彻底清扫淋巴结所必需的。

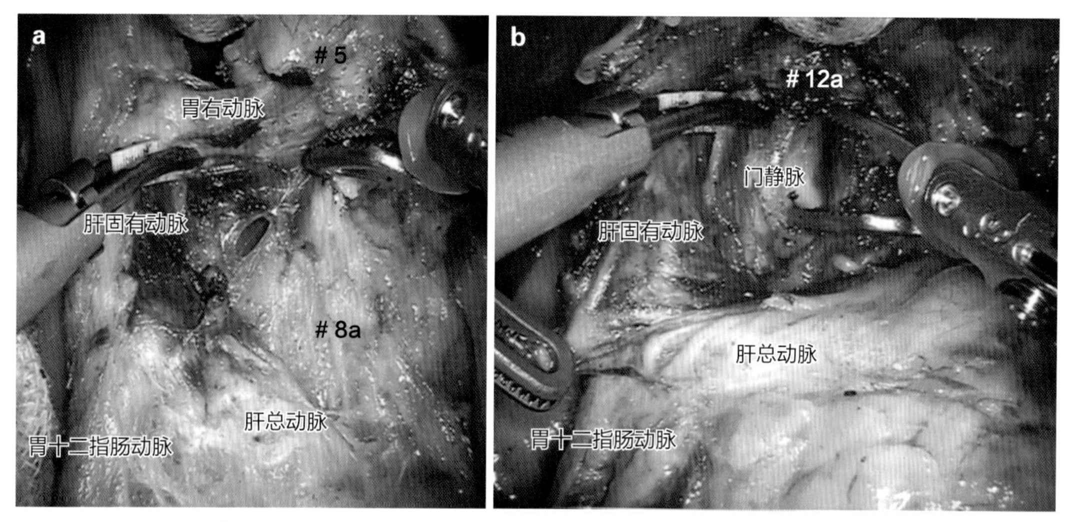

a. 确认胃右血管根部并将其骨骼化，以备选用合适血管夹，于根部切断胃右血管，清扫5组淋巴结。b. 清扫12a组淋巴结至暴露门静脉前内侧壁。

图13-5 5、12a组淋巴结清扫

继续沿肝总动脉向腹腔干方向解剖，暴露脾动脉的根部（图13-6a）。游离腹腔干周围的软组织并将其拉到标本侧，将胃左动脉根部骨骼化、夹闭和切断（图13-6b）。当对胃左动脉进行骨骼化时，旋转镜头斜行窥视胃左动脉的背侧，使后续的解剖更加容易。另外，将胃左动脉切断后可以使11p组淋巴结得到更好暴露和清扫。预防性D2淋巴结清扫可保留腹腔干周围神经丛。如存在发自胃左动脉较粗的变异肝左动脉，或无正常源于肝总动脉的左肝动脉，则应保留变异肝动脉行7组淋巴结清扫，即将胃左动脉骨骼化而不予离断，只将胃分支从胃左动脉起始部离断即可。

给3号臂抓钳垫一个纱条，将胰腺向下推压，确保能够最大限度地暴露11p组淋巴结及软组织。另外，3号臂压迫动作可自然产生向左侧的牵引力。如果3号臂不能充分压迫胰腺，助手可以使用器械提供帮助。用Maryland双极钳形成合适的角度，超声刀沿着胰腺和脾动脉的上缘解剖软组织到胃后动脉起始部（如果未见胃后动脉，则应沿着脾动脉至少游离5cm）（图13-6c）。如果不能使用Cadiere和Maryland钳产生合适的张力清扫胰腺上区域，使用具有机械手腕功能的器械（如钩或单极电剪）也非常方便。彻底清扫11组淋巴结，应暴露脾静脉近端。胃的腹膜后附着部分要分离到膈肌脚，完成胃周淋巴结的切除。利用3号臂Cadiere钳提供必要的反牵引力和1号臂铰接式Maryland双极电凝钳形成适当的角度，对沿胰腺

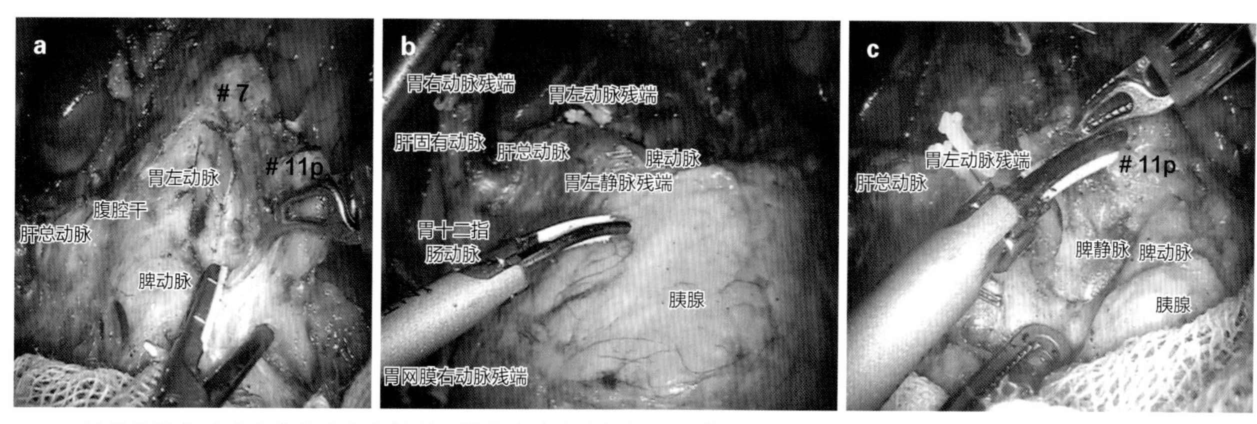

a. 继续沿肝总动脉向腹腔干方向解剖，暴露脾动脉的根部。b. 清除腹腔干周围软组织，对胃左动脉根部进行骨骼化、切断。c. 沿胰腺和脾动脉上缘清扫11p组淋巴结至胃后动脉起点，暴露脾静脉近端。

图13-6 7、8a、9、11p组淋巴结清扫

上缘和脾动脉近端软组织（包含11p组淋巴结）切除至关重要，有助于外科医生彻底清除11组淋巴结的深部组织，这也是传统腹腔镜胃切除术中最复杂和困难之处。

（十）胃小弯淋巴结（1组和3组淋巴结）清扫

可以采取前、后入路两种途径清扫1组和3组淋巴结。后入路是从食管裂孔向下到胃横断线处，沿胃小弯由后向前清除淋巴脂肪组织（图13-7）。前入路是从前方、自胃横断线向上至食管裂孔沿胃小弯、保持解剖平面完整清扫淋巴脂肪组织。两种方法都要切断迷走神经前支和后支。

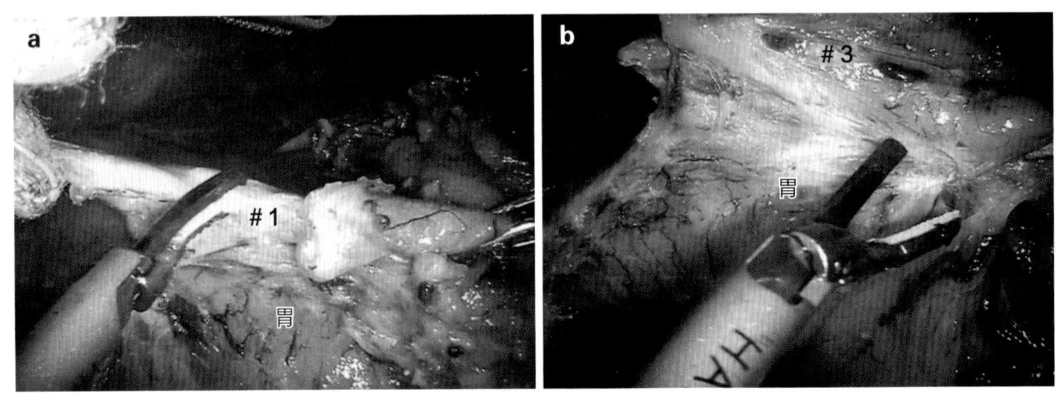

从食管裂孔向下至胃横断线处，沿胃小弯由后向前进行软组织切除。a. 1组淋巴结清扫。b. 3组淋巴结清扫。

图13-7　1组和3组淋巴结清扫

（十一）胃切除、吻合和标本取出

在远端胃切除术中，确定合适的近切缘，经辅助孔置入内镜下线型切割闭合器横断胃体。将标本在体内置入标本袋，暂放，待取出。可采用Billroth-Ⅰ式、Billroth-Ⅱ式或Roux-en-Y等方法重建消化道的连续性[12，24，29-30]。体内、体外吻合可使用直线或圆形吻合器或手工缝合，每种方法都各有优劣。术者可以根据肿瘤的位置和分期、预期寿命、术者手术习惯和经验选择最佳的重建方法。若能使用机器人腕式线型吻合器，则吻合会更加舒适、稳定。

当完成淋巴结清扫及胃切除后，可使用线型吻合器在腹腔内进行胃十二指肠吻合术或胃空肠吻合术。胃十二指肠吻合术可以使用线型吻合器进行“三角吻合”。经12mm辅助孔置入内镜下线型吻合器，使用蓝色钉仓由后向前壁横断十二指肠。远端胃次全切除术完成后，给残胃大弯侧切缘和十二指肠内侧切缘分别打一小孔。然后将线型吻合器置入残胃和十二指肠内（钉仓在胃中，钉砧在十二指肠内），近似残胃后壁和十二指肠后壁吻合。激发吻合器，胃和十二指肠之间形成一个共同的通道。关闭共同开口时将已缝合关闭的十二指肠残端一并切除，确保十二指肠的血供良好。在体内行胃空肠吻合时需要辨认Treitz韧带，在距该韧带15～20cm处使用超声刀将空肠切开，然后用超声刀将残胃大弯闭合处切开，用腕式抓钳协助将线型切割吻合器分别置入胃和空肠内，对合后激发吻合器完成胃空肠吻合，再次使用线型吻合器关闭共同开口。于肝左叶下方放置引流管后，延长脐下戳卡孔取出标本。

五、局限性与展望

研究显示，除了较高的成本和较长的手术时间，机器人手术与腹腔镜手术相比尚不能给患者带来太多益处。但是，机器人根治性淋巴结清扫的优势与存在的不足仍需进一步评估。尽管如此，机器人手术仍具有诸多无与伦比的优势，其使得微创胃切除术变得更容易操作，尤其是那些保留变异肝动脉的淋巴结清扫及保留功能的胃切除术等相对复杂的手术。当然，有些外科医生不愿意进行机器人手术也是情理之中的事[19]。机器人胃切除术的未来发展基于平台创新、触觉反馈、柔性器械的改进及荧光显像导航手术或TileproTM功能（译者注：主刀医生可以从医生控制台中选择将视图从全屏模式切换到一种多图像模式）等多种新兴技术的应用。毫无疑问，机器人系统先进技术的发展必将开创外科医生微创胃切除术的新天地[31]。

六、总结

与传统腹腔镜手术相比，由经验丰富的外科医生进行机器人远端胃切除术和淋巴结清扫术是安全可行的。但是其本身固有的更长手术时间、更高成本和与其他手术方式相比的肿瘤等效性等问题仍亟待解决。然而，机器人远端胃切除术具有的精准、彻底、精细的D2淋巴结清扫等优势，必有广阔的应用前景。

● 参考文献

［1］KITANO S，ISO Y，MORIYAMA M，et al. Laparoscopy-assisted Billroth Ⅰ gastrectomy［J］. Surg Laparosc Endosc，1994，4（2）：146-148.

［2］KIM W，KIM H H，HAN S U，et al. Korean Laparoendoscopic Gastrointestinal Surgery Study（KLASS）Group. Decreased morbidity of laparoscopic distal gastrectomy compared with open distal gastrectomy for stage Ⅰ gastric cancer：short-term outcomes from a multicenter randomized controlled trial（KLASS-01）［J］. Ann Surg，2016，263（1）：28-35.

［3］INAKI N，ETOH T，OHYAMA T，et al. A multi-institutional，prospective，phase Ⅱ feasibility study of laparoscopy-assisted distal gastrectomy with D2 lymph node dissection for locally advanced gastric cancer（JLSSG0901）［J］. World J Surg，2015，39（11）：2734-2741.

［4］CHEN X Z，HU J K，YANG K，et al. Short-term evaluation of laparoscopy-assisted distal gastrectomy for predictive early gastric cancer：a meta-analysis of randomized controlled trials［J］. Surg Laparosc Endosc Percutan Tech，2009，19（4）：277-284.

［5］HASHIZUME M，SUGIMACHI K. Robot-assisted gastric surgery［J］. Surg Clin North Am，2003，83（6）：1429-1444.

［6］UYAMA I，KANAYA S，ISHIDA Y，et al. Novel integrated robotic approach for suprapancreatic D2 nodal dissection for treating gastric cancer：technique and initial experience［J］. World J Surg，2012，36（2）：331-337.

［7］KIM Y M，SON T，KIM H I，et al. Robotic D2 lymph node dissection during distal subtotal gastrectomy for gastric cancer：toward procedural standardization［J］. Ann Surg Oncol，2016，23（8）：2409-2410.

［8］OKUMURA N，SON T，KIM Y M，et al. Robotic gastrectomy for elderly gastric cancer patients：comparisons with robotic gastrectomy in younger patients and laparoscopic gastrectomy in the elderly［J］. Gastric Cancer，2016，19（4）：1125-1134.

［9］KIM H I，HAN S U，YANG H K，et al. Multicenter prospective comparative study of robotic versus laparoscopic gastrectomy for gastric adenocarcinoma［J］. Ann Surg，2016，263（1）：103-109.

［10］LEE J，KIM Y M，WOO Y，et al. Robotic distal subtotal gastrectomy with D2 lymphadenectomy for gastric cancer patients with high body mass index：comparison with conventional laparoscopic distal subtotal gastrectomy with D2 lymphadenectomy［J］. Surg Endosc，2015，29（11）：3251-3260.

［11］SON T，LEE J H，KIM Y M，et al. Robotic spleen-preserving total gastrectomy for gastric cancer：comparison with conventional laparoscopic procedure［J］. Surg Endosc，2014，28（9）：2606-2615.

［12］SONG J，OH S J，KANG W H，et al. Robot-assisted gastrectomy with lymph node dissection for gastric cancer：

lessons learned from an initial 100 consecutive procedures [J]. Ann Surg, 2009, 249 (6): 927–932.

[13] CORATTI A, ANNECCHIARICO M, DI MARINO M, et al. Robot–assisted gastrectomy for gastric cancer: current status and technical considerations [J]. World J Surg, 2013, 37 (12): 2771–2781.

[14] PARK S S, KIM M C, PARK M S, et al. Rapid adaptation of robotic gastrectomy for gastric cancer by experienced laparoscopic surgeons [J]. Surg Endosc, 2012, 26 (1): 60–67.

[15] MARANO A, CHOI Y Y, HYUNG W J, et al. Robotic versus laparoscopic versus open gastrectomy: a meta–analysis [J]. J Gastric Cancer, 2013, 13 (3): 136–148.

[16] ZONG L, SETO Y, AIKOU S, et al. Efficacy evaluation of subtotal and total gastrectomies in robotic surgery for gastric cancer compared with that in open and laparoscopic resections: a meta–analysis [J]. PLoS One, 2014, 9 (7): e103312.

[17] XIONG B, MA L, ZHANG C. Robotic versus laparoscopic gastrectomy for gastric cancer: a meta–analysis of short outcomes [J]. Surg Oncol, 2012, 21 (4): 274–280.

[18] SUDA K, MAN–I M, ISHIDA Y, et al. Potential advantages of robotic radical gastrectomy for gastric adenocarcinoma in comparison with conventional laparoscopic approach: a single institutional retrospective comparative cohort study [J]. Surg Endosc, 2015, 29 (3): 673–685.

[19] SON T, HYUNG W J. Robotic gastrectomy for gastric cancer [J]. J Surg Oncol, 2015, 112 (3): 271–278.

[20] HYUN M H, LEE C H, KIM H J, et al. Systematic review and meta–analysis of robotic surgery compared with conventional laparoscopic and open resections for gastric carcinoma [J]. Br J Surg, 2013, 100 (12): 1566–1578.

[21] NOSHIRO H, IKEDA O, URATA M. Robotically–enhanced surgical anatomy enables surgeons to perform distal gastrectomy for gastric cancer using electric cautery devices alone [J]. Surg Endosc, 2014, 28 (4): 1180–1187.

[22] JUNFENG Z, YAN S, BO T, et al. Robotic gastrectomy versus laparoscopic gastrectomy for gastric cancer: comparison of surgical performance and short–term outcomes [J]. Surg Endosc, 2014, 28 (6): 1779–1787.

[23] WOO Y, HYUNG W J, PAK K H, et al. Robotic gastrectomy as an oncologically sound alternative to laparoscopic resections for the treatment of early–stage gastric cancers [J]. Arch Surg, 2011, 146 (9): 1086–1092.

[24] PUGLIESE R, MAGGIONI D, SANSONNA F, et al. Subtotal gastrectomy with D2 dissection by minimally invasive surgery for distal adenocarcinoma of the stomach: results and 5–year survival [J]. Surg Endosc, 2010, 24 (10): 2594–2602.

[25] OBAMA K, HYUNG W J. Robotic gastrectomy for gastric cancer [M]. Tokyo: Springer, 2014.

[26] SHINOHARA T, KANAYA S, YOSHIMURA F, et al. A protective technique for retraction of the liver during laparoscopic gastrectomy for gastric adenocarcinoma: using a Penrose drain [J]. J Gastrointest Surg, 2011, 15 (6): 1043–1048.

[27] WOO Y, HYUNG W J, KIM H I, et al. Minimizing hepatic trauma with a novel liver retraction method: a simple liver suspension using gauze suture [J]. Surg Endosc, 2011, 25 (12): 3939–3945.

[28] KINJO Y, OKABE H, OBAMA K, et al. Elevation of liver function tests after laparoscopic gastrectomy using a Nathanson liver retractor [J]. World J Surg, 2011, 35 (12): 2730–2738.

[29] KIM M C, HEO G U, JUNG G J. Robotic gastrectomy for gastric cancer: surgical techniques and clinical merits [J]. Surg Endosc, 2010, 24 (3): 610–615.

[30] MARANO A, HYUNG W J. Robotic gastrectomy: the current state of the art [J]. J Gastric Cancer, 2012, 12 (2): 63–72.

[31] ALMADANI M E, ABALAJON D D, YANG K, et al. Robotic gastrectomy: the future [J]. Transl Gastrointest Cancer, 2015, 4 (6): 448–452.

Kun Yang, Woo Jin Hyung

译者：周岩冰，校对：王天宝

第十四章　胃癌机器人手术：全胃切除术联合D2淋巴结清扫术

一、引言

机器人手术正成为前列腺癌手术的标准术式，前列腺癌手术需要在深部及体内受限的手术空间内进行精细的吻合操作。根治性胃癌切除术同样也需要精细而复杂的手术操作。因此，已有外科医生开展机器人胃切除术，以期进一步改善患者预后。回顾性研究表明，机器人胃切除术的优点包括并发症少、失血少、住院时间短和淋巴结清扫数量多，但很少有随机对照研究证实其确切的优越性[1-2]。胃癌的几种手术方式，技术难度各有不同，机器人胃切除术有望在更复杂的手术中显示出更多优势。全胃切除术联合D2淋巴结清扫术是技术要求最高的手术之一。因此，需进行全胃切除的进展期胃上部癌可能从机器人胃切除术中获益更大。

第3版日本《胃癌治疗指南》指出，全胃切除术（total gastrectomy，TG）联合D2淋巴结清扫术应清扫脾门淋巴结（10组），而完整清扫10组淋巴结的标准手术方式是联合脾切除术[3]。然而，最近一项比较保留脾脏手术和脾切除术的随机对照研究（JCOG0110）的结果表明，至少对于肿瘤未侵犯胃大弯者，脾切除术增加了术后并发症的发生率，且并未改善患者的生存质量[4]。因此，同时行或不行10组淋巴结清扫的保脾TG现在被认为是进展期胃上部癌的标准手术方式，但脾切除术仍然是胃大弯侧肿瘤的较理想选择。

一项机器人和腹腔镜TG的对照研究显示出机器人TG的可行性，且机器人手术组清扫出了更多的脾动脉旁和脾门淋巴结[5]。然而，关于机器人TG治疗进展期胃癌的研究仍然非常有限，特别是对伴有或无脾切除的10组淋巴结清扫术的研究更是如此[6]。因此，外科医生应意识到机器人TG联合D2淋巴结清扫术仍处于发展阶段，其可行性和优势尚待进一步的临床研究加以证实。本章将重点从技术层面介绍机器人TG联合D2淋巴结清扫术，包括机器人的设置、患者体位和TG手术技巧，尤其是脾门和胰腺上方区域的淋巴结清扫技巧。

二、手术适应证

TG联合D2淋巴结清扫术通常适用于进展期胃上部癌患者。目前的日本内镜外科学会（Japanese Society of Endoscopic Surgery，JSES）指南指出，腹腔镜TG可考虑用于临床ⅠA～ⅠB期胃癌[7]患者。但是，目前支持机器人TG可行性的证据非常薄弱。因此，建议实施进展期胃癌机器人TG联合D2淋巴结清扫术的前瞻性临床研究。同时强烈建议只有具有腹腔镜TG联合D2淋巴结清扫术经验的医生才能开展该术式。

三、机器人设置和患者体位

患者取改良截石位，使用悬吊器将双腿分开固定，将上臂固定在身体旁边。使用开放方法从脐孔置入第1个套管。气腹保持8～12mmHg的压力，并使用镜头引导置入2个8mm机器人套管和2个12mm普通套管。将8mm套管置入肋骨下缘的外侧面。将12mm套管置于脐和8mm套管之间的中点下方1～2cm处。

然后将机器人患者平台放在患者头部上方，将4个机械臂对接，同时将患者置于15°反Trendelenburg体位，左侧抬高，以更好地暴露脾门区域。将镜头臂连接到脐部套管。1号臂连接到8mm机器人套管后，将该机器人套管穿入左下12mm普通套管，使用单极剪刀。2号臂连接右侧8mm套管，使用开窗双极钳。3号臂从左侧8mm套管置入，使用Cadiere钳。Nathanson's牵引器置于上腹部（图14–1）。

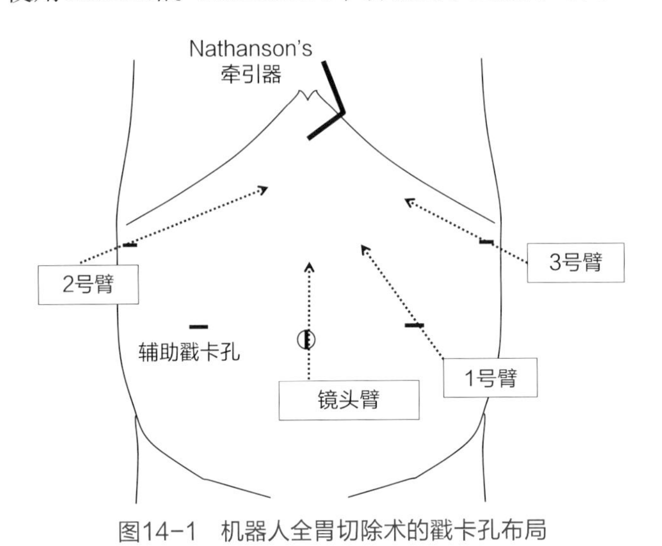

图14–1　机器人全胃切除术的戳卡孔布局

四、手术技巧

（一）脾门淋巴结清扫

操作从大网膜分离开始，若肿瘤浸润浆膜层，需将大网膜从横结肠附着处分离，以进行全网膜切除术。将大网膜从横结肠左侧分离出来后，再分离胃网膜左血管。胃网膜左动脉（left gastroepiploic artery，LGEA）应在其起始端分离，以便于下一步清扫脾门淋巴结。LGEA旁脂肪组织由Cadiere钳牵拉以拉直血管。重要的是确定脾下极动脉的近端和远端，以确定其起始端，因为LGEA从这里发出是最常见的变异类型。向内侧牵拉LGEA有助于暴露脾下极动脉的远端部分，该远端部分进入脾脏的下极。向头侧牵拉LGEA有助于暴露脾下极动脉的近端部分（图14–2）。

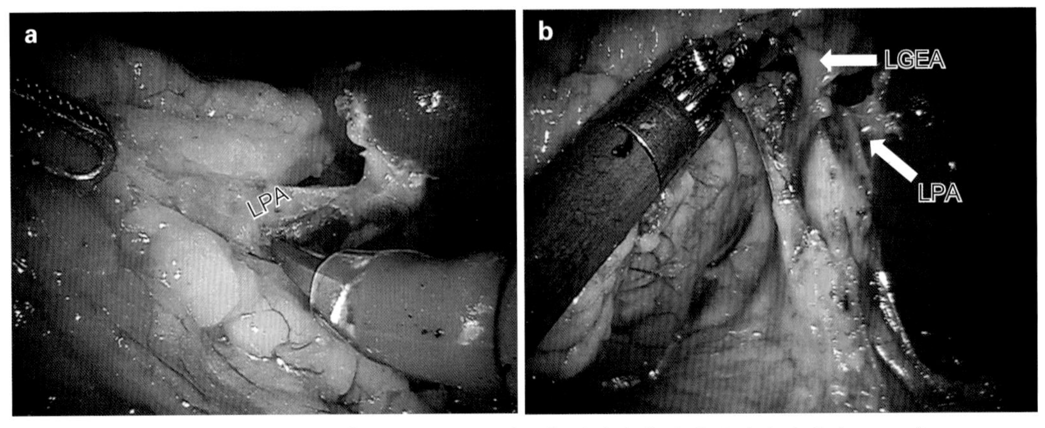

a. 沿脾下极动脉（LPA）清扫。b. 分离从脾下极动脉发出的胃网膜左动脉（LGEA）。

图14–2　脾下极淋巴结清扫

在根部分离LGEA，并将大网膜和LGEA周围的脂肪组织翻起置于胃的上方，以更好地暴露脾门。Cadiere钳抓住最下一支胃短动脉处的胃脾韧带，向头侧方向牵拉。沿脾动脉的下分支以适当的张力牵拉胃脾韧带并进行解剖，有助于确定胃短动脉的根部（图14-3）。通过Cadiere钳进一步牵开胃脾韧带，可以更好地观察脾门周围的情况。分离2～3支胃短动脉后，可以清楚暴露脾动脉的分叉部（图14-4）。暴露分叉部相当重要，因为在脾动脉的上分支和下分支之间没有胃短分支。但是，有15%～20%的病例存在3支分支。

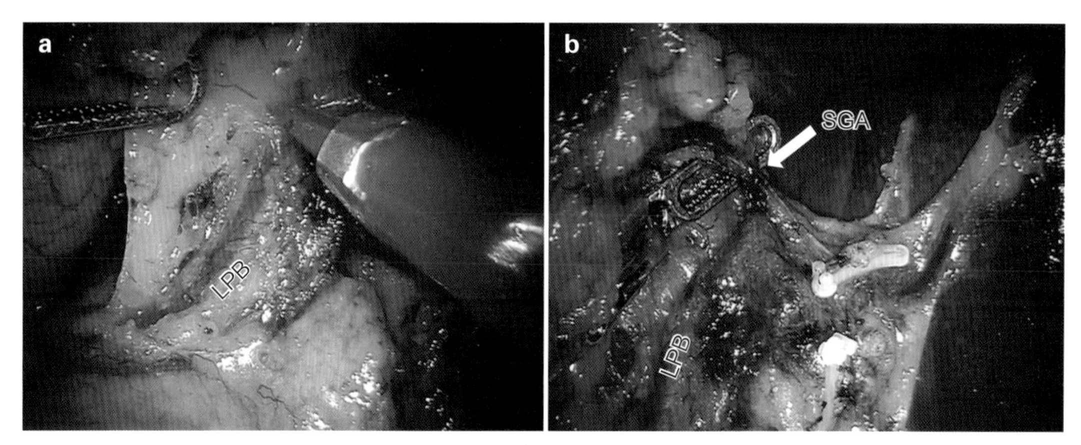

a. 沿脾动脉下分支（LPB）清扫。b. 分离从脾动脉下分支发出的胃短动脉（SGA）。

图14-3 脾动脉下分支解剖

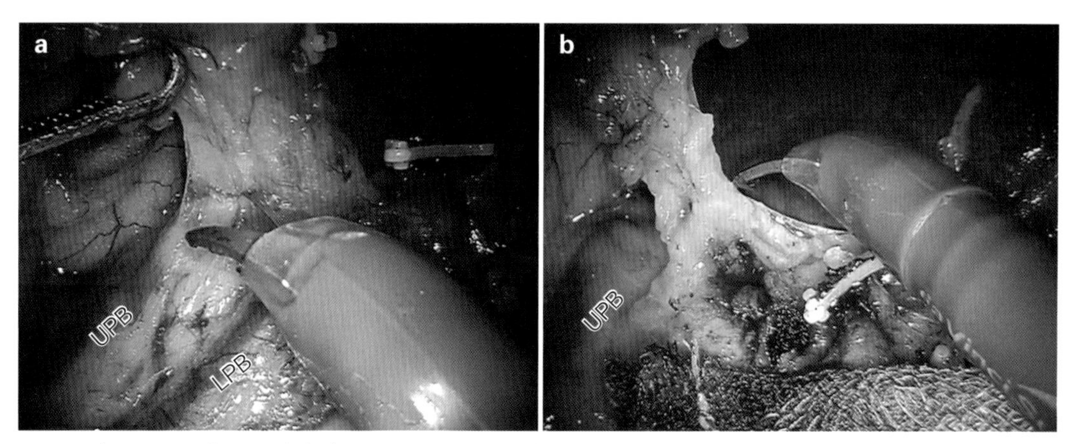

a. 脾动脉分叉部。胰腺在脾动脉上分支（UPB）和下分支（LPB）之间。b. 清扫脾动脉上分支和下分支之间的区域。

图14-4 脾动脉分叉部解剖

在清扫脾门的上半部之前，先沿脾动脉远端进行清扫。除非被转移淋巴结侵袭，否则血管周围神经应予以保留。清扫向远端拓展，并暴露其余的胃短动脉。用Cadiere钳牵拉胃短动脉血管带，可以很容易地分离出每支胃短动脉的根部（图14-5）。分离胃短动脉后，可进一步牵拉胃胰襞，且通过分离Toldt融合筋膜可充分游离胃底部。将游离后的胃底部翻转过来，可更好地暴露脾上极周围的视野。分离最上一支胃短动脉，完成脾门的清扫（图14-6）。应当注意的是，约有40%的病例存在脾上极动脉。在这种情况下，最上一支胃短动脉通常是脾上极动脉的远端分支。

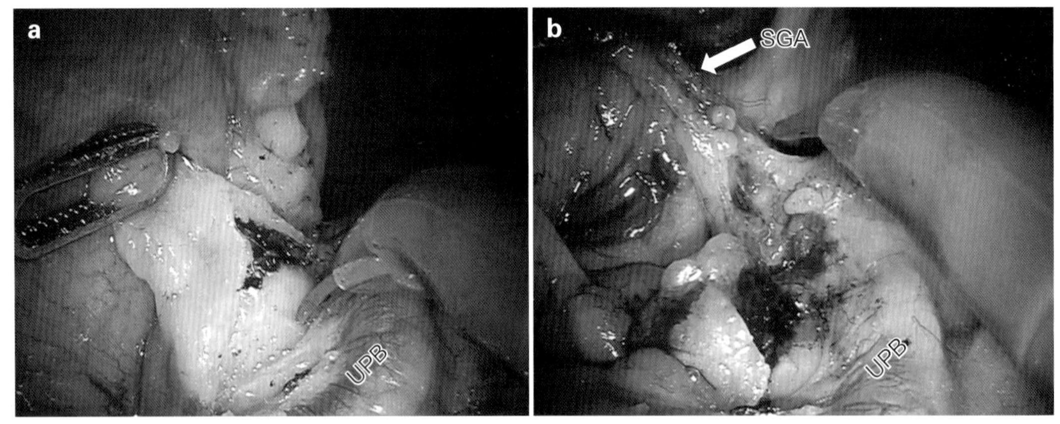

a. 沿脾动脉上分支（UPB）清扫，保留血管周围神经。b. 分离胃短动脉（SGA），拉直血管带以确定其根部。

图14-5　脾上极区域解剖

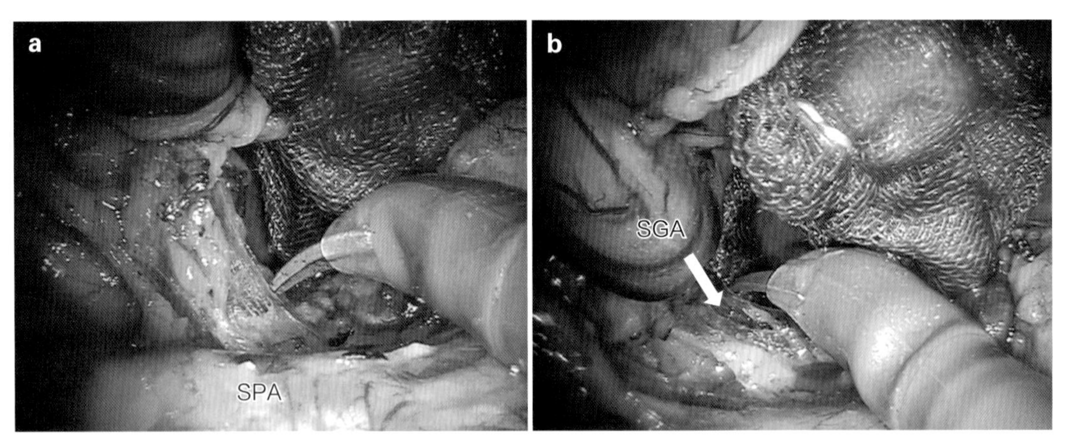

a. 分离Toldt融合筋膜以游离胃底部。b. 脾上极的最上一支胃短动脉（SGA）。SPA：脾动脉。

图14-6　结扎脾上极胃短血管

（二）分离胃胰襞左侧区域

分离所有的胃短血管之后，离断胃膈韧带，到达左膈肌脚。如此可将包含脾门淋巴结在内的胃胰襞从脾血管和Toldt融合筋膜上完整地游离出来（图14-7）。向内侧方向继续清扫，暴露胃后血管并在根部将其离断。进一步沿脾动脉向近端清扫，以清扫11p组淋巴结。

用Cadiere钳向头侧牵拉胃左动脉周围的胃胰襞。开窗双极钳施加反向牵引力，可裸化肝总动脉和脾动脉，并保留血管周围神经。冠状静脉经动脉的尾侧汇入脾静脉，在此处将其离断。进一步牵拉胃胰襞有助于暴露胃左动脉旁疏松的血管周围间隙。拓展左侧间隙，可从后腹膜分离出11p组淋巴结，仅保留胰腺与后腹膜的深部附着。最后离断深部附着处，精准并完整地清扫11p组淋巴结。完成清扫后可在底部见到脾静脉或胰腺（图14-7）。切开左侧胃胰襞，暴露左膈下动脉。在根部分离膈下动脉的胃底分支，并切除贲门左淋巴结，将食管从左膈脚分离，左膈脚暴露后，在根部游离并切断胃左动脉（图14-8）。

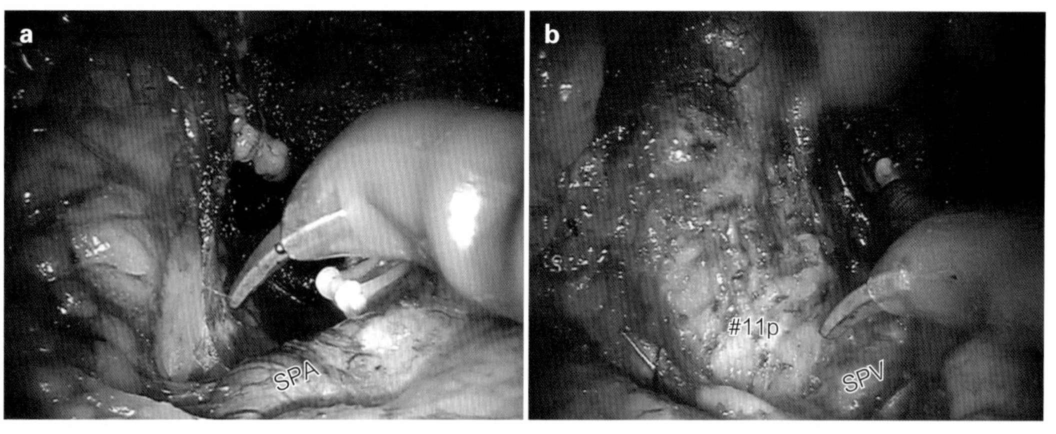

a. 清扫胃胰襞的左侧区域。b. 沿着脾动脉及Toldt融合筋膜进行清扫。SPA：脾动脉，SPV：脾静脉。

图14-7　清扫11p 组淋巴结

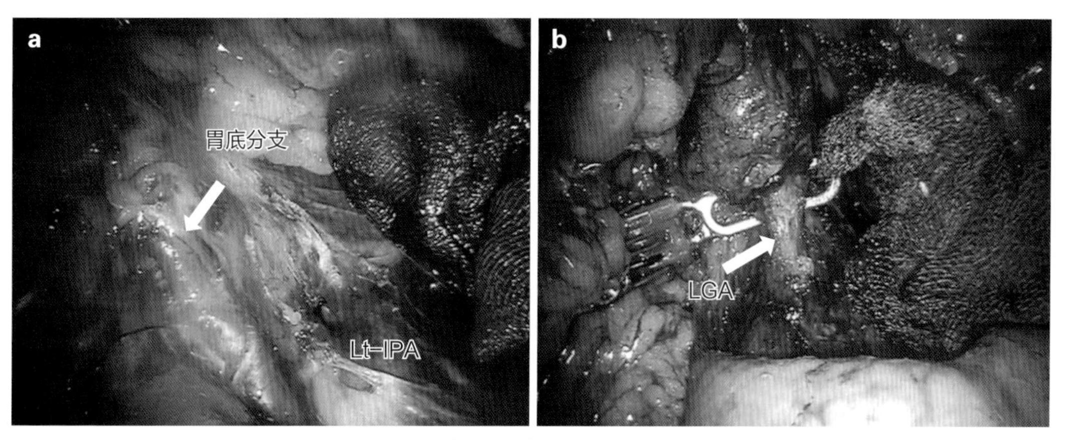

a. 分离左膈下动脉（Lt-IPA）的胃底分支。b. 分离胃左动脉（LGA）。

图14-8　清扫2组和7组淋巴结

（三）分离胃胰襞右侧区域

接下来切除右侧大网膜以暴露幽门下区域。在进行全网膜切除术的情况下，可能需暂时断开机械臂的连接，患者体位会调整为简单的头高位，以便更好地暴露该区域。幽门下区域的详细清扫技巧参见本书第十三章有关内容。清扫幽门下区域后，将1号臂的达芬奇套管移除，再将腔镜线型切割闭合器插入左下12mm普通套管，离断十二指肠。

用Cadiere钳夹住胃右动脉蒂，向头侧牵拉。给予适当的张力，可暴露8a组淋巴结与肝总动脉旁神经之间的疏松间隙。解剖该间隙以清扫8a组淋巴结。Cadiere钳牵拉方向转向内侧，暴露肝固有动脉。沿肝固有动脉进行精细解剖，以分离胃右动脉。在根部离断胃右动脉后，就可将右侧胃胰襞与肝动脉分开，其中包含肝动脉旁的8a、12a、9组淋巴结。这些淋巴结的整块切除需要外科医生控制好Cadiere钳的主要牵拉力和开窗钳的反向牵拉力。比如通过Cadiere钳向头侧适当牵拉肝固有动脉旁淋巴结（12a组），同时开窗钳轻轻抓住肝固有动脉表面的神经纤维，进行反向牵拉。Cadiere钳从头侧牵拉，而开窗钳反向牵拉，沿血管周围神经进行清扫，以切除腹腔动脉右侧淋巴结（9组）（图14-9）。清扫12a组淋巴结，直到暴露门静脉为止。清扫9组淋巴结，直到暴露出腹腔神经丛和右膈肌脚。使用Hemo-lok®夹闭淋巴结的底部，以防止乳糜漏。继续沿右膈肌脚解剖右侧胃胰襞以分离食管的右侧。向食管胃结合部方向分离小网膜，并分离食管前壁表面组织。离断迷走神经前、后干，完全游离食管（图14-10）。

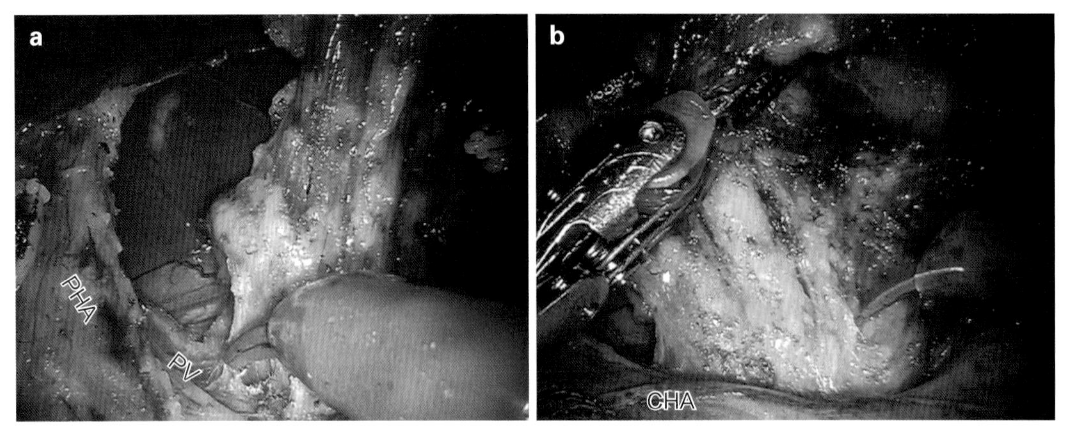

a. 沿着门静脉清扫肝固有动脉旁淋巴结。b. 沿着腹腔动脉清扫腹腔动脉右侧淋巴结，血管周围神经予以保留。PHA：肝固有动脉，PV：门静脉，CHA：肝总动脉。

图14-9　清扫9组和12a组淋巴结

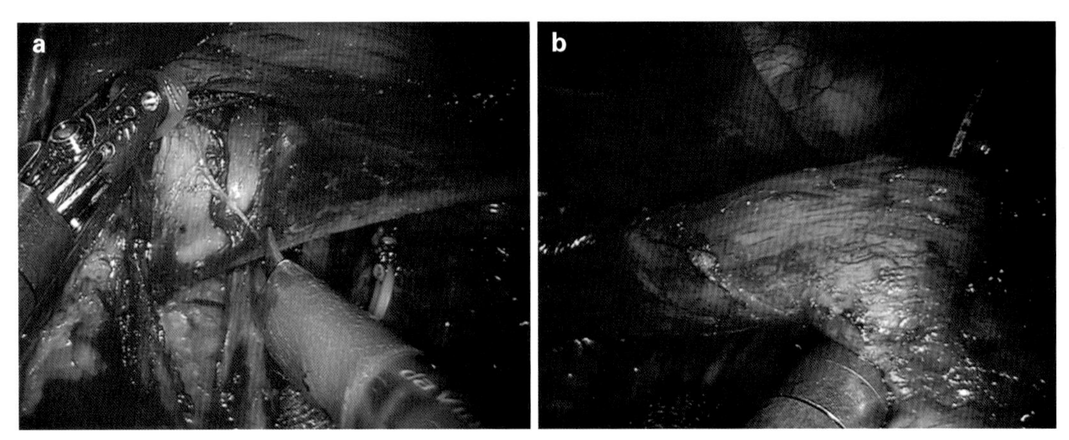

a. 离断迷走神经后干。b. 完全游离食管。

图14-10　解剖腹段食管

（四）消化道连续性重建

断开机械臂的连接，按腹腔镜流程进行食管离断和Roux-en-Y食管空肠吻合。使用腔镜线型切割闭合器离断食管，该器械通过右下12mm套管插入。切开脐部戳卡孔，移除切除的胃标本。腔内食管空肠吻合可采用功能性端端吻合或Overlap法。腹腔镜吻合术的详细技巧本书有关章节有介绍[8-9]。引流管从右上方的套管置入，并将其放置于食管空肠吻合口的后方。关闭所有腹壁戳卡孔，手术完成。

五、讨论

一方面，机器人的一个潜在优势是具有更好的灵活性，可更轻松、更安全地进行技术难度较大的手术，例如脾门淋巴结清扫和胰腺上方清扫。胰腺相关的并发症，如胰瘘、胰周脓肿或胰腺炎，是全胃切除术联合D2淋巴结清扫术后常见的并发症。热损伤和胰腺直接受压是腹腔镜手术后胰腺相关并发症发生的潜在原因[10-11]。机器人多关节连接的设计，在手术中可以避免器械与胰腺之间的直接接触，从而将热损伤降至最小。另外，胰腺周围的解剖几乎可以在不按压胰腺的情况下完成。一些回顾性研究证实，机器人手术可降低胰腺相关的主要并发症发生率[5-6]。

另一方面，在将机器人全胃切除术联合D2淋巴结清扫术视为“技术上可行”的选择之前，仍有一些技术问题需要解决。第1个问题是肥胖患者手术的难度。在手术过程中对肥胖患者脾门周围的血管进行解剖非常困难，必须仔细解剖以暴露每根血管，从而导致手术时间延长。在这种情况下，强烈建议术前借助CT成像对脾血管的分支情况予以评估。第2个问题是在需要进行全网膜切除术或肿瘤大的病例中，如何良好地暴露脾门。手术通常是将大网膜翻转到胃上方从而抬起胃底部来显露。但是，网膜的体积可能太大，导致器官的一部分遮挡了视线，尤其是肥胖患者。在肿瘤较大的情况下，脾门的上部暴露变得更加困难。一些外科医生使用的一种技术是将胃缝合到腹壁，以防止其坠入手术区。第3个问题是消化道连续性重建。机器人重建通常使用由助手操作的腔镜吻合器。腹腔镜手术中采用的重建方法可用于机器人手术。但是，当助手的吻合器不能移动到主刀医生预期的位置时，可能会出现问题。机器人吻合器正在开发中，未来的改进将产生更佳的技术，从而促进机器人手术的进一步发展。

● 参考文献

[1] OBAMA K，SAKAI Y. Current status of robotic gastrectomy for gastric cancer [J]. Surg Today，2015，46（5）：528-534.

[2] KIM H I，HAN S U，YANG H K，et al. Multicenter prospective comparative study of robotic versus laparoscopic gastrectomy for gastric adenocarcinoma [J]. Ann Surg，2016，263（1）：103-109.

[3] JAPANESE GASTRIC CANCER ASSOCIATION. Japanese gastric cancer treatment guidelines 2010（ver. 3）[J]. Gastric Cancer，2011，14（2）：113-123.

[4] SANO T，SASAKO M，MIZUSAWA J，et al. Randomized controlled trial to evaluate splenectomy in total gastrectomy for proximal gastric carcinoma（JCOG0110）：final survival analysis [J]. J Clin Oncol，2015，33（abstr）：103.

[5] SON T，LEE J H，KIM Y M，et al. Robotic spleen-preserving total gastrectomy for gastric cancer：comparison with conventional laparoscopic procedure [J]. Surg Endosc，2014，28（9）：2606-2615.

[6] SUDA K，MAN-I M，ISHIDA Y，et al. Potential advantages of robotic radical gastrectomy for gastric adenocarcinoma in comparison with conventional laparoscopic approach：a single institutional retrospective comparative cohort study [J]. Surg Endosc，2015，29（3）：673-685.

[7] UYAMA I，OKABE H，KOJIMA K，et al. Gastroenterological surgery：stomach [J]. Asian J Endosc Surg，2015，8（3）：227-238.

[8] OKABE H，OBAMA K，TANAKA E，et al. Intracorporeal esophagojejunal anastomosis after laparoscopic total gastrectomy for patients with gastric cancer [J]. Surg Endosc，2009，23（9）：2167-2171.

[9] INABA K，SATOH S，ISHIDA Y，et al. Overlap method：novel intracorporeal esophagojejunostomy after laparoscopic total gastrectomy [J]. J Am Coll Surg，2010，211（6）：e25-e29.

[10] OBAMA K，OKABE H，HOSOGI H，et al. Feasibility of laparoscopic gastrectomy with radical lymph node dissection for gastric cancer：from a viewpoint of pancreas-related complications [J]. Surgery，2011，149（1）：15-21.

[11] IRINO T，HIKI N，OHASHI M，et al. The hit and away technique：optimal usage of the ultrasonic scalpel in laparoscopic gastrectomy [J]. Surg Endosc，2015，30（1）：245-250.

Hiroshi Okabe

译者：袁庶强，校对：周志伟

第十五章　胃癌机器人手术：胃切除术后的消化道重建

一、引言

近年来，相较于腹腔镜技术，越来越多的胃癌手术已经开始使用机器人技术。大多数机器人手术，包括根治性淋巴结清扫术和消化道重建手术，都以腹腔镜手术为基础。目前，机器人手术通过内部铰接式内镜臂变得更加灵活，因此可胜任腹腔镜胃切除术中的多种重建技术[1-6]。

机器人系统为外科医生提供了更加精细的缝合技术，即使在深部及狭窄的空间内也可以进行，日本Hashizume等外科学者于2002年首次报道机器人胃癌根治术，随后有多个研究证实机器人技术应用于胃癌根治术是安全有效的，特别是在淋巴结清扫和消化道重建方面更具有优势。Hur等[1]首次报道机器人缝合吻合术应用于7例机器人胃癌手术。中位总手术时间为205min，中位重建时间为69min，术式包括2个Roux-en-Y食管空肠吻合术、2个Roux-en-Y胃空肠吻合术和3个胃十二指肠吻合术。1例患者因残胃潴留再入院，经非手术治疗恢复（译者注：2010年，我国也开始实施机器人胃癌手术的消化道重建，江志伟团队利用达芬奇机器人立体画面、放大视野、精准缝合的优势，实现了达芬奇机器人镜下手工吻合完成消化道重建，进一步突出了机器人手术的优势）。随后至2015年，我国江志伟团队总结并报道了65例接受全机器人下全胃切除术的机器人缝合胃空肠吻合术的结果[2]，总手术时间和食管空肠吻合术的平均时间分别为245min和45min。1例患者因肠梗阻再入院，并接受了手术；所有患者都未出现吻合口狭窄。2016年，江志伟团队对胃癌患者实施全机器人下胃切除并体内机器人缝合吻合术的安全性和有效性进行了评估[7]，该研究共招募了364例胃癌患者，并对145例开放胃切除术和151例机器人胃切除术结果进行了分析。机器人胃切除组手术时间明显延长（242.7min，192min，$P=0.002$），但失血量较少（94mL，152mL，$P<0.001$），术后住院时间较短（5.6天，6.7天，$P=0.021$），肠功能恢复较快（2.6天，3.1天，$P=0.028$），然而，并发症发生率无显著差异（10.3%，9.3%，$P=0.756$）。因此，机器人胃切除术及体内机器人缝合吻合术是可行的，且不增加术中或术后并发症的发生风险｛译者注：近期，江志伟团队对使用达芬奇Xi系统及达芬奇S系统的完全机器人根治性远端胃大部切除手术患者的临床资料进行了分析对比，采用体内BillrothⅡ式吻合术，发现Xi系统组装机时间［（5.1±1.9）min，（11.2±3.7）min，$P<0.001$］、手术时间［（206.2±45.3）min，（221.5±42.3）min，$P=0.013$］短于S系统组；Xi系统组术中擦镜次数明显少于S系统组［（4.3±1.6）次，（12.2±4.9）次，$P<0.001$］，说明达芬奇系统应用于根治性远端胃大部切除术是安全可行的，可以利用其优势完成缝合、打结等精细操作，新一代达芬奇机器人Xi系统利用其更佳的80°内镜可视范围、更加灵活的机械臂及悬吊式平台，显著节省了手术时间｝。

近年来，机器人胃切除后重建术有逐渐从体外转移到体内的趋势，即“完全或完整的机器人胃切除术”，胃切除和重建均在体内于腹腔镜直视下完成，而不行腹部小切口。然而，“全机器人手术”甚至全腹腔镜手术的优势还没有得到公认，其临床优势可能是减轻术后疼痛、减少手术部位并发症及加速术后康复[8-11]。

本章讨论了体内重建方法的技术细节及其优缺点，包括机器人远端胃切除术体内BillrothⅠ式吻合术、机器人远端胃切除术体内BillrothⅡ式吻合术和机器人全胃切除术改良体内Roux-en-Y食管空肠吻合术。

二、手术准备及Trocar布局

患者取头高脚低10°～30°平卧位，这使得胃和结肠由于重力而向下退缩。术前合适的体位对于胃切除后消化道重建十分重要，因为在手术过程中改变患者体位将受到限制。

全机器人下胃切除术通常采用“五孔法”。在远端胃切除术中，建议采用对称孔位法：2个12mm的Trocar置于脐下和左下腹，因为第一助手通常站在或坐在患者的左侧。3个8mm的Trocar置于右上腹、右下腹和左上腹（图15-1a）。而全胃切除术则建议采用不对称孔位法，因为食管和脾脏等器官位于中线左侧。特别需要注意的是，相较于远端胃切除术，全胃切除术中左侧Trocar的位置更低，这使得机器人左侧机械臂有更充足的运动空间以行脾门解剖或食管空肠吻合（图15-1b）。

胃切除及根治性淋巴结清扫后，标本通过扩大的脐部切口取出。然后，使用巾钳或缝线临时关闭脐部切口，重新建立11～13mmHg的气腹。经快速病理确定游离切除边缘阴性后，根据胃切除的范围和外科医生的特长，进行体内吻合。

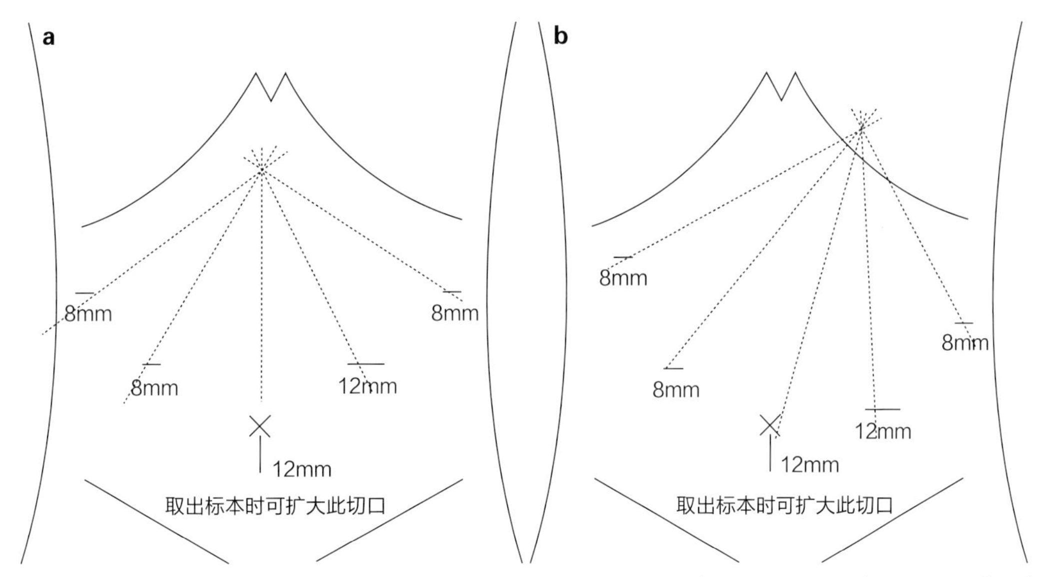

a. 机器人远端胃切除术的对称孔位法，2个12mm的Trocar放置在脐下和左下腹部。如果助手站在或坐在患者的右侧，则将左侧12mm的Trocar放置在右侧。b. 机器人全胃切除术的不对称孔位法，左侧Trocar的位置比远端胃切除术更低，因为脾脏等器官位于中线左侧。

图15-1 机器人胃切除术Trocar位置

三、机器人远端胃切除术体内Billroth Ⅰ式吻合术

Kanaya等[12]首次将胃十二指肠三角吻合术用于体内Billroth Ⅰ式吻合术。三角吻合术是仅使用直线型切割吻合器的一种功能性端端胃十二指肠吻合技术。与体外Billroth Ⅰ式方法相比，它的技术更加简单，并且提供了更大的管腔吻合空间和良好的手术区域（即使在肥胖患者中也可实施）。在过去的十多年里，胃十二指肠三角吻合术应用广泛，然而，近期对三角吻合术的研究表明，其吻合口相关并发症以及胆汁反流的发生率相对较高[11, 13-22]。最近，Byun等[23-24]使用了一种替代三角吻合术的方法，即直线胃十二指肠吻合术。术后6个月的内镜检查结果表明，直线吻合术相较于三角吻合术，食物残留、胃炎和胆汁反流的发生率显著降低。然而，两组术后12个月的内镜检查结果没有显著差异。

◆ 直线胃十二指肠吻合手术技术

解剖十二指肠上、下方后，通过左侧12mm穿刺孔置入60mm长的直线型切割闭合器。十二指肠从颅尾方向横断，而不是在三角吻合术中至关重要的90°旋转（图15-2a）。在完成淋巴结清扫和胃切除术后，十二指肠残端上缘留置一个进入口（图15-2b）。另一个进入口位于残胃大弯侧，距离切缘约60mm（图15-2c）。然后通过左侧12mm穿刺孔置入60mm直线型切割吻合器，并将钉仓置入胃中（图15-2d）。将直线型切割吻合器移向十二指肠残端，并插入钉砧。在残胃的大弯侧和十二指肠的前上侧之间进行吻合（图15-2e）。在确定吻合口血供后，使用1或2个60mm铰接式直线型切割吻合器关闭共同开口（图15-2f）。在某些情况下，使用3个缝线临时关闭共同开口，有助于直线型切割闭合器将其关闭。

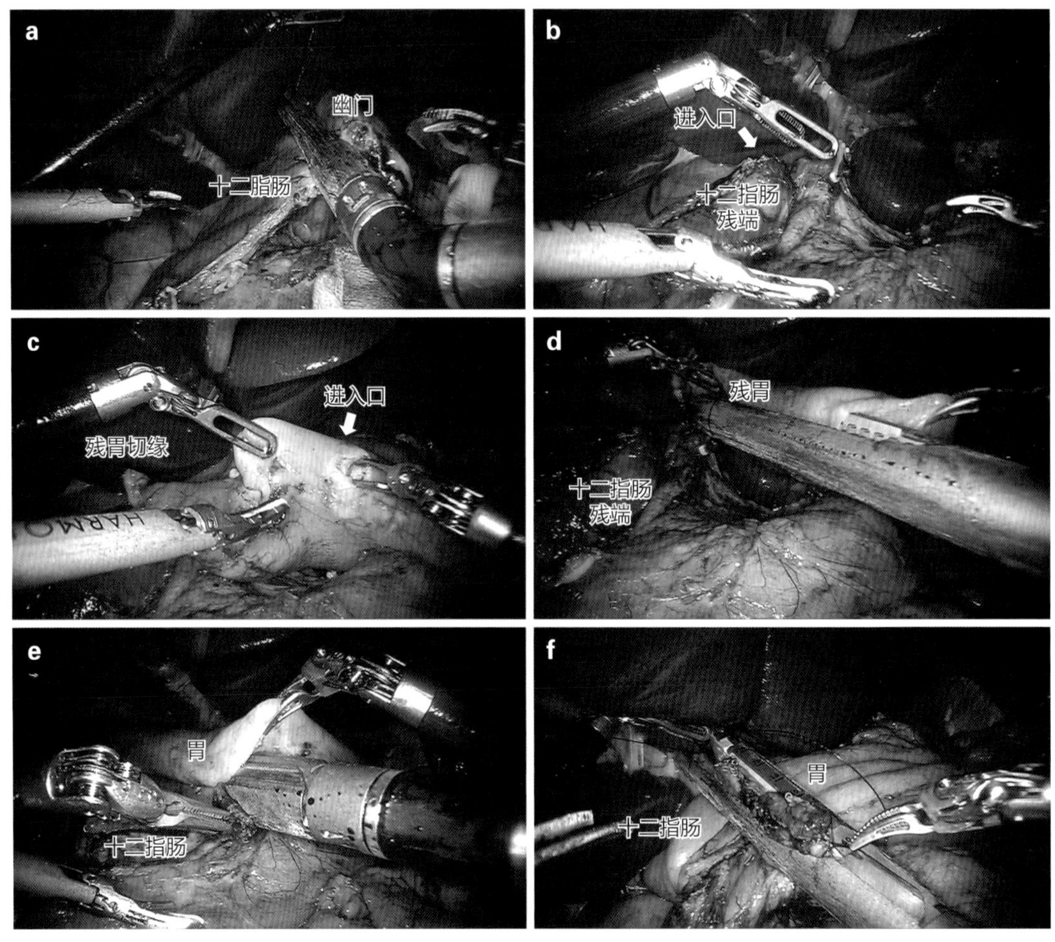

a. 十二指肠横断面。注意，于颅尾方向横断十二指肠。b. 于十二指肠残端上缘留置一个进入口。c. 在残胃上留置另一个进入口。注意，这个位置是在胃大弯侧，至少离远端切缘60mm。d. 将长度为60mm的直线型切割吻合器的钉仓插入胃部。e. 首先激发完成直线吻合口。注意，吻合是在残胃的胃大弯侧和十二指肠的前上侧之间进行的。f. 用铰接式直线型切割吻合器闭合共同开口。几针吊线缝合可能有助于共同开口的闭合。

图15-2 直线胃十二指肠吻合术（Billroth Ⅰ式）

四、机器人远端胃切除术体内Billroth Ⅱ式吻合术

幽门下区和上区淋巴结清扫完毕后，用腔镜下切割闭合器于幽门下2cm离断十二指肠。所有淋巴结清扫完毕后，距离肿瘤5cm远离断胃（术前纳米碳定位肿瘤）处将切除标本置入标本袋中，暂置于下腹部。吻合方式为Billroth Ⅱ式吻合，采用“两线四步法”将胃大弯侧与距屈氏韧带 20cm空肠的对系膜缘吻合：

①用第1根倒刺线将胃大弯侧后壁与空肠后壁浆肌层缝合（图15-3a）；②用超声刀将胃大弯侧和空肠系膜缘分别切开（图15-3b）；③用第2根倒刺线分别全层缝合胃与空肠的后壁（图15-3c）和前壁（图15-3d）；④用第1根倒刺线将胃和空肠前壁浆肌层加强（图15-3e、图15-3f）。吻合完毕后检查术野，冲洗腹腔，确认无活动性出血后，于右侧经2号臂Trocar置入引流管，在耻骨联合上2cm取3～5cm横切口，将标本袋连同标本取出，逐层关闭切口。（注：此部分内容由江志伟教授团队指出）

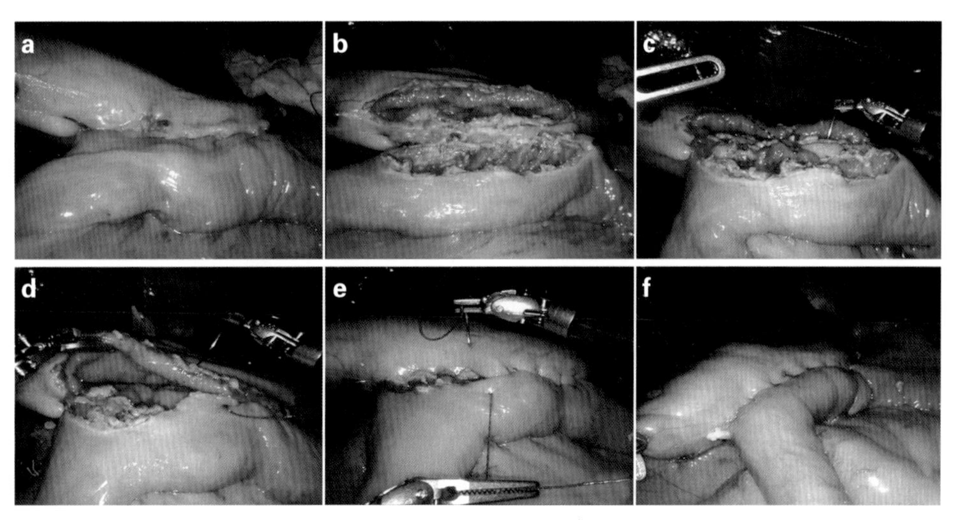

a. 用第1根倒刺线缝合胃与空肠的浆肌层。b. 用超声刀全层切开胃壁和空肠对系膜缘。c. 用第2根倒刺线全层缝合胃与空肠后壁。d. 用第2根倒刺线全层缝合胃与空肠前壁。e. 用第1根倒刺线使浆肌层包埋胃空肠吻合口前壁。f. 吻合完毕。

图15-3 “两线四步法”Billroth Ⅱ式吻合术

五、机器人全胃切除术改良体内Roux-en-Y食管空肠吻合术

即使在腹腔镜手术中，体内食管空肠吻合术也是极具挑战性的操作。腹腔镜全胃切除术有多种重建方法，但还没有标准化方案。根据用于食管空肠吻合术的吻合器类型，将Roux-en-Y食管空肠吻合的体外重建方法分为直线吻合法和圆形吻合法，目前这两种方法没有明确的优劣性。最近的一项研究表明，圆形吻合法的食管空肠吻合口瘘及狭窄的风险升高：圆形和直线吻合法的吻合口瘘发生率分别为4.7%和1.1%（$P<0.001$），吻合口狭窄发生率分别为8.3%和1.8%（$P<0.001$）。然而，该研究为非系统性回顾，仅包括23项回顾性研究和2项前瞻性研究[25]。

重叠法是最受欢迎的直线吻合方法之一。Inaba等[26]在2010年最先使用该方法，相比于传统的圆形吻合器的端侧吻合，它具有几项优势，即狭窄空间内更易操作吻合器，使用时可以不考虑食管的直径[27-28]。然而，目前重叠方法仍然存在几个技术劣势，即难以很好地牵拉食管残端，需要使用额外的缝线牵引，存在左膈肌脚意外夹入吻合口的风险，以及在关闭共同进口孔时需要额外的缝线牵引。目前，改良重叠法即“倒刺缝合线改良重叠法”克服了这些缺点[29]。

◆ 倒刺缝合线改良重叠法的手术技术

游离食管后，通过左侧12mm Trocar置入60mm的吻合器，并横向切除远端食管（图15-4a）。在检查游离切缘后，使用2条倒刺线在食管残端的闭合线上缝合。2根缝合线之间的距离需保持在1cm左右，因为在激发直线型切割吻合器后，它们的位置将形成共同开口的外侧夹角（图15-4b）。然后，使用超声刀在食管残端上打开一个进入口（图15-4c）。这个技术使外科医生更易在一个开阔的视野下找到真正的腔隙，

因为打开食管断端意味着同时切割食管前后壁。另一个进入口在空肠系膜对侧，距离屈式韧带15～20cm。将一个45mm直线型切割吻合器的钉仓置于空肠中，然后钉仓闭合、成角，在食管残端的轴线方向上提。在食管空肠吻合之前，向下拉预先缝合的倒刺线，以减小空肠系膜的张力。然后，微微打开钉砧，通过食管切口进入食管（图15-4d）。在激发吻合器及检查吻合口后，通过留置的倒刺线缝合关闭共同开口（图15-4e）。由于预留倒刺线位于共同开口的外侧角上，因此它在共同开口关闭过程中既是标记又是留置缝合线。在完成食管空肠吻合后，用60mm的直线型切割吻合器将空肠离断，从而将 Roux支和胆管胰腺支分离（图15-4f）。用2个60mm吻合器于颅尾方向在Roux支上距离食管空肠吻合口45～50cm处进行空肠空肠侧侧吻合（图15-4g）。最后修补Roux支及胆管胰腺支的肠系膜裂隙，以预防长期并发症如内疝的发生。

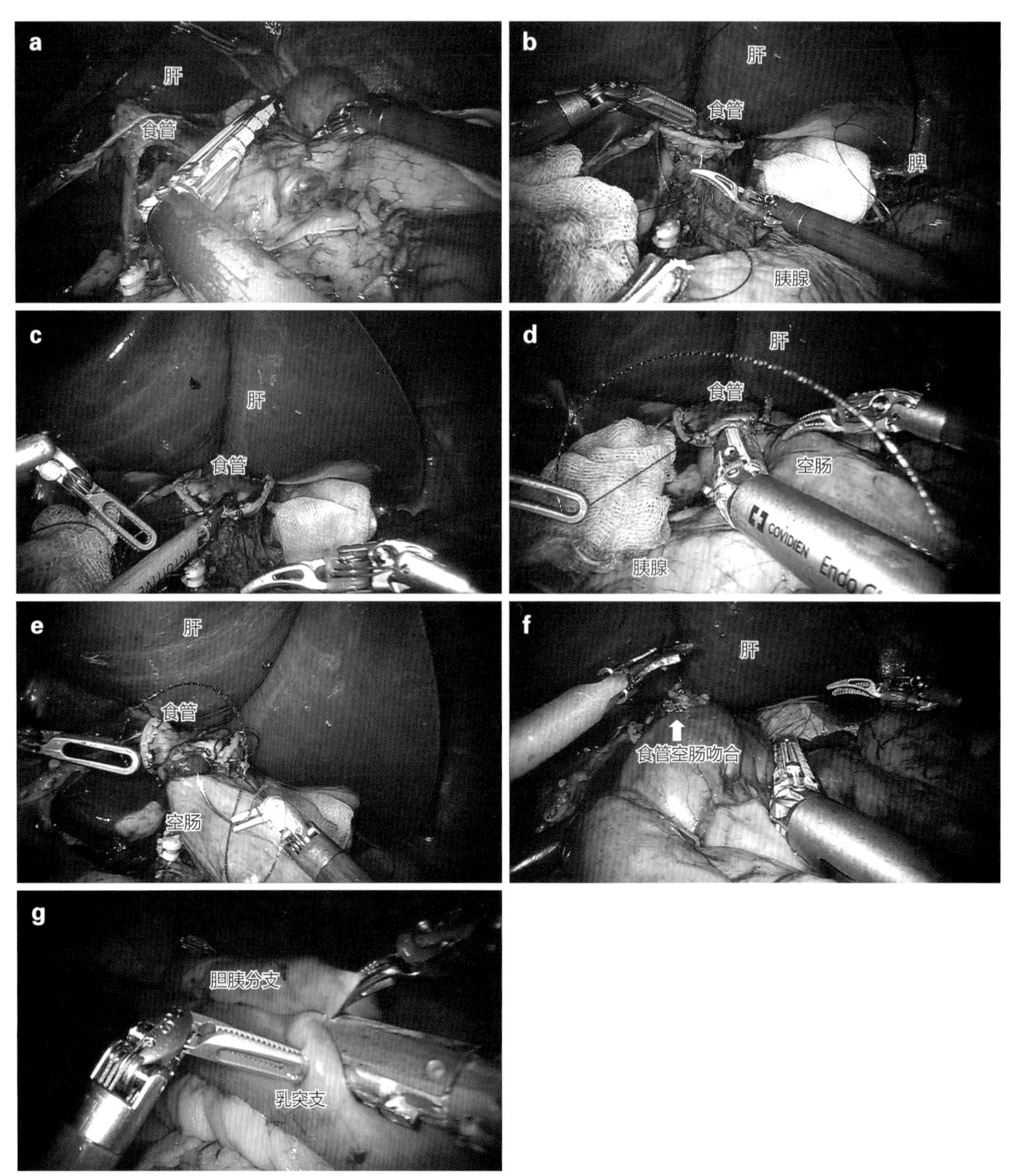

a. 食管横断视野。注意横断食管。b. 食管残端闭合线上2根倒刺线的缝合。注意它们之间的距离应该在1cm左右，因为它们的位置在直线型切割吻合器激发后会形成共同开口的外侧夹角。c. 使用超声刀在食管残端上留置一个进入口。d. 激发45mm直线型切割吻合器，完成食管空肠吻合。请注意需下拉预留的倒刺线，以减小空肠系膜在吻合时的张力。e. 使用预留的倒刺线进行机器人缝合，关闭共同开口。f. 使用60mm直线型切割吻合器将胆管胰腺支和Roux支空肠离断。g. 颅尾方向关闭共同开口。

图15-4 改良重叠法采用无结倒刺缝合线进行体内Roux-en-Y食管空肠吻合术

六、总结

手术器械和技术方面的进展，使得外科医生能够在机器人远端或全胃切除术后进行体内消化道重建，以减少术后疼痛或并发症的发生，并促进患者术后康复。此外，机器人手术系统灵巧性的提高，可使外科医生在深部及狭窄的空间里进行精细的缝合操作，例如食管空肠吻合。术前掌握每个手术步骤的要点，术中精细操作，对于达到最佳的手术效果以及预防机器人胃切除术后并发症十分重要。随着机器人技术的推广，体内消化道重建必将普及，其安全性将得到进一步验证。

● 参考文献

[1] HUR H，KIM J Y，CHO Y K，et al. Technical feasibility of robot-sewn anastomosis in robotic surgery for gastric cancer［J］. J Laparoendosc Adv Surg Tech A，2010，20（8）：693-697.

[2] JIANG Z W，LIU J，WANG G，et al. Esophagojejunostomy reconstruction using a robot-sewing technique during totally robotic total gastrectomy for gastric cancer［J］. Hepato-Gastroenterology，2015，62（138）：323-326.

[3] PARISI A，RICCI F，TRASTULLI S，et al. Robotic total gastrectomy with intracorporeal robot-sewn anastomosis：a novel approach adopting the double-loop reconstruction method［J］. Medicine，2015，94（49）：e1922.

[4] YANG K，BANG H J，ALMADANI M E，et al. Laparoscopic proximal gastrectomy with double-tract reconstruction by intracorporeal anastomosis with linear staplers［J］. J Am Coll Surg，2016，222（5）：e39-45.

[5] QUIJANO Y，VICENTE E，IELPO B，et al. Full robotassisted gastrectomy：surgical technique and preliminary experience from a single center［J］. J Robot Surg，2016，10（4）：297-306.

[6] KIKUCHI K，SUDA K，NAKAUCHI M，et al. Delta-shaped anastomosis in totally robotic Billroth Ⅰ gastrectomy：technical aspects and short-term outcomes［J］. Asian J Endosc Surg，2016，9（4）：250-257.

[7] WANG G，JIANG Z，ZHAO J，et al. Assessing the safety and efficacy of full robotic gastrectomy with intracorporeal robot-sewn anastomosis for gastric cancer：a randomized clinical trial［J］. J Surg Oncol，2016，113（4）：397-404.

[8] ZHANG Y X，WU Y J，LU G W，et al. Systematic review and meta-analysis of totally laparoscopic versus laparoscopic assisted distal gastrectomy for gastric cancer［J］. World J Surg Oncol，2015，13（21）：116.

[9] IKEDA O，SAKAGUCHI Y，AOKI Y，et al. Advantages of totally laparoscopic distal gastrectomy over laparoscopically assisted distal gastrectomy for gastric cancer［J］. Surg Endosc，2009，23（10）：2374-2379.

[10] KIM M G，KIM K C，KIM B S，et al. A totally laparoscopic distal gastrectomy can be an effective way of performing laparoscopic gastrectomy in obese patients（body mass index≥30）［J］. World J Surg，2011，35（6）：1327-1332.

[11] KIM M G，KAWADA H，KIM B S，et al. A totally laparoscopic distal gastrectomy with gastroduodenostomy（TLDG）for improvement of the early surgical outcomes in high BMI patients［J］. Surg Endosc，2011，25（4）：1076-1082.

[12] KANAYA S，GOMI T，MOMOI H，et al. Delta-shaped anastomosis in totally laparoscopic Billroth Ⅰ gastrectomy：new technique of intraabdominal gastroduodenostomy［J］. J Am Coll Surg，2002，195（2）：284-287.

[13] KANAYA S，KAWAMURA Y，KAWADA H，et al. The delta-shaped anastomosis in laparoscopic distal gastrectomy：analysis of the initial 100 consecutive procedures of intracorporeal gastroduodenostomy［J］. Gastric Cancer，2011，14（4）：365-371.

[14] KIM D G，CHOI Y Y，AN J Y，et al. Comparing the shortterm outcomes of totally intracorporeal gastroduodenostomy with extracorporeal gastroduodenostomyafter laparoscopic distal gastrectomy for gastric cancer：a single surgeon's experience and a rapid systematic review with meta-analysis［J］. Surg Endosc，2013，27（9）：3153-3161.

[15] KITAGAMI H，MORIMOTO M，NOZAWA M，et al. Evaluation of the delta-shaped anastomosis in laparoscopic distal gastrectomy：midterm results of a comparison with Roux-en-Y anastomosis［J］. Surg Endosc，2014，28（7）：2137-2144.

[16] JEONG O, JUNG M R, PARK Y K, et al. Safety and feasibility during the initial learning process of intracorporeal Billroth Ⅰ (delta-shaped) anastomosis for laparoscopic distal gastrectomy [J]. Surg Endosc, 2015, 29 (6): 1522-1529.

[17] LEE H H, SONG K Y, LEE J S, et al. Delta-shaped anastomosis, a good substitute for conventional Billroth Ⅰ technique with comparable long-term functional outcome in totally laparoscopic distal gastrectomy [J]. Surg Endosc, 2015, 29 (9): 2545-2552.

[18] PARK K B, KWON O K, YU W, et al. Body composition changes after totally laparoscopic distal gastrectomy with delta-shaped anastomosis: a comparison with conventional Billroth Ⅰ anastomosis [J]. Surg Endosc, 2016, 30 (10): 4286-4293.

[19] LIN M, ZHENG C H, HUANG C M, et al. Totally laparoscopic versus laparoscopy-assisted Billroth-Ⅰ anastomosis for gastric cancer: a case-control and case-matched study [J]. Surg Endosc, 2016, 30 (12): 5245-5254.

[20] LEE S W, TANIGAWA N, NOMURA E, et al. Benefits of intracorporeal gastrointestinal anastomosis following laparoscopic distal gastrectomy [J]. World J Surg Oncol, 2012, 10 (12): 267.

[21] NOSHIRO H, IWASAKI H, MIYASAKA Y, et al. An additional suture secures against pitfalls in delta-shaped gastroduodenostomy after laparoscopic distal gastrectomy [J]. Gastric Cancer, 2011, 14 (4): 385-389.

[22] OKABE H, OBAMA K, TSUNODA S, et al. Advantage of completely laparoscopic gastrectomy with linear stapled reconstruction: a long-term follow-up study [J]. Ann Surg, 2014, 259 (1): 109-116.

[23] BYUN C, CUI L H, SON S Y, et al. Linear-shaped gastroduodenostomy (LSGD): safe and feasible technique of intracorporeal Billroth Ⅰ anastomosis [J]. Surg Endosc, 2016, 30 (10): 4505-4514.

[24] SONG H M, LEE S L, HUR H, et al. Linear-shaped gastroduodenostomy in totally laparoscopic distal gastrectomy [J]. J Gastric Cancer, 2010, 10 (2): 69-74.

[25] UMEMURA A, KOEDA K, SASAKI A, et al. Totally laparoscopic total gastrectomy for gastric cancer: literature review and comparison of the procedure of esophagojejunostomy [J]. Asian J Surg, 2015, 38 (2): 102-112.

[26] INABA K, SATOH S, ISHIDA Y, et al. Overlap method: novel intracorporeal esophagojejunostomy after laparoscopic total gastrectomy [J]. J Am Coll Surg, 2010, 211 (6): e25-e29.

[27] MORIMOTO M, KITAGAMI H, HAYAKAWA T, et al. The overlap method is a safe and feasible for esophagojejunostomy after laparoscopic-assisted total gastrectomy [J]. World J Surg Oncol, 2014, 12 (20): 392.

[28] KITAGAMI H, MORIMOTO M, NAKAMURA K, et al. Technique of Roux-en-Y reconstruction using overlap method after laparoscopic total gastrectomy for gastric cancer: 100 consecutively successful cases [J]. Surg Endosc, 2016, 30 (9): 4086-4091.

[29] SON S Y, CUI L H, SHIN H J, et al. Modified overlap method using knotless barbed sutures (MOBS) for intracorporeal esophagojejeunostomy [J]. Surg Endosc, 2017, 31 (6): 2697-2704.

Sang-Yong Son，Sang-Uk Han
译者：成汇，校对：江志伟

Part 8

第八部分 ▶ 胃癌保功能手术

第十六章 胃癌保功能手术：保留幽门的胃切除术

一、引言

基于早期胃癌（early gastric cancer）比例逐渐增加，同时此类患者预后颇佳，外科医生开始将患者术后生活质量（quality of life，QOL）与患者的长期生存置于同等重要的位置[1-2]。胃癌保功能手术正是符合这种趋势的一种手术方法。保留幽门的胃切除术（pylorus-preserving gastrectomy，PPG）是保功能手术的一个很好的例子，它可以在不妨碍肿瘤根治性的情况下缩小手术范围。PPG由Maki等[3]首先提出，从1967年开始用于治疗消化性溃疡，之后在日本和韩国逐渐应用于胃癌手术。早期胃癌位于胃中部时，保留幽门的胃切除术可以降低手术并发症发生率。

二、手术适应证

PPG为了保留迷走神经的幽门分支，不行肝固有动脉和胃右动脉周围的淋巴结清扫术。因此，在进行PPG之前应重点考虑的是胃右动脉周围5组淋巴结转移的可能性，以及任何幽门附近区域淋巴结转移的可能性，这两种情况都排除在PPG适应证之外。一项包含144个日本医疗机构调查PPG现状的研究显示，未清扫5组淋巴结的比例为36.8%（53/144），部分清扫5组淋巴结的比例为56.2%（81/144）[4]。Kong等[5]的研究小组报告了两项有关PPG适应证的重要研究，纳入了1 802个胃癌病例，队列分析了PPG同时保留5组淋巴结和6组淋巴结的安全性。在本研究中，如果肿瘤位于距幽门5cm以上的位置，则5组淋巴结的转移率在T1a和T1b中分别为0和0.9%。同样，6组淋巴结的转移率在T1a和T1b中分别为0和1.8%。同时，Yoo等[6]报道了PPG Maruyama指数（未清扫淋巴结组数百分比总和）的中位数和均值分别为0和0.8。2项研究均提供了PPG肿瘤安全性的背景数据，并得出结论，认为PPG对距幽门5cm以上的早期胃癌是安全的。

由于淋巴结转移的概率随肿瘤浸润深度的增加而增加，应同时评估其浸润深度[5, 7]，因此PPG仅适用于cT1N0M0胃癌患者。依据日本《胃癌治疗指南》，PPG适用于治疗胃中部（距离幽门至少4cm）的cT1N0M0胃癌[8]。

三、手术技巧

PPG的标准技术包括保留幽门下血管和迷走神经的肝分支，由此保留幽门的结构和功能[4]。根据解剖类型的不同，将幽门下动脉的起源和胃网膜右动脉的结扎点分为3种类型。Haruta等[9]的一项研究表明，幽门下动脉起源于胰十二指肠上前动脉者占64.2%（远端型），起源于胃网膜右动脉者占23.1%（尾端型），起源于胃十二指肠动脉者占12.7%（近端型）。在清扫6组淋巴结时，远端型和近端型在胃网膜右动脉的根部结扎。对于尾端型，胃网膜右动脉在幽门下动脉起始部的远端结扎[4-5, 10-11]。支配幽门的迷走神经肝分支通常走行于幽门上淋巴结之间（5组淋巴结），应予以保留以维持幽门的动力。大多数外科医生更倾向于在PPG时保留迷走神经，而不清扫幽门上方的淋巴结[7, 12-14]，尽管外科医生在早期尝试PPG时通常选择清扫这一区域的淋巴结[15]。

胃窦袖带长度不足可能会导致术后胃瘀滞，这是PPG的典型并发症，因此需要仔细考虑病变与幽门的距离。据报道，初期开展PPG时，外科医生将胃窦袖带长度保持1.5cm时，术后胃排空障碍（delayed gastric emptying，DGE）的发生率为23%～40%[12, 16-17]。

Nakane等[18]研究了胃窦袖带长度与DGE发生率之间的关系。研究称PPG术后1年，胃窦袖带长度保持在1.5cm的患者，DGE发生率为35%（7/20）；而胃窦袖带长度保持在2.5cm的患者，这一概率仅为10%（1/10）。Nunobe等[7]报道的90例PPG患者中，均保留迷走神经支配和流向幽门的血液，同时将胃窦袖带长度保持在3cm，DGE的发生率为6%～8%。随着关于PPG研究的进一步深入，胃窦袖带保持的长度趋于更长。考虑到早期胃癌应保证远侧切缘>1cm，目前的指南提出，病灶与幽门之间的距离应保持在4.0cm以上。但是，对于胃窦袖带的长度标准仍有待进一步研究。（图16-1至图16-4）

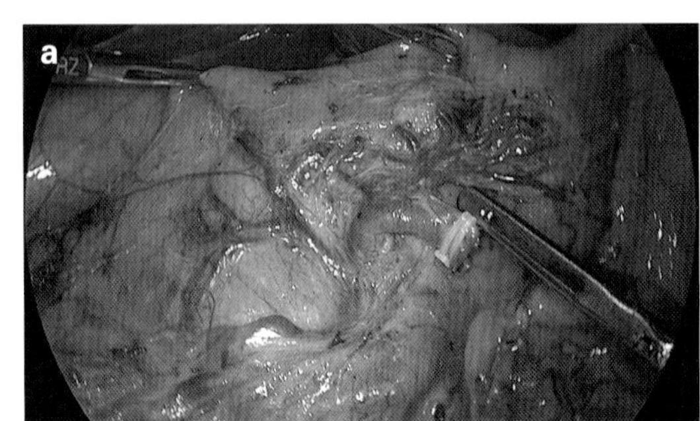

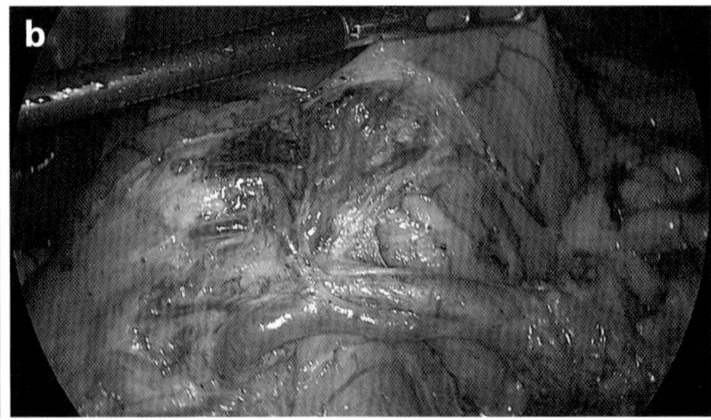

图16-1　保留幽门下血管的6组淋巴结清扫

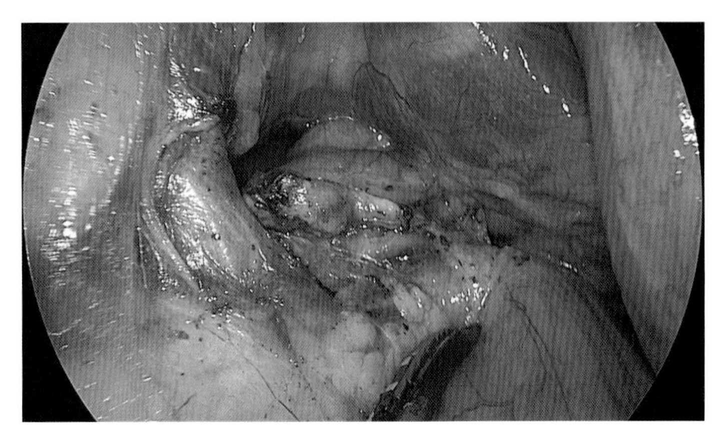

图16-2　8组淋巴结清扫

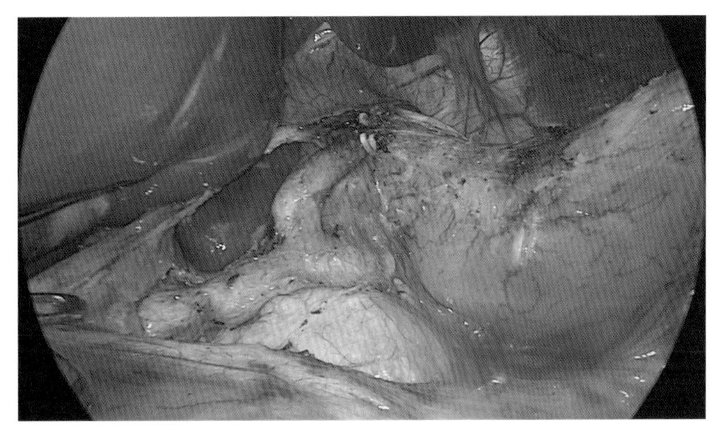

图中所示病例中肝左动脉由胃左动脉发出。

图16-3　1、3、7、8组淋巴结清扫

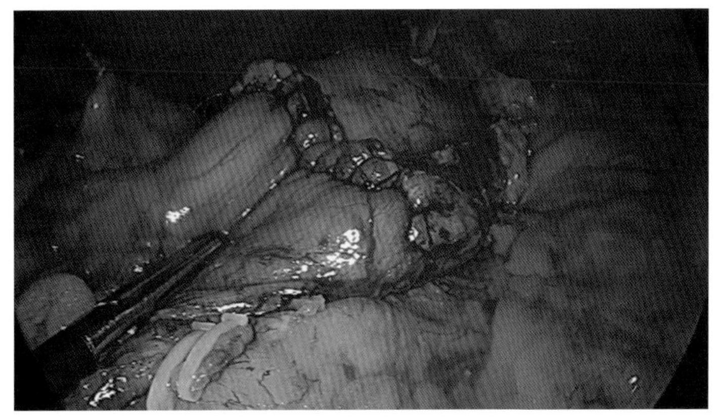

图16-4　保留幽门的消化道重建

如今，保留幽门的胃切除术通常采用腹腔镜技术（laparoscopically assisted pylorus-preserving gastrectomy，LAPPG），因为接受PPG治疗的患者通常为早期胃癌。尽管由于增加了腹腔镜调试安装时间，LAPPG的手术时间长于开放式PPG，但LAPPG较PPG更具优势，例如减少了术中出血量和术后疼痛，加快了术后恢复[7, 15, 19]。

LAPPG中可以采用体外和体内两种方法进行吻合。对于体外吻合，通常采用手工缝合。腹腔镜分离完成后（在切除胃之前），通常取上腹正中长约5cm切口，经此切口将远端胃拉出离断。对于近侧端，通过触诊术前标记的止血夹确认近边缘后，用10cm线型切割吻合器切割闭合胃小弯侧，胃大弯侧与胃窦袖带连续锁边吻合，也可行间断Gambee缝合。最近开展了使用线型切割吻合器的体内吻合方法。对于体内吻合，沿矢状方向（前后方向）而不是横向（从胃大弯侧向胃小弯侧方向）横断胃，如此则有利于线型切割吻合器的对准吻合[20-21]。在切除胃的远端和近端部分后，将60mm线型切割吻合器的两臂通过胃大弯侧侧角插入远端和近端残胃之中。闭合器必须在远端和近端残胃后壁之间激发，进而使用其他闭合器关闭共同开口[20-21]。

考虑到机器人手术的优势，机器人辅助的保留幽门的胃切除术（robot-assisted pylorus-preserving gastrectomy，RAPPG）可能为胃中部1/3的早期胃癌患者提供另一种治疗选择，其优势包括三维高倍成像、稳定的固定摄像头以及避免外科医生的手震颤[22]。Han等[23]的研究表明，并发症的发生率在机器人辅助PPG组和腹腔镜PPG组之间并没有统计学差异。两组的平均检出淋巴结数量（33.4，36.5；$P=0.153$）和每一站检出的平均淋巴结数量均没有统计学差异。就手术并发症和肿瘤学结局而言，RAPPG可作为胃中部早期胃癌手术治疗的安全选择，然而，在这项研究中，RAPPG并不优于LAPPG[23]。在本研究中，RAPPG组的能量设备为超声设备，未来的机器人设备（例如铰接式能量设备）可能会改变这一结果。从患者的角度来看，RAPPG是否优于LAPPG仍存在争议。

四、肿瘤学安全性

保留部分血管和神经以维持幽门功能，可能会导致5、6、12a组淋巴结清扫不彻底。淋巴结清扫不彻底会降低胃癌手术治疗的根治性。根据日本《胃癌治疗指南》，患有cT1N0的胃癌者应进行D1+淋巴结清扫术[8]。保留幽门下动脉的6组淋巴结清扫是一种相对简单的技术，对于cT1N0M0的胃癌患者，12a组淋巴结被认为超出了D1+清扫范围。然而，5组淋巴结被认为包含在D1+清扫范围之内。在PPG中，通常不清扫5组淋巴结，以保护迷走神经肝支的功能，从而维持幽门功能，但对手术的肿瘤学安全性而言则是一个值得研究的问题。

Sasako等[24]使用一个新的指数（淋巴结转移的发生率乘以5组淋巴结有转移患者的5年生存率）来评估淋巴结清扫对胃癌的治疗价值，研究指出在胃中部1/3发生早期胃癌的患者中，这一指数较低，仅为0.8。这一研究还报道了胃中部1/3早期胃癌患者的5组淋巴结转移率。在早期胃癌研究中，Kodera等[25]报道了5组淋巴结转移率＜5%，Kong等[5]报道的比率为4.2%。然而，在这两项研究中，大多数转移到5组淋巴结的患者术后病理提示T2，而T1患者中转移到5组淋巴结的比例很低。此外，Hiki等[26]和Nunobe等[7]报道了位于胃中部1/3的T1胃癌患者幽门上淋巴结转移率分别为0.2%和0.5%。

就PPG的远期结果而言，Hiki等[27]报道了接受PPG治疗的cT1N0胃癌患者的5年生存率为98%，并且没有一例复发。Morita等[28]报道了接受PPG治疗的早期胃癌患者的5年生存率为96.3%，其中5例复发。Suh等[14]报道了早期胃癌接受LAPPG手术后3年无复发生存率为98.2%，与腹腔镜辅助远端胃切除术（laparoscopically assisted distal gastrectomy，LADG）的概率相当。

五、优势和不足

与远端胃切除术相比，PPG有几个优势，包括倾倒综合征、胆汁反流和胆囊结石形成的发生率较低，以及术后更好的营养状况，患者术后体重变化相对较小[11, 14, 29-31]。有研究报道了PPG的餐后主观症状较少，胆汁反流概率比远端胃切除术更小[11]。该研究还报道，与接受LADG的患者相比，接受LAPPG的患者术后有更好的营养状况，包括血清蛋白水平、血清白蛋白水平和腹部脂肪的下降均较少[14]。

尽管PPG有许多优点，但它有一种麻烦的并发症——胃瘫。在该术式开展早期，胃瘫在PPG中的发生率高达40%[32]。最近的研究报道称，PPG术后胃瘫的发生率为6.2%～10.3%[7, 14, 19, 28, 33-34]，这个概率仍然较高，因为远端胃切除术后这一并发症的发生率约为1.0%[35]。虽然PPG术后胃瘫的病理生理机制尚未明确，但继发于术中损伤的吻合口水肿和神经功能障碍，已被证实为术后胃瘫的不良因素[13, 32-33]。胃瘫可以结合症状进行诊断，如餐后上腹部饱胀或消化不良，或通过简单的影像学检查，如X线或上消化道造影进一步明确诊断[36]。PPG术后胃瘫可通过非手术治疗和放射介入措施得到改善，如球囊扩张或支架置入[23, 34, 36]。

六、KLASS-04研究：多中心前瞻性随机对照试验

目前，关于胃中部1/3胃癌的LAPPG和LADG的手术及其肿瘤学预后的研究仍较少。这些研究大多是回顾性的，包括病例数较少的单中心数据。为了支持LAPPG的临床应用，对前瞻性随机数据的短期和长期结果进行比较分析是必不可少的。为了明确LAPPG术后患者的生活质量和营养状况是否更好，以及行LAPPG和行LADG患者之间的生存是否具有可比性，KLASS组发起了多中心随机对照试验（randomized controlled trials，RCT）（KLASS-04研究：NCT No.02595086），旨在比较胃中部1/3早期胃癌的LAPPG和LADG疗效差异。

研究共纳入256例患者，均为经EUS或CT诊断为位于胃中部1/3的原发性胃腺癌（cT1N0M0）患者，所有患者随机分入LAPPG组和LADG组，每组128例（纳排标准见表16-1）。研究的主要终点是倾倒综合征的发生率，在术后1年使用Sigstad评分（≥7分诊断为倾倒综合征）对患者进行评估。次要终点是3年无复发生存率和总生存率；术后30天并发症发生率和死亡率；体重和腹部CT测量脂肪体积的变化；术后血红蛋白、蛋白质、白蛋白和前白蛋白水平的变化；使用JSGIS-Q、EORTCC30和STO22测量的症状和生活质量；胆结石的发生率；胃镜检查的大体表现。该研究正在进行中，结果值得期待［译者注：2021年9月27日发表了KLASS-04研究的短期后果。LAPPG组129例，LADG组127例，30天内并发症发生率分别为19.3%，15.5%（P=0.419）；术后幽门梗阻发生率分别为7.2%，1.5%（P=0.026）；高体重指数与并发症发生率相关；两组均无90天内死亡患者[37]］。

表16-1　KLASS-04研究的入组标准和排除标准

入组标准
年龄为20～80岁
病理确诊为原发性胃腺癌
ECOG评分为0分或1分
ASA评分为1～3分
EUS或CT诊断为cT1N0M0
病变位于胃体中部1/3，距离幽门5cm以上，能行远端胃切除术
签署知情同意书
排除标准
溃疡性疾病引起的幽门畸形
既往胃手术史（如胃空肠吻合或胃离断）
胃窦同时性早期胃癌或腺瘤
放化疗后诊断早期胃癌
需联合手术（如胆囊切除术）
近5年内针对恶性肿瘤接受过手术、化疗或放疗（但不包括已治愈的基底细胞癌和原位宫颈癌）
患者缺乏自主能力
孕妇或哺乳期妇女
在过去6个月内参与了另一项临床试验

● 参考文献

［1］KIM Y W，BAIK Y H，YUN Y H，et al. Improved quality of life outcomes after laparoscopy-assisted distal gastrectomy for early gastric cancer：results of a prospective randomized clinical trial［J］. Ann Surg，2008，248（5）：721-727.

[2] AHN H S, LEE H J, YOO M W, et al. Changes in clinicopathological features and survival after gastrectomy for gastric cancer over a 20-year period [J]. Br J Surg, 2011, 98 (2): 255-260.

[3] MAKI T, SHIRATORI T, HATAFUKU T, et al. Pyloruspreserving gastrectomy as an improved operation for gastric ulcer [J]. Surgery, 1967, 61: 838-845.

[4] SHIBATA C, SAIJO F, KAKYO M, et al. Current status of pylorus-preserving gastrectomy for the treatment of gastric cancer: a questionnaire survey and review of literatures [J]. World J Surg, 2012, 36 (4): 858-863.

[5] KONG S H, KIM J W, LEE H J, et al. The safety of the dissection of lymph node stations 5 and 6 in pylorus-preserving gastrectomy [J]. Ann Surg Oncol, 2009, 16 (12): 3252-3258.

[6] YOO M W, PARK D J, AHN H S, et al. Evaluation of the adequacy of lymph node dissection in pylorus-preserving gastrectomy for earlygastric cancer using the Maruyama index [J]. World J Surg, 2010, 34 (2): 291-295.

[7] NUNOBE S, HIKI N, FUKUNAGA T, et al. Laparoscopy-assisted pyloruspreserving gastrectomy: preservation of vagus nerve and infrapyloric blood flow induces less stasis [J]. World J Surg, 2007, 31 (12): 2335-2340.

[8] JAPANESE GASTRIC CANCER ASSOCIATION. Japanese gastric cancer treatment guidelines 2010 (ver. 3) [J]. Gastric Cancer, 2011, 14 (2): 113-123.

[9] HARUTA S, SHINOHARA H, UENO M, et al. Anatomical considerations of the infrapyloric artery and its associated lymph nodes during laparoscopic gastric cancer surgery [J]. Gastric Cancer, 2015, 18 (4): 876-880.

[10] SAWAI K, TAKAHASHI T, FUJIOKA T, et al. Pylorus-preserving gastrectomy with radical lymph node dissection based on anatomical variations of the infrapyloric artery [J]. Am J Surg, 1995, 170 (3): 285-288.

[11] PARK D J, LEE H J, JUNG H C, et al. Clinical outcome of pylorus-preserving gastrectomy in gastric cancer in comparison with conventional distal gastrectomy with Billroth Ⅰ anastomosis [J]. World J Surg, 2008, 32 (6): 1029-1036.

[12] IMADA T, RINO Y, TAKAHASHI M, et al. Postoperative functional evaluation of pylorus-preserving gastrectomy for early gastric cancer compared with conventional distal gastrectomy [J]. Surgery, 1998, 123 (2): 165-170.

[13] NISHIKAWA K, KAWAHARA H, YUMIBA T, et al. Functional characteristics of the pylorus in patients undergoing pylorus - preserving gastrectomy for early gastric cancer [J]. Surgery, 2002, 131 (6): 613-624.

[14] SUH Y S, HAN D S, KONG S H, et al. Laparoscopy-assisted pylorus-preserving gastrectomy is better than laparoscopy-assisted distal gastrectomy for middle-third early gastric cancer [J]. Ann Surg, 2014, 259 (3): 485-493.

[15] HIKI N, SHIMOYAMA S, YAMAGUCHI H, et al. Laparoscopy-assisted pylorus-preserving gastrectomy with quality controlled lymph node dissection in gastric cancer operation [J]. J Am Coll Surg, 2006, 203 (2): 162-169.

[16] KODAMA M, KOYAMA K, CHIDA T, et al. Early postoperative evaluation of pylorus-preserving gastrectomy for gastric cancer [J]. World J Surg, 1995, 19 (3): 456-460.

[17] ZHANG D, SHIMOYAMA S, KAMINISHI M. Feasibility of pylorus-preserving gastrectomy with a wider scope of lymphadenectomy [J]. Arch Surg, 1998, 133 (9): 993-997.

[18] NAKANE Y, MICHIURA T, INOUE K, et al. Length of the antral segment in pyloruspreserving gastrectomy [J]. Br J Surg, 2002, 89 (2): 220-224.

[19] TANAKA N, KATAI H, SAKA M, et al. Laparoscopy-assisted pylorus-preserving gastrectomy: a matched case-control study [J]. Surg Endosc, 2011, 25 (1): 114-118.

[20] LEE S W, BOURAS G, NOMURA E, et al. Intracorporeal stapled anastomosis following laparoscopic segmental gastrectomy for gastric cancer: technical report and surgical outcomes [J]. Surg Endosc, 2010, 24 (7): 1774-1780.

[21] KUMAGAI K, HIKI N, NUNOBE S, et al. Totally laparoscopic pylorus-preserving gastrectomy for early gastric cancer in the middle stomach: technical report and surgical outcomes [J]. Gastric Cancer, 2015, 18 (1): 183-187.

[22] LEE H J, YANG H K. Laparoscopic gastrectomy for gastric cancer [J]. Dig Surg, 2013, 30: 132-141.

[23] HAN D S, SUH Y S, AHN H S, et al. Comparison of surgical outcomes of robot-assisted and laparoscopy-assisted pylorus-preserving gastrectomy for gastric cancer: a propensity score matching analysis [J]. Ann Surg Oncol, 2015, 22 (7): 2323-2328.

[24] SASAKO M, MCCULLOCH P, KINOSHITA T, et al. New method to evaluate the therapeutic value of lymph node dissection for gastric cancer [J]. Br J Surg, 1995, 82 (3): 346-351.

[25] KODERA Y，YAMAMURA Y，KANEMITSU Y，et al. Lymph node metastasis in cancer of the middle-third stomach：criteria for treatment with a pylorus-preserving gastrectomy [J]. Surg Today，2001，31（3）：196-203.

[26] HIKI N，NUNOBE S，KUBOTA T，et al. Function-preserving gastrectomy for early gastric cancer [J]. Ann Surg Oncol，2013，20（8）：2683-2692.

[27] HIKI N，SANO T，FUKUNAGA T，et al. Survival benefit of pylorus-preserving gastrectomy in early gastric cancer [J]. J Am Coll Surg，2009，209（3）：297-301.

[28] MORITA S，KATAI H，SAKA M，et al. Outcome of pylorus-preserving gastrectomy for early gastric cancer [J]. Br J Surg，2008，95（9）：1131-1135.

[29] ISOZAKI H，OKAJIMA K，MOMURA E，et al. Postoperative evaluation of pylorus-preserving gastrectomy for early gastric cancer [J]. Br J Surg，1996，83（2）：266-269.

[30] SONG P，LU M，PU F，et al. Meta-analysis of pylorus-preserving gastrectomy for middle- third early gastric cancer [J]. J Laparoendosc Adv Surg Tech A，2014，24（10）：718-727.

[31] XIAO X M，GAOL C，YIN W，et al. Pylorus-preserving versus distal subtotal gastrectomy for surgical treatment of early gastric cancer：a meta-analysis [J]. Hepato-Gastroenterology，2014，61（131）：870-879.

[32] TOMITA R，FUJISAKI S，TANJOH K. Pathophysiological studies on the relationship between postgastrectomy syndrome and gastric emptying function at 5 years after pylorus-preserving distal gastrectomy for early gastric cancer [J]. World J Surg，2003，27（6）：725-733.

[33] FUJITA T. Outcome of pylorus-preserving gastrectomy for early gastric cancer [J]. Br J Surg，2008，95（11）：1429.

[34] JIANG X，HIKI N，NUNOBE S，et al. Postoperative outcomes and complications after laparoscopy-assisted pylorus- preserving gastrectomy for early gastric cancer [J]. Ann Surg，2011，253（5）：928-933.

[35] KIM W，KIM H H，HAN S U，et al. Decreased morbidity of laparoscopic distal gastrectomy compared with open distal gastrectomy for stage Ⅰ gastric cancer：short-term outcomes from a multicenter randomized controlled trial（KLASS-01）[J]. Ann Surg，2016，263（1）：28-35.

[36] BAE J S，KIM S H，SHIN C I，et al. Efficacy of gastric balloon dilatation and/or retrievable stent insertion for pyloric spasms after pylorus-preserving gastrectomy：retrospective analysis [J]. PLoS One，2015，10（12）：e0144470.

[37] PARK D J，KIM Y W，YANG H K，et al. Short-term outcomes of a multicentre randomized clinical trial comparing laparoscopic pylorus-preserving gastrectomy with laparoscopic distal gastrectomy for gastric cancer （the KLASS-04 trial）[J]. Br J Surg，2021，108（9）：1043-1049.

Seung-Young Oh，Hyuk-Jun Lee，Han-Kwang Yang

译者：常慧静，校对：陈瑛罡

第十七章　胃癌保功能手术：近端胃切除术

一、引言

在全球范围内，位于上1/3胃的腺癌发病率逐步上升。同时，在东亚国家，早期胃癌的发病率也急剧增加。由于早期胃癌患者预后较好，对术后生活质量的要求高，这导致保留胃功能的手术增加，如近端胃切除术和保留幽门部分胃切除术。由于传统的食管胃吻合术易导致严重的反流性食管炎和吻合口狭窄，因此，许多外科医生多选择对近端胃癌患者进行全胃切除术，而不是近端胃切除术。

根据日本《胃癌治疗指南》[1]，T1N0期肿瘤，可以采取改良的胃切除术，近端胃肿瘤可以采取近端胃切除术。然而，近端胃切除术患者的比例仍然很低，其肿瘤安全性和标准仍不清楚。目前发现，近端胃切除术后，新的吻合方法可以减少反流症状，改善患者营养状况和提高其生活质量。

二、淋巴结清扫范围

根据日本《胃癌治疗指南》，对于近端早期胃癌，如果能保留一半以上的远端胃，就可以行近端胃切除术[1]。近端胃切除术的淋巴结清扫范围包括1、2、3a、4sa、4sb、7组淋巴结，D1+增加了8a、9、11p组淋巴结（图17-1），不需要切除3b、5、6组淋巴结。那些远端胃和全胃切除需要清扫的3b、5、6组淋巴结，在行近端胃切除联合D1淋巴结清扫时，为了保护远端残胃血运而不需要对其进行清扫。

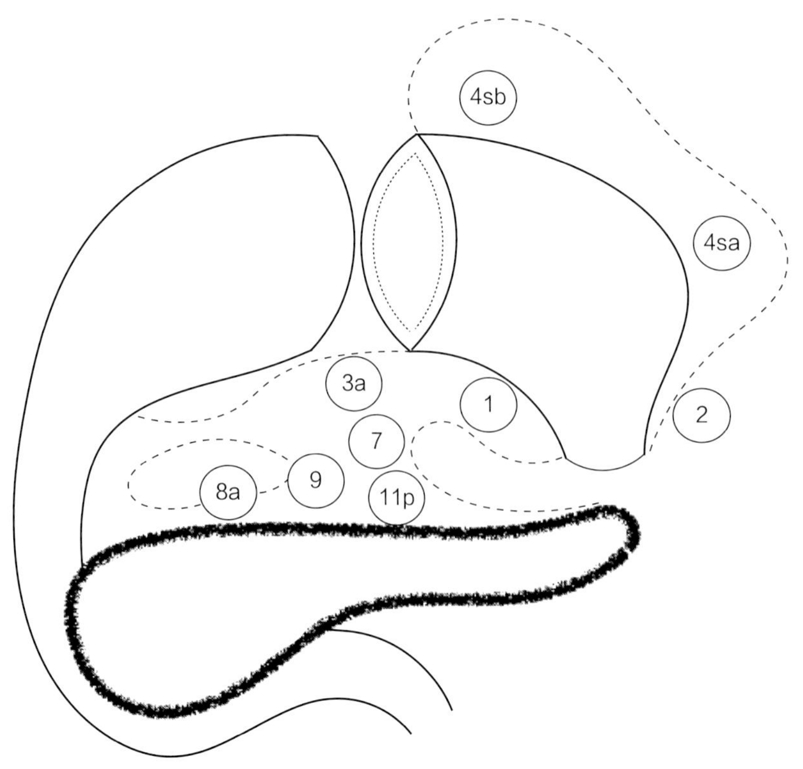

图17-1　近端胃切除术的淋巴结清扫范围

解剖学上，3a组和3b组淋巴结被定义为胃小弯侧的淋巴结。3a组淋巴结位于胃左动脉分支，3b组淋巴结位于胃右动脉的第二支和远端（图17–2）[2]。在胃小弯侧，沿3a组和3b组淋巴结之间的分界切除胃，就可以保留一半以上的胃。因此，胃小弯的切除边线应在胃右动脉的第二支或以上。

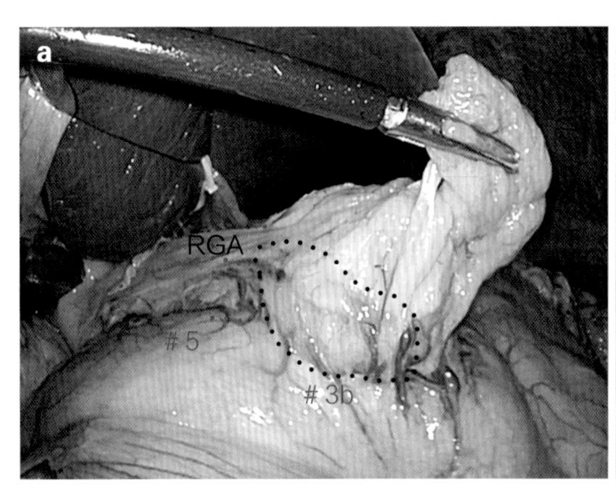

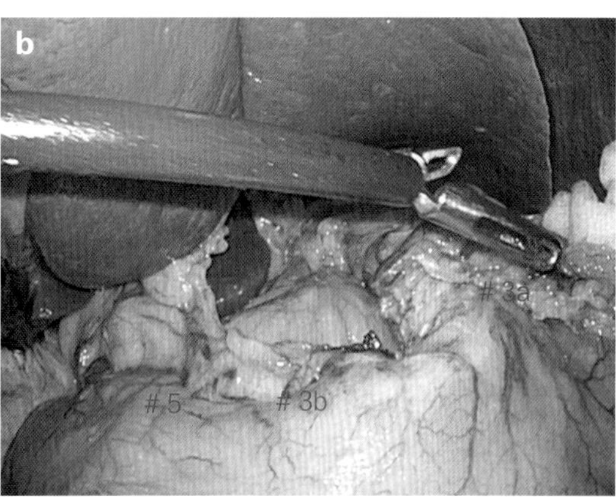

a. 3b组和5组淋巴结。b. 3a、3b组和5组淋巴结。

图17–2 胃小弯侧的淋巴结

三、消化道重建方法及并发症

近端胃切除术后，食管胃吻合术是常见的消化道重建方法。虽然食管胃吻合术简单易行，只有一个吻合口，但其反流性食管炎、吻合口狭窄等长期并发症发生率较高。这些并发症可以通过改变重建方式避免，包括：①制作一个3～4cm宽、储存容量有限的管状胃，行食管和管状胃吻合（图17–3）[3]。②保留食管下括约肌[4–5]。③保留迷走神经的肝支和幽门支，无论是否做幽门手术，如幽门切开或幽门成形术，均应防止因残胃排空障碍而导致的胃食管反流[3–5]。④在行食管胃吻合术时，使二者大弯侧夹角<90°，形成一个新的胃底（图17–4）[4, 6–7]。⑤残胃对腹腔食管行半圆形包裹（图17–5），类似于Toupet胃底折叠术[8]。⑥上述重建方式的结合。这些手术在某些程度上是成功的，可以将反流性食管炎和吻合口狭窄的发生率分别降低到18%～30%和0～16%[3, 8–10]。与其他近端胃切除术后重建方式相比，上述改良的食管胃吻合术简单易行，因此，也易于腹腔镜或机器人手术等微创手术的完成，这是改良食管胃吻合术的另一个优点。

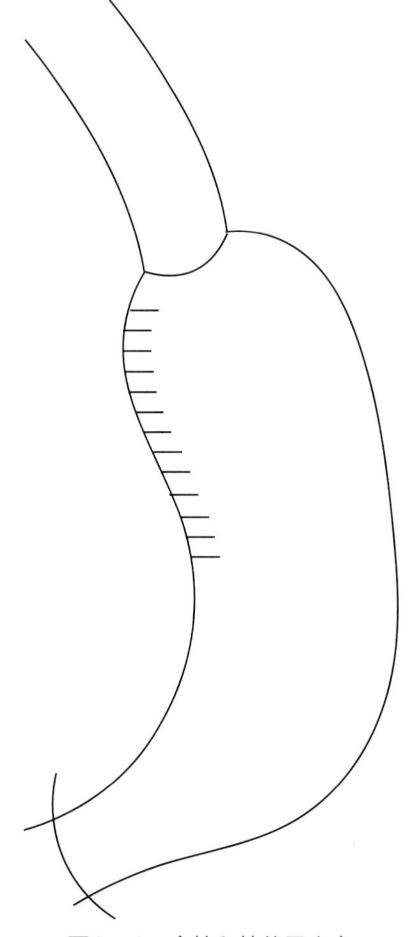

图17–3 食管和管状胃吻合

与上述改良消化道重建方法相比，双肌瓣技术和塑形肌瓣膜食管胃吻合术相对耗时。塑形肌瓣膜食管胃吻合术通过将食管植入残胃的肌下隧道来防止胃食管反流，这相当于单向阀门（图17–6）[11]。这一重建方法的第一步是在残胃的前壁创建H型双浆肌瓣。然后在肌肉底部制作黏膜窗口后，在胃残端下3～4cm处，将食管和胃的黏膜下层缝合在一起。最后用肌瓣包裹已完成的食管胃吻合口。这种双肌瓣技术可以创造一个大的假穹隆，术后食管胃吻合口形状像原来的贲门。虽然双肌瓣技术并不简单，而且技术要求很高，但最近已有腹腔镜下开展这种重建方式的报道[12]。

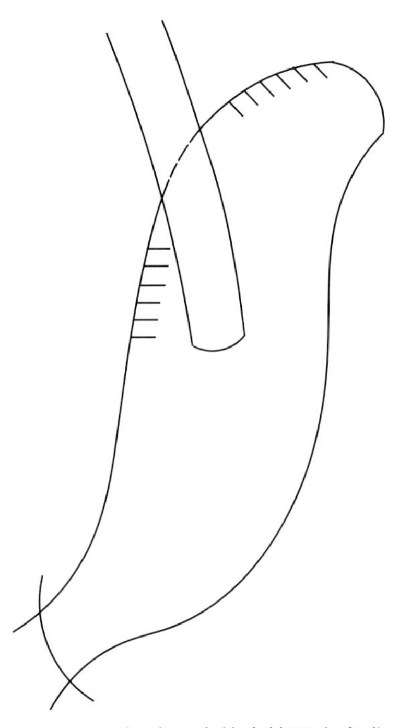

图17-4　新建胃底的食管胃吻合术

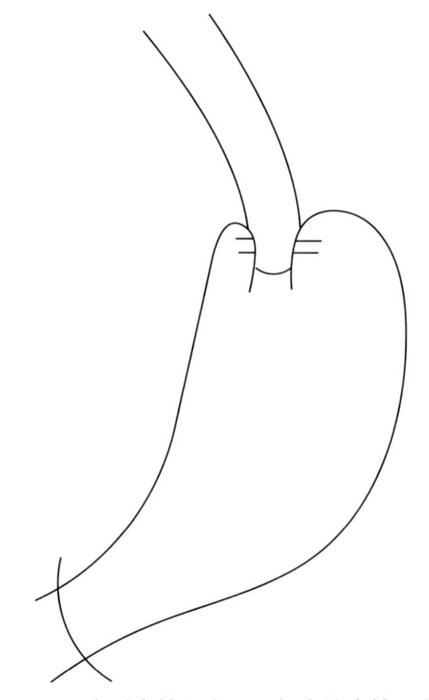

图17-5　胃底对食管行半圆形包裹的食管胃吻合术

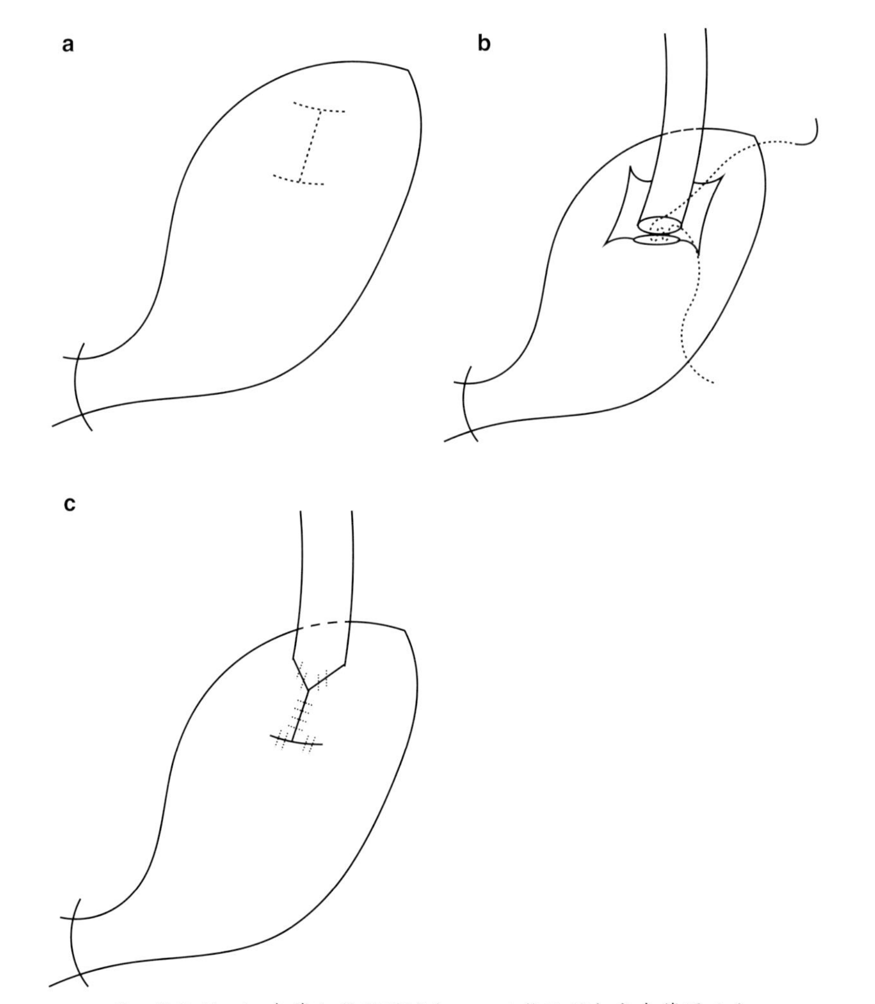

a. H型双浆肌瓣。b. 食管和胃黏膜缝合。c. 双浆肌瓣包裹食管胃吻合口。

图17-6　塑形肌瓣膜食管胃吻合术

近端胃切除术后，替代食管胃吻合术的另一种方法是附加其他吻合的食管空肠吻合术。间置空肠术是在食管和残胃之间间置一段10～20cm的空肠，包括食管空肠和胃空肠两个吻合口（图17-7）。间置空肠术后反流性食管炎和食管空肠吻合口狭窄的发生率分别为1.7%～5.0% 和6.3%[13-15]。虽然间置空肠术是一种强有力的抗反流重建方法，但这一手术过程可能出现小肠系膜疝，导致小肠坏死而被迫切除部分小肠，而后者的功能往往颇为重要[6, 15]。

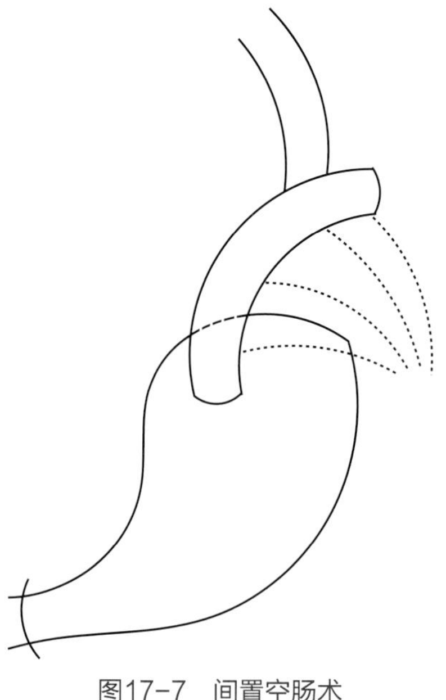

图17-7　间置空肠术

近端胃切除术后另一种重建方法是双通道消化道重建[16]。这项技术包括3个吻合：①Roux-en-Y食管空肠吻合术；②在食管空肠吻合口下方15cm行胃空肠吻合术；③在胃空肠吻合口下方25cm行空肠空肠吻合术（图17-8）。因此，双通道吻合是在传统的Roux-en-Y食管空肠吻合术基础上，增加了胃空肠吻合术。与间置空肠术不同，该方法保持空肠的连续性，使手术过程更容易。此外，它具有可供食物通过的双重途径，减少了残胃排空延迟的发生率。该方法术后反流性食管炎和吻合口狭窄的发生率分别为0～25.0%和4.7%～10.0%[8, 17-18]。然而，到目前为止，只有少数研究报道了双通道消化道重建后的长期功能获益，还需要进一步的研究来证明这种重建方法的优越性。

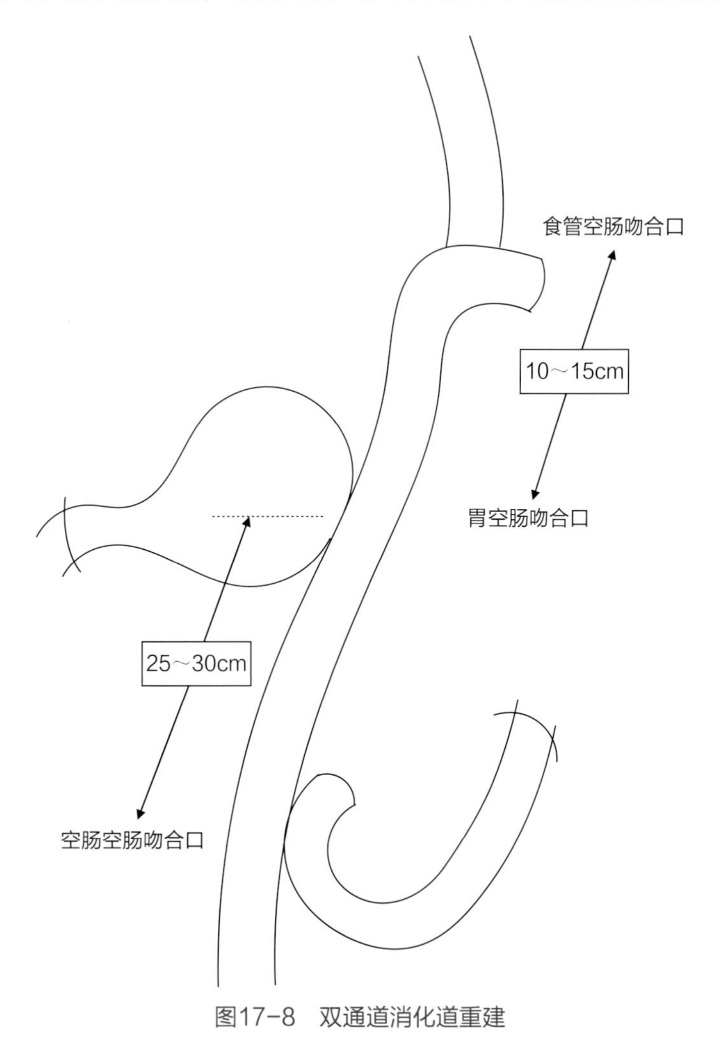

图17-8　双通道消化道重建

四、功能效益

选择近端胃切除而不是全胃切除的主要目的是保留部分胃。患者期望在接受胃切除术后仍能吃较多的食物并保持术前的体重。在接受近端胃切除术的患者中，维持术前食物摄入量较常见[19-21]。在术后1年，近端胃切除和全胃切除术后患者进食量与术前进食量的比值分别为8.3%～71.0%和63.6%[17, 22]。因此，在大多数研究中，接受近端胃切除术患者的体重维持优于行全胃切除术患者[21, 23-25]。与此相反，另一项回顾性研究表明了两组患者的体重减轻情况是相似的，但在近端胃切除管状胃重建患者中，狭窄（38.2%）、反流（29.2%）等长期并发症的发生率很高[26]。这些研究表明，术后食物摄入和体重维持不仅与残胃的储存功能有关，而且与晚期并发症如吻合口狭窄、反流和消化不良有关。

有几项使用回答标准问题的方式来评估近端胃切除术后胃肠道症状的研究表明[3, 21]，不管是近端胃切除术还是全胃切除术，患者术后症状，如腹泻、倾倒综合征、吞咽困难和反流等的发生情况，无明显差异，或者在近端胃切除术后相对较少[21]。也有研究比较了行近端胃切除术患者术前和术后的症状，亦显示患者术后症状并没有恶化[3]。

近端胃切除术后患者贫血发生率低于全胃切除术患者[14, 20, 24-25]，这是由于残胃黏膜细胞分泌内因子的缘故。回顾性研究表明，近端胃切除术后患者血清维生素B_{12}明显高于全胃切除术后患者[16, 25]。此外，近端胃切除术后，由于食物通过保留的自然胃肠道，铁可能更好地被十二指肠吸收，但这些优势尚需在未来的研究中进一步证实。

五、肿瘤学安全性

有关近端胃切除术后肿瘤安全性的主要问题包括：①长期生存；②幽门上、下淋巴结转移；③残胃复发癌或异时癌。到目前为止，还没有大规模的前瞻性随机对照试验表明近端胃切除术达到了与全胃切除术相当的效果。然而，几项前瞻性单臂研究和荟萃分析[27-28]以及回顾性研究表明，近端胃切除和全胃切除术后的长期生存是相当的。此外，大多数东亚国家的近端胃切除术仅限于早期胃癌患者，上1/3的早期胃癌很少转移到幽门周围的淋巴结。几项回顾性研究[29-30]还报道称，在局限于固有肌层的近端癌症患者中，没有观察到远端胃周淋巴结的转移（沿胃网膜右动脉分布的大弯侧淋巴结及幽门上淋巴结，也就是根据日本胃癌学会定义的4d、5、6组淋巴结）[31]。日本的一项大队列回顾性分析发现，包括晚期肿瘤在内的食管胃交界腺癌患者，5、6组淋巴结转移率分别为1.7%和0.8%[32]。这极低的远端胃周淋巴结转移率对近端胃切除术后生存影响不大。

虽然全胃切除术可避免残胃癌的发生，但在远端胃癌患者中并不常规进行预防残胃癌的全胃切除术。同样，在位于上1/3胃的腺癌患者中，也不应常规进行全胃切除术。然而，有报道称残胃癌在近端胃切除术后的发生率（5.3%～6.3%）高于远端胃切除术[14-15, 33]。因此，和远端胃切除术后一样，需要对无症状的行近端胃切除术患者进行定期内镜筛查，以尽早发现残胃癌。一个回顾性的研究表明，如果间置空肠的长度＞10cm[13]，则术后内镜检查残胃可能会比较困难。然而，较短的距离可能导致发生胃食管反流的概率增加。因此，外科医生在进行消化道重建时，必须仔细考虑两个吻合口之间的距离，兼顾术后内镜对残胃的评估及反流症状的减轻。

六、总结

对于位于上1/3胃的早期腺癌患者而言，近端胃切除术可能是标准术式。然而，对于进展期癌症患者而言，近端胃切除术还存在争议。虽然近端胃切除术后的最佳重建方法尚不清楚，但改良的吻合技术足以使近端胃切除术成为一种维持功能的有效方法。目前，还需要进行大规模的随机试验，以了解近端胃切除术不同消化道重建方式的长期生存和功能获益的确切情况。

● 参考文献

[1] JAPANESE GASTRIC CANCER ASSOCIATION. Japanese gastric cancer treatment guidelines 2014 (ver. 4) [J]. Gastric Cancer, 2016, 20 (1): 1-19.

[2] SANO T, AIKO T. New Japanese classifications and treatment guidelines for gastric cancer: revision concepts and major revised points [J]. Gastric Cancer, 2011, 14 (2): 97-100.

[3] RONELLENFITSCH U, NAJMEH S, ANDALIB A, et al. Functional outcomes and quality of life after proximal gastrectomy with esophagogastrostomy using a narrow gastric conduit [J]. Ann Surg Oncol, 2015, 22 (3): 772-779.

[4] TOMITA R. Surgical techniques to prevent reflux esophagitis in proximal gastrectomy reconstructed by esophagogastrostomy with preservation of the lower esophageal sphincter, pyloric and celiac branches of the vagal nerve, and reconstruction of the new his angle for early proximal gastric cancer [J]. Surg Today, 2015, 46 (7): 827-834.

[5] HUH Y J, LEE H J, OH S Y, et al. Clinical outcome of modified laparoscopy-assisted proximal gastrectomy compared to conventional proximal gastrectomy or total gastrectomy for upper-third early gastric cancer with special references to postoperative reflux esophagitis [J]. J Gastric Cancer, 2015, 15 (3): 191-200.

[6] YASUDA A, YASUDA T, IMAMOTO H, et al. A newly modified esophagogastrostomy with a reliable angle of His by placing a gastric tube in the lower mediastinum in laparoscopy- assisted proximal gastrectomy [J]. Gastric Cancer, 2015, 18 (4): 850-858.

[7] ICHIKAWA D, KOMATSU S, OKAMOTO K, et al. Esophagogastrostomy using a circular stapler in laparoscopy-assisted proximal gastrectomy with an incision in the left abdomen [J]. Langenbeck's Archives of Surgery, 2012, 397 (1): 57-62.

[8] SAKURAMOTO S, YAMASHITA K, KIKUCHI S, et al. Clinical experience of laparoscopy-assisted proximal gastrectomy with Toupet-like partial fundoplication in early gastric cancer for preventing reflux esophagitis [J]. J Am Coll, 2009, 209 (3): 344-351.

[9] KOSUGA T, ICHIKAWA D, KOMATSU S, et al. Feasibility and nutritional benefits of laparoscopic proximal gastrectomy for early gastric cancer in the upper stomach [J]. Ann Surg Oncol, 2015, 22 (Suppl 3): 929-935.

[10] ICHIKAWA D, KOMATSU S, OKAMOTO K, et al. Evaluation of symptoms related to reflux esophagitis in patients with esophagogastrostomy after proximal gastrectomy [J]. Langenbeck's Archives of Surgery, 2013, 398 (5): 697-701.

[11] KURODA S, NISHIZAKI M, KIKUCHI S, et al. Double-flap technique as an anti-reflux procedure in esophagogastrostomy after proximal gastrectomy [J]. J Am Coll Surg, 2016, 223 (2): e7-e13.

[12] MURAOKA A, KOBAYASHI M, KOKUDO Y. Laparoscopy-assisted proximal gastrectomy with the hinged double flap method [J]. World J Surg, 2016, 40 (10): 2419-2424.

[13] TOKUNAGA M, OHYAMA S, HIKI N, et al. Endoscopic evaluation of reflux esophagitis after proximal gastrectomy: comparison between esophagogastric anastomosis and jejunal interposition [J]. World J Surg, 2008, 32 (7): 1473-1477.

[14] NOZAKI I, HATO S, KOBATAKE T, et al. Long-term outcome after proximal gastrectomy with jejunal interposition for gastric cancer compared with total gastrectomy [J]. World J Surg, 2013, 37 (3): 558-564.

[15] KATAI H, MORITA S, SAKA M, et al. Long-term outcome after proximal gastrectomy with jejunal interposition

for suspected early cancer in the upper third of the stomach [J]. Br J Surg, 2010, 97 (4): 558-562.

[16] YOO C H, SOHN B H, HAN W K, et al. Proximal gastrectomy reconstructed by jejunal pouch interposition for upper third gastric cancer: prospective randomized study [J]. World J Surg, 2005, 29 (12): 1592-1599.

[17] NOMURA E, LEE S W, KAWAI M, et al. Functional outcomes by reconstruction technique following laparoscopic proximal gastrectomy for gastric cancer: double tract versus jejunal interposition [J]. World J Surg Oncol, 2014, 12 (27): 20.

[18] AHN S H, DO H J, SON S Y, et al. Laparoscopic double-tract proximal gastrectomy for proximal early gastric cancer [J]. Gastric Cancer, 2014, 17 (3): 562-570.

[19] ICHIKAWA D, UESHIMA Y, SHIRONO K, et al. Esophagogastrostomy reconstruction after limited proximal gastrectomy [J]. Hepato Gastroenterology, 2001, 48 (42): 1797-1801.

[20] ZHAO P, XIAO S M, TANG L C, et al. Proximal gastrectomy with jejunal interposition and TGRY anastomosis for proximal gastric cancer [J]. World J Gastroenterol, 2014, 20 (25): 8268-8273.

[21] TAKIGUCHI N, TAKAHASHI M, IKEDA M, et al. Long-term quality-of-life comparison of total gastrectomy and proximal gastrectomy by postgastrectomy syndrome assessment scale (PGSAS-45): a nationwide multi-institutional study [J]. Gastric Cancer, 2015, 18 (2): 407-416.

[22] NAMIKAWA T, OKI T, KITAGAWA H, et al. Impact of jejunal pouch interposition reconstruction after proximal gastrectomy for early gastric cancer on quality of life: short-and long-term consequences [J]. Am J Surg, 2012, 204 (2): 203-209.

[23] OHASHI M, MORITA S, FUKAGAWA T, et al. Functional advantages of proximal gastrectomy with jejunal interposition over total gastrectomy with Roux-en-Y esophagojejunostomy for early gastric cancer [J]. World J Surg, 2015, 39 (11): 2726-2733.

[24] ICHIKAWA D, KOMATSU S, KUBOTA T, et al. Long-term outcomes of patients who underwent limited proximal gastrectomy [J]. Gastric Cancer, 2014, 17 (1): 141-145.

[25] SON M W, KIM Y J, JEONG G A, et al. Long-term outcomes of proximal gastrectomy versus total gastrectomy for upper-third gastric cancer [J]. J Gastric Cancer, 2014, 14 (4): 246-251.

[26] AN J Y, YOUN H G, CHOI M G, et al. The difficult choice between total and proximal gastrectomy in proximal early gastric cancer [J]. Am J Surg, 2008, 196 (4): 587-591.

[27] KATAI H, SANO T, FUKAGAWA T, et al. Prospective study of proximal gastrectomy for early gastric cancer in the upper third of the stomach [J]. Br J Surg, 2003, 90 (7): 850-853.

[28] WEN L, CHEN X Z, WU B, et al. Total vs. proximal gastrectomy for proximal gastric cancer: a systematic review and meta-analysis [J]. Hepato-Gastroenterology, 2012, 59 (114): 633-640.

[29] KITAMURA K, YAMAGUCHI T, NISHIDA S, et al. The operative indications for proximal gastrectomy in patients with gastric cancer in the upper third of the stomach [J]. Surg Today, 1997, 27 (11): 993-998.

[30] KONG S H, KIM J W, LEE H J, et al. Reverse double-stapling end-to-end esophagogastrostomy in proximal gastrectomy [J]. Dig Surg, 2010, 27 (3): 170-174.

[31] JAPANESE GASTRIC CANCER ASSOCIATION. Japanese classification of gastric carcinoma: 3rd English edition [J]. Gastric Cancer, 2011, 14 (2): 101-112.

[32] YOSHIKAWA T, TAKEUCHI H, HASEGAWA S, et al. Theoretical therapeutic impact of lymph node dissection on adenocarcinoma and squamous cell carcinoma of the esophagogastric junction [J]. Gastric Cancer, 2016, 19 (1): 143-149.

[33] OHYAMA S, TOKUNAGA M, HIKI N, et al. A clinicopathological study of gastric stump carcinoma following proximal gastrectomy [J]. Gastric Cancer, 2009, 12 (2): 88-94.

Young Suk Park, Hyung-Ho Kim

译者：黄庆兴，校对：王天宝

第十八章　胃癌保功能手术：保留迷走神经的胃切除术

一、引言

胃癌根治性手术包括胃大部切除及区域淋巴结清扫。众所周知，胃切除和胃肠道重建会导致多种生理功能障碍，如倾倒综合征、吸收不良、腹泻等。这些消化道和（或）全身症状统称为胃切除术后综合征[1]。1991年首次提出的保留迷走神经手术是减轻胃切除术后综合征的一种方法[2]。在本章中，作者将介绍保留迷走神经胃切除术（vagus-preserving gastrectomy，VPG）相关的外科解剖、手术操作及术后结果。

二、外科解剖

与胃切除术相关的迷走神经主要由三个部分组成：①来自迷走神经前干的肝支；②来自迷走神经后干的腹腔支；③肝神经丛（图18-1）。

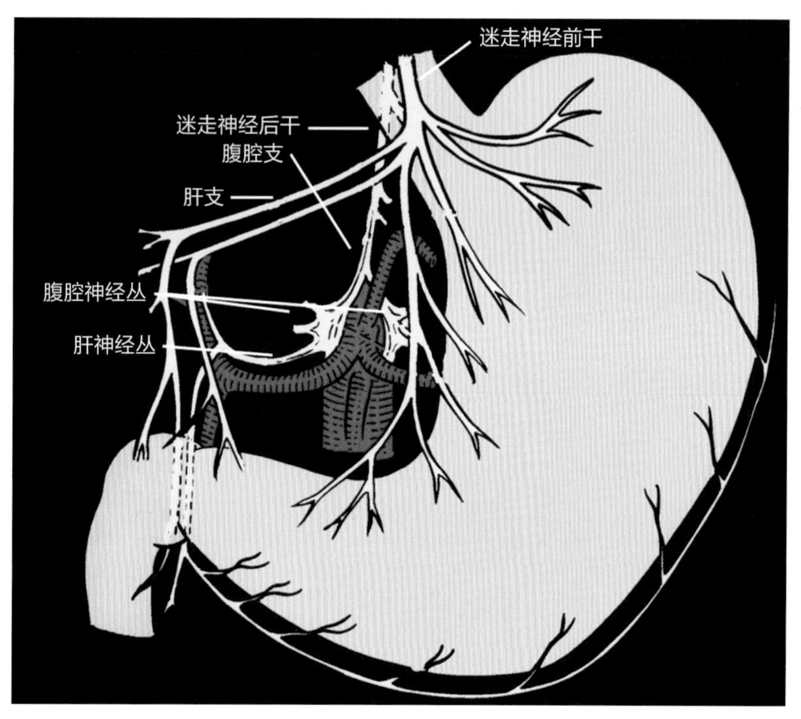

图18-1　胃周迷走神经的走行

（一）肝支

迷走神经前干在贲门右侧分出肝支和胃前支。肝支由几条穿过小网膜尾侧致密部到肝左叶的神经组成，并与肝神经丛相连。胃前支沿胃小弯走行，从贲门至胃体支配胃前壁。

（二）腹腔支

迷走神经后干在食管腹段后方走行，穿过胃胰襞，分出腹腔支和胃后支。腹腔支与左右腹腔神经节相连，腹腔支常常和胃左动脉汇合。

（三）肝神经丛

肝神经丛起源于腹腔神经丛，由来自腹腔神经节的迷走神经和来自内脏大神经的交感神经组成。肝神经丛经背侧向头侧，围绕肝总动脉和肝固有动脉分布。

三、手术操作

最初报道的是开放VPG[2]，但近来开展了微创VPG。腹腔镜及机器人手术提供的放大视野，有助于对迷走神经的辨别和精准化操作。本章将介绍Kojima等[3]描述的腹腔镜VPG手术。

手术开始打好孔后，首先清扫大网膜和幽门下区周围淋巴结，随后切断十二指肠。

切除小网膜时，应辨认和保留迷走神经前干穿过靠近肝脏的小网膜致密部分的肝支。

迷走神经后干和腹腔支沿食管腹段后壁走行，向下延伸至腹腔神经节。暴露右膈肌脚和食管腹段前、外、背侧，游离迷走神经后干，同时用血管吊带向右侧牵拉（图18-2）。

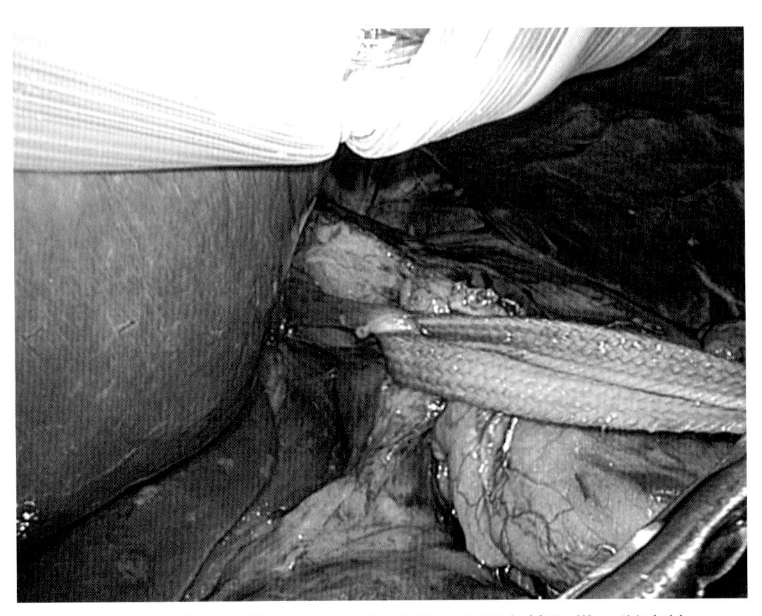

图18-2　辨认和游离迷走神经后干，并用血管吊带予以牵拉

暴露肝总动脉和胃胰襞后，清扫沿肝总动脉分布的8a组淋巴结。在这一步骤中，必须保留沿肝总动脉走行的肝神经丛。沿胃左动脉（7组）和腹腔动脉（9组），清扫迷走神经后干腹腔支与胃左动脉汇合处淋巴结（图18-3）。游离腹腔支后，再离断胃左动脉。将Latarjet神经和胃周淋巴结与腹腔支分离开来。将腹腔支向右侧牵拉有利于此操作的顺利进行。至此，保留迷走神经的淋巴结清扫的手术操作顺利完成（图18-4）。此后，进行胃切除和胃肠道重建。

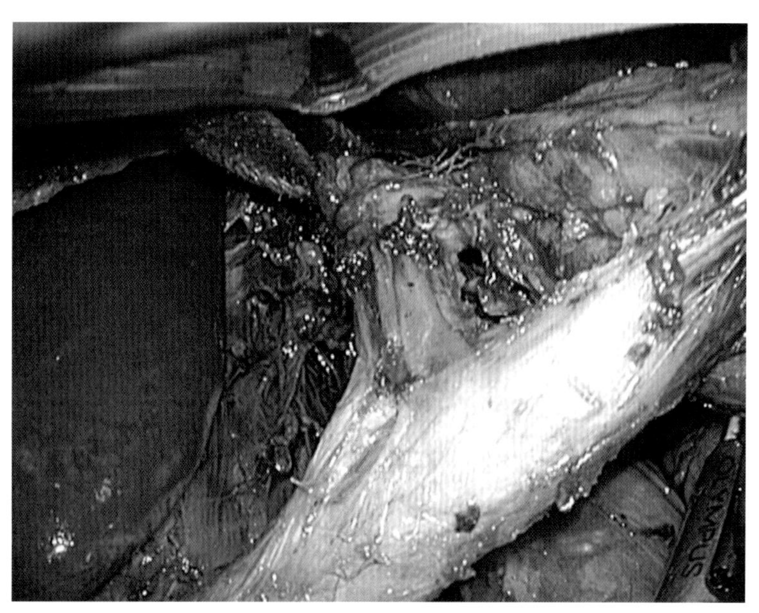

腹腔支和胃左动脉在胃左动脉的根部汇合。

图18-3　清扫胃左动脉和迷失神经后干腹腔支周围淋巴结，保留迷走神经腹腔支

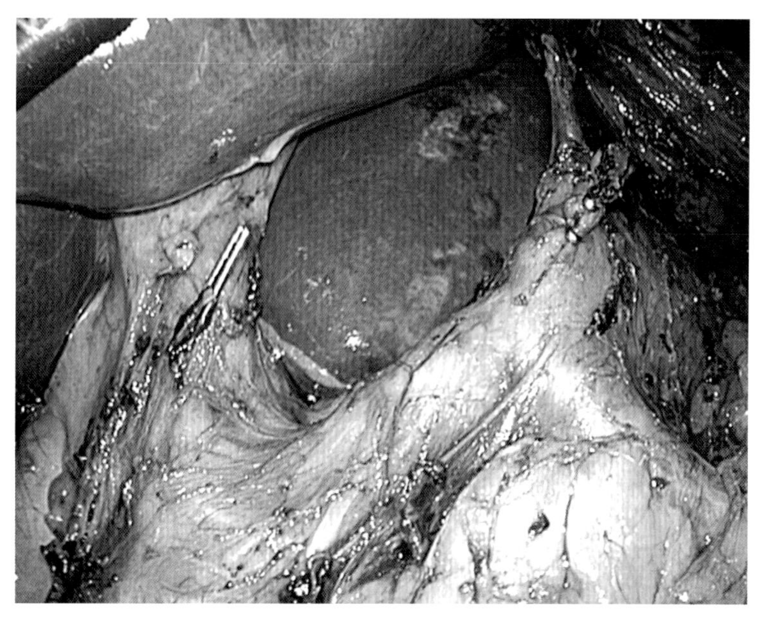

图18-4　完整保留迷走神经的淋巴结清扫

四、术后结果

（一）短期结果

至于围手术期结果，只有Sakuramoto等[4]的一篇文章报道了VPG组手术时间长及术中出血多。另外两篇文章表明VPG组和不保留迷走神经的胃癌切除术组（vagus nerve-resection gastrectomy，VRG）的围手术期结果相似，如失血量、手术时间、并发症发生率以及术后住院时间。在一些报道中，VPG组的首次排气时间早于VRG组[5-7]。

有两篇文章研究了保留迷走神经后的激素水平变化。Takiguchi等[5]发现，在术后第7天，尽管血浆空腹生长激素释放肽（一种具有促进生长激素释放和诱导食欲特性的脑肠肽）在VPG组和VRG组都显著下降约基线值的50%，但仅VPG组的胃饥饿素保持在餐后下降。Kim等[7-8]报道称，与VRG组相比，VPG组中作为饱腹感信号的肽YY增加较少。他们同时还得出结论，VPG组在术后1个月的体重减轻更少，这与肽YY增加较少有关[9]。

（二）长期结果

Kim等[9]的一篇文章表明，VPG组患者术后3个月和12个月出现腹泻症状较少，同时在12个月时食欲减退较少。Yamada等[6]报道称，经过1年的随访，尽管两组的其他临床症状、内镜结果和营养状况相似，但VPG组倾倒综合征和胆结石的发生率均显著低于VRG组，同时，内镜检查发现VPG组的残余食物更多。Uyama等[10]同样也报道称，随访23个月后，VPG组的腹泻和胆结石发生率更低。

有两篇文献资料随访达5年。Inokuchi等[11-12]报道称，术后5年，如胃食管反流、早期倾倒综合征、慢性腹泻、RGB评分内镜所见以及营养状况在VPG及VRG两组间无差别，但胆结石发生率前者明显低于后者。Kim等[7]报道称，随访5年，肿瘤复发与相关死亡，组间无差别。

五、总结

到目前为止，虽然关于VPG的可行性和有效性的报道很少，而且结果也各不相同，但是根据目前掌握的证据，可以得出结论：①只要采用适当的纳入标准，VPG在技术上是可行的，在肿瘤学上也是可以接受的；②VPG术后可以取得一些积极的结果，如术后首次排气早、腹泻少、体重减轻少、食欲减退少、早期倾倒综合征的发生率低及胆结石形成少，从而提高了患者的术后生活质量。

为了进一步阐明这些问题，还需要更多、更大样本量和针对不同人群的研究，以诠释VPG改善患者生活质量的分子生物学机制。

● 参考文献

[1] CARVAJAL S H，MULVIHILL S J. Postgastrectomy syndromes：dumping and diarrhea [J]. Gastroenterol Clin N Am，1994，23（2）：261–279.

[2] MIWA K，KINAMI S，SATO T，et al. Vagus–saving D2 procedure for early gastric carcinoma [J]. Nihon Geka Gakkai Zasshi，1996，97（4）：286–290.

[3] KOJIMA K，YAMADA H，INOKUCHI M，et al. Functional evaluation after vagus–nerve–sparing laparoscopically assisted distal gastrectomy [J]. Surg Endosc，2008，22（9）：2003–2008.

[4] SAKURAMOTO S，KIKUCHI S，KUROYAMA S，et al. Laparoscopy–assisted distal gastrectomy for early gastric cancer：experience with 111 consecutive patients [J]. Surg Endosc，2006，20（1）：55–60.

[5] TAKIGUCHI S，HIURA Y，TAKAHASHI T，et al. Preservation of the celiac branch of the vagus nerve during laparoscopy–assisted distal gastrectomy：impact on postprandial changes in ghrelin secretion [J]. World J Surg，2013，37（9）：2172–2179.

[6] YAMADA H，KOJIMA K，INOKUCHI M，et al. Efficacy of celiac branch preservation in Roux–en–Y reconstruction after laparoscopy–assisted distal gastrectomy [J]. Surgery，2011，149（1）：22–28.

[7] KIM S M，CHO J，KANG D，et al. A randomized controlled trial of vagus nerve–preserving distal gastrectomy versus conventional distal gastrectomy for postoperative quality of life in early stage gastric cancer patients [J]. Ann Surg，2016，263（6）：1079–1084.

[8] HALATCHEV I G，ELLACOTT K L，FAN W，et al. Peptide YY3–36 inhibits food intake in mice through a melanocortin–4 receptor–independent mechanism [J]. Endocrinology，2004，145（6）：2585–2590.

[9] KIM H H，PARK M I，LEE SH，et al. Effects of vagus nerve preservation and vagotomy on peptide YY and body weight after subtotal gastrectomy [J]. World J Gastroenterol，2012，18（30）：4044–4050.

[10] UYAMA I，SAKURAI Y，KOMORI Y，et al. Laparoscopic gastrectomy with preservation of the vagus nerve accompanied by lymph node dissection for early gastric carcinoma [J]. J Am Coll Surg，2005，200（1）：140–145.

[11] INOKUCHI M，SUGITA H，OTSUKI S，et al. Long–term effectiveness of preserved celiac branch of vagal nerve after Roux–en–Y reconstruction in laparoscopy–assisted distal gastrectomy [J]. Dig Surg，2014，31（4–5）：341–346.

[12] NAGANO H，OHYAMA S，SAKAMOTO Y，et al. The endoscopic evaluation of gastritis，gastric remnant residue，and the incidence of secondary cancer after pylorus–preserving and transverse gastrectomies [J]. Gastric Cancer，2004，7（1）：54–59.

Masatoshi Nakagawa，Kazuyuki Kojima

译者：邵军，校对：魏波

Part 9

第九部分 ▶ 前哨淋巴结导航胃癌手术

第十九章　前哨淋巴结导航胃癌手术

一、引言

近年来，由于内镜诊断技术的进步，日本许多无症状的患者被确诊为早期胃癌（cT1），在主要医疗中心早期胃癌的检出率超过了50%[1]。内镜黏膜下剥离术（endoscopic submucosal dissection，ESD）已经被公认为早期胃癌切除术中最微创的方法[1]。腹腔镜胃切除术是胃癌患者在ESD和开放性手术之外的重要选择[2]。腹腔镜胃切除术的适应证不断扩大，已从胃部分切除术，扩大到腹腔镜辅助远端胃切除术（laparoscopy-assisted distal gastrectomy，LADG）联合D2淋巴结清扫术，并在临床上逐渐开展，肿瘤根治效果可与传统的开放远端胃切除术相媲美[3-4]。

在亚洲国家，许多早期胃癌患者接受LADG或腹腔镜辅助全胃切除术（laparoscopy assisted total gastrectomy，LATG）联合D2淋巴结清扫术[1-4]。LADG和LATG均能缩小手术切口、改善切口外观及加速术后恢复[5]。然而，患者的生活质量（quality of life，QOL）主要受远期并发症的影响，例如倾倒综合征及因胃大部分切除术引起的经口摄入紊乱而导致的体重下降等。因此，腹腔镜手术不仅要考虑手术创伤对早期恢复的影响，还要考虑保留功能对远期生活质量的影响。

保功能胃切除术，如部分胃切除术、节段胃切除术、近端胃切除术及有限的淋巴结清扫是已知的改善术后远期功能的手术方式。但是，淋巴结转移存在向第二或第三站跳跃式转移的可能性，后者不利于保功能胃切除术的广泛应用。为解决这些问题，前哨淋巴结（sentinel node，SN）示踪可能会成为一种新的临床诊断方法，适用于临床不能检出淋巴结转移的早期胃癌。

SN被定义为从原发肿瘤部位引流的第一站淋巴结[6-7]，是微转移灶从原发灶脱离后沿淋巴结转移的最可能部位（图19-1）。SN的病理状态在理论上可以预测所有区域淋巴结的状态。如果能够识别SN并确保没有转移，则不必行根治性淋巴结清扫。SN导航胃癌手术被定义为一种新型的基于SN示踪和SN靶向诊断淋巴结转移的微创手术。SN导航手术可以防止不必要的淋巴结清扫，从而减少相关并发症，进而改善患者的生活质量。

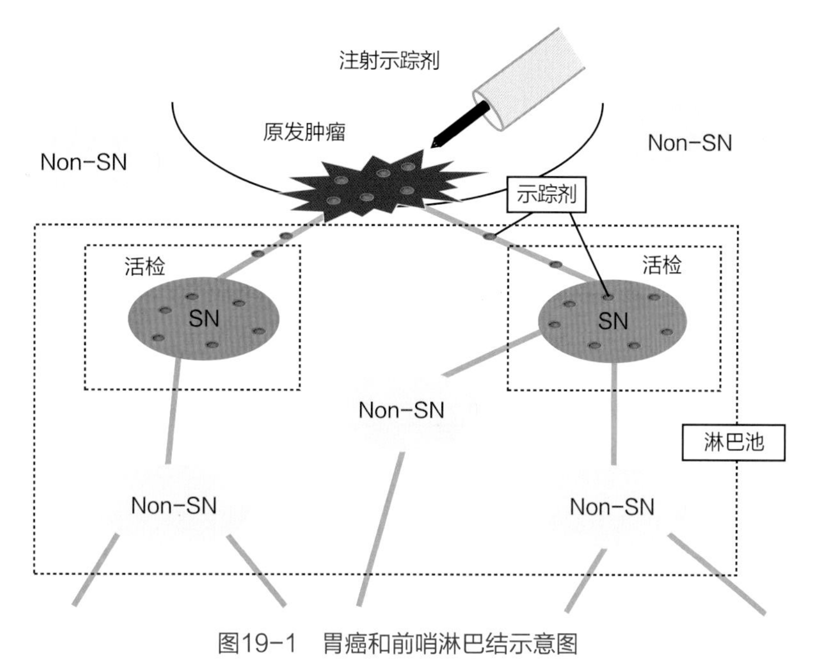

图19-1　胃癌和前哨淋巴结示意图

{注：前哨淋巴结（SN）被定义为一个或多个最先接受原发肿瘤经淋巴引流的淋巴结。术中行淋巴示踪及SN活检时，需要在手术前经内镜将蓝色染料和（或）放射性同位素标记胶体注入原发肿瘤周围的黏膜下。随后，示踪剂经淋巴管流入淋巴结，被蓝染或含有放射性胶体的淋巴结被认为是SN。}

SN示踪及活检首先应用于黑色素瘤和乳腺癌的治疗，随后扩展到许多其他实体瘤的治疗中[7-9]。SN示踪应用于早期胃癌的争议已存多年。然而，单中心试验以及最近的一项多中心试验表明，SN示踪技术用于早期胃癌，在SN的检出率和确定淋巴结转移状态的准确率方面都是可行的[10-11]。根据这些研究结果，作者团队正在开发一种使保功能胃切除和SN示踪技术相结合的新型微创手术。

二、腹腔镜前哨淋巴结导航手术

目前研究认为，利用放射性胶体和蓝色或绿色染料的双示踪方法，是最可靠、最稳定的早期胃癌SN的检测方法[10-11]。用手持的γ射线检测仪在切除的标本中可以检出具有放射性胶体物质积聚的SN，而蓝色染料可以有效地显示术中包括腹腔镜手术中淋巴液的走向。锝-99m锡胶体、锝-99m硫胶体、锝-99m锑硫胶体都是常用的放射性示踪剂。异硫蓝和吲哚菁绿（indocyanine green，ICG）是目前首选的染料示踪剂。有研究表明，临床分期T1N0期胃癌，原发病灶直径<4cm者，可采用SN示踪和活检[10-11]。该操作步骤为，手术前一天，在内镜下肿瘤周围的4个象限内，向黏膜下层注射2.0mL（150 MBq）锝-99m锡胶体注射溶液。内镜黏膜下注射比腹腔镜下从胃壁浆膜下注射的方法更有效。用锝-99m锡局部给药后，SN中可积聚较大粒径的胶体。

手术之前，在内镜下使用穿刺针将蓝色或绿色染料注入黏膜下层的4个象限部位。蓝色淋巴管和蓝染淋巴结可在注射蓝色或绿色染料后15min内通过腹腔镜识别。同时，手持γ射线检测仪可以用来检查含有放射性物质积聚的SN。腹腔镜胃切除术中可以将γ射线检测仪从戳卡孔置入腹腔[10, 11]。

术中SN取样的检测方法，在黑色素瘤和乳腺癌中已经很成熟。然而，对于胃癌术中的SN取样，建议前哨淋巴池切除，包括热淋巴结和蓝染淋巴结在内[10-11]。胃淋巴池沿着以下5个主要动脉分布：胃左动脉区、胃右动脉区、胃网膜左动脉区、胃网膜右动脉区和胃后动脉区[12]。

ICG在近红外范围下可被激发产生荧光一样的波长[13]。到目前为止，一些学者已在探讨腹腔镜手术中使用红外线电子内镜（infrared ray electronic endoscopy，IREE）设备研究ICG作为SN示踪成像的可行性[13-14]。IREE是一种非常实用的工具，甚至可以识别脂肪组织中经ICG染色的淋巴管和SN。最近，ICG荧光成像已经发展成为另一种有前景的显示SN的新技术[15-16]。与肉眼相比，ICG荧光成像可以清楚地显示SN，但仍需要进一步的研究来评估ICG红外线或荧光成像的临床疗效，并在前瞻性研究中将其与放射示踪方法进行比较。这些新技术有可能彻底改变早期胃癌的SN示踪方法。

三、胃癌前哨淋巴结示踪结果

到目前为止，已有100多个单中心的研究结果表明，早期胃癌的SN示踪是可行的，SN检出率可达90%～100%，淋巴结转移检测准确率达85%～100%，这些结果与黑色素瘤和乳腺癌的SN示踪结果相当[11]。最近一项大样本的荟萃分析纳入38项SN相关研究，共包括2 128例胃癌患者，结果显示SN检出率为94%，根据SN状态预测淋巴结转移的准确率为92%[17]。因此，SN示踪在技术上可行，尤其在SN活检过程中联合使用示踪剂和黏膜下注射方法，对胃癌患者，特别是早期（T1）胃癌患者是可行的。

作者团队在日本进行了一项多中心前瞻性试验（UMIN ID：000000476），使用放射性胶体和蓝色染料的双示踪方法进行SN示踪[10]。本试验对2004—2008年就诊于12家综合医院的397例早期胃癌患者进行了SN示踪。纳入标准为原发病灶直径<4cm的cT1N0M0或cT2N0M0单发肿瘤，既往未接受过治疗。结果显示，SN检出率为98%，淋巴结转移检测准确率为99%[10]。该临床试验的结果证实早期胃癌导航手术的远大前景。

四、腹腔镜下前哨淋巴结导航手术在早期胃癌中的临床应用

SN的分布和SN的病理状态将有助于决定胃切除的最小范围，避免一概选用远端或全胃切除的D2淋巴结清扫术。cT1N0胃癌的腹腔镜手术适应证，如部分（楔形）切除、节段切除、保留幽门切除、近端胃切除（laparoscopy-assisted proximal gastrectomy，LAPG），可根据SN的状态予以确定（图19-2）[18-20]。腹腔镜下SN导航行局限性胃切除术可实现患者术后早期恢复和保证后期生活质量。作者研究组目前正在日本进行多中心前瞻性试验（UMIN ID：000014401），下一步将对采用SN示踪的保功能胃切除术患者的长期生存和生活质量进行评估。一个韩国研究组还进行了多中心前瞻性Ⅲ期试验，比较了标准的腹腔镜胃切除术[21]和前哨淋巴池清扫的腹腔镜保功能胃切除术在肿瘤安全性（包括长期生存）方面有无差异。

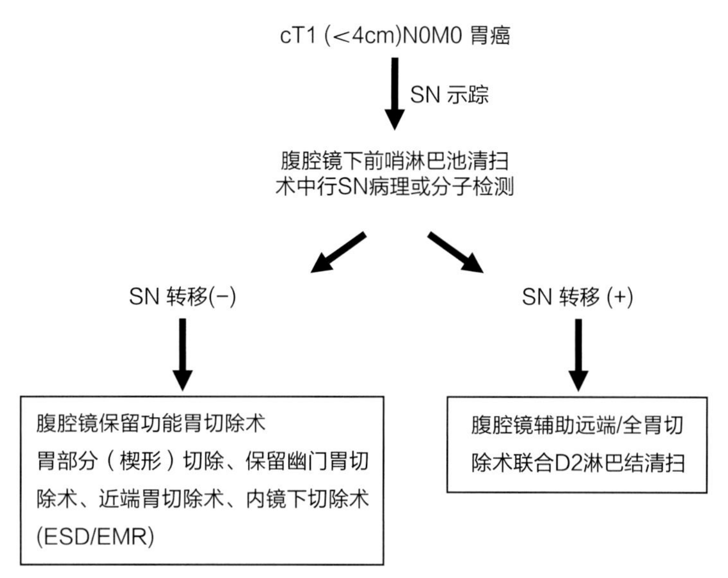

ESD，内镜黏膜下剥离术；EMR，内镜黏膜切除术。

图19-2　基于前哨淋巴结示踪的个体化保功能手术治疗cT1N0M0胃癌

腹腔镜下SN活检和EMR/ESD联合治疗作为一种新颖且保留全胃的微创方法对早期胃癌患者非常具有吸引力。如果所有SN病理结果均为阴性，则说明没有淋巴结转移，那么从理论上讲，对于超出ESD适应证的cT1胃癌，EMR/ESD可能足以替代胃切除术[20, 22]。然而，腹腔镜下SN活检和EMR/ESD联合治疗的安全性和有效性有待进一步研究。

目前临床上，根据早期胃癌患者经EMR/ESD切除的原发肿瘤的病理结果进行效果评估，如果需要补救手术常采用LADG或LAPG。到目前为止，在EMR/ESD之后，没有明确研究表明SN示踪是否可行。其中最关键的一个问题是，不能确定在EMR/ESD之后，从原发肿瘤到原SN的淋巴引流是否会发生改变。初步研究表明，至少前哨淋巴池未受到EMR/ESD的显著影响[20, 22]。因此，术前行EMR/ESD的患者，根据SN的分布和转移情况可行改良胃切除术。

五、非暴露内镜下胃壁反转联合前哨淋巴结导航手术

在目前的保功能手术如腹腔镜胃局部切除或节段切除术中，胃癌切除术的入路仅从胃外开始切除病灶，切除过程中无法看到肿瘤的腔内界限。因此，外科医生只能切除比实际需要更大范围的胃壁，以防止切缘阳性。最近出现的一种新技术，称为非暴露内镜下胃壁反转手术（non-exposure endoscopic wall-inversion surgery，NEWS），是一种全层胃部分切除技术，主要联合采用内镜和腹腔镜，不经腹腔内切除病变，可以最大限度地减小胃切除术的范围。作者团队在临床试验中已经积累了NEWS联合SN活检治疗具有淋巴结转移风险的早期胃癌的些许经验[23-24]。

简而言之，操作流程如下：首先行黏膜标记，然后内镜下将ICG注射到病变周围的黏膜下层，用于SN示踪（图19-3）[24]。清扫热的或染色的前哨淋巴池，术中病理诊断证实未发生转移。随后，对原发病灶进行NEWS手术，腹腔镜下进行浆膜标记，内镜下进行黏膜下注射标记，腹腔镜下进行环状浆肌层切开和缝合，使病变朝胃内倒置。最后，进行黏膜环周切除，经口取出标本（图19-3）。

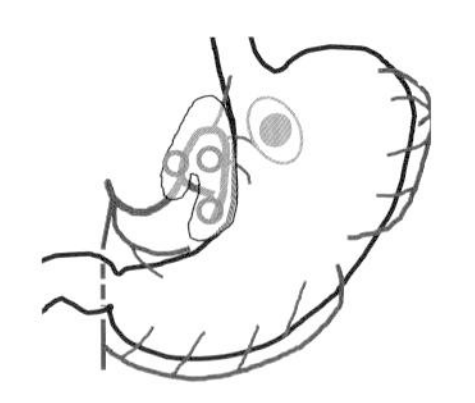
a
NEWS联合前哨淋巴池清扫
原发肿瘤
前哨淋巴结
前哨淋巴池清扫
非暴露内镜下胃壁反转切除

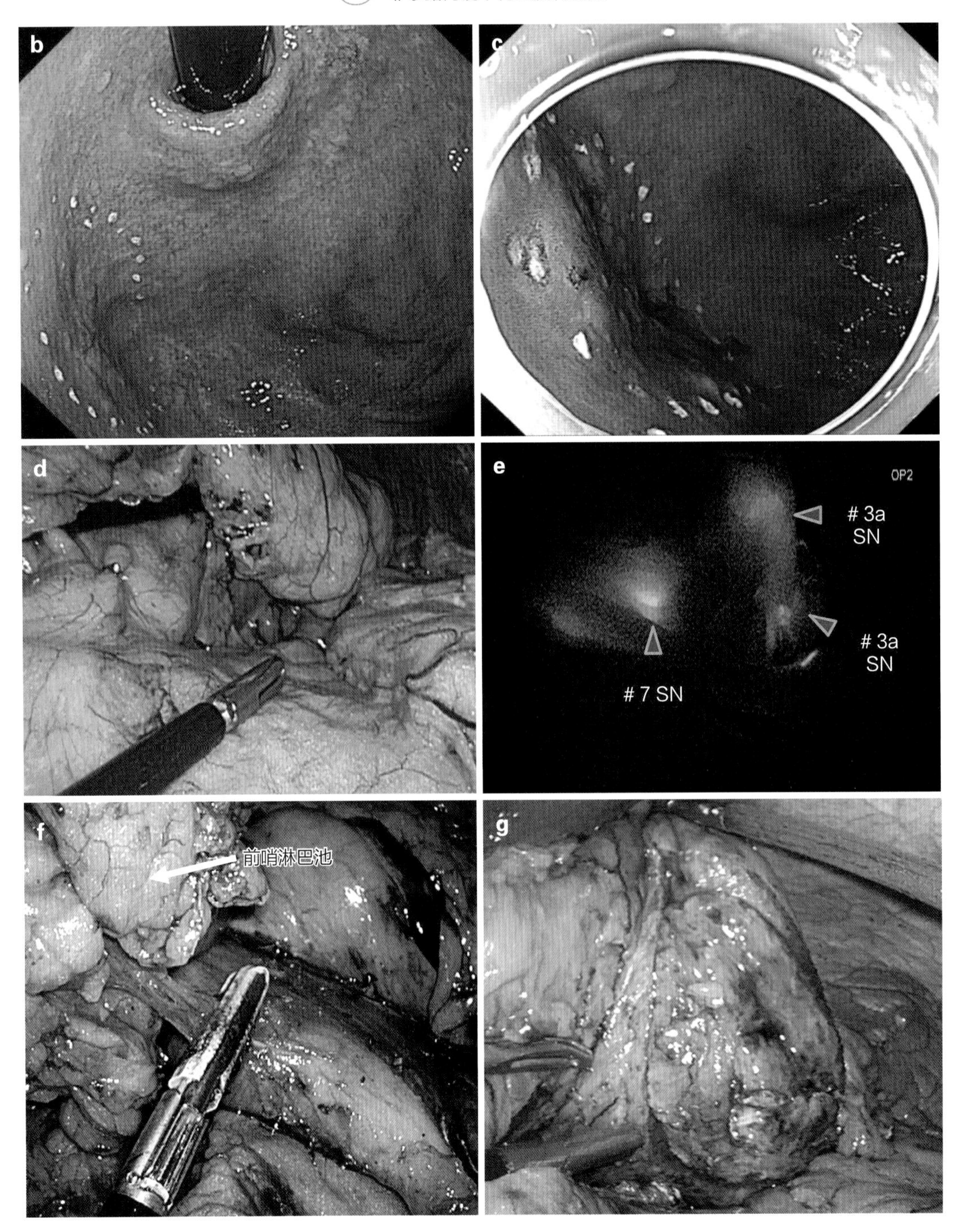
b
c
d
e
OP2
3a
SN
3a
SN
7 SN
f
前哨淋巴池
g

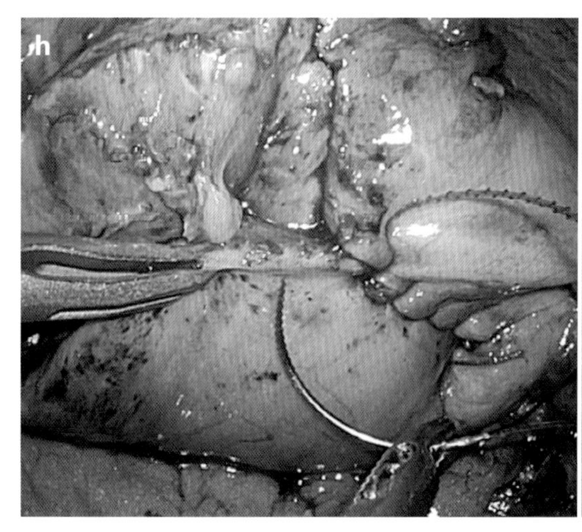

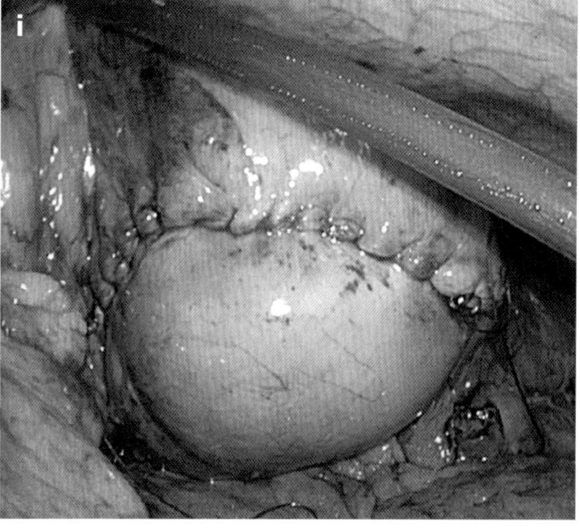

a. NEWS联合前哨淋巴池清扫示意图。b. 在原发肿瘤周围进行标记。c. 吲哚菁绿（ICG）经内镜注射到肿瘤周围黏膜下层。d. 在腹腔镜下用正常光观察ICG。e. 用红外线电子内镜观察ICG可以清楚地显示SN和淋巴管。f. 前哨淋巴池切除术。g. 腹腔镜环形浆肌层切开。h和i. 腹腔镜下浆肌层缝合，将原发病灶向内倒置。

图19-3 非暴露内镜下胃壁反转手术（NEWS）联合SN活检和前哨淋巴池清扫

NEWS联合SN活检不仅可以缩小淋巴结清扫范围，而且可以缩小胃切除的范围，对于SN阴性，即排除淋巴结转移的患者可仅行胃部分切除术[22]。此外，NEWS不需要切开胃壁，这使医生能够应用这项技术治疗癌症而避免医源性播散。NEWS与SN活检相结合有望成为治疗cT1N0M0期胃癌的一种非常理想的保功能微创手术。

六、总结

对于早期胃癌患者而言，传统的手术方法已经获得很好的预后，个体化、微创、尽可能保证患者生活质量，将是外科手术面临的新挑战。基于SN导航的保功能胃切除术可能是一个有希望实现这一目标的手术方式，但是尚需更多的研究予以证实。

● 参考文献

［1］SANO T，HOLLOWOOD K．Early gastric cancer：diagnosis and less invasive treatments［J］．Scand J Surg，2006，95（4）：249-255.

［2］KITANO S，ISO Y，MORIYAMA M，et al．Laparoscopy-assisted Billroth Ⅰ gastrectomy［J］．Surg Laparosc Endosc，1994，4（2）：146-148.

［3］ADACHI Y，SHIRAISHI N，SHIROMIZU A，et al．Laparoscopy-assisted Billroth Ⅰ gastrectomy compared with conventional open gastrectomy［J］．Arch Surg，2000，135（7）：806-810.

［4］SHINOHARA T，KANAYA S，TANIGUCHI K，et al．Laparoscopic total gastrectomy with D2 lymph node dissection for gastric cancer［J］．Arch Surg，2009，144（12）：1138-1142.

［5］KIM Y W，BAIK Y H，YUN Y H，et al．Improved quality of life outcomes after laparoscopy-assisted distal gastrectomy for early gastric cancer：results of a prospective randomized clinical trial［J］．Ann Surg，2008，248（5）：721-727.

［6］KITAGAWA Y，FUJII H，MUKAI M，et al．The role of the sentinel lymph node in gastrointestinal cancer［J］．Surg Clin North Am，2000，80（6）：1799-1809.

［7］MORTON D L，WEN D R，WONG J H，et al．Technical details of intraoperative lymphatic mapping for early stage melanoma [J]. Arch Surg, 1992, 127 (4): 392-399.

[8] GIULIANO A E, KIRGAN D M, GUENTHER J M, et al. Lymphatic mapping and sentinel lymphadenectomy for breast cancer [J]. Ann Surg, 1994, 220 (3): 391-398.

[9] BILCHIK A J, SAHA S, WIESE D, et al. Molecular staging of early colon cancer on the basis of sentinel node analysis: a multicenter phase Ⅱ trial [J]. J Clin Oncol, 2001, 19 (4): 1128-1136.

[10] KITAGAWA Y, TAKEUCHI H, TAKAGI Y, et al. Sentinel node mapping for gastric cancer: a prospective multicenter trial in Japan [J]. J Clin Oncol, 2013, 31 (29): 3704-3710.

[11] TAKEUCHI H, KITAGAWA Y. New sentinel node mapping technologies for early gastric cancer [J]. Ann Surg Oncol, 2013, 20 (2): 522-532.

[12] KINAMI S, FUJIMURA T, OJIMA E, et al. PTD classification: proposal for a new classification of gastric cancer location based on physiological lymphatic flow [J]. Int J Clin Oncol, 2008, 13 (4): 320-329.

[13] TAJIMA Y, MURAKAMI M, YAMAZAKI K, et al. Sentinel node mapping guided by indocyanine green fluorescence imaging during laparoscopic surgery in gastric cancer [J]. Ann Surg Oncol, 2010, 17 (7): 1787-1793.

[14] ISHIKAWA K, YASUDA K, SHIROMIZU T, et al. Laparoscopic sentinel node navigation achieved by infrared ray electronic endoscopy system in patients with gastric cancer [J]. Surg Endosc, 2007, 21 (7): 1131-1134.

[15] NIMURA H, NARIMIYA N, MITSUMORI N, et al. Infrared ray electronic endoscopy combined with indocyanine green injection for detection of sentinel nodes of patients with gastric cancer [J]. Br J Surg, 2004, 91 (5): 575-579.

[16] MIYASHIRO I, MIYOSHI N, HIRATSUKA M, et al. Detection of sentinel node in gastric cancer surgery by indocyanine green fluorescence imaging: comparison with infrared imaging [J]. Ann Surg Oncol, 2008, 15 (6): 1640-1643.

[17] WANG Z, DONG Z Y, CHEN J Q, et al. Diagnostic value of sentinel lymph node biopsy in gastric cancer: a meta-analysis [J]. Ann Surg Oncol, 2012, 19 (5): 1541-1550.

[18] TAKEUCHI H, SAIKAWA Y, KITAGAWA Y. Laparoscopic sentinel node navigation surgery for early gastric cancer [J]. Asian J Endosc Surg, 2009, 2 (1): 13-17.

[19] TAKEUCHI H, OYAMA T, KAMIYA S, et al. Laparoscopy-assisted proximal gastrectomy with sentinel node mapping for early gastric cancer [J]. World J Surg, 2011, 35 (11): 2463-2471.

[20] TAKEUCHI H, KITAGAWA Y. Sentinel node navigation surgery in patients with early gastric cancer [J]. Dig Surg, 2013, 30 (2): 104-111.

[21] PARK J Y, KIM Y W, RYU K W, et al. Assessment of laparoscopic stomach preserving surgery with sentinel basin dissection versus standard gastrectomy with lymphadenectomy in early gastric cancer-A multicenter randomized phase Ⅲ clinical trial (SENORITA trial) protocol [J]. BMC Cancer, 2016, 16 (31): 340.

[22] MAYANAGI S, TAKEUCHI H, KAMIYA S, et al. Suitability of sentinel node mapping as an index of metastasis in early gastric cancer following endoscopic resection [J]. Ann Surg Oncol, 2014, 21 (9): 2987-2993.

[23] GOTO O, TAKEUCHI H, KAWAKUBO H, et al. First case of non-exposed endoscopic wall-inversion surgery with sentinel node basin dissection for early gastric cancer [J]. Gastric Cancer, 2015, 18 (2): 434-439.

[24] TAKEUCHI H, KITAGAWA Y. Sentinel lymph node biopsy in gastric cancer [J]. Cancer J, 2015, 21 (1): 21-24.

Hiroya Takeuchi, Yuko Kitagawa

译者：金鹏，校对：田艳涛

Part 10

第十部分 ▶ 食管胃结合部肿瘤的外科治疗

第二十章 食管胃结合部肿瘤的外科治疗

一、胃癌、食管癌还是其他癌症

食管胃结合部（esophagogastric junction，EGJ）癌应该被归为胃癌、食管癌还是其他癌症的问题尚存争议。尽管世界范围内，无论是在亚洲[1-4]还是在西方国家[5-7]，EGJ癌的发病率都在上升，但围绕这个问题的争论仍然存在[8]。在EGJ区发生的鳞状细胞癌被公认为食管癌。对于EGJ腺癌，广泛应用Siewert分类法来确定癌症类型：Ⅰ型（食管远端腺癌），肿瘤中心位于EGJ上方1cm以上的肿瘤；Ⅱ型（真正的贲门癌），肿瘤中心位于EGJ以上1cm和EGJ以下2cm之间的肿瘤；Ⅲ型（贲门下癌），肿瘤中心位于距EGJ 2cm以下的肿瘤[9-10]。在Siewert分类中，Siewert Ⅰ型和Ⅲ型分别按照食管癌和胃癌处理。然而在第7版AJCC TNM分类中，Siewert Ⅱ型和Ⅲ型均被归类为食管癌。经过讨论[11-13]，在第8版中，Ⅲ型归类为胃癌，而Ⅱ型仍保留在食管癌分类中[14-15]。关于SiewertⅡ型肿瘤的临床病理学特征，已有许多学者对其发病机制和相应的治疗策略进行了研究。有文献表明，SiewertⅡ型肿瘤的特征与胃癌十分相似[11-12]。但也有文献报道称，EGJ腺癌的发生有两种不同的途径，分别与肠上皮化生、胃萎缩和胃酸分泌相关或不相关[16-17]，尤其是对于Siewert Ⅱ型肿瘤，其病因和治疗策略仍存在争议。

在EGJ区，已知存在不同的潜在可癌变组织，如食管腺、Barrett上皮、贲门腺和胃底腺等。因此，Siewert Ⅱ型肿瘤可能具有与食管癌和胃癌不同的生物学特征，应将其视为独立的疾病。毫无疑问，进行肿瘤遗传学等方面的研究势在必行。

二、外科治疗

EGJ癌有多种手术方式，如Ivor Lewis法（经右胸腹）、左胸腹联合、经食管裂孔和腹部入路。其中，Ivor Lewis法或经食管裂孔入路主要用于 Siewert Ⅱ型肿瘤[18]。前者如食管癌一样行右开胸食管切除术，胸腔内行管状胃食管吻合，后者如胃癌一样行扩大全胃切除术。对Siewert Ⅱ型EGJ癌的治疗方法为什么会有如此大的不同？近期有文献指出，手术入路的选择以外科医生的判断为基础[19]。最近一项网上全球问卷调查显示，大多数外科医师倾向对Siewert Ⅱ型肿瘤进行扩大胃切除术（66%，27%）[20]；而基于4 996例NSQIP/SEER患者的大数据显示，美国的食管切除术比胃切除术更常见（71%，29%）[21]。胸外科医生倾向于采用Ivor Lewis法治疗SiewertⅡ型肿瘤；而腹部外科医生更喜欢经食管裂孔入路。东西方对EGJ癌生物学方面的认识存在潜在差异，西方国家将Ivor Lewis法定为最佳手术入路[22]。这就解释了为什么会有两种截然不同的入路方法存在。

一些研究比较了食管切除术和胃切除术的短期和长期效果，结果显示两种术式的术后并发症和死亡率无显著差异[21，23-24]。在术后生存率方面，显示食管切除术组优于胃切除术组的论文有两篇[21，23]，报道两者无差异的有一篇[24]。患者的长期生活质量（quality of life，QOL）比较显示，胃切除术组术后QOL优于食管切除术组[25]，故在决定手术方式时应考虑这一点。近年来，微创手术在世界范围内的发展趋势越来越明显[20]，它比开放手术更受欢迎[19]。与开放手术相比，腹腔镜手术切除SiewertⅡ型肿瘤是可行的，并且在肿瘤学根治性方面二者相当[26]。

三、淋巴结清扫术

到目前为止，尽管已有很多文献关注EGJ癌的淋巴结清扫问题，然而，淋巴结清扫方法的选择，特别是对于Siewert Ⅱ型肿瘤，仍然存在争议，SiewertⅡ型肿瘤淋巴结清扫的标准至今尚未建立。大多数文献已证实贲门周围、胃小弯和胃左动脉根部（1、2、3、7组）淋巴结[27-29]清扫的意义。因此，无论是进展期还是早期EGJ癌，在所有手术病例中，这些淋巴结都应该按常规进行清扫。Siewert Ⅱ型肿瘤纵隔淋巴结清扫的最佳范围尚未确定，然而，许多文献显示了下纵隔淋巴结清扫对生存的影响[27-30]。有一篇论文报道了早期Siewert Ⅱ型肿瘤纵隔淋巴结清扫并不是必须的[31]，而且，根据复发模式和淋巴结转移的分析，对于源于胃部的Ⅱ型肿瘤，完全纵隔淋巴结清扫是不必要的[32]。其中一篇文献表明，左肾静脉淋巴结受累（16a2组，主动脉旁淋巴结）与下纵隔和腹腔干淋巴结对生存的影响相似[29]。目前，日本胃癌学会（Japanese Gastric Cancer Association，JGCA）和日本食管协会（Japanese Esophageal Society，JES）正在合作进行多中心前瞻性临床试验，以评估Siewert Ⅱ型肿瘤下纵隔和16a2组淋巴结清扫的临床意义。

尽管胃远端的淋巴结（4、5、6组）远离EGJ，但是行全胃切除术时这些淋巴结会同时被清扫。许多文献报道了这些淋巴结受累的Siewert Ⅱ型患者预后差，治疗价值低[27-29，33]。与D1+/D2淋巴结清扫术相比[24]，D1淋巴结清扫术后患者生存率较低，故建议行扩大腹腔淋巴结清扫以提高生存率。目前，公认腹腔干周围淋巴结（9组）受累会影响生存率[29，34]。

为了评估EGJ癌术中淋巴结清扫的最佳范围，JGCA和JES进行了一项全国性调查，在一个大规模的队列研究中描述了EGJ癌的淋巴结转移模式。这是一项以问卷调查为基础的全国性回顾性研究，收集了2001年至2010年在JGCA和（或）JES协作医院接受R0切除术的3 177例患者的临床记录。由于较大的肿瘤会使肉眼对解剖学上EGJ的辨识能力降低，因此调查选择大小在40mm及以下的肿瘤。根据日本分类系统（Nishi's分类），日本的EGJ癌被定义为肿瘤中心距EGJ近端或远侧2cm内的癌症，而不考虑组织学类型。3 177例中有2 601例在组织学上被证实为腺癌[35]。自2001年以来，日本的外科手术病例逐年增加，尤其是腺癌。图20-1至图20-4显示了所有病例每一站淋巴结的清扫率（红色）和淋巴结转移率（蓝色），分别对应2 418例腺癌、1 430例早期病例、988例进展期病例和234例肿瘤中心在食管的进展期病例。淋巴结站点的数量是基于日本的分类系统，排除新辅助治疗的病例而得出的。107～109组和100～112组淋巴结分别位于中纵隔和下纵隔。上述研究的最终报道将显示所有数据（未发表，但已提交给参与医院），研究结果与以前的报道一致。尽管大多数病例都对胃远端淋巴结（4、5、6组）进行了清扫，但在各期转移的概率都非常小，且生存分析并没有显示出清扫的益处。下纵隔淋巴结清扫可能有助于提高以食管为主或侵犯食管的EGJ癌患者的生存率。

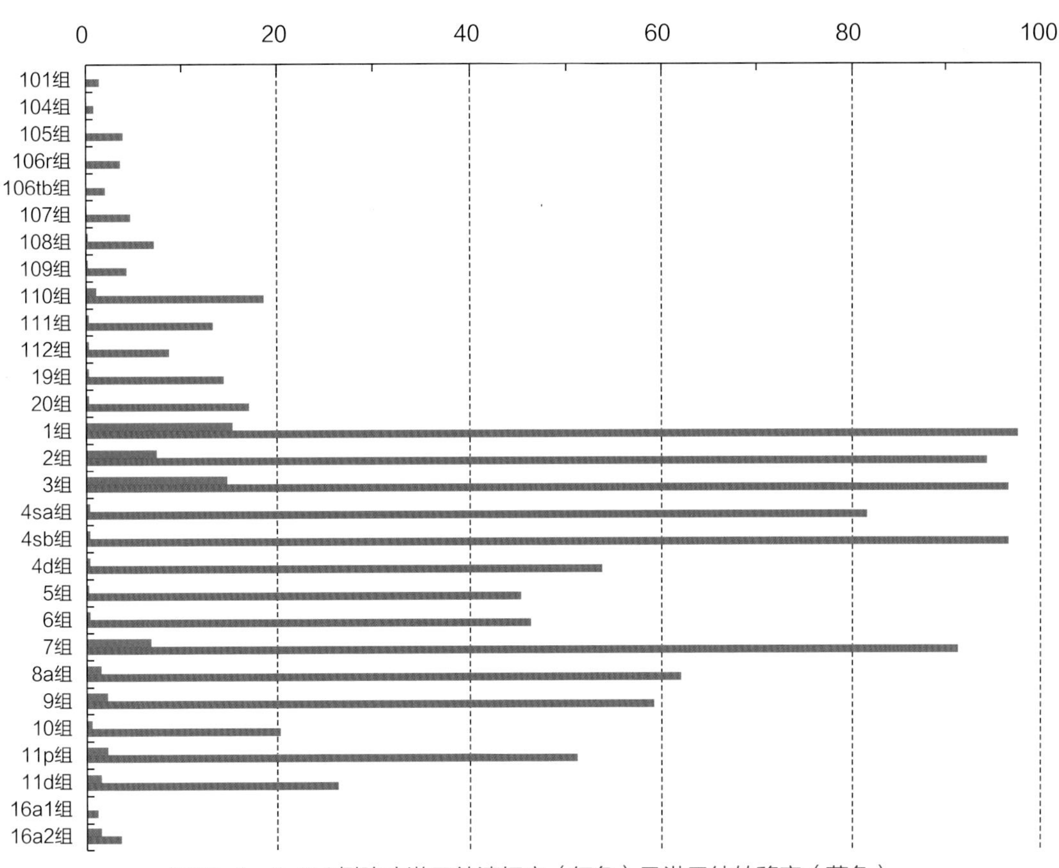

图20-1　2 418例腺癌淋巴结清扫率（红色）及淋巴结转移率（蓝色）

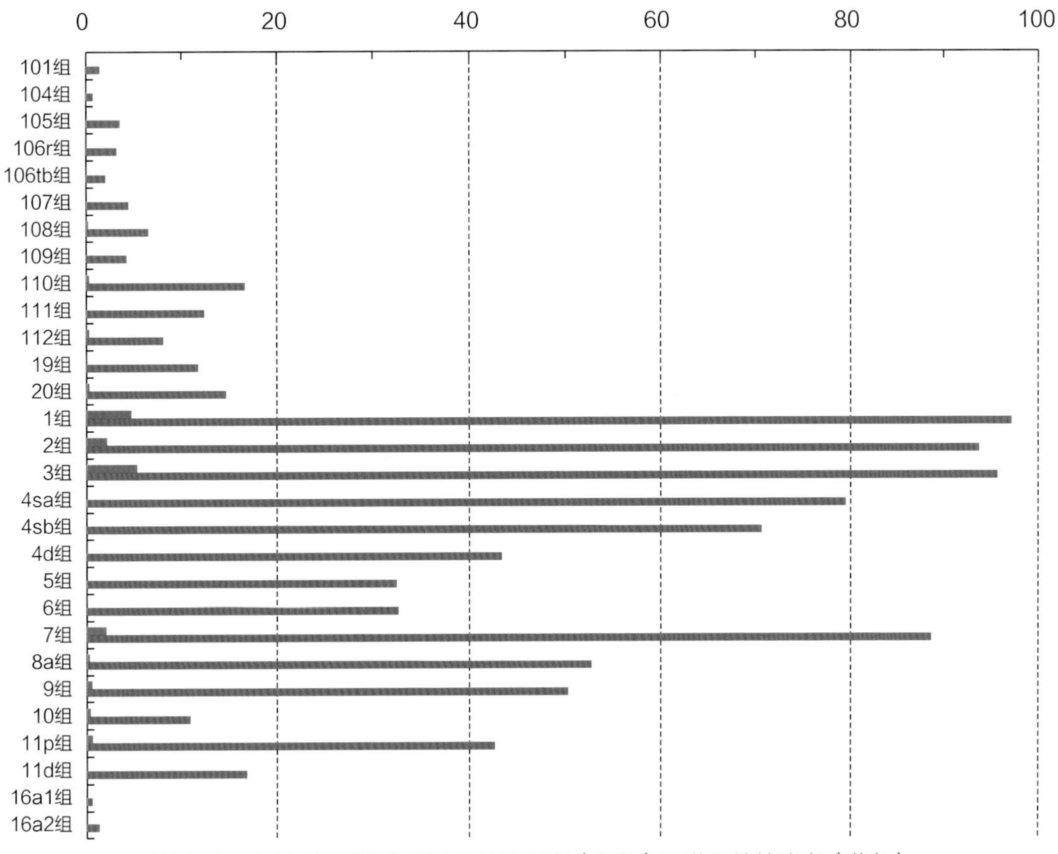

图20-2　1 430例早期腺癌淋巴结清扫率（红色）及淋巴结转移率（蓝色）

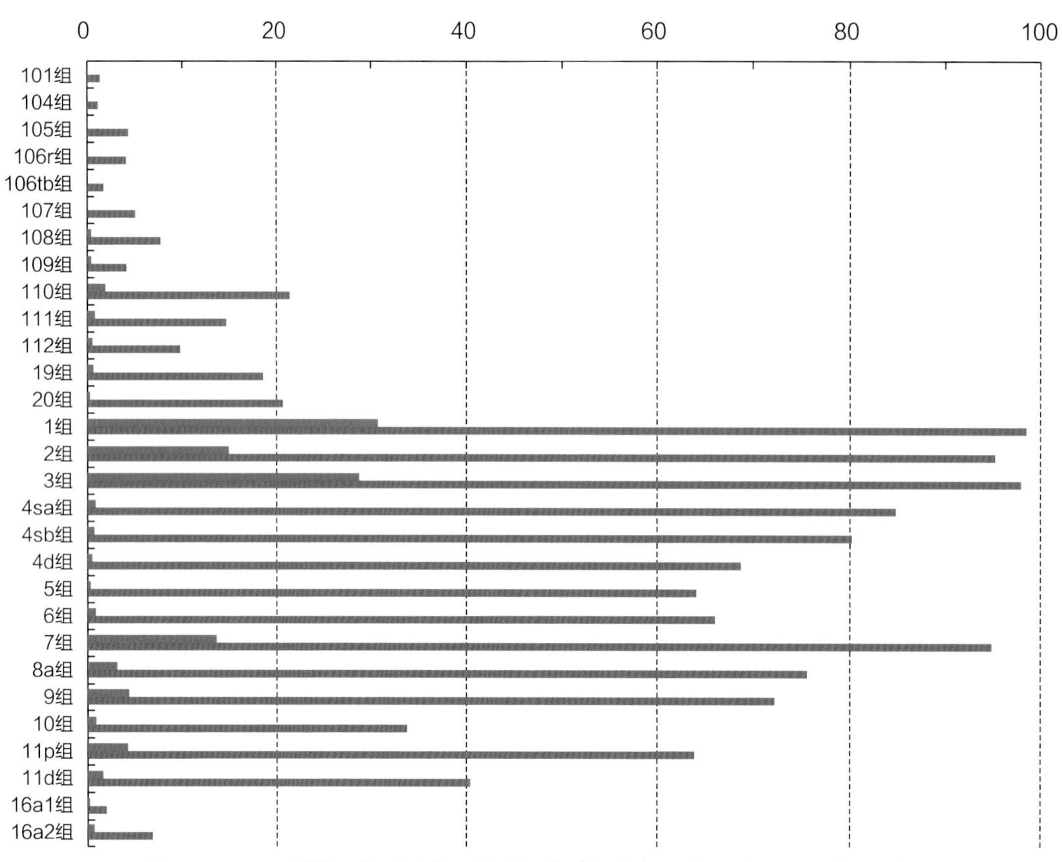

图20-3　988例进展期腺癌淋巴结清扫率（红色）及淋巴结转移率（蓝色）

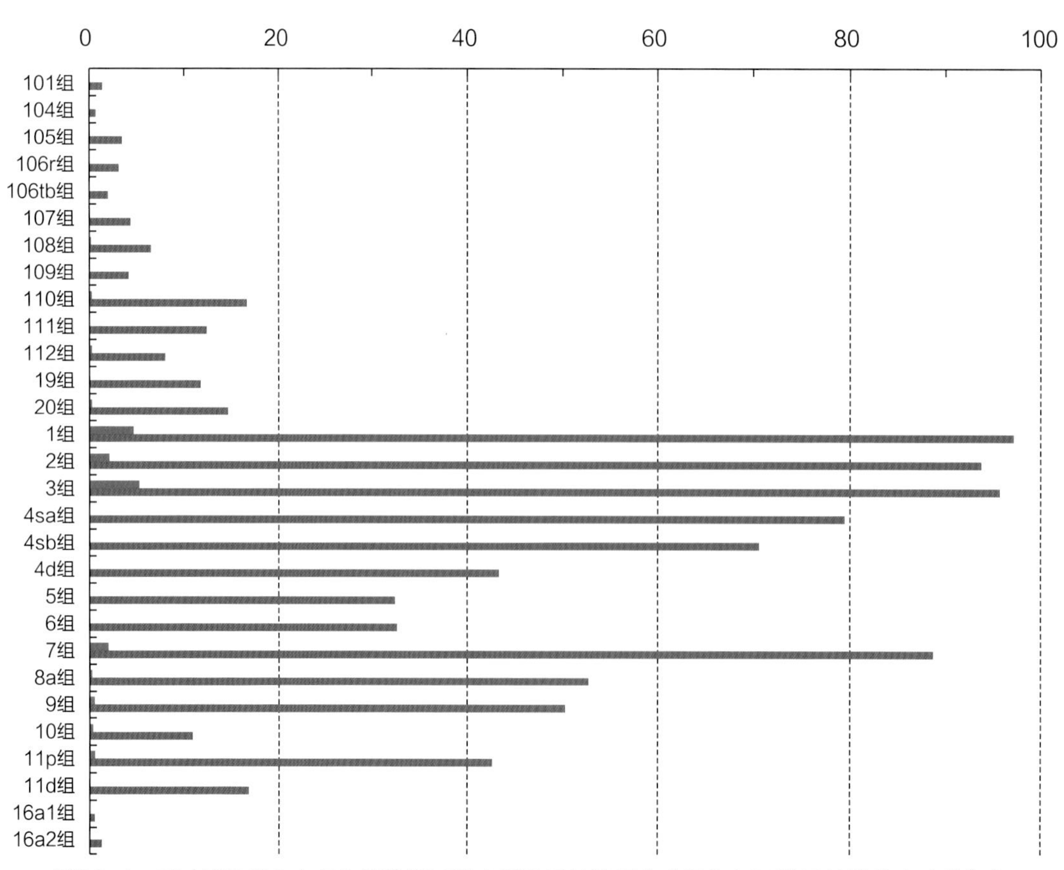

图20-4　234例肿瘤中心在食管的进展期病例淋巴结清扫率（红色）及淋巴结转移率（蓝色）

四、手术方式

当可以保留一半以上的胃时，可选择近端胃切除术（proximal gastrectomy，PG）。许多研究[36-38]表明，患者PG术后的营养状况比全胃切除术（total gastrectomy，TG）后的营养状况要好，且两种手术方法无生存差异[39]。此外，之前的研究结果显示，4、5、6组淋巴结的清扫对于EGJ癌的根治性切除是不必要的。作者认为应尽量避免行TG，通常，远端胃的保留是从幽门环开始，胃小弯侧保留12cm以上，胃大弯侧保留25cm以上（图20-5）。

当认为下纵隔淋巴结清扫有益时，通常保留双侧胸膜，清扫110、111、112组淋巴结，清扫的上界标志是下肺静脉。重建方式通常选用间置空肠法（jejunal interposition，JI）。通过对切缘的冰冻切片分析来确认切除线上没有癌细胞。利用圆形吻合器在残胃后壁施行胃空肠吻合术，吻合口位于距胃切除线5cm处（图20-6），食管空肠吻合口至胃空肠吻合口之间的长度为8cm。有文献建议上述两个吻合口之间的距离为15～25cm[40]，但作者团队的研究数据（图20-7，未发表）显示，短袢间置空肠后的反流性食管炎发生率低于长袢。当认为下纵隔淋巴结清扫无益时，行腹腔镜近端胃切除术后再行食管胃吻合术，吻合口位于胃前壁，距胃切缘5cm（图20-8）。另外，在食管和胃之间加缝几针以固定和防止反流。尽管之前有报道称PG后的反流性食管炎发生率高于TG[41]，但在作者最近的PG病例中显示，术后并未发生严重的反流性食管炎。

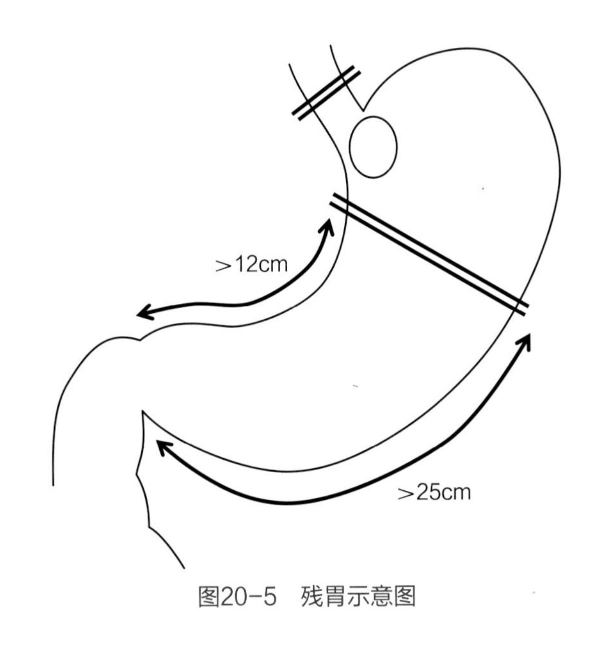

图20-5 残胃示意图

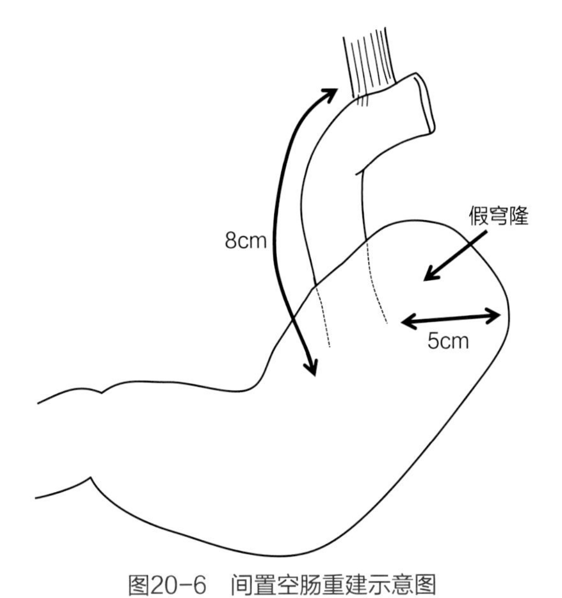

图20-6 间置空肠重建示意图

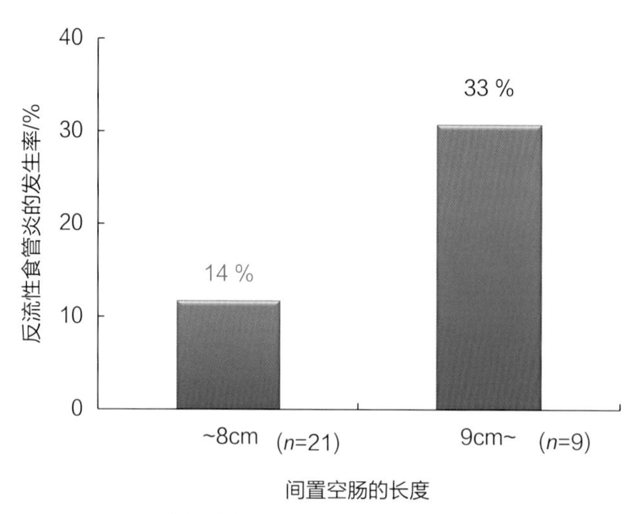

图20-7 反流性食管炎的发生率与间置空肠的长度有关

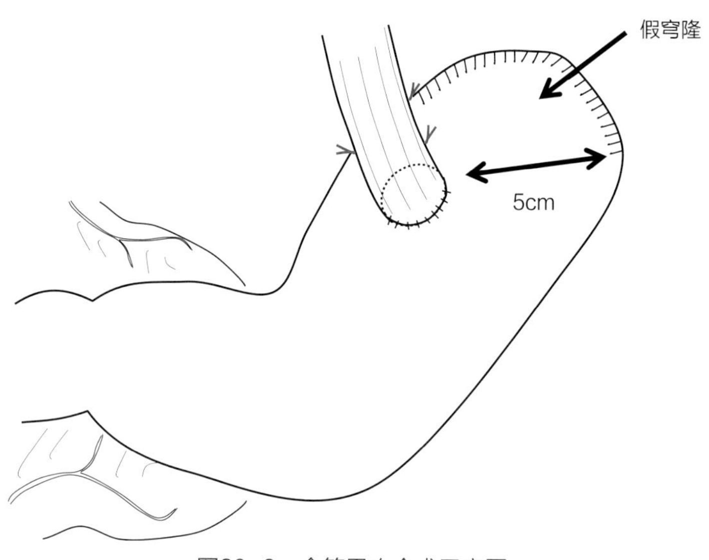

图20-8 食管胃吻合术示意图

● 参考文献

［1］WANG K，YANG C Q，DUAN L P，et al. Changing pattern of adenocarcinoma of the esophagogastric junction in recent 10 years：experience at a large tertiary medical center in China［J］. Tumori，2012，98（5）：568–574.

［2］LIU K，YANG K，ZHANG W，et al. Changes of esophagogastric junctional adenocarcinoma and gastroesophageal reflux disease among surgical patients during 1988–2012：a singleinstitution，high–volume experience in China［J］. Ann Surg，2016，263（1）：88–95.

［3］HATTA W，TONG D，LEE Y Y，et al. Different time trend and management of esophagogastric junction adenocarcinoma in three Asian countries［J］. Dig Endosc，2017，29（Suppl 2）：18–25.

［4］KOIZUMI S，MOTOYAMA S，IIJIMA K. Is the incidence of esophageal adenocarcinoma increasing in Japan? Trends from the data of a hospital–based registration system in Akita Prefecture，Japan［J］. J Gastroenterol，2017，11（4）：827–833.

［5］BROWN L M，DEVESA S S，CHOW W H. Incidence of adenocarcinoma of the esophagus among white Americans by sex，stage，and age［J］. J Natl Cancer Inst，2008，100（16）：1184–1187.

［6］POHL H，SIROVICH B，WELCH H G. Esophageal adenocarcinoma incidence：are we reaching the peak?［J］. Cancer Epidemiol Biomark Prev，2010，19（6）：1468–1470.

［7］BUAS M F，VAUGHAN T L. Epidemiology and risk factors for gastroesophageal junction tumors：understanding the rising incidence of this disease［J］. Semin Radiat Oncol，2013，23（1）：3–9.

[8] VAN LAETHEM J L，CARNEIRO F，DUCREUX M，et al. The multidisciplinary management of gastro-oesophageal junction tumours：European Society of Digestive Oncology（ESDO）：expert discussion and report from the 16th ESMO World Congress on Gastrointestinal Cancer，Barcelona [J]. Dig Liver Dis，2016，48（11）：1283-1289.

[9] SIEWERT J R，HÖLSCHER A H，BECKER K，et al. Cardia cancer：attempt at a therapeutically relevant classification [J]. Chirurg，1987，58（1）：25-32.

[10] STEIN H J，VON RAHDEN B H，HÖFLER H，et al. Carcinoma of the oesophagogastric junction and Barrett's esophagus：an almost clear oncologic model? [J]. Chirurg，2003，74（8）：703-708.

[11] SUH Y S，HAN D S，KONG S H，et al. Should adenocarcinoma of the esophagogastric junction be classified as esophageal cancer? A comparative analysis according to the seventh AJCC TNM classification [J]. Ann Surg，2012，255（5）：908-915.

[12] MULLEN J T，KWAK E L，HONG T S. What's the best way to treat GE junction tumors? Approach like gastric cancer [J]. Ann Surg Oncol，2016，23（12）：3780-3785.

[13] ADESHUKO F A，SQUIRES M H，POULTSIDES G，et al. A multi-institutional study comparing the use of the American joint committee on cancer 7th edition esophageal versus gastric staging system for gastroesophageal junction cancer in a Western population [J]. Am Surg，2017，83（1）：82-89.

[14] RICE T W，PATIL D T，BLACKSTONE E H. 8th edition AJCC/UICC staging of cancers of the esophagus and esophagogastric junction：application to clinical practice [J]. Ann Cardiothorac Surg，2017，6（2）：119-130.

[15] RICE T W，GRESS D M，PATIL D T，et al. Cancer of the esophagus and esophagogastric junction-major changes in the American joint committee on cancer eighth edition cancer staging manual [J]. CA Cancer J Clin，2017，67（4）：304-317.

[16] NUNOBE S，NAKANISHI Y，TANIGUCHI H，et al. Two distinct pathways of tumorigenesis of adenocarcinomas of the esophagogastric junction，related or unrelated to intestinal metaplasia [J]. Pathol Int，2007，57（6）：315-321.

[17] HORII T，KOIKE T，ABE Y，et al. Two distinct types of cancer of different origin may be mixed in gastroesophageal junction adenocarcinomas in Japan：evidence from direct evaluation of gastric acid secretion [J]. Scand J Gastroenterol，2011，46（6）：710-719.

[18] MARIETTE C，PIESSEN G，BRIEZ N，et al. Oesophago-gastric junction adenocarcinoma：which therapeutic approach? [J]. Lancet Oncol，2011，12（3）：296-305.

[19] JEZERSKYTE E，VAN BERGE HENEGOUWEN M I，CUESTA M A，et al. Gastro-esophageal junction cancers：what is the best minimally invasive approach? [J]. J Thorac Dis，2017，9（Suppl 8）：S751-S760.

[20] HAVERKAMP L，SEESING M F，RUURDA J P，et al. Worldwide trends in surgical techniques in the treatment of esophageal and gastroesophageal junction cancer [J]. Dis Esophagus，2017，30（1）：1-7.

[21] MARTIN J T，MAHAN A，ZWISCHENBERGER J B，et al. Should gastric cardia cancers be treated with esophagectomy or total gastrectomy? A comprehensive analysis of 4，996 NSQIP/SEER patients [J]. J Am Coll Surg，2015，220（4）：510-520.

[22] GIACOPUZZI S，BENCIVENGA M，WEINDELMAYER J，et al. Western strategy for EGJ carcinoma [J]. Gastric Cancer，2017，20（Suppl 1）：60-68.

[23] BLANK S，SCHMIDT T，HEGER P，et al. Surgical strategies in true adenocarcinoma of the esophagogastric junction（AEG Ⅱ）：thoracoabdominal or abdominal approach? [J]. Gastric Cancer，2018，21（2）：303-314.

[24] KNEUERTZ P J，HOFSTETTER W L，CHIANG Y J，et al. Long-term survival in patients with gastroesophageal junction cancer treated with preoperative therapy：do thoracic and abdominal approaches differ? [J]. Ann Surg Oncol，2016，23（2）：626-632.

[25] FUCHS H，HÖLSCHER A H，LEERS J，et al. Long-term quality of life after surgery for adenocarcinoma of the esophagogastric junction：extended gastrectomy or transthoracic esophagectomy? [J]. Gastric Cancer，2016，19（1）：312-317.

[26] SUGITA S，KINOSHITA T，KAITO A，et al. Short-term outcomes after laparoscopic versus open transhiatal resection of Siewert type Ⅱ adenocarcinoma of the esophagogastric junction [J]. Surg Endosc，2018，32（1）：383-390.

[27] YAMASHITA H，KATAI H，MORITA S，et al. Optimal extent of lymph node dissection for Siewert type Ⅱ esophagogastric junction carcinoma [J]. Ann Surg，2011，254（2）：274-280.

[28] HASEGAWA S, YOSHIKAWA T, RINO Y, et al. Priority of lymph node dissection for Siewert type Ⅱ/Ⅲ adenocarcinoma of the esophagogastric junction [J]. Ann Surg Oncol, 2013, 20(13): 4252-4259.

[29] MINE S, SANO T, HIKI N, et al. Lymphadenectomy around the left renal vein in Siewert type Ⅱ adenocarcinoma of the oesophagogastric junction [J]. Br J Surg, 2013, 100(2): 261-266.

[30] NAKAMURA M, IWAHASHI M, NAKAMORI M, et al. Lower mediastinal lymph node metastasis is an independent survival factor of Siewert type Ⅱ and Ⅲ adenocarcinomas in the gastroesophageal junction [J]. Am Surg, 2012, 78(5): 567-573.

[31] LEE I S, AHN J Y, YOOK J H, et al. Mediastinal lymph node dissection and distal esophagectomy is not essential in early esophagogastric junction adenocarcinoma [J]. World J Surg Oncol, 2017, 15(1): 28.

[32] SUH Y S, LEE K G, OH S Y, et al. Recurrence pattern and lymph node metastasis of adenocarcinoma at the esophagogastric junction [J]. Ann Surg Oncol, 2017, 24(12): 3631-3639.

[33] WANG J B, LIN M Q, LI P, et al. The prognostic relevance of parapyloric lymph node metastasis in Siewert type II/III adenocarcinoma of the esophagogastric junction [J]. Eur J Surg Oncol, 2017, 43(12): 2333-2340.

[34] ANDEREGG M C, LAGARDE S M, JAGADESHAM V P, et al. Prognostic significance of the location of lymph node metastases in patients with adenocarcinoma of the distal esophagus or gastroesophageal junction [J]. Ann Surg, 2016, 264(5): 847-853.

[35] YAMASHITA H, SETO Y, SANO T, et al. Results of a nationwide retrospective study of lymphadenectomy for esopha-gogastric junction carcinoma [J]. Gastric Cancer, 2017, 20(Suppl1): 69-83.

[36] HUH Y J, LEE H J, OH S Y, et al. Clinical outcome of modified laparoscopy-assisted proximal gastrectomy compared to conventional proximal gastrectomy or total gastrectomy for upper-third early gastric cancer with special references to postoperative reflux esophagitis [J]. J Gastric Cancer, 2015, 15(3): 191-200.

[37] NISHIGORI T, OKABE H, TSUNODA S, et al. Superiority of laparoscopic proximal gastrectomy with hand-sewn esopha-gogastrostomy over total gastrectomy in improving postoperative body weight loss and quality of life [J]. Surg Endosc, 2017, 31(9): 3664-3672.

[38] JUNG D H, LEE Y, KIM D W, et al. Laparoscopic proximal gastrectomy with double tract reconstruction is superior to laparoscopic total gastrectomy for proximal early gastric cancer [J]. Surg Endosc, 2017, 31(10): 3961-3969.

[39] SUGOOR P, SHAH S, DUSANE R, et al. Proximal gastrectomy versus total gastrectomy for proximal third gastric cancer: total gastrectomy is not always necessary [J]. Langenbeck's Arch Surg, 2016, 401(5): 687-697.

[40] TAO K, DONG J H. Phase Ⅰ clinical research of jejunal interposition in adenocarcinoma of the esophagogastric junction Ⅱ/Ⅲ proximal gastrectomy [J]. Gastroenterol Res Pract, 2016, 2016(Pt.2): 1639654.

[41] KARANICOLAS P J, GRAHAM D, GÖNEN M, et al. Quality of life after gastrectomy for adenocarcinoma: a prospective cohort study [J]. Ann Surg, 2013, 257(6): 1039-1046.

Yasuyuki Seto, Hiroharu Yamashita, Susumu Aikou

译者：董剑宏，校对：王天宝

Part 11

第十一部分 ▶ 胃癌新辅助化疗后的外科处理

第二十一章 胃癌新辅助化疗后的外科处理

一、引言

根据最近的一些随机对照试验，新辅助化疗或围手术期化疗已经成为局部晚期胃癌的一种常规治疗方法。本章介绍了多项欧洲前瞻性随机对照试验，并重点介绍了它们的手术效果；从手术的角度描述了与结果相关的措施；同时严格审查了手术对肿瘤治疗效果的影响并讨论了众多方面的问题。

二、新辅助化疗及其手术效果的临床试验

在大多数欧洲国家，新辅助化疗或围手术期化疗是治疗胃癌的一种公认的方法[1]。这可以追溯到英国MAGIC[2]和法国的FNLCC/FFCD试验结果[3]，这两个试验都囊括了相当多的患者为研究对象，因此具有较高的可信度。两项试验都直接比较了有无新辅助化疗或围手术期化疗的手术结局，并显示了多模式治疗的显著益处。

对于潜在可切除胃癌，文献从理论上讨论了新辅助疗法相对于辅助疗法的不同理论优势[4]。优势之一是在新辅助条件下，患者的整体健康状况往往更好。优势之二是肿瘤的降期可带来更高的R0切除率。同时文献还讨论了新辅助法的一些其他优势，例如新辅助疗法对隐匿性转移以及对最初出现的单个肿瘤细胞扩散（微转移）的作用。

MAGIC试验是目前在围手术期化疗研究中最被认可的一项标志性研究[2]。在1994—2002年，欧洲（英国）和亚洲的研究中心招募了可切除胃癌和食管胃结合部（esophagogastric junction，EGJ）腺癌的患者，并将他们随机分为两组，分别为接受围手术期化疗的手术组（$n=250$）和仅接受手术组（$n=253$）。围手术期化疗由术前和术后各3个周期组成，每个周期静脉注射表柔比星、顺铂序贯以5-氟尿嘧啶（5-FU）。术前化疗有损围手术期结局的这种观念并没有依据。尽管该试验两组患者的术后并发症发生率和30天死亡率都显著高于亚洲学者普遍报道的数字，但它们至少没有显著差异（46% vs.45%和5.6% vs.5.9%）。接受围手术期化疗的患者，可以观察到ypT降期缩短和淋巴结受累数目减少。与仅接受手术治疗的患者相比，接受围手术期化疗患者的总生存期（overall survival，OS）和无进展生存期（progression-free survival，PFS）均显著延长（分别为$P=0.009$和$P<0.001$）。接受围手术期化疗患者的5年生存率为36%，而仅行手术治疗的患者为23%[2]。

一些对围手术期化疗持怀疑态度的学者指出，在MAGIC试验中，由于术后状态不佳、并发症或依从性问题，许多患者未接受完整疗程的术后化疗。事实上，本研究中接受术前治疗的患者，只有大约一半（49.5%）同时接受了计划中术后化疗的整个疗程[2]。

由于MAGIC试验中术后辅助化疗部分的重要性尚不明确，英国对66例根据MAGIC方案进行围手术期化疗的患者进行了回顾性研究。这项研究的结果表明，同时接受新辅助治疗和辅助治疗的患者与未接受术后化疗的患者相比，在无病生存期（disease-free survival，DFS）方面前者明显获益，而在OS方面并没有显著差异。因此，术后辅助化疗的作用似乎是推迟而不是阻止肿瘤复发[5]。

法国FNLCC ACCORD 07 FFCD 9703试验的结果数据证实了可切除胃癌和食管腺癌患者接受围手术期化疗是有利的[3]。化疗方案包括静脉注射2～3个周期的5-FU和顺铂。

对术前治疗有效果或淋巴结阳性且病情稳定的患者，推荐进行术后化疗。这项试验中224例患者被随机分为两组，分别为接受围手术期化疗的手术治疗组和仅接受手术的治疗组。与仅接受手术的治疗组相比，接受围手术期化疗的手术治疗组R0切除率明显更高（84% vs. 73%；$P=0.04$）；OS和DFS明显延长（$P=0.02$和$P=0.003$）；5年生存率与MAGIC试验报告的生存率基本相同，接受围手术期化疗的手术治疗组为38%，仅接受手术的治疗组为24%[3]。

欧洲癌症研究与治疗组织（European Organization for Research and Treatment of Cancer，EORTC）的40 954 Ⅲ期试验纳入了与MAGIC和FNLCC ACCORD 07 FFCD 9 703试验相同的患者样本量，而远端食管腺癌（Siewert Ⅰ型）则被排除在外[6]。该试验原本拟计划纳入360例患者，遗憾的是，在纳入144例患者（每个治疗组72例）后，由于患者获益少，试验不得不提前结束。本研究的目的是提高手术质量的同时，提升围手术期化疗在标准化治疗中的证据等级。与之前两个研究不同，本研究仅应用了顺铂、5-FU和叶酸（PLF 方案）组成的术前（新辅助）化疗。手术严格按照手术质量标准进行，包括D2淋巴结清扫。对当时纳入的患者分析显示，与仅接受手术治疗的患者相比，接受了新辅助化疗的患者其R0切除率更高（81.9% vs. 66.7%；$P=0.036$）。虽然没有显示出明显的生存获益，但是观察到新辅助治疗组在肿瘤降期、OS及DFS（$P=0.113$和$P=0.065$）方面均有改善趋势。然而在新辅助化疗的患者中，术后并发症发生率和死亡率均更高（27.1% vs. 16.2%和4.3% vs. 1.5%），但无显著差异。在随访期间67例患者死亡，围手术期化疗组未显示显著生存获益（中位生存期为64.6个月vs. 52.5个月；$P=0.466$）（若需到达80%的可信度，需累计至282例死亡人数）。尽管新辅助治疗组R0切除率较高，但患者生存获益仍未得到显著提高，作者认为这归因于该项研究中患者人数少和术者手术质量高[6]。

Ronellenfitsch等[7]进行了一项有趣的荟萃分析，结果显示接受围手术期化疗的患者5年生存率提高了9%。这在术后18个月就可以观察到，直到术后10年依然存在。接受围手术期化疗的患者R0切除率比未接受围手术期化疗的患者高出1.4倍。另外考虑了年龄与治疗效果之间的相互影响，接受围手术期化疗的患者术后复发率、死亡率以及住院时间均未增加。然而这与最近德国报道的一些文献结论相反，其显示老年患者无法从围手术期化疗中获得生存获益。值得注意的是，亚组分析显示，与其他部位肿瘤患者相比，EGJ腺癌患者似乎具有更高的生存获益[7]，这一结果在德国一家专业中心的患者人群中基本得到了证实[8]。

也有证据表明，印戒细胞癌患者并不能从围手术期化疗中获益。Messager等[9]对这一问题进行了一项多中心对照研究，该研究包括来自法国19个研究中心的3 010例患者，其中包括1 050例（34.9%）具有印戒细胞癌组织学表现的患者。在德国慕尼黑伊沙尔医院的研究中，200例组织病理学表现为弥散型的患者在仅接受新辅助化疗后，只有14.5%表现出良好的组织病理学反应（根据Becker评级标准，肿瘤消退分级为TRG1）[10]。相比之下，具有肠型生长模式（$n=331$）的患者中有27.7%在组织病理学检查中显示出TRG1（未发表的数据）。

目前，英国正在进行的一项试验探讨了在围手术期对可切除的胃癌和食管胃结合部腺癌患者给予血管表皮生长因子单克隆抗体贝伐珠单抗联合ECX化疗方案的安全性和有效性[11]。这一概念是基于贝伐珠单抗在结直肠癌治疗中已被证明的有效性和在进展期胃癌治疗中所展现的前景（AVAGAST试验）[12]。

尽管亚洲一直笃行传统辅助化疗，但其对某些病症疗效不尽人意，由此新辅助治疗概念才引起了人们的关注。

目前，在东亚进行了一项关于新辅助化疗价值的研究，试验对象为预后较差、局部进展期但是可切除的胃癌患者。例如伴有主动脉旁和（或）N2和N3淋巴结肿大的肿瘤患者[13]、大体分类为3型（≥8cm）或4型（皮革胃）的肿瘤患者[14-16]以及T2–T3 N+或T4肿瘤（PRODIGY试验）患者[17]。

尽管上述试验取得了令人鼓舞的结果，但由于围手术期化疗的获益并未直接归因于相应化疗方案的新辅助或辅助部分，因此该结果尚难以评估。因此，必须在试验中谨慎考虑手术对肿瘤治疗结果的影响。在手术方面，对肿瘤治疗结果影响最具有争议的问题之一是D2淋巴结清扫术。即使在备受争议的荷兰胃癌试验中最新数据也显示出其益处[18]。长期研究结果表明，坚持D2淋巴结清扫术可降低胃癌患者的死亡概率。因此，从手术操作的角度对上述试验进行回顾颇为重要。尽管在种族和生物学特性方面东亚和欧洲患者可能存在差异，但两者的生存结果似乎相差巨大[19]。在日本，胃癌患者仅行手术治疗，5年生存率为60%～70%，而在欧洲，进展期胃癌患者仅行手术治疗的5年生存率只有20%～30%[2-3]。因此，对于已经接受新辅助或围手术期化疗的患者，外科手术可能也与肿瘤治疗结果相关。因此，医生临床中也需要仔细评估手术治疗对肿瘤治疗结果的影响。

三、MAGIC试验

1994—2002年，MAGIC试验在英国、荷兰、德国、新加坡、新西兰和巴西的104个中心进行[2]。其中，只有66%～69%的患者接受了根治性切除，而18%～28%的患者接受了姑息性切除，D2淋巴结清扫率为40%～43%，22%～27%的贲门癌患者行食管–胃切除术。74%的患者为单纯胃癌，而其他患者均为下段食管癌或贲门癌。作者指出，淋巴结清扫术的程度由外科医生决定，不将D2淋巴结清扫纳入必备的手术流程。原始论文并没有报道详细纳入标准，但指出临床分期Ⅱ期为纳入标准之一。该试验没有描述有关的术前检查，没有强调必须行腹腔镜探查以确定分期，同时也没有要求行CT扫描以排除远处转移。此外，当涉及食管手术时，在手术入路、食管切除范围以及淋巴结清扫方面均未标准化。

四、ACCORD试验

1995—2003年，ACCORD试验在法国的28个中心进行[3]。试验中75%的患者为食管下段或胃贲门癌，而25%的患者为局部进展期胃癌。其中，49%的患者接受了食管切除术，51%的患者则接受了胃切除术。D2淋巴结清扫术被推荐用于该研究，但是该论文并没有详细报道D2淋巴结清扫成功率，只报道了淋巴结清扫中位数为19枚。原始论文未报道详细的纳入标准，也没有资料表明是否进行了腹腔镜探查以排除腹膜转移，因此无法从出版的原始文献中获得其他更多的手术数据。

五、EORTC试验

EORTC试验在德国、比利时、葡萄牙、英国和荷兰的10个经验丰富的中心进行[6]。与上述试验不同，EORTC试验有96%的患者进行了腹腔镜探查以进行治疗前肿瘤分期，有51%～54%的患者为食管胃结合部或近端胃1/3的癌症。所有患者均接受了胃切除术，D2淋巴结清扫率为93%～96%，中位淋巴结清扫数目为31～33枚。尽管进行了腹腔镜探查，但仍有13%～16%的患者在最后的病理检查中发现了转移性病灶。这项研究中接受新辅助化疗的患者根治性切除率为82%，与之相比，仅接受手术的患者为67%。但是，这种效果并未转化为生存获益。

六、新辅助化疗后手术疗效

必须指出，各论文中对手术质量的报告仍不充分，各个随机对照试验对新辅助化疗或围手术期化疗作用也得出了不同结论。因此，对结果的解释，尤其是在与东亚数据比较时，必须谨慎进行。首先，纳入标准不充分，这些具有重要意义的试验未充分报道其临床分期。尽管EORTC是一个例外，但也仅报道了临床的T分期，并没有关于临床N分期的信息，这可能是因为并非所有中心都进行了超声内镜检查。然而，由于超声内镜检查对临床N分期诊断还不是一种可靠的方法，尤其是在cT2癌灶中，所以这一因素可以忽略不计。其次，在报道的试验中MAGIC和ACCORD试验的手术流程并不符合东亚标准，不仅未报道D2淋巴结的清扫率，且淋巴结清扫数目也过少，以致难以确保手术质量。MAGIC试验报道只有40%的患者接受了D2淋巴结清扫，而ACCORD试验则完全没有报道D2淋巴结清扫率。但EORTC试验中患者则进行了充分的淋巴结清扫，D2淋巴结清扫率为96%，这在欧洲标准中颇为少见。根据日本试验的结果，这些在未来的试验中是可以改进的。因为在日本，D2淋巴结清扫率是100%，进展期胃癌标准治疗后的5年生存率超过60%。然而，D2淋巴结清扫并不是造成这些生存差异的唯一原因。日本专家将无法行根治性切除的患者严格排除在试验之外，甚至在S1试验中将未进行腹腔灌洗细胞学检查的患者排除在外。法国和英国的试验相反，EORTC试验至少进行了腹腔镜探查以排除隐匿性腹膜转移。另一个原因可能是术后并发症的发生率。在MAGIC试验中，其报道的并发症发生率超过40%，而在ACCORD和EORTC试验中，术后并发症发生率为20%～30%，但在S1试验中，术后并发症发生率低于20%[20]。多个研究小组曾报道，术后并发症的发生会给肿瘤手术后的长期预后带来不良影响[21-23]。例如Toner等[21]曾报道指出，术后并发症的发生会导致肿瘤手术后长期预后不良。在报道的试验中，术后并发症发生率的差异也可能与肿瘤的分布位置有关。在所有欧洲试验中，至少有一半的患者为胃食管结合部癌，这与很少发生食管胃结合部癌的东亚患者形成鲜明对比。因此，与东亚地区患者大多进行胃大部切除术相比，欧洲有更多的患者接受全胃切除术甚至食管切除术，而这导致了死亡率增加。另一个原因还可能是受西方人肥胖的影响。与亚洲人相比，西方患者体重指数明显较高，这可能是导致术后并发症发生率更高的一个原因。Kodera等[22]发表的文章指出，在日本患者中，高体重指数与胃癌手术术后并发症发生率显著相关。

比较欧洲这三个意义重大的研究，可以明显看出，手术质量与参与试验中心的数量之间可能存在某种关系，即参与试验的中心越少，仅行手术治疗组的效果就越好。在MAGIC试验中，有100多个中心参与研究，其与手术相关的并发症发生率最高，而EORTC试验只有10个参与试验的中心，其与手术相关的并发症发生率最低。过去的一些研究还表明，食管和胃癌手术效果具有聚集效应。一项专门关于胃癌的研究表明，那些每年至少行14例胃切除术的外科医生，每增加1个病例，30天死亡率可以降低7%以上[24]。英格兰的另一项分析报告指出，医院规模增大会导致死亡率降低，尤其是在手术后的前30天死亡率[25]。有趣的是，在长期研究的结果中也出现了这种效应，提示肿瘤的治疗效果可能受医院和外科医生病例数的影响。这也得出一个结论，即未来的试验设计应考虑这些因素，仅纳入那些在胃癌手术方面具有各自专长的中心。

七、总结

通常，新辅助化疗后的手术方式应当与没有多模式治疗的手术方式同质化，特别是对进展期胃癌患者而言更是如此。已有研究证明，D2淋巴结清扫术和完整切除肿瘤的根治性手术优势明显。特别是对于那些接受治疗的局部进展期的西方胃癌患者来说，（东亚）手术原则已经证明了其有效性，不应将其抛弃。新辅助化疗或围手术期化疗对肿瘤治疗结局的研究在欧洲的不同试验中产生了异质性的结果。总的来说，在手术方面这些多中心试验缺乏代表性，因此，将新辅助化疗用于局部进展期胃癌的治疗成为欧洲临床常规治疗手段。由于手术结果的异质性，很难评估其效果。这可能与手术相关方面的报告不足或未遵循（东亚）手术原则以及无效的手术质量控制措施有关。同时，胃癌的最佳分期方式尚未确定，还需要在国际范围内达成共识。作者认为，食管胃十二指肠镜检查、超声内镜检查、CT扫描和腹腔镜探查是临床分期所必需的。在将患者纳入临床试验之前，应严格要求各个试验参与者进行手术质量的控制。在这之前，韩国试验人员证明了这一点，他们要求参加手术的外科医生必须进行手术质量控制，以证明其对所需技术的熟练掌握。通过照片、视频文件或经过同行评审的培训进行严格的质量控制，应成为进一步研究进展期胃癌新辅助化疗或围手术期化疗效果的前提。为改善手术效果，应将参与试验的中心集中在具有较高外科专业水准的数家医院。综上所述，目前很难在国际范围内对各个试验进行统一解释，尤其是在与东亚试验进行比较时。然而，东亚关于新辅助化疗或围手术期化疗作用的随机对照试验研究数据尚不完整，亟待训练有素的外科联盟来评估其价值。

欧洲大多数具有重大意义的围手术期化疗试验均由医学肿瘤学家主导。如果这些试验在设计之初就有外科医生密切参与，那么这些试验的大部分不足都是可以避免的。

这些外科医生不仅应具有实施手术的经验，而且还应具有临床试验的能力。同样，学术界的外科医生也都希望自己能更多地主导或参与多模式治疗策略的临床试验，而不是将这一领域仅留给医学肿瘤学家和（或）放射肿瘤学家。

● 参考文献

［1］MEYER H J，HOLSCHER A H，LORDICK F，et al. Current S3 guidelines on surgical treatment of gastric carcinoma［J］. Chirurg，2012，83（1）：31–37.

［2］CUNNINGHAM D，ALLUM W H，STENNING S P，et al. Perioperative chemotherapy versus surgery alone for resectable gastroesophageal cancer［J］. N Engl J Med，2006，355（1）：11–20.

［3］YCHOU M，BOIGE V，PIGNON J P，et al. Perioperative chemotherapy compared with surgery alone for resectable gastroesophageal adenocarcinoma：an FNCLCC and FFCD multicenter phase Ⅲ trial［J］. J Clin Oncol，2011，29（13）：1715–1721.

［4］OTT K，LORDICK F，BLANK S，et al. Gastric cancer：surgery in 2011［J］. Langenbeck's Arch Surg，2011，396（6）：743–758.

［5］MIRZA A，PRITCHARD S，WELCH I. The postoperative component of MAGIC chemotherapy is associated with improved prognosis following surgical resection in gastric and gastrooesophageal junction adenocarcinomas [J]. Int J Surg Oncol, 2013, 2013: 781742.

[6] SCHUHMACHER C, GRETSCHEL S, LORDICK F, et al. Neoadjuvant chemotherapy compared with surgery alone for locally advanced cancer of the stomach and cardia: European Organisation for Research and Treatment of Cancer randomized trial 40954 [J]. J Clin Oncol, 2010, 28 (35): 5210-5218.

[7] RONELLENFITSCH U, SCHWARZBACH M, HOFHEINZ R, et al. Perioperative chemo (radio) therapy versus primary surgery for resectable adenocarcinoma of the stomach, gastroesophageal junction, and lower esophagus [J]. Cochrane Database Syst Rev, 2013, 31 (5): CD008107.

[8] REIM D, GERTLER R, NOVOTNY A, et al. Adenocarcinomas of the esophagogastric junction are more likely to respond to preoperative chemotherapy than distal gastric cancer [J]. Ann Surg Oncol, 2012, 19 (7): 2108-2118.

[9] MESSAGER M, LEFEVRE J H, PICHOT-DELAHAYE V, et al. The impact of perioperative chemotherapy on survival in patients with gastric signet ring cell adenocarcinoma: a multicenter comparative study [J]. Ann Surg, 2011, 254 (5): 684-693.

[10] BECKER K, MUELLER J D, SCHULMACHER C, et al. Histomorphology and grading of regression in gastric carcinoma treated with neoadjuvant chemotherapy [J]. Cancer, 2003, 98 (7): 1521-1530.

[11] CUNNINGHAM D, STENNING S P, SMYTH E C, et al. Peri-operative chemotherapy with or without bevacizumab in operable oesophagogastric adenocarcinoma (UK Medical Research Council ST03): primary analysis results of a multicentre, open-label, randomised phase 2-3 trial [J]. Lancet Oncol, 2017, 18 (3): 357-370.

[12] OHTSU A, SHAH M A, VAN CUTSEM E, et al. Bevacizumab in combination with chemotherapy as first-line therapy in advanced gastric cancer: a randomized, double-blind, placebo-controlled phase Ⅲ study [J]. J Clin Oncol, 2011, 29 (30): 3968-3976.

[13] MATSUMOTO T, SASAKO M, MIZUSAWA J, et al. HER2 expression in locally advanced gastric cancer with extensive lymph node (bulky N2 or paraaortic) metastasis (JCOG1005-A trial) [J]. Gastric Cancer, 2015, 18 (3): 467-475.

[14] IWASAKI Y, SASAKO M, YAMAMOTO S, et al. Phase Ⅱ study of preoperative chemotherapy with S-1 and cisplatin followed by gastrectomy for clinically resectable type 4 and large type 3 gastric cancers (JCOG0210) [J]. J Surg Oncol, 2013, 107 (7): 741-745.

[15] TANEMURA H, OSHITA H, YAMADA M, et al. Therapeutic outcome and prognosis in S-1+CDDP chemotherapy for advanced gastric cancer - postoperative histopathological assessment [J]. Gan To Kagaku Ryoho, 2010, 37 (3): 447-451.

[16] KATAYAMA H, ITO S, SANO T, et al. A phase Ⅱ study of systemic chemotherapy with docetaxel, cisplatin, and S-1 (DCS) followed by surgery in gastric cancer patients with extensive lymph node metastasis: Japan Clinical Oncology Group study JCOG1002 [J]. Jpn J Clin Oncol, 2012, 42 (6): 556-559.

[17] ZANG D Y, YANG D H, KIM M J, et al. Dose-finding study of docetaxel, oxaliplatin, and S-1 for patients with advanced gastric cancer [J]. Cancer Chemother Pharmacol, 2009, 64 (5): 877-883.

[18] SONGUN I, PUTTER H, EM-K K, et al. Surgical treatment of gastric cancer: 15-year follow-up results of the randomised nationwide Dutch D1D2 trial [J]. Lancet Oncol, 2010, 11 (5): 439-449.

[19] MERRETT N D. Multimodality treatment of potentially curative gastric cancer: geographical variations and future prospects [J]. World J Gastroenterol, 2014, 20 (36): 12892-12899.

[20] SASAKO M, SAKURAMOTO S, KATAI H, et al. Five-year outcomes of a randomized phase Ⅲ trial comparing adjuvant chemotherapy with S-1 versus surgery alone in stage Ⅱ or Ⅲ gastric cancer [J]. J Clin Oncol, 2011, 29 (33): 4387-4393.

[21] TONER A, HAMILTON M. The long-term effects of postoperative complications [J]. Curr Opin Crit Care, 2013, 19 (4): 364-368.

[22] KODERA Y, ITO S, YAMAMURA Y, et al. Obesity and outcome of distal gastrectomy with D2 lymphadenectomy for carcinoma [J]. Hepato-Gastroenterology, 2004, 51 (58): 1225-1228.

[23] MORIWAKI Y, KUNISAKI C, KOBAYASHI S, et al. Does body mass index (BMI) influence morbidity and

longterm survival in gastric cancer patients after gastrectomy? [J]. Hepato–Gastroenterology, 2003, 50 (49): 284–288.

[24] MAMIDANNA R, NI Z, ANDERSON O, et al. Surgeon volume and cancer esophagectomy, gastrectomy, and pancreatectomy: a population–based study in England [J]. Ann Surg, 2016, 263 (4): 727–732.

[25] COUPLAND V H, LAGERGREN J, LUCHTENBORG M, et al. Hospital volume, proportion resected and mortality from oesophageal and gastric cancer: a population–based study in England, 2004–2008 [J]. Gut, 2013, 62 (7): 961–966.

Daniel Reim, Alexander Novotny, Christoph Schuhmacher

译者：夏利刚，校对：王天宝

Part 12

第十二部分▶ 残胃癌的外科处理

第二十二章 残胃癌手术：开腹手术

一、引言

残胃癌是一种特殊类型的胃癌，迄今为止，其定义尚未达成共识。目前，残胃癌最被广泛接受的定义是：胃切除术后5年之后发生在残胃的癌症，而不论初次手术的原因（无论是良性还是恶性）。在20世纪70—80年代，经常因为复杂的消化性溃疡而行胃部分切除术，导致大多数残胃癌就发生在这种良性疾病手术后的残胃中。如今，因为有效治疗消化性溃疡药物的问世，针对这类良性疾病的胃切除术已经变得越来越少，使得发生在良性疾病手术后的残胃癌的发生率逐步降低。相比之下，在韩国和日本，全国范围内的胃癌筛查提高了早期胃癌的检出率以及改进了胃癌治疗策略，延长了胃癌患者的生存期。与西方国家的胃癌通常发生在胃上部不同，韩国和日本60%～70%的胃癌发生在远端胃，一般行远端胃切除术，因此可能会导致残胃癌的发病率升高。

虽然，残胃癌具有重要的临床意义，但残胃癌的分子致癌机制和临床特征尚不清楚，因此，残胃癌的最佳治疗策略尚未明确。临床上对残胃癌缺乏了解，可能与其发病率低（研究显示胃切除术后残胃癌发病率为1%～3%[1-3]），以及目前的研究中对残胃癌的定义争议较大均有关（这一点尤其明显，因为目前正处于良性胃切除术越来越少，而因癌症行胃切除术越来越多的过渡期）。

因为对残胃癌本身的治疗方案缺乏了解，残胃癌的临床处理一般均参考原发性胃癌的处理，特别是在疾病的分期[4]、手术切除的范围和化疗方案方面。对残胃癌的现有认识，来源于医院大宗病例的和多中心的回顾性研究，其认为残胃癌的预后与原发性胃癌相似。但这并不意味着残胃癌和原发性胃癌的治疗没有区别，因为这两种癌症的淋巴引流及分子致癌机制可能不同[5]。

关于残胃癌的分子机制和围手术期化、放疗的详细讨论超出了本章的范围。在本章中，作者将介绍残胃癌的临床病理特征以及根据之前手术的消化道重建类型预测淋巴转移途径。此外，作者还简要介绍了内镜治疗和微创手术（腹腔镜或机器人手术）治疗残胃癌的可能性。最后，围绕这个问题，详细介绍残胃切除和淋巴结清扫的具体步骤，这将影响残胃癌的治疗效果。

二、残胃癌的临床病理特征

残胃癌的发病率为1%～3%，男性比女性多见（男女比例为3：1～5：1）。初次胃切除术与残胃癌诊断的时间间隔取决于初次手术的原因，恶性疾病手术后的间隔时间（大约10年）通常比良性疾病胃切除术后的间隔时间（大约30年）短。另外，残胃癌发生在胃空肠吻合术后比在胃十二指肠吻合术后更常见。胆汁反流引起的慢性炎症可能是残胃癌发生、发展的机制之一，而其他导致残胃癌的病因可能与原发性胃癌病因相似。

三、残胃癌淋巴结转移

前一次手术引起的解剖改变会使残胃癌的淋巴引流也随之改变。胃十二指肠吻合术后残胃淋巴引流与胃空肠吻合术后不同。此外，初始手术的原因也会影响淋巴引流，因为恶性疾病需要进行更广泛的淋巴结清扫，而良性疾病需要进行有限的或不进行淋巴结清扫。因此，应根据消化道重建类型和初次手术原因区分手术方式。

胃十二指肠吻合术后残胃肿瘤可向肝十二指肠韧带、肠系膜上静脉、脾血管、胃短血管扩散（图22-1）。胃空肠吻合术后的淋巴引流与胃十二指肠吻合术后肿瘤均可通过脾血管和胃短血管扩散，胃空肠吻合术后的淋巴引流，肿瘤还可以通过吻合口扩散到空肠系膜（图22-2）。当然，如果之前手术（主要是良性疾病手术后）保留了残胃的胃网膜右侧、胃右侧和胃左侧血管，残胃中的癌细胞也可以通过这些血管周围的淋巴管扩散。因此，虽然残胃癌D2淋巴结清扫范围尚未明确，但应达到与原发性胃癌D2淋巴结清扫一样的范围。此外，由于脾血管周围的淋巴管是残胃的主要淋巴引流区域，因此此区域的淋巴结应彻底清扫。在行脾血管周围淋巴结清扫时，不常规推荐行脾切除术，这与发生在胃上1/3的原发性胃癌手术相似。当然，彻底的淋巴结清扫是残胃癌行全胃切除术保留脾脏的前提。

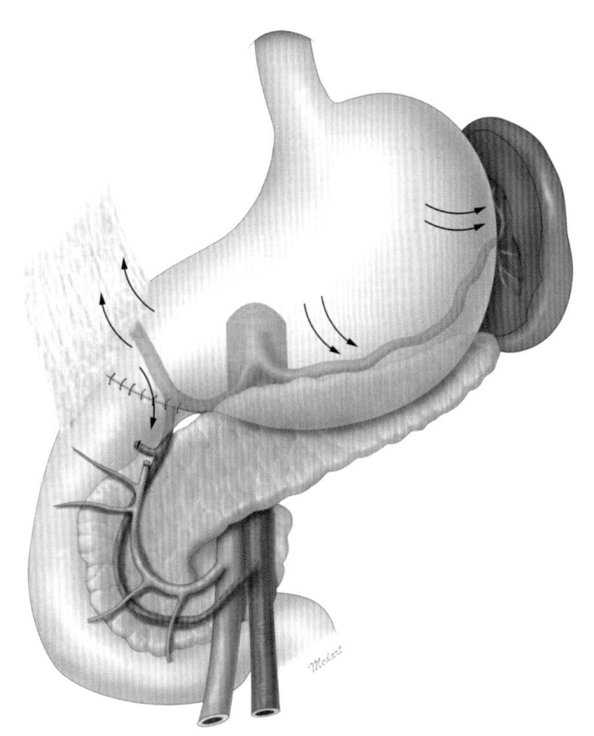

肿瘤可扩散至肝十二指肠韧带、肠系膜上血管、脾血管和胃短血管。

图22-1　胃十二指肠吻合术后残胃淋巴引流情况

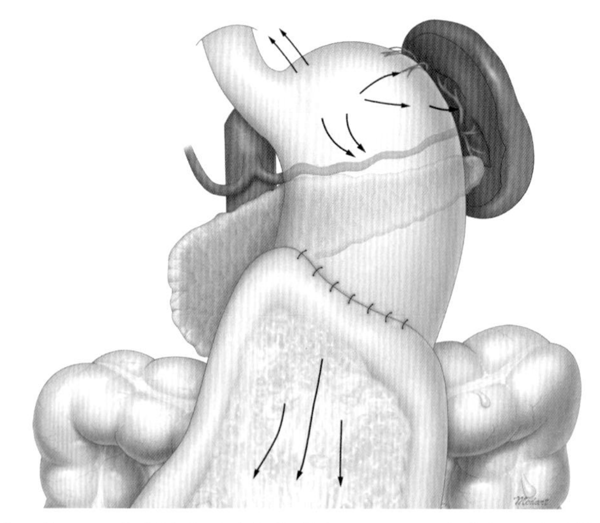

肿瘤不仅可以通过胃周围的血管扩散，还可以通过空肠系膜扩散。

图22-2 胃空肠吻合术后残胃淋巴引流情况

四、残胃癌微创治疗

（一）内镜治疗

内镜治疗，如内镜黏膜切除术和内镜黏膜下剥离术，已被广泛用于治疗原发性早期胃癌。无淋巴结转移是内镜下切除胃癌的前提，因为该手术只切除原发肿瘤，不进行任何淋巴结清扫。患者是否适合行内镜下切除是基于大规模的手术标本病理结果的分析。Gotoda等[6]回顾性分析了5 265例早期胃癌行胃切除术淋巴结清扫患者的病理结果，并建立了一套关于淋巴结转移风险的分层系统。

基于这些结果，对淋巴结转移风险极低的患者可以采用内镜下切除。然而，由于残胃癌的病例数量有限，内镜切除对残胃癌是否可行或有效尚不清楚。此外，由于吻合口周围空间狭窄和纤维化，使内镜切除在技术上具有挑战性。尽管存在这些困难，但近期的研究表明，内镜切除对残胃癌是可行的[7-12]。有研究认为，原发性胃癌内镜切除的适应证同样适用于残胃癌[13]。残胃癌由于纤维化、粘连、解剖改变等原因使行全胃切除术的难度较大，而对于淋巴结转移风险极低的残胃癌患者，特别是有严重并发症的患者，内镜切除则是一种合理的治疗选择。

（二）腹腔镜和机器人手术

前一次手术引起纤维化、粘连和解剖改变，使残胃癌手术在技术上具有挑战性。因此，残胃癌的微创手术（如腹腔镜或机器人手术）的实施难度较大，需要外科医生有丰富的手术技巧和经验，以及对胃周解剖结构谙熟于心。一些拥有丰富腹腔镜技术的外科医生尝试了这种看似不可能的手术，证实了其安全可行，其发病率和死亡率与开腹手术相当[14-18]。当外科医生试图通过腹腔镜或机器人进行全胃切除术时，如果出现问题，应该毫不犹豫地转为开腹手术。残胃癌微创手术的疗效和手术技术将在第二十三章予以讨论。

（三）残胃癌的开腹手术

残胃癌行全胃切除术比较困难主要因为以下2个方面：①既往手术引起的粘连和纤维化；②淋巴引流的改变。一般认为，如果之前的手术是因为癌症而不是良性疾病，会造成更多的粘连和纤维化。残胃周围有粘连，且会延伸至腹部切口、腹膜表面、小肠、结肠、肝脏。完成全胃切除术最关键的区域是胰腺上区。若之前的手术是因为癌症，腹腔干周围的淋巴结被清扫后，在胰腺上区会产生更多的粘连和纤维化。因此，手术时应谨慎小心，避免损伤肝总动脉、门静脉、脾动静脉，甚至腹主动脉和下腔静脉等大血管。由于左侧（脾门周围）的解剖可能不受前一次手术的影响，因此从患者左侧向右侧清扫淋巴结，可能有助于找到正确的解剖层面。初次手术，胃网膜右血管和胃右血管通常被结扎离断，但在良性疾病中胃网膜左血管和胃左血管很少被结扎离断。如果之前的手术是因为良性疾病，即使胃网膜右血管和胃右血管在之前的手术中已经被离断，残胃癌手术5组和6组周围的淋巴结也必须清扫。虽然当前原发性胃癌D2淋巴结清扫不需要清扫肠系膜上静脉周围淋巴结（14v组淋巴结），但是如果14组淋巴结明显肿大，或者残胃肿瘤位于胃十二指肠吻合口附近，那么清扫14组淋巴结有助于准确判断分期和改善预后。

通过松解粘连，仔细解剖分离腹壁和小肠后，可以识别残胃周围的解剖结构。当大网膜仍然存在时，可以采用与原发性胃癌手术相同的方法行大网膜切除术。通常肝和胃的腹侧有粘连，需要在肝表面和胃壁之间的平面进行分离。当肿瘤位于胃的前壁时，外科医生应避免在剥离过程中损伤胃壁。

当前一次的手术是胃十二指肠吻合术时，在充分识别十二指肠、胃和胰腺的边界后，才能用吻合器离断十二指肠。当之前胃十二指肠吻合是用吻合器来吻合时，如果吻合口紧贴胰头，用吻合器离断十二指肠则比较困难。在这种情况下，可以用手术刀离断十二指肠，然后手工缝合关闭十二指肠残端。最近，delta吻合术在腹腔镜胃十二指肠吻合术中的应用已越来越广[19]，但这种吻合术后，使用吻合器离断十二指肠就变得非常困难，因为之前手术的吻合钉可能延伸至十二指肠深部。

胃空肠吻合可能是在横结肠前，也可能是在横结肠后吻合。横结肠前吻合时，若肿瘤未侵犯横结肠，仔细分离残胃、空肠、横结肠之间的粘连，将空肠输入袢和空肠输出袢均离断。因为残胃癌可通过空肠肠系膜扩散（图22-2），所以应适当清扫肠系膜周围的淋巴结。横结肠后吻合时，应小心地将结肠系膜分开，尽量避免损伤横结肠的供血血管。如果肿瘤侵犯了横结肠或横结肠系膜血管，则应考虑切除部分横结肠。

原胃十二指肠吻合术后切除十二指肠，或原胃空肠吻合术后切除空肠输入袢和空肠输出袢（有时切除部分横结肠）后，由第二助手将残胃向上提起并牵拉暴露视野。若前一次手术是因为癌症，则胰腺上区会有纤维性粘连，需分离胰上区粘连，采用与原发性胃癌相同的方法清扫残留的12a、8a、7、11p、9组淋巴结。

脾门淋巴结清扫是残胃癌手术最重要的步骤之一，无论手术原因是什么，此区域大部分不会受到既往胃切除术的影响，因此，此处粘连相对较少。既往胃网膜左血管未离断，离断并清扫4sb组淋巴结和结扎胃短血管，清扫4sa组淋巴结后可暴露脾门。如果脾门淋巴结清扫在技术上有困难，可考虑脾切除术。与原发性胃癌的全胃切除术相似，不推荐常规行脾切除术。值得注意的是，保留脾脏的全胃切除术与保留脾门周围淋巴结的胃切除术是不同的。

图22-3和图22-4描述了残胃癌根据不同的吻合类型而采取不同的切除范围。手术顺序可以根据外科医生的习惯而调整。

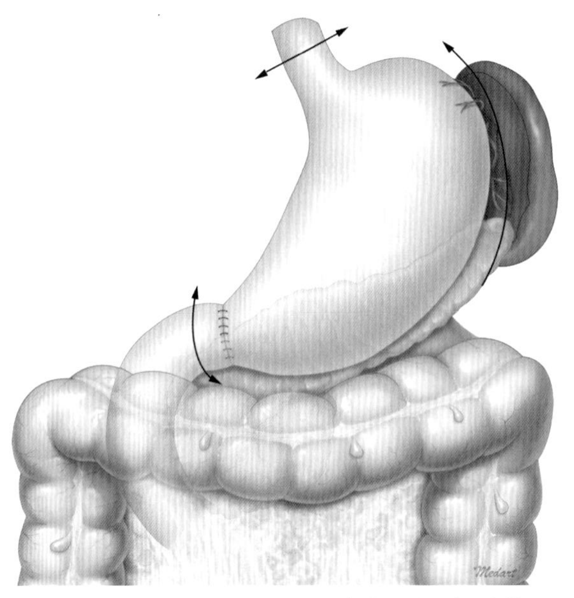

图22-3　残胃癌胃十二指肠吻合术后残胃切除范围

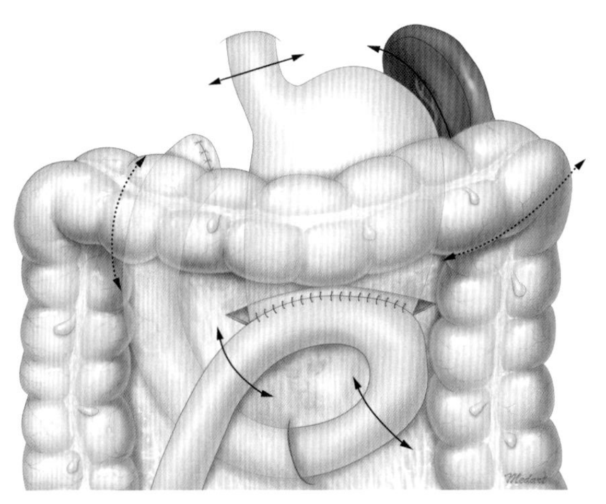

图22-4　残胃癌胃空肠吻合术后残胃切除范围

五、残胃癌的治疗效果

一些研究报道了残胃癌全胃切除术的短期疗效，手术相关并发症发生率为20%～40%，术后死亡率为0～12.5%[20-24]。值得注意的是，这些研究大部分来自东亚，包括韩国、日本和中国。西方的一项研究显示，残胃癌全胃切除术死亡率则相对较高[24]。由于这是一项非常早期的研究（发表于1986年），不能得出东西方在全胃切除术后死亡率存在差异的结论。总体而言，残胃癌全胃切除术后的发病率和死亡率与原发性胃癌大致相似。少部分研究直接对比原发性胃癌和残胃癌术后的短期疗效，在这些报道中，两种患者手术后的预后相似[21, 25]。

残胃癌的预后是否比位于胃中上1/3的原发性胃癌预后差仍存在争议[3, 26-34]。最近的一项综述对这一问题进行了分析，发现其和以往的研究结果明显不同[5]。在亚组分析中，早期残胃癌预后与原发性胃癌相似（按现行的原发性胃癌TNM分期分为Ⅰ/Ⅱ期），但中晚期的残胃癌（Ⅲ/Ⅳ期）比胃上1/3的原发性胃癌预后差。这些结果并不是总结性的，导致这些结果的原因尚不清楚。当然，他们强调早期诊断残胃癌非常重要。

六、总结

临床上，残胃癌发生机制与原发性胃癌相似，二者均由多种因素导致，均与胆汁反流引起的慢性炎症有关，但其他因素与机制尚不清楚。残胃癌的病因多种多样，导致了对标准治疗的不同临床疗效，这些标准治疗都是基于目前对原发性胃癌的认识。另外，近年来残胃癌主要发生在远端胃切除术后。目前，为了提高早期胃癌患者的生活质量，保功能胃切除术（如近端胃切除术）已成为胃癌治疗的热点，接受这类手术的患者也越来越多。韩国和日本2/3的胃癌发生在胃的下1/3，但仍有1/3的近端胃癌发生，胃癌近端切除后残胃癌的发生率也可能会逐步升高，这将改变我们对残胃癌的认识。然而，这类残胃癌是否与原发性胃癌相似尚不清楚。

非常明显，尽管有如上所述的复杂性，但根治性手术切除仍是治愈残胃癌的唯一治疗手段。然而，因为之前的手术会导致粘连、纤维化以及解剖结构的改变，包括淋巴引流的改变，致使残胃癌的根治性手术在技术上相当困难，颇具挑战。因此，外科医生应该提高手术技能，积累经验，以战胜目前和即将到来的极其棘手的残胃癌。对于残胃癌手术，再怎么强调遵循肿瘤学手术原则的重要性都不为过。

● 参考文献

［1］KODERA Y，YAMAMURA Y，TORII A，et al. Incidence，diagnosis and significance of multiple gastric cancer［J］. Br J Surg，1995，82（11）：1540–1543.

［2］VISTE A，BJORNESTAD E，OPHEIM P，et al. Risk of carcinoma following gastric operations for benign disease. A historical cohort study of 3 470 patients［J］. Lancet，1986，2（8505）：502–505.

［3］KANEKO K，KONDO H，SAITO D，et al. Early gastric stump cancer following distal gastrectomy［J］. Gut，1998，43（3）：342–344.

［4］NAKAGAWA M，CHOI Y Y，AN J Y，et al. Staging for remnant gastric cancer：the metastatic lymph node ratio vs. the UICC 7th edition system［J］. Ann Surg Oncol，2016，23（13）：4322–4331.

［5］SHIMADA H，FUKAGAWA T，HAGA Y，et al. Does remnant gastric cancer really differ from primary gastric cancer? A systematic review of the literature by the Task Force of Japanese Gastric Cancer Association［J］. Gastric Cancer，2016，19（2）：339–349.

［6］GOTODA T，YANAGISAWA A，SASAKO M，et al. Incidence of lymph node metastasis from early gastric cancer：estimation with a large number of cases at two large centers［J］. Gastric Cancer，2000，3（4）：219–225.

［7］OJIMA T，TAKIFUJI K，NAKAMURA M，et al. Endoscopic submucosal dissection for gastric tumors in various types of remnant stomach［J］. Endoscopy，2014，46（8）：645–649.

［8］TAKENAKA R，KAWAHARA Y，OKADA H，et al. Endoscopic submucosal dissection for cancers of the remnant stomach after distal gastrectomy［J］. Gastrointest Endosc，2008，67（2）：359–363.

［9］HIRASAKI S，KANZAKI H，MATSUBARA M，et al. Treatment of gastric remnant cancer post distal gastrectomy by endoscopic submucosal dissection using an insulation–tipped diathermic knife［J］. World J Gastroenterol，2008，14（16）：2550–2555.

［10］NONAKA S，ODA I，MAKAZU M，et al. Endoscopic submucosal dissection for early gastric cancer in the remnant stomach after gastrectomy［J］. Gastrointest Endosc，2013，78（1）：63–72.

［11］TANAKA S，TOYONAGA T，MORITA Y，et al. Endoscopic submucosal dissection for early gastric cancer in anastomosis site after distal gastrectomy［J］. Gastric Cancer，2014，17（2）：371–376.

［12］LEE J Y，CHOI I J，CHO S J，et al. Endoscopic submucosal dissection for metachronous tumor in the remnant stomach after distal gastrectomy［J］. Surg Endosc，2010，24（6）：1360–1366.

［13］CHOI Y Y，KWON I G，LEE S K，et al. Can we apply the same indication of endoscopic submucosal dissection for primary gastric cancer to remnant gastric cancer? [J] . Gastric Cancer, 2014, 17 (2) : 310–315.

[14] KWON I G, CHO I, GUNER A, et al. Minimally invasive surgery for remnant gastric cancer: a comparison with open surgery [J] . Surg Endosc, 2014, 28 (8) : 2452–2458.

[15] TSUNODA S, OKABE H, TANAKA E, et al. Laparoscopic gastrectomy for remnant gastric cancer: a comprehensive review and case series [J] . Gastric Cancer, 2016, 19 (1) : 287–292.

[16] NAGAI E, NAKATA K, OHUCHIDA K, et al. Laparoscopic total gastrectomy for remnant gastric cancer: feasibility study [J] . Surg Endosc, 2014, 28 (1) : 289–296.

[17] SON S Y, LEE C M, JUNG D H, et al. Laparoscopic completion total gastrectomy for remnant gastric cancer: a single-institution experience [J] . Gastric Cancer, 2015, 18 (1) : 177–182.

[18] KIM H S, KIM B S, LEE I S, et al. Laparoscopic gastrectomy in patients with previous gastrectomy for gastric cancer: a report of 17 cases [J] . Surg Laparosc Endosc Percutan Tech, 2014, 24 (2) : 177–182.

[19] KANAYA S, KAWAMURA Y, KAWADA H, et al. The delta-shaped anastomosis in laparoscopic distal gastrectomy: analysis of the initial 100 consecutive procedures of intracorporeal gastroduodenostomy [J] . Gastric Cancer, 2011, 14 (4) : 365–371.

[20] KODERA Y, YAMAMURA Y, TORII A, et al. Gastric stump carcinoma after partial gastrectomy for benign gastric lesion: what is feasible as standard surgical treatment? [J] . J Surg Oncol, 1996, 63 (2) : 119–124.

[21] IMADA T, RINO Y, TAKAHASHI M, et al. Clinicopathologic differences between gastric remnant cancer and primary cancer in the upper third of the stomach [J] . Anticancer Res, 1998, 18 (1A) : 231–235.

[22] Wang Y, Huang C M, Wang J B, et al. Survival and surgical outcomes of cardiac cancer of the remnant stomach in comparison with primary cardiac cancer [J] . World J Surg Oncol, 2014, 12 (1) : 21.

[23] KWON I G, CHO I, CHOI Y Y, et al. Risk factors for complications during surgical treatment of remnant gastric cancer [J] . Gastric Cancer, 2015, 18 (2) : 390–396.

[24] VISTE A, EIDE G E, GLATTRE E, et al. Cancer of the gastric stump: analyses of 819 patients and comparison with other stomach cancer patients [J] . World J Surg, 1986, 10 (3) : 454–461.

[25] THORBAN S, BOTTCHER K, ETTER M, et al. Prognostic factors in gastric stump carcinoma [J] . Ann Surg, 2000, 231 (2) : 188–194.

[26] SASAKO M, MARUYAMA K, KINOSHITA T, et al. Surgical treatment of carcinoma of the gastric stump [J] . Br J Surg, 1991, 78 (7) : 822–824.

[27] POINTNER R, WETSCHER G J, GADENSTATTER M, et al. Gastric remnant cancer has a better prognosis than primary gastric cancer [J] . Arch Surg, 1994, 129 (6) : 615–619.

[28] NEWMAN E, BRENNAN M F, HOCHWALD S N, et al. Gastric remnant carcinoma: just another proximal gastric cancer or a unique entity? [J] . Am J Surg, 1997, 173 (4) : 292–297.

[29] BRUNO L, NESI G, MONTINARO F, et al. Clinicopathologic findings and results of surgical treatment in cardiac adenocarcinoma [J] . J Surg Oncol, 2000, 74 (1) : 33–35.

[30] AN J Y, CHOI M G, NOH J H, et al. The outcome of patients with remnant primary gastric cancer compared with those having upper one-third gastric cancer [J] . Am J Surg, 2007, 194 (2) : 143–147.

[31] SCHAEFER N, SINNING C, STANDOP J, et al. Treatment and prognosis of gastric stump carcinoma in comparison with primary proximal gastric cancer [J] . Am J Surg, 2007, 194 (1) : 63–67.

[32] MEZHIR J J, GONEN M, AMMORI J B, et al. Treatment and outcome of patients with gastric remnant cancer after resection for peptic ulcer disease [J] . Ann Surg Oncol, 2011, 18 (3) : 670–676.

[33] LI F, ZHANG R, LIANG H, et al. A retrospective clinicopathologic study of remnant gastric cancer after distal gastrectomy [J] . Am J Clin Oncol, 2013, 36 (3) : 244–249.

[34] TOKUNAGA M, SANO T, OHYAMA S, et al. Clinicopathological characteristics and survival difference between gastric stump carcinoma and primary upper third gastric cancer [J] . J Gastrointest Surg, 2013, 17 (2) : 313–318.

Yoon Young Choi, Sung Hoon Noh

译者：朱晓峰，校对：王伟

第二十三章　残胃癌手术：腹腔镜手术

一、引言

根据近年的统计数据，西方国家和亚洲国家的胃癌发病率和死亡率均呈下降趋势[1]。但是，胃癌仍排在全球最常见的癌症死亡原因中的第三位[2]。尽管化疗治疗手段有所进展，但手术切除仍是唯一有潜在根治可能的治疗方法。在胃癌外科手术中（包括根治性全胃切除术、根治性远端胃切除术和根治性近端胃切除术），根治性远端胃切除术是最常见的术式。残胃癌临床病例于1922年被首次报道[3]。根据2011年日本胃癌分类标准[4]，残胃癌被定义为胃切除术后残胃中发生的所有的癌，与原发病灶的组织学类型无关。据报道，在所有接受胃切除术的患者中，残胃癌的发生率为2%～3%[5-7]，其占所有胃癌患者的1.8%[8]。

腹腔镜胃切除术因其创伤小和恢复快的特点，已成为现阶段被广泛接受的针对原发性早期胃癌的一种治疗方法[9-10]。同时，腹腔镜根治性胃切除术也已逐渐用于进展期胃癌的治疗[11]。然而，由于首次手术导致的邻近组织器官严重的粘连和解剖结构的改变，腹腔镜全胃切除术（laparoscopic total gastrectomy，LTG）治疗残胃癌仍不是一种标准的外科治疗方法。目前关于腹腔镜手术治疗残胃癌的可行性报道很少，相关病例报告数量也很有限，采用腹腔镜手术治疗残胃癌的术后获益仍存在争议。因此，腹腔镜下残胃癌手术应该由有经验的外科医生或医院完成。

二、手术适应证

LTG是对所有可切除的残胃癌首选的手术方式。当肿瘤体积较大而手术区域暴露欠佳或遇到意外的并发症（如主要血管或邻近器官损伤）时，应毫不犹豫地中转开腹手术。

三、术前评估

评估，根据肿瘤浸润的深度（cT）、淋巴结的转移（cN）和远处转移的（cM）情况进行临床分期，通过上消化道造影、胃十二指肠镜检查、内镜超声检查、腹部超声检查和计算机断层扫描进行术前局部及远处病情的全面评估，此与胃癌的TNM分期一致。三维计算机断层扫描特别适用于了解残胃癌患者的血管解剖情况（图23-1）。

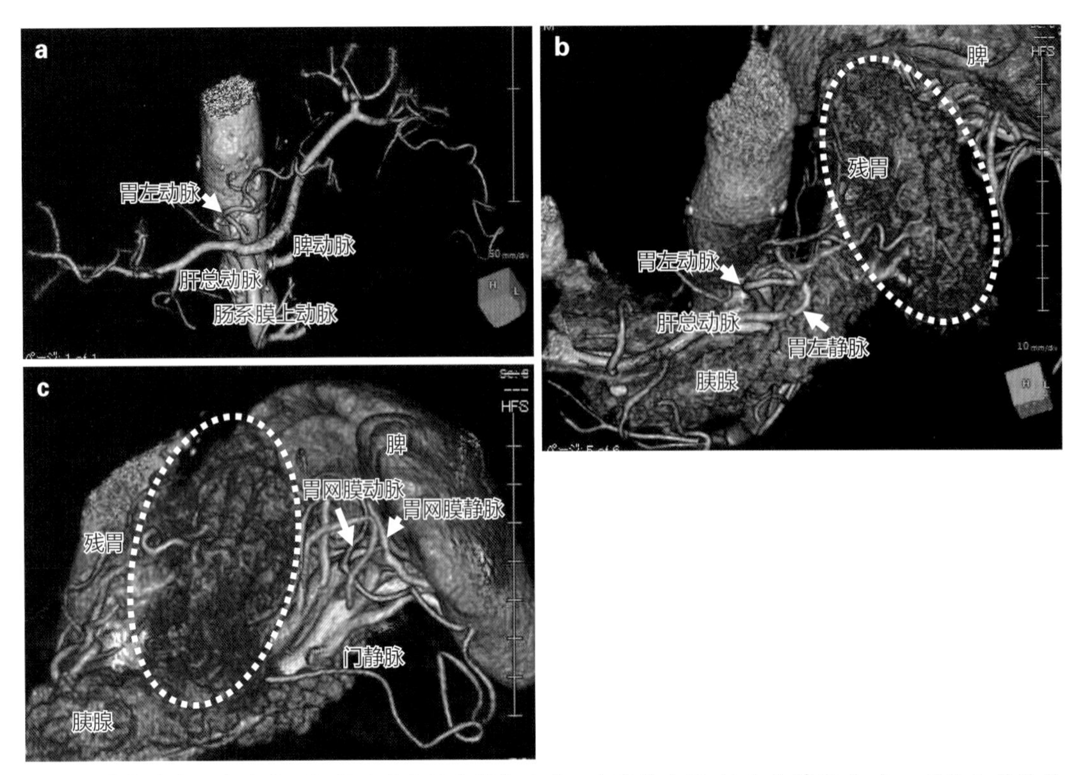

a. 胃左动脉、脾动脉、肝总动脉和肠系膜上动脉。在胰腺上区（b）和脾门（c），动脉和静脉的关系也清晰可见。

图23-1 三维计算机断层扫描（3D CT）

四、手术室设置和患者体位

临床中常使用配有两个显示器的高清成像系统，分别供主刀医生和第一助手使用。在全麻状态下，患者取仰卧位，双腿略分开，将5个套管分别置入腹部。手术时，主刀医生站在患者右侧，助手站在患者的左侧，扶镜手站在患者的两腿之间。

五、套管布局

首先，利用开放式进腹技术在肚脐区域置入1个12mm的套管。如果怀疑有严重的粘连，为了避免损伤腹腔邻近组织器官，第1个12mm套管可以选择从左侧腹部进入。然后将5mm的套管置于左肋缘下区，和（或）将12mm的套管置于右侧腹部没有粘连的区域。利用这2～3个套管先进行初步的粘连松解。然后依次置入其余的套管，直到手术用的5个套管置入完毕。肝脏牵开器置于上腹部（图23-2）。

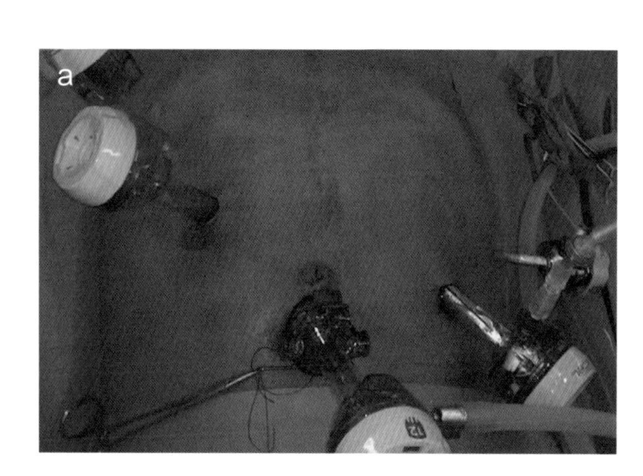

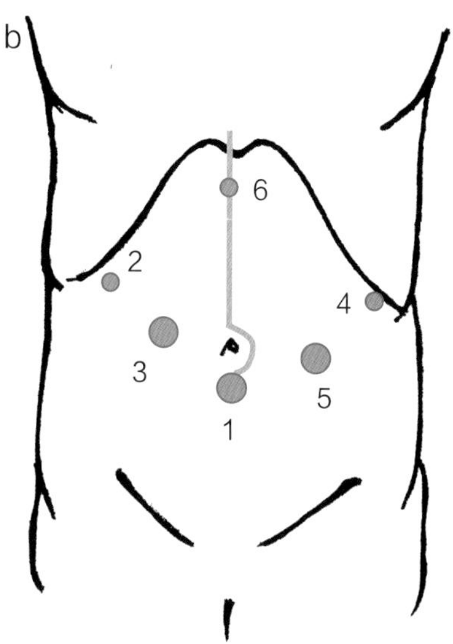

套管位置	器械
1：10mm	镜子
2：5mm	左手（术者）
3：12mm	右手（术者）
4：5mm	右手（助手）
5：12mm	左手（助手）
6	肝脏牵开器

a. 套管位置。b. 示意图。

图23-2 残胃癌行腹腔镜全胃切除术

六、外科手术

外科手术方式的选择受初次手术时重建方式（Billroth Ⅰ或Ⅱ式）以及疾病性质（恶性或良性）的影响。良性病变患者在初次手术中，胃左动脉和胃网膜左动脉周围的淋巴结是不清扫的。对这些患者来说，行残胃癌LTG时，胰腺上区以及沿胃网膜左动脉分布的淋巴结清扫是必要的。另外，胃癌患者首次手术治疗后，在胰腺上区域很可能有严重粘连。根据作者团队的研究发现，原发为恶性病变的患者手术多采用Billroth Ⅰ式重建。在此介绍两种腹腔镜胃切除术治疗残胃癌的手术方法：原发病为恶性病变的Billroth Ⅰ式手术和原发病为良性病变的Billroth Ⅱ式手术。

七、曾行Billroth Ⅰ式重建术患者的手术策略

在腹壁和肠管之间进行粘连分离后（图23-3），将大网膜沿胃结肠韧带切开，避免损伤横结肠及其系膜（图23-4a）。暴露第1条胃短动脉的根部（图23-4b）并将其夹闭后切断，而后沿根部依次切断其余胃短动脉，分离胃后壁和胰腺之间的粘连（图23-4c、图23-4d）。

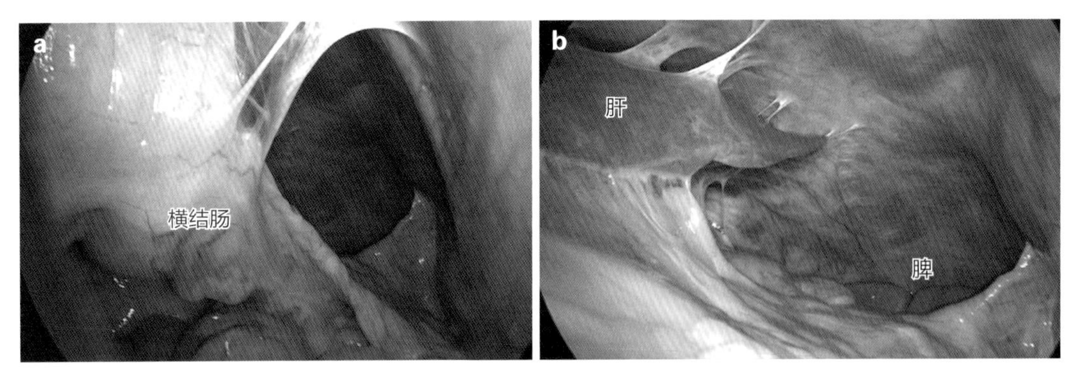

a. 横结肠粘连在手术瘢痕和上腹壁上。b. 大网膜粘连在肝脏的脏面。

图23-3 术中探查

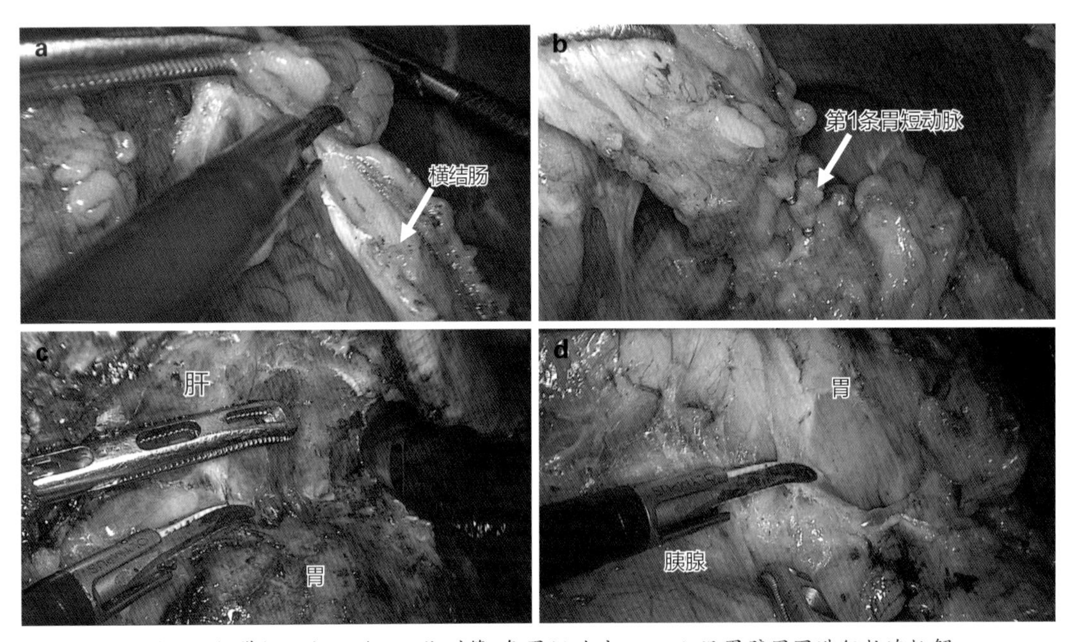

a. 沿胃结肠韧带切开大网膜。b. 找到第1条胃短动脉。c、d. 沿胃壁周围进行粘连松解。

图23-4 游离残胃

由于肝左外叶的脏面和残胃之间多存在严重的粘连，应小心仔细地分离该区域以免损伤胃壁。胃壁和十二指肠壁与胰腺组织分离后，胃十二指肠吻合部就会完全暴露（图23-5a）。然后用线型切割闭合器在吻合口的远端切断十二指肠（图23-5b）。将残胃向上牵引（图23-5c），确保在胃的游离和淋巴结清扫时获得足够的手术视野。当肝左外叶脏面与残胃粘连非常严重时，可将肝包膜切除，以免损伤胃壁（图23-5d）。然后沿肝总动脉、腹腔干和脾动脉分离周围的组织，避免损伤这些血管。如果在首次手术中，胃左血管的根部被完整保留，则必须小心地进行分离，以免意外损伤（图23-6a、图23-6b）。沿膈肌脚表面进行淋巴结清扫后，暴露食管（图23-6c），并在距肿瘤病变足够远处切断食管（图23-6d）。

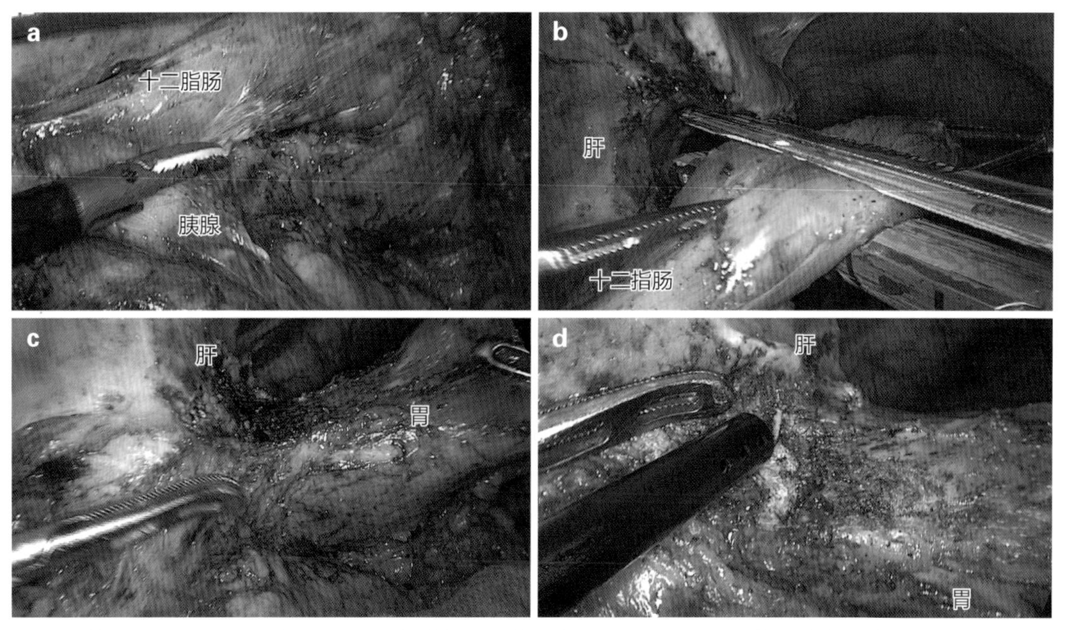

a. 暴露胃十二指肠吻合口。b. 用线型切割闭合器切断十二指肠。c. 将残胃向上牵拉。d. 切除肝包膜以免损伤胃壁。

图23-5　离断十二指肠

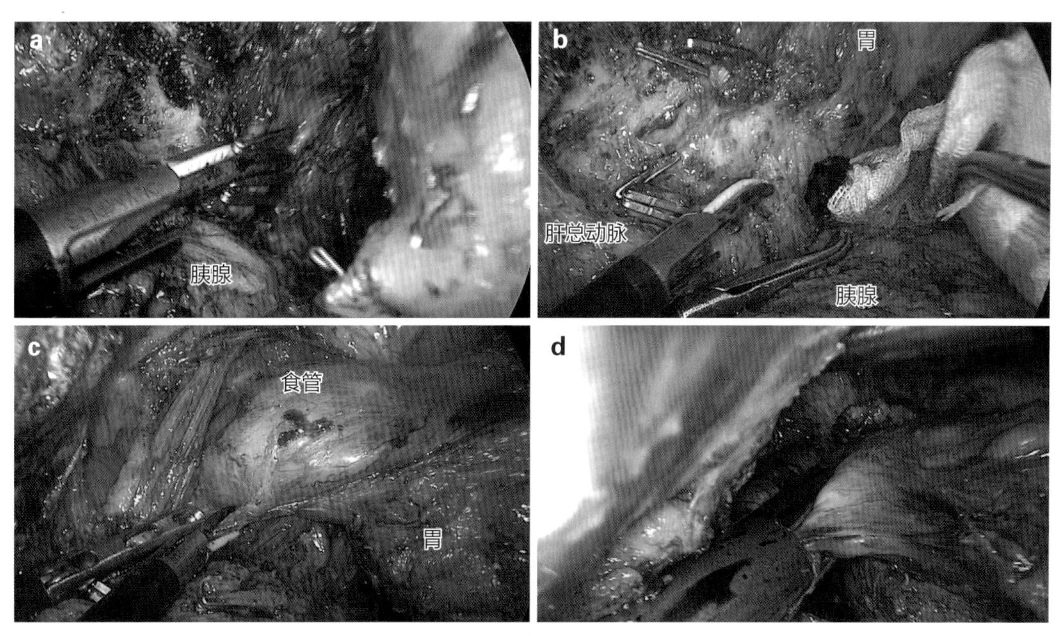

a、b. 仔细地分离。c. 完全暴露食管。d. 用线型切割闭合器离断食管。

图23-6　游离食管

最后，完成对2组和4sa组的淋巴结清扫。将切除的标本放在标本袋中，扩大脐部切口约3cm，将标本取出[12]。通常，Roux-en-Y重建是从距离十二指肠空肠结合部30cm处切断小肠，准备长度约40cm的Roux肠袢。Roux肠袢经过结肠前，使用线型切割闭合器完成食管空肠吻合（图23-7）。使用线型切割闭合器在距食管空肠吻合口远端40cm处进行空肠空肠侧侧吻合。用缝线连续缝合空肠空肠吻合的共同开口，然后关闭空肠系膜裂隙。

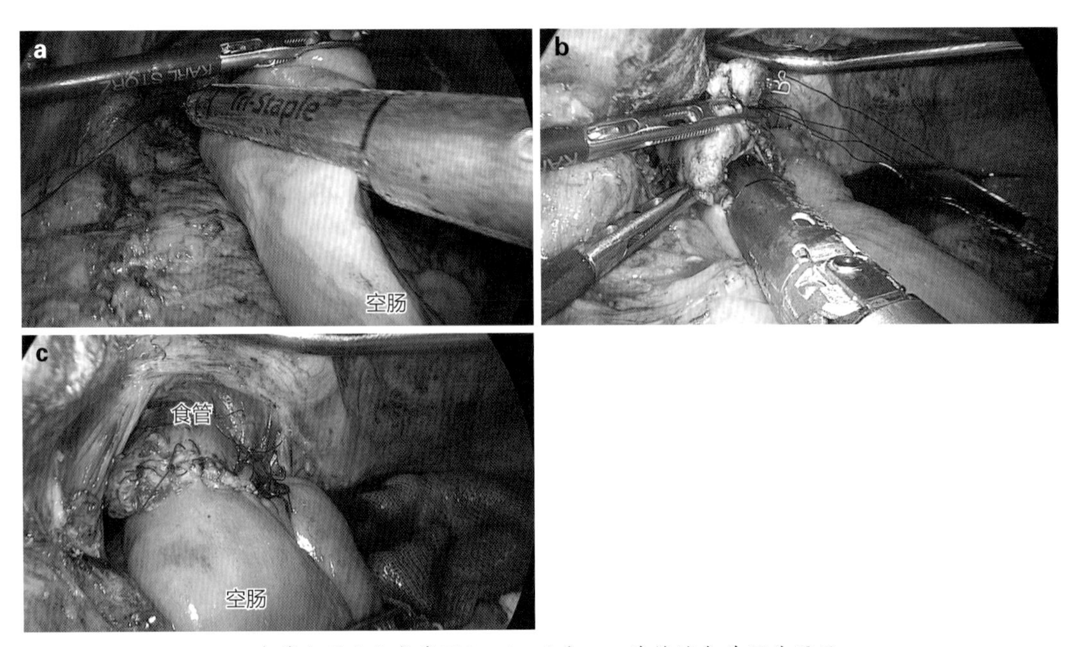

a、b. 食管空肠吻合术采用Overlap吻合。c. 连续缝合关闭共同开口。

图23-7　食管空肠吻合

八、曾行BillrothⅡ式重建术患者的手术策略

作者团队的经验，之前的BillrothⅡ重建术通常是在结肠后方进行。在结肠系膜后可清晰地看见胃空肠吻合口（图23-8）。手术时必须仔细小心地操作以免损伤周围的组织。

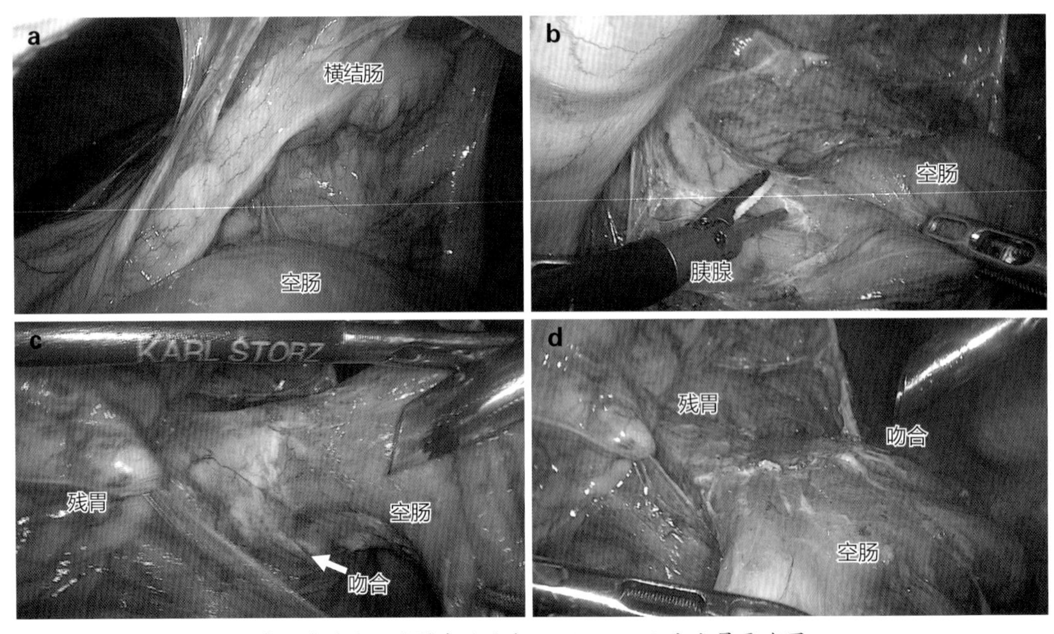

a. 结肠系膜后可见胃空肠吻合口。b、c、d. 充分暴露残胃。

图23-8　游离吻合口

用线型切割闭合器在距离胃空肠吻合口适当的位置处依次切断输入袢和输出袢（图23-9a）。分离腹壁和肠管间的粘连后（图23-9b），将空肠的残端牵向结肠系膜的头侧，并将残胃向上牵拉，以获得良好

的视野便于淋巴结清扫（图23-9c、图23-9d）。胃左血管通常在首次手术中被保留下来，但为了清扫9组淋巴结，需于其根部将其游离（图23-10a）。

沿着横结肠游离大网膜以进行4组淋巴结的切除，并结扎胃网膜左动脉根部。然后，在靠近脾门处切断胃脾韧带，依次沿肝总动脉、腹腔干和脾动脉清扫淋巴结（图23-10b）。切开毗邻左肝外叶的小网膜，暴露食管并在靠近头侧离断食管胃结合部（图23-11a）。一般来说，淋巴结清扫的范围同原发性胃癌D2淋巴结清扫术（图23-11b、图23-11c）。如果肿瘤侵犯空肠肠壁，要同时清扫靠近吻合口的肠系膜淋巴结。取出标本后，如上所述进行Roux-en-Y重建（图23-11d）。

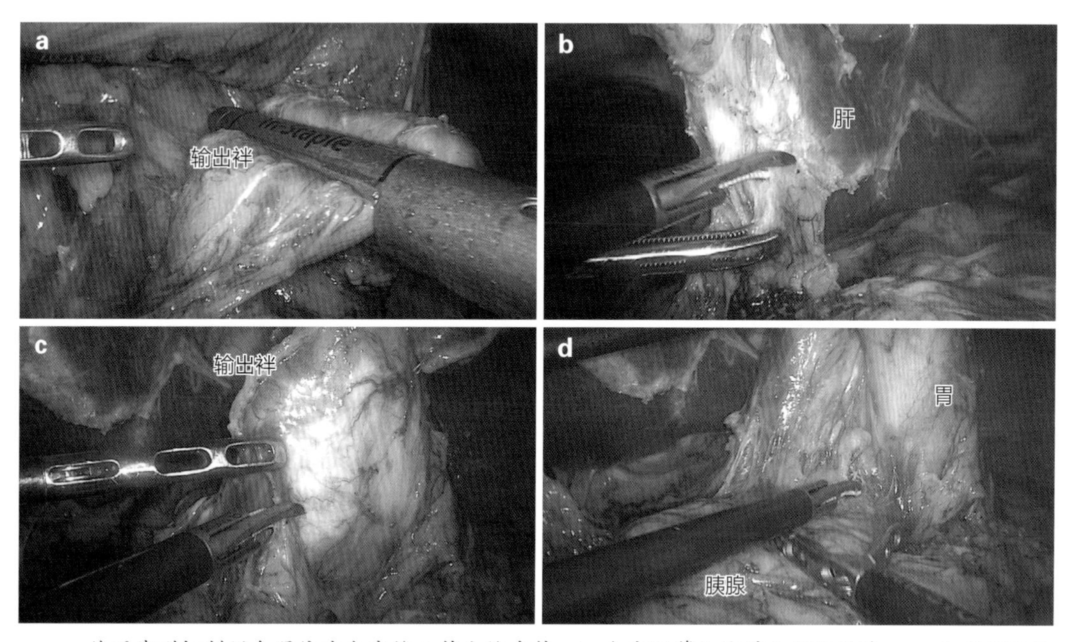

a. 使用线型切割闭合器依次分离输入袢和输出袢。b. 分离肠管和腹壁之间的粘连。c、d. 将空肠的残端拉向结肠系膜的头侧。

图23-9 离断空肠袢

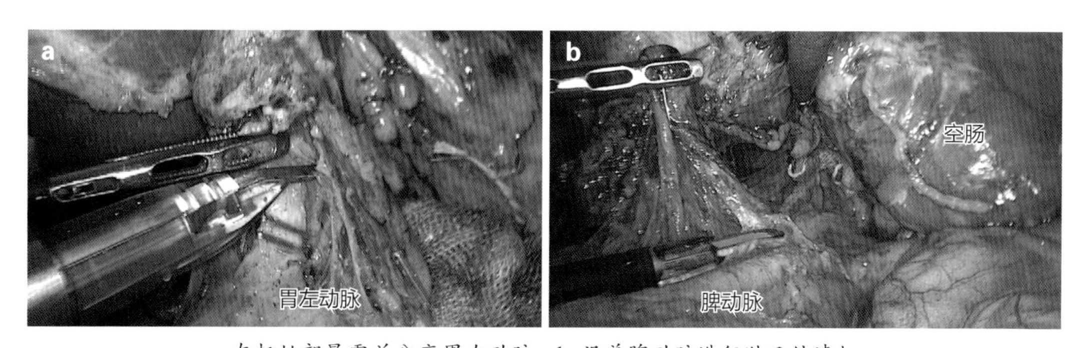

a. 在起始部暴露并分离胃左动脉。b. 沿着脾动脉进行淋巴结清扫。

图23-10 清扫淋巴结

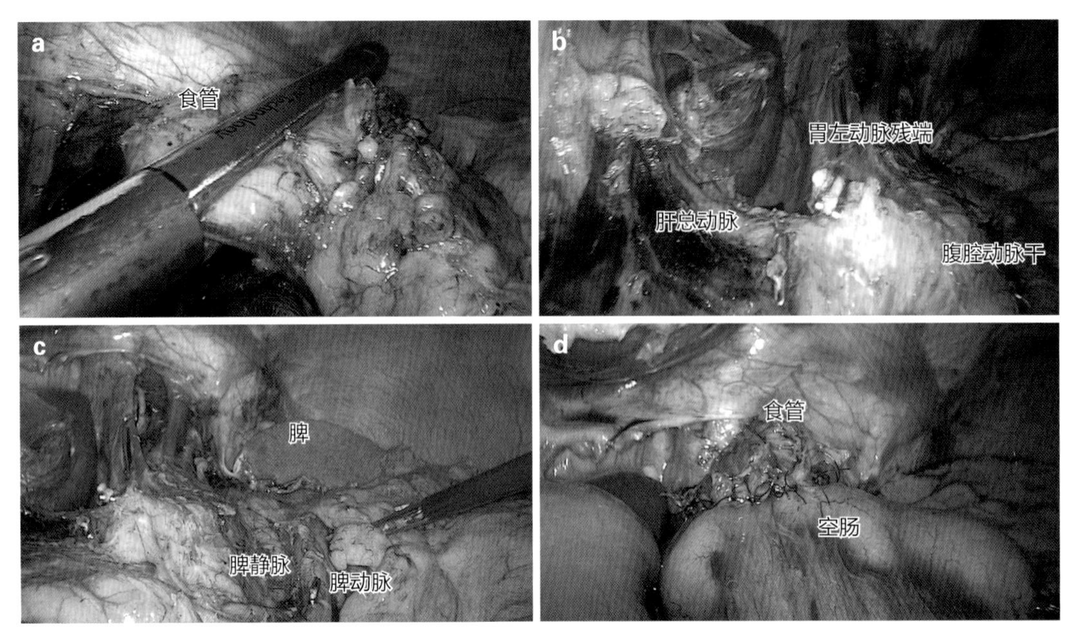

a. 暴露并游离食管。b、c. 胰腺上区域淋巴结清扫。d. 使用线型切割闭合器进行食管空肠吻合。

图23-11 食管空肠吻合

九、临床经验

（一）临床资料

自2005年7月至2013年12月，作者团队共为14例残胃癌患者施行了腹腔镜残胃切除术。2007年，作者团队扩大了LTG的适应证，将进展期胃癌纳入其中。因此，除2005年的1个病例外，2006年12月之后所有残胃癌病例均施行LTG。这些患者接受了具有潜在根治可能的手术和适当的淋巴结清扫。

上述14例患者包括12例男性和2例女性，平均年龄为（67.1 ± 6.9）岁。其中6例既往为胃癌患者和8例既往为消化道溃疡患者。3例首次采用腹腔镜手术，11例采用了开腹手术。对于初次手术时的重建方式，有6例行BillrothⅠ式胃十二指肠吻合术，7例行BillrothⅡ式胃空肠吻合术，1例行食管胃吻合术。从初次手术到全胃切除术的平均间隔时间为（29.4 ± 16.9）年。良性疾病患者组（B组）从初次手术到再次手术的平均时间明显长于癌症患者组（C组）［（41.1 ± 10.0）年vs.（13.7 ± 10.3）年，$P=0.00057$］（表23-1）。第二次手术平均时间为（377.6 ± 85.4）min［B组（375.9 ± 106.4）min，C组（380.0 ± 43.5）min，$P=0.9353$］。平均失血量约为（121.9 ± 62.0）g［B组（181.8 ± 271）g，C组（42.2 ± 29.5）g，$P=0.2194$］。平均淋巴结清扫数量为（23.7 ± 11.2）个［B组（29.3 ± 8.3）个，C组（14.8 ± 9.3）个，$P=0.0213$］（表23-2）。无中转开腹手术和死亡病例，但有1例因术后出血而行二次手术。

最终的病理分期如下：10例患者（71.4%）为ⅠA，3例患者（21.4%）为ⅡA，1 例患者（7.1%）为ⅢC。术后饮水和进食平均时间分别为（3.3 ± 3.1）天和（5.1 ± 3.3）天。术后平均住院时间为（12.4 ± 5.1）天。中位随访时间为54.7个月（28.1～85.2个月）。截至撰写本文之时，14例患者中有11例存活，没有复发。2例患者死于其他疾病，1例死于脑转移和主动脉周围的多发淋巴结转移（表23-3）。

表23-1　2005年7月至2013年12月14例胃切除术患者的临床资料

患者数量（例）	14
年龄（岁）	67.1 ± 6.9
男性/女性	12/2
体重指数（kg/m^2）	20.9 ± 3.0
肿瘤大小（cm）	3.6 ± 2.6
时间间隔（年）	29.4 ± 16.9
首次胃切除术类型	
远端胃切除	13
近端胃切除	1
首次胃切除病因	
恶性肿瘤	6
消化性溃疡	8
首次胃切除术后重建类型	
Billroth Ⅰ式	6
Billroth Ⅱ式	7
食管胃吻合术	1
既往病史	
肝硬化	1
糖尿病	2
高血压病	2
心律失常	2
（华法林，低剂量的阿司匹林）	
间质性肺炎	1
甲状腺功能亢进	1
缺血性心脏病	1
总计	10
同时发生的恶性肿瘤	
恶性淋巴瘤	1

表23-2　14例患者手术中情况

手术平均时间（min）	377.6 ± 85.4
平均失血量（g）	121.9 ± 62.0
平均淋巴结清扫数量（个）	23.7 ± 11.2
同步手术操作	
胆囊切除术	2

表23-3　14例患者术后情况

并发症（Clavien-Dindo分级[13]，三级或以上）	
吻合口瘘	无
胰瘘	无
术后出血	1例
合计	1例
死亡	无
最终病理分期	
ⅠA/ⅡA/ⅢC	10/3/1
平均进水时间（d）	3.3 ± 3.1
平均进食时间（d）	5.1 ± 3.3
术后平均住院时间（d）	12.4 ± 5.1
中位随访时间（个月）	54.7（28.1～85.2）
11例患者无复发生存	
2例患者因胃癌以外的疾病死亡（恶性淋巴瘤、酒精性肝病）	
1例患者死于脑转移和主动脉周围的多发淋巴结转移	

（二）讨论

尽管胃癌的化疗效果取得了一定进展，但残胃癌的主要治疗方法仍然是手术切除，处理参照原发性胃癌[14]。不过，对残胃癌患者的外科治疗比对原发性胃癌患者更困难，而腹腔镜手术对术者有更高的技术要求。残胃癌非常罕见，胃部分切除术后发生率仅为2%～3%，这也是LTG治疗残胃癌相关文献较少的原因[15-23]。不仅如此，几乎所有文献都仅收集了少量的案例资料，而且只阐述了技术的可行性及短期的随访结果。

为了成功实施残胃癌全胃切除术，有两个要点或潜在问题必须解决：一个是在严重粘连和少见解剖变异情况下，胃的游离和淋巴结清扫；另一个是消化道连续性重建。第二次手术胃的分离和淋巴结清扫的困难与否取决于第一次手术中是否进行了淋巴结清扫，以及是否进行了BillrothⅠ式或BillrothⅡ式消化道重建。

在首次外科手术BillrothⅠ式重建后，胃十二指肠吻合口周围及肝左外叶脏面与残胃壁前表面之间通常有严重粘连。如果在首次手术中对胃癌患者实施了淋巴结切除术，通常认为在手术部位会发生严重的粘连，尤其是在胰腺上区域。

根据我们的系列研究结果，6例接受BillrothⅠ式重建的初次胃切除术患者中有5例为胃恶性肿瘤。全部采取BillrothⅡ式重建的7例患者，均因消化性溃疡实施首次胃切除术。因此，BillrothⅠ式重建术患者多已实施幽门上、幽门下和胰上区域的淋巴结清扫，从而导致这些部位有严重粘连形成。

粘连松解术的一些技术要点：

1. 胃十二指肠吻合口部

胃十二指肠吻合口粘连松解术应小心地沿胰腺表面进行，以免损伤胰腺实质和十二指肠壁。

2. 胰腺上区

在胃十二指肠动脉起点附近分离出肝总动脉后，应继续沿肝总动脉分离至胃左动脉和脾动脉。

3. 肝左外叶脏面

在肝左外叶脏面应仔细进行分离，必要时还可将肝包膜切除，以免损伤胃壁。

4. 胃空肠吻合口

胃空肠吻合口在BillrothⅡ式重建的患者中，空肠和胃壁可能严重粘连在结肠系膜上，因此在行粘连松解术中避免结肠血管损伤非常关键。

如果我们遵循这些预防措施，就能避免围手术期大出血、胰瘘、吻合口瘘，也不必中转开腹，从而为残胃癌患者成功实施LTG。至于重建方式，我们更倾向使用线型切割闭合器进行全腹腔镜下食管胃吻合术，可称为“倒T形吻合术”。在这些病例中，我们成功地使用线型切割闭合器进行了Roux-en-Y重建。

十、短期预后

尽管患者数量有限，但已经有几个中心的大样本报告表明，残胃癌患者实施腹腔镜或腹腔镜辅助全胃切除术在技术上是可行的[16-17, 20, 22]。据报道，腹腔镜下残胃切除术相比开腹手术具有创伤小、短期效果好的优势，如手术失血量少[17, 20]、肠道蠕动恢复快[16-17]及住院周期短[16-17]。但另一方面，部分专家强调，如果术中出现并发症，应考虑立即中转开腹手术[20]。

十一、长期预后

据报道，对残胃癌患者行LTG的5年生存率与对残胃癌患者行开腹全胃切除术的5年生存率相当[16-17]。然而，由于统计的患者人数相对较少，同时随访时间有限，难以得出确切的生存率。因此，有必要进一步收集和分析残胃癌患者的数据。

十二、总结

LTG治疗残胃癌短期效果良好，在技术上可行。然而，即使对于精通腹腔镜的外科医生来说，此手术也相当复杂。残胃癌腹腔镜手术的适应证应基于外科医生和医院机构的经验来决定。当术中发生意外并发症时，术者应毫不犹豫地中转开腹手术。

● 参考文献

［1］TORRE L A，BRAY F，SIEGEL R L，et al. Global cancer statistics，2012［J］. CA Cancer J Clin，2015，65（2）：87-108.

［2］FERLAY J，SOERJOMATARAM I，DIKSHIT R，et al. Cancer incidence and mortality worldwide：sources，methods and major patterns in GLOBOCAN 2012［J］. Int J Cancer，2015，136（5）：E359-386.

［3］BALFOUR D C. Factors influencing the life expectancy of patients operated on for gastric ulcer［J］. Ann Surg，1922，76（3）：405-408.

［4］JAPANESE GASTRIC CANCER ASSOCIATION. Japanese classification of gastric carcinoma：3rd English edition［J］. Gastric Cancer，2011，14（2）：101-112.

［5］NOZAKI I，NASU J，KUBO Y，et al. Risk factors for metachronous gastric cancer in the remnant stomach after early cancer surgery［J］. World J Surg，2010，34（7）：1548-1554.

［6］OVASKA J T，HAVIA T V，KUJARI H P. Risk of gastric stump carcinoma after gastric resection for benign ulcer disease［J］. Ann Chir Gynaecol，1986，75（4）：192-195.

［7］WELVAART K，WARNSINCK H M. The incidence of carcinoma of the gastric remnant［J］. J Surg Oncol，1982，21（2）：104-106.

［8］KANEKO K，KONDO H，SAITO D，et al. Early gastric stump cancer following distal gastrectomy［J］. Gut，1998，43（3）：342-344.

［9］LEE S I，CHOI Y S，PARK D J，et al. Comparative study of laparoscopy-assisted distal gastrectomy and open distal gastrectomy［J］. J Am Coll Surg，2006，202（6）：874-880.

［10］SHIMIZU S，UCHIYAMA A，MIZUMOTO K，et al. Laparoscopically assisted distal gastrectomy for early gastric cancer：is it superior to open surgery?［J］. Surg Endosc，2000，14（1）：27-31.

［11］LEE J H，SON S Y，LEE C M，et al. Morbidity and mortality after laparoscopic gastrectomy for advanced gastric cancer：results of a phase Ⅱ clinical trial［J］. Surg Endosc，2013，27（8）：2877-2885.

［12］NAGAI E，OHUCHIDA K，NAKATA K，et al. Feasibility and safety of intracorporea lesophagojejunostomy after laparoscopic total gastrectomy：inverted T-shaped anastomosis using linear staplers［J］. Surgery，2013，153（5）：732-738.

［13］DINDO D，DEMARTINES N，CLAVIEN P A. Classification of surgical complications：a new proposal with evaluation in a cohort of 6 336 patients and results of a survey［J］. Ann Surg，2004，240（2）：205-213.

［14］SASAKO M，MARUYAMA K，KINOSHITA T，et al. Surgical treatment of carcinoma of the gastric stump［J］. Br J Surg，1991，78（7）：822-824.

［15］CORCIONE F，PIROZZI F，MARZANO E，et al. Laparoscopic approach to gastric remnant-stump：our initial successful experience on 3 cases［J］. Surg Laparosc Endosc Percutan Tech，2008，18（5）：502-505.

［16］KWON IG，CHO I，GUNER A，et al. Minimally invasive surgery for remnant gastric cancer：a comparison with open surgery［J］. Surg Endosc，2014，28（8）：2452-2458.

［17］NAGAI E，NAKATA K，OHUCHIDA K，et al. Laparoscopic total gastrectomy for remnant gastric cancer：feasibility study［J］. Surg Endosc，2014，28（1）：289-296.

［18］QIAN F，YU P W，HAO Y X，et al. Laparoscopy-assisted resection for gastric stump cancer and gastric stump recurrent cancer：a report of 15 cases［J］. Surg Endosc，2010，24（12）：3205-3209.

［19］SHINOHARA T，HANYU N，TANAKA Y，et al. Totally laparoscopic complete resection of the remnant stomach for gastric cancer［J］. Langenbecks Arch Surg，2013，398（2）：341-345.

［20］SON S Y，LEE C M，JUNG D H，et al. Laparoscopic completion total gastrectomy for remnant gastric cancer：a single-institution experience［J］. Gastric Cancer，2015，18（1）：177-182.

［21］SONG J，KIM J Y，KIM S，et al. Laparoscopic completion total gastrectomy in remnant gastric cancer：technical detail and experience of two cases［J］. Hepato-gastroenterology，2009，56（93）：1249-1252.

［22］TSUNODA S，OKABE H，TANAKA E，et al. Laparoscopic gastrectomy for remnant gastric cancer：a comprehensive review and case series［J］. Gastric Cancer，2016，19（1）：287-292.

［23］YAMADA H，KOJIMA K，YAMASHITA T，et al. Laparoscopy-assisted resection of gastric remnant cancer［J］. Surg Laparosc Endosc Percutan Tech，2005，15（4）：226-229.

Eishi Nagai，Masafumi Nakamura

译者：但汉君，校对：郑建勇

Part 13

第十三部分 ▶ 胃癌腹膜转移腹膜切除术及热灌注化疗

第二十四章　胃癌腹膜转移的防治

一、引言

胃癌是一种常见且致命的疾病，在全世界发病率中排名第4，5年生存率仅为25%[1-2]。在对患者的随访中，我们发现几乎一半的胃癌患者出现腹膜扩散，并且5年生存率低于5%[3-5]。腹膜转移在原发性胃癌中是很常见的，有5%～20%接受胃切除术的患者存在腹膜转移[6]。在随访的胃癌患者中，发现有一半的患者首先复发的部位都是腹膜[7]。原发性或复发性胃癌的标准治疗包括手术治疗、化疗和放疗。腹膜转移的具体治疗方法包括新辅助全身化疗（neoadjuvant chemotherapy，NAC）、新辅助腹腔内联合全身化疗（neoadjuvant intraperitoneal-systemic chemotherapy，NIPS）、细胞减灭术（cytoreductive surgery，CRS）和围手术期化疗，还包括目前正在探索中的腹腔热灌注化疗（hyperthermic intra-peritoneal chemotherapy，HIPEC）和术后早期腹腔内化疗（early postoperative intraperitoneal chemotherapy，EPIC）[8]。CRS和HIPEC和（或）EPIC已被视为阑尾癌腹膜转移、腹膜间皮瘤及局限性结肠癌腹膜转移的标准治疗方案[9-11]。胃癌腹膜转移具有侵袭性，目前的治疗手段是否有效仍有争议。本章尝试总结了NAC、NIPS、CRS、HIPEC和（或）EPIC在胃癌腹膜转移中的治疗作用（图24-1）。

二、围手术期腹腔内化疗作为辅助治疗

胃癌根治性切除术后首先复发最常见的部位是局部和腹膜转移[12-14]。与单独进行手术切除相比，无论是接受新辅助化疗还是术后辅助治疗，结果都是一样的[15]，腹膜和肝脏仍然是主要的复发部位。与单纯进行手术切除相比，如果进行扩大淋巴结清扫，局部复发率更低[16-18]。

虽然腹膜转移仅局限于腹部，但其结果是致命的[19-22]。根治性切除术后复发的主要来源包括：①原发性肿瘤的自发扩散；②外科手术过程中癌细胞的创伤性扩散。如果肿瘤侵及浆膜，那么自发扩散更加常见，腹腔癌细胞阳性更为多见[19，21-23]。根据肿瘤细胞包埋假说（图24-2），外科手术时会造成肿瘤细胞种植转移[24]，包括手术过程中的淋巴管破裂、近切缘切除以及肿瘤污染的血液溢出。医源性扩散的肿瘤细胞会在几分钟之内自发黏附，纤维蛋白的包埋和切口愈合过程促进了血管形成。细胞因子，例如对切口愈合很重要的生长因子，也可能促进肿瘤的进展。肿瘤细胞包埋假说解释了局部和腹腔内复发的部分发病机制，并在理论上解释了围手术期腹腔内化疗的作用。

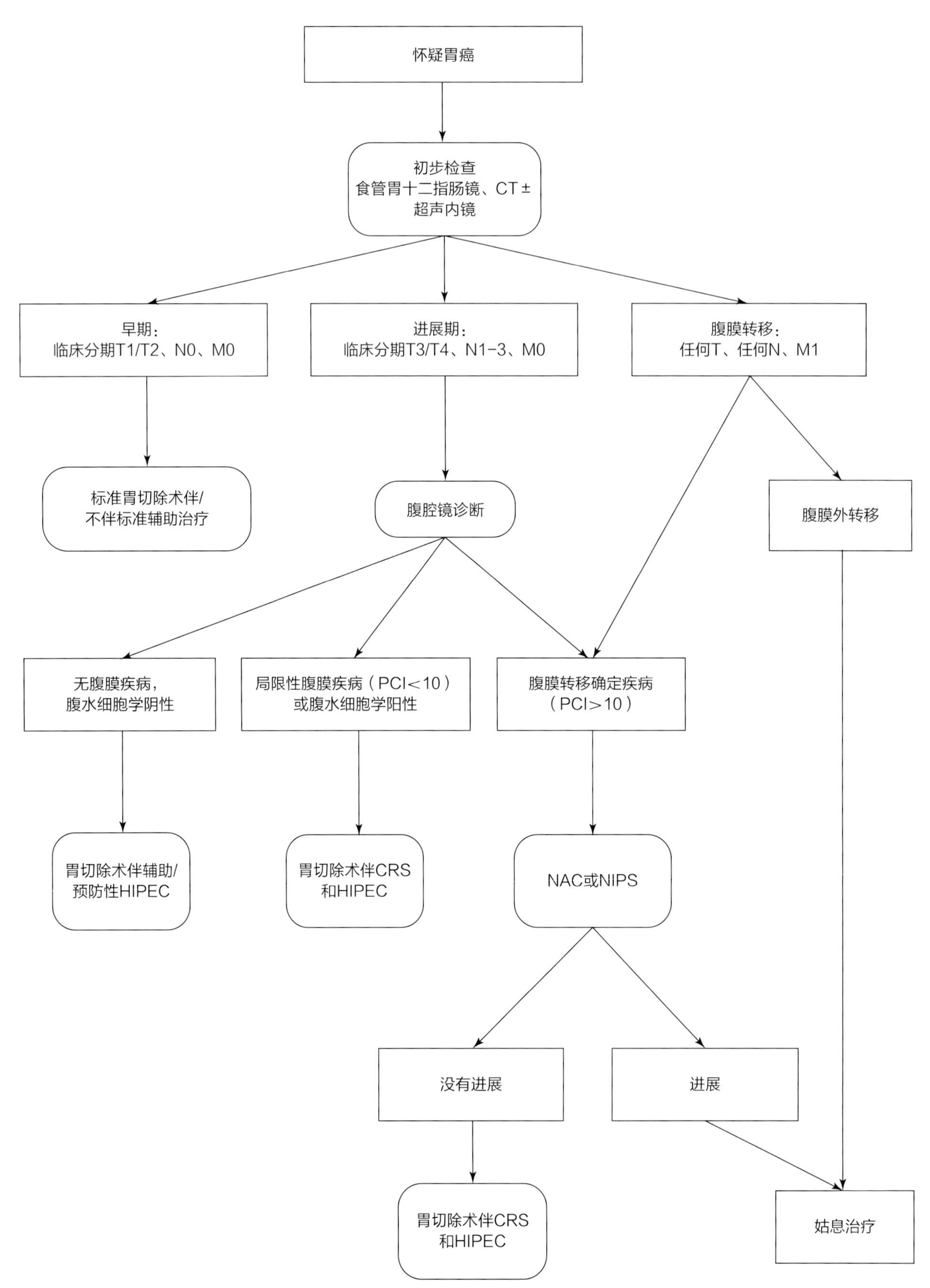

PCI：peritoneal cancer index，腹膜癌指数。

图24-1　胃癌的治疗流程

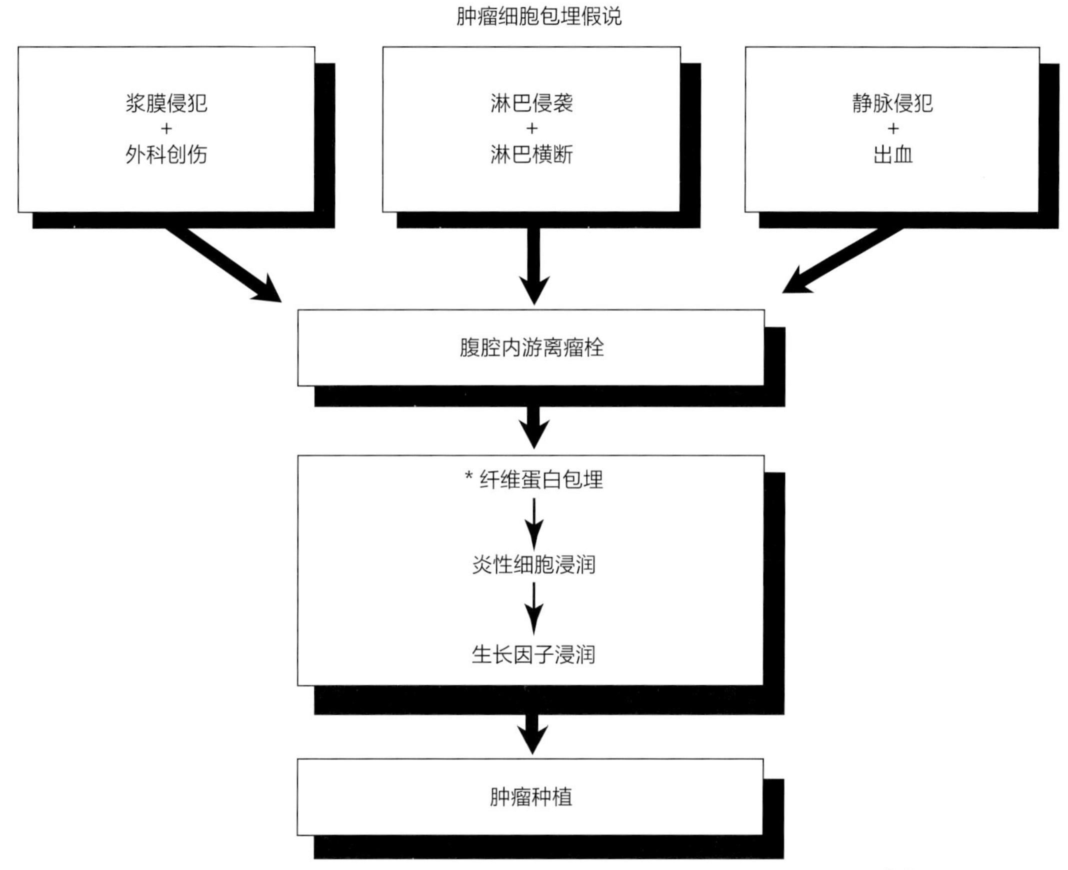

该假说提示了R0胃切除术患者微观残留癌细胞的3种机制（经许可摘自Sethna等[24]）。* 分布在切除部位、擦伤的肠表面和腹部切口下方。

图24-2 肿瘤细胞包埋假说

围手术期腹腔化疗原理：围手术期应尽早进行腹腔化疗，防止脱落的肿瘤细胞包埋在纤维蛋白内并转化为瘢痕组织。如果在粘连性瘢痕形成后进行化疗，将会导致化疗药物分布不均匀，且对残留肿瘤细胞缺乏有效的杀伤作用。残留肿瘤细胞的动力学将在切除后24h内发生变化，因此局部治疗的效果将减弱[24]。

三、胃切除术联合D2淋巴结清扫术的围手术期化疗

围手术期化疗可以限制根治性手术后腹膜扩散的进程，但是不能有效控制残余肿瘤及转移淋巴结。因此完整的D2淋巴结清扫是必要的。单纯化疗的渗透深度只有1～2mm[25]。局部的化疗对转移淋巴结没有效果。由于化疗药物对>1～2mm的肉眼可见的淋巴结无效，因此应该手术清除。

关于T分期较晚的原发性胃癌围手术期腹腔化疗的相关文献颇多。关于围手术期腹腔内化疗与单纯手术治疗有或无腹膜扩散的原发性胃癌的随机和非随机试验研究也已见诸报道。Sugarbaker等[7]在2003年发表了一篇英文文章的荟萃分析。Xu等[26]2004年发表了类似的研究。Yan等[27]2007年发表了可切除胃癌腹腔内辅助化疗的随机对照试验摘要。Feingold等[28]以英文发表了CRS、HIPEC和（或）EPIC在胃癌中的随机和非随机研究的最新摘要。

Yan等[27]从13个随机对照试验中选出10个质量中等的文献用于荟萃分析。结果显示行HIPEC（HR：0.060，95%CI：0.43～0.83，P=0.002）或者HIPEC和EPIC（HR：0.45，95%CI：0.29～0.68，P=

0.0002）患者有生存获益，术中常温腹腔化疗有一定的疗效，但和术后早期及延迟术后腹腔化疗相比并无显著的生存改善（图24-3）[27]。

腹腔灌注化疗虽然使患者生存获益，但也会增加其并发症发病率。即使是最有经验的腹膜肿瘤学中心，清除所有肉眼可见的病灶，然后进行腹腔内化疗，也有较高的并发症发生率和产生较高的住院费用[29-31]。Yan等[27]讨论了晚期胃癌切除术后HIPEC联合或不联合EPIC后总生存率的关系；然而，EPIC患者发生腹腔内脓肿（RR：2.37，95%CI：1.32～4.26，P=0.003）和中性粒细胞减少症（RR：4.33，95%CI：1.49～12.61，P=0.007）的风险更大。Yu等[32]也证明了腹腔内化疗会增加腹腔内脓肿的风险，尤其是术后早期腹腔化疗。理论上，腹腔化疗相比全身化疗应具有较少的全身毒性。然而，荟萃分析研究显示了腹腔内化疗组更容易出现中性粒细胞减少的风险[27]。

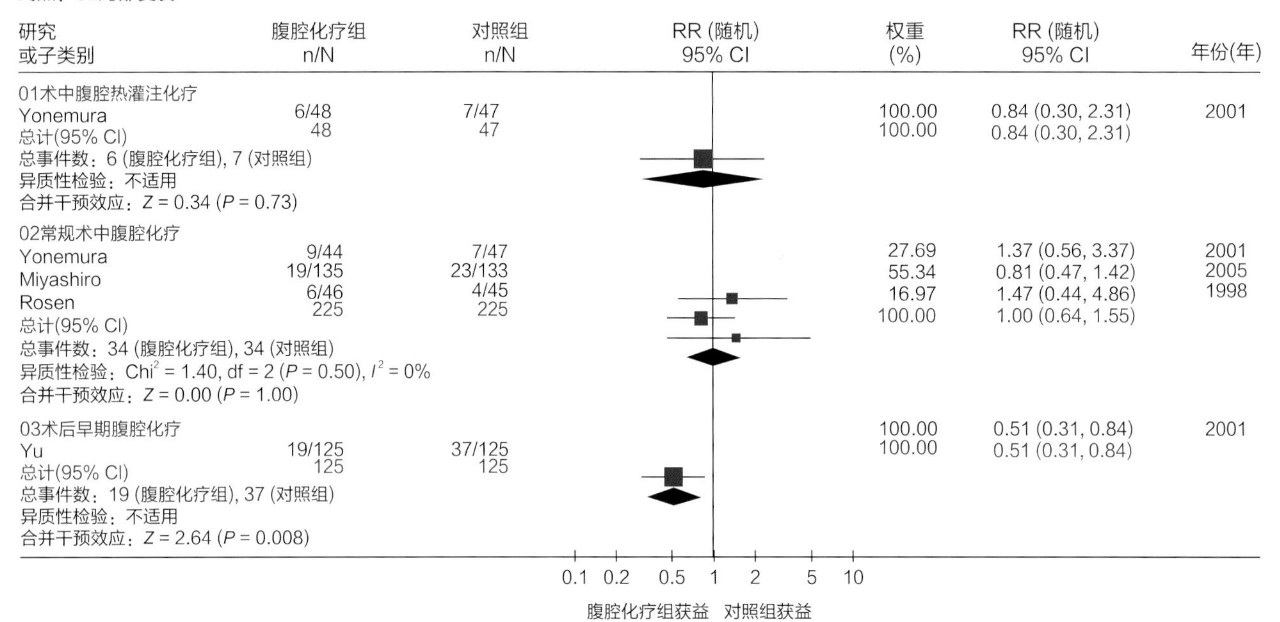

根据腹腔内化疗方案进行分析，每个单独试验的RR估计值对应于正方形的中间，水平线给出了95%的置信区间（CI）。在每一行上，显示两个治疗组的事件数，用随机总数的一部分表示。对于每个子组，统计数据的总和由实心钻石的中间部分表示，同时显示RR95%CI（经许可摘自Yan等[27]）。

图24-3 晚期胃癌局部区域复发的相对危险度（RR）与对照组的森林图

Yan等的研究大部分试验都是在亚洲完成的，能否将其结果与西方国家的胃癌相比较还不得而知。对于病情较晚且淋巴结清扫较少的西方患者，围手术期化疗可能更好。有数据证实HIPEC联合或不联合EPIC对提高T分期较晚的无腹膜转移的晚期原发性胃癌患者的总生存率有一定作用。目前，在法国正进行一项前瞻性多机构随机对照试验（GASTRICHIP），该试验具有明确的入组标准、干预措施和终点[33]。

四、胃癌伴腹膜转移

在过去，只要是胃癌患者发生腹膜转移，其预后就非常差。Boku等[34]的前瞻性研究中患者的中位生存期不到6个月[35]。虽然全身化疗方案的反应率有所提高，但生存率依旧较低。对于腹膜转移患者，姑息性胃癌切除可能会提高疗效，但长期生存率没有提高。

（一）将CRS和HIPEC作为一种有效的策略

胃癌伴腹膜转移患者行CRS联合HIPEC可能延长其生存时间。有单机构的数据和第二阶段的研究支持该策略（表24-1）[20，29- 31，36-40]。Glehen等[30]研究了159例患者，平均随访20.4个月。结果显示，总体生存期中位数为9.2个月，5年生存率仅为13%。虽然CRS和HIPEC对胃癌伴腹膜转移的疗效不如对其他恶性肿瘤腹膜转移的疗效，但其效果仍优于单纯手术。用CRS和HIPEC治疗腹膜转移的胃癌患者，才有希望生存5年[37-38，41]。

表24-1 接受细胞减灭术和腹腔热灌注化疗的胃癌腹膜转移患者的报告

参考文献	时间	数量	HIPEC时所用药物	中位生存期（个月）	1年生存率（%）	3年生存率（%）	5年生存率（%）
Fujimoto，et al.[20]	1997	48	MMC	16	54	41	31
Hirose，et al.[36]	1999	17	MMC-cisplatinetoposide	11	44	—	—
Rossi，et al.[37]	2003	13	MMC-cisplatin	15	—	—	—
Glehen，et al.[38] CC-0 or CC-1	2004	49 25	MMC	10.3 21.3	48 74.8	—	16 29.4
Hall，et al.[31] CC-0	2004	34	MMC	— 11.2	— 45	—	—
Yonemura，et al.[29] CC-0	2005	107 47	MMC-cisplatinetoposide	11.5 15.5	—	—	6.5 27
Scaringi，et al.[39] CC-0	2008	32 8	MMC-cisplatin	6.6 15	—	—	—
Glehen，et al.[30] CC-0	2010	159 85	Various	9.2 15	43 61	18 30	13 23

在获得许可后改编自Glehen等[40]；CC-0，完全细胞减灭术；CC-1，残留肿瘤结节<5mm；MMC，丝裂霉素C。

这些研究可能因为没有使用严格的患者选择标准，而低估了HIPEC及CRS的作用。根据Sugarbaker的腹膜癌指数（peritoneal cancer index，PCI）测量的腹膜转移程度显著影响生存率，并与细胞减灭的彻底性相关[42]。CRS必须将残留的病灶减少到最低限度，以便腹腔内化疗有效（由于最小的化疗渗透）。Glehen等[30]研究得出，在完全切除肉眼可见转移病灶后，患者的5年生存率为23%，中位生存期为15个月（图24-4）。Yonemura等[29]也报道了27%的5年生存率以及15.5个月的中位生存期。Hall报道了CRS术后联合HIPEC（化疗药物：丝裂霉素C）的总生存期为11.2个月；然而在行CRS后有病灶残留者，均未能生存2年。行CRS后残留最少病灶负荷对于HIPEC的治疗效果至关重要。那些有肉眼可见病灶残留的患者，行HIPEC不能提高其生存率。HIPEC可考虑用于癌性腹水的姑息性治疗，但由于其可能增加并发症的发生概率，因此不应用于有巨大肿瘤残留的患者[43，44]。

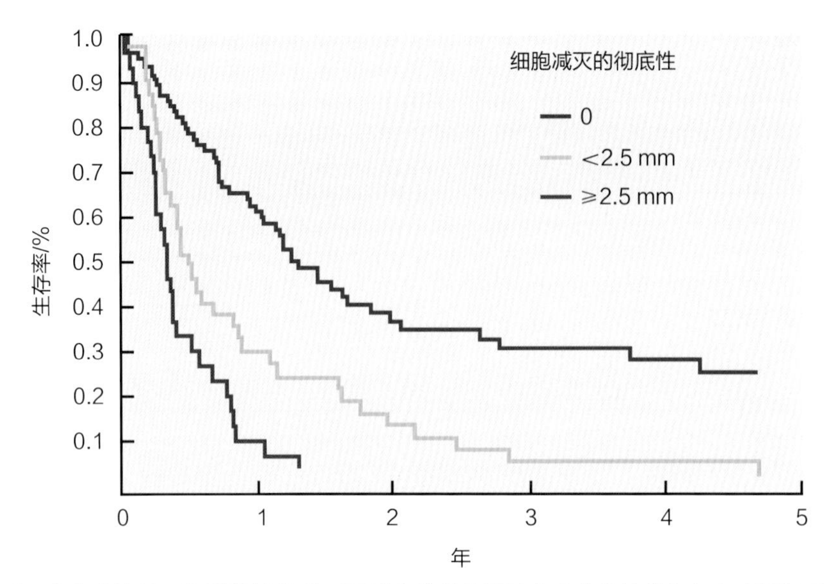

图24-4 根据细胞减灭术完成情况，159例接受细胞减灭术和腹腔热灌注化疗患者的总生存率（经许可摘自Glehen等[30]）

不幸的是，即使行完全CRS，HIPEC对于高负荷腹膜转移患者疗效仍旧有限。Glehen等[30]也证实了腹膜转移程度是预后的主要决定因素。当PCI超过12时，即使行完全CRS，患者生存期也不超过3年（图24-5）。Fujimoto等[20]报道腹膜有限转移的患者5年生存率为40%～50%，而广泛腹膜转移者1年生存率仅为18%。PCI超过12可能是行CRS+HIPEC的禁忌证。Yang等[43]开展了第一个也是唯一一个关于CRS和HIPEC在腹膜转移胃癌中应用的Ⅲ期临床研究。他们将顺铂（120mg）和丝裂霉素C（30mg）加入6 000mL的43℃生理盐水，持续60～90min。结果显示，中位随访时间为32个月，接受CRS后死亡的患者占97.1%（33/34），但接受CRS和HIPEC后死亡的患者为85.3%（29/34）。CRS组的中位生存期为6.5个月（95%CI：4.8～8.2个月），CRS+HIPEC组为11个月（95%CI：10.0～11.9个月，P=0.046）。两组间的并发症发生率相近。在多因素分析中，提高生存率的独立预测因素包括：同时腹膜转移、CC-0及CC-1细胞减少、超过6个周期的全身化疗及没有不良事件。Glehen等[30]认为腹膜转移患者应考虑接受HIPEC。Yang等[43]分析的预后因素建议仅限于有限的患者群体（表24-2）。

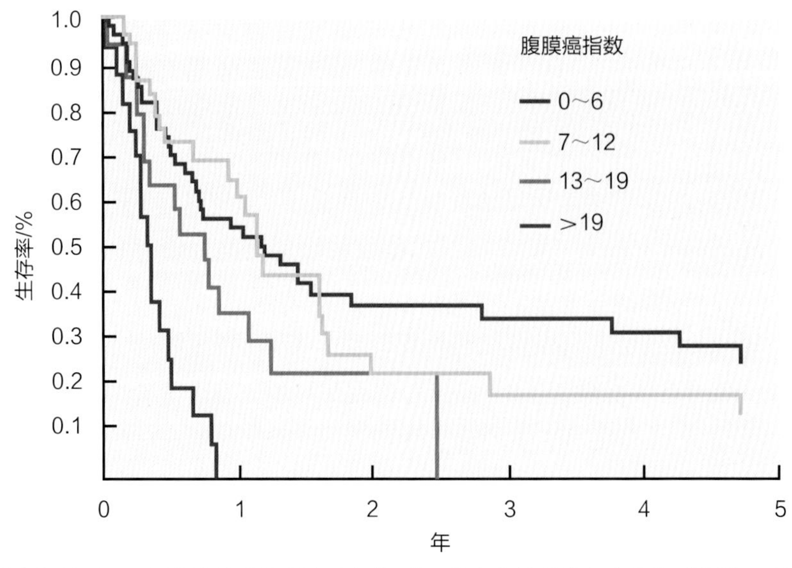

图24-5 根据腹膜癌指数对159例腹膜转移接受完全细胞减灭术患者的总生存率评估（经许可摘自Glehen等[30]）

表24-2　胃癌腹膜转移患者行胃切除术、腹膜切除术和围手术期化疗的选择

年龄（＜65岁）		无或仅有局限淋巴结转移
手术风险低（无其他疾病）		无肝转移
有临床症状		腹膜指数＜12
疼痛 出血 穿孔	梗阻 腹水	原发性癌症有望彻底清除

经许可改编自Glehen等[40]。

（二）腹腔镜在患者选择中的作用

腹腔镜在胃癌治疗中有3个重要作用。首先腹腔镜能够发现一些患者是否有腹膜转移，有腹膜转移的患者手术不能获益，也不能提高生存率。如果原发性胃癌伴腹膜转移不能行完全细胞减灭术，那么没必要行HIPEC，同时可以避免剖腹手术[45-46]。最近的随机试验表明新辅助化疗可用于没有腹膜转移的胃癌患者[47]。

其次，腹腔镜可选择原发性胃癌伴腹膜转移量低（P1或PCI＜10）的患者行CRS+ HIPEC。这些低腹膜转移量的患者行完全细胞减灭术后，5年生存率预计可以达到25%。

最后，腹腔镜可对腹膜转移范围较大的患者进行连续检查。如果腹腔镜检查发现腹膜转移有所缓解，则胃切除术+CRS+HIPEC是一种可选的治疗方案。腹腔镜联合NIPS的疗效将在下文展开描述。

五、新辅助腹腔内联合全身化疗

如果患者有腹膜转移，则全身化疗效果欠佳。Preusser等[48]证实了积极的全身化疗方案对进展期胃癌的有效率为50%；然而对伴有腹膜转移的患者效果就不明显。Ajani等[49]报道称，对腹膜转移的患者进行新辅助化疗通常都难以奏效。仅用全身化疗治疗原发胃癌伴腹膜转移效果并不理想。胃癌的新辅助化疗可以通过全身化疗和腹腔化疗相结合的方法来解决腹膜种植问题。化疗可以通过全身循环和腹腔内化疗溶液的扩散，进入小的腹膜结节。Yonemura等[50]发起了一项Ⅱ期临床试验，探讨新辅助化疗对胃癌腹膜转移患者的疗效及毒性评价体系。以下是对本研究的总结。

（一）接受治疗的患者

在这项Ⅱ期研究中，Yonemura等[50]治疗了经腹腔镜检查、剖腹活检或腹水细胞学检查确定的腹膜转移患者。NIPS适应证：①经组织学或细胞学证实为腹膜种植；②无血源性或远处淋巴结转移；③年龄≤65岁；④东方临床肿瘤组评分不超过2分；⑤骨髓、肝、心、肾功能良好；⑥无其他严重的医学疾病或同时性恶性肿瘤。选择合适的患者进行局部麻醉，将腹膜泵系统（Bard Port，C.R。Bard Inc.，美国）置入腹腔，尖端置于道格拉斯陷凹内。

（二）化疗方案

化疗前，先把500mL生理盐水注入腹腔，然后取液做细胞学检查。用多西他赛40mg和卡铂150mg进行腹腔内化疗，再加上1 000mL生理盐水，使其在腹腔内保留超过30min。当天用100mg/m^{2}甲氨蝶呤和600mg/m^2 5-氟尿嘧啶（100mL生理盐水）静脉注射，持续15min。该化疗方案2周1次。第2周期后再次进

行腹腔灌洗细胞学检查。如果细胞学检查阳性，新辅助化疗就再继续2个周期。第4周期后重复进行腹腔细胞学检查，并且只要细胞学检查为阳性，就继续该过程。

如果细胞学检查变为阴性，则进行内镜检查，重复腹腔镜检查和CT扫描。如果肿瘤没有显示出明显的变化，则再进行两个周期。NIPS化疗周期数受原发性肿瘤和腹腔细胞学的影响。在先前检查腹膜转移的研究中，为了延长生存期，需要完全的细胞减灭。因此NIPS方案的目标是使小肠表面转移灶完全或接近完全消失[36，51–53]。

根据日本胃癌研究规则确定腹膜分期：P1，横结肠以上腹部的腹膜转移；P2，腹膜腔中几个可计数的转移；P3，腹膜腔中的大量转移[54]。在腹腔镜和手术中记录腹膜转移瘤的分布和大小。比较NIPS前、后肿瘤的位置、大小和数量，以确定新辅助化疗的效果。

六、NIPS后胃癌腹膜转移的手术治疗

如果腹腔冲洗细胞学检查阴性或对新辅助化疗有部分反应，则进行胃切除术和腹膜切除术。进展期的患者或细胞学检查结果仍为阳性的患者（尽管进行了4～6个周期的NIPS），不适合进行手术。如果NIPS能消除小肠表面的腹膜转移，那么胃切除术和壁层腹膜切除术有可能实现完全的细胞减灭。Sugarbaker和Yonemura报道称，使用腹膜切除术治疗腹膜转移瘤，可减少腹膜肿瘤细胞，利于原发性胃癌的完全切除[55–56]。胃癌所需的腹膜切除技术已有相关报道[7]。上腹部腹膜切除术的切除范围包括任何先前的腹部中线瘢痕和腹膜前脂肪垫、剑突、肝圆韧带和镰状韧带（图24–6）。前外侧腹膜切除术从横结肠系膜、右侧结肠旁沟腹膜、右侧肝下间隙腹膜切除大网膜及腹膜壁层。有时左结肠旁沟的腹膜也必须切除（图24–7）。膈下腹膜切除术从左右半膈的中半部及左三角韧带切除腹膜表面（图24–8）。大网膜囊腹膜切除术从胆囊切除术开始，然后移除肝门的腹膜覆盖物、肝十二指肠韧带和网膜囊底，包括覆盖在胰腺的腹膜（图24–9）。如果肿瘤在道格拉斯陷凹内，则要进行盆腔腹膜切除术，手术将腹膜从道格拉斯陷凹中剥离出来（图24–10）。有时，盆腔腹膜切除术需要切除直肠、乙状结肠。其中，施行内脏切除和壁腹膜切除术的目的是彻底清除病灶。

所有与化疗和腹膜切除术相关的并发症都是通过前瞻性收集和回顾性证实的。

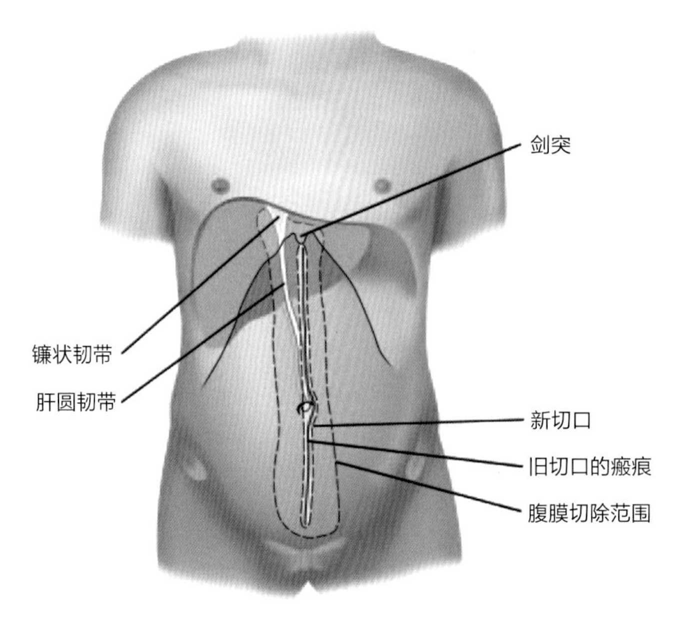

图24–6 上腹部腹膜切除术

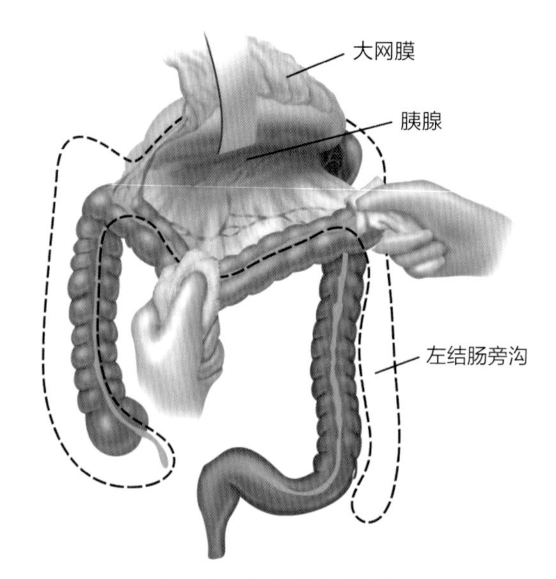

图24-7　前外侧腹膜切除术

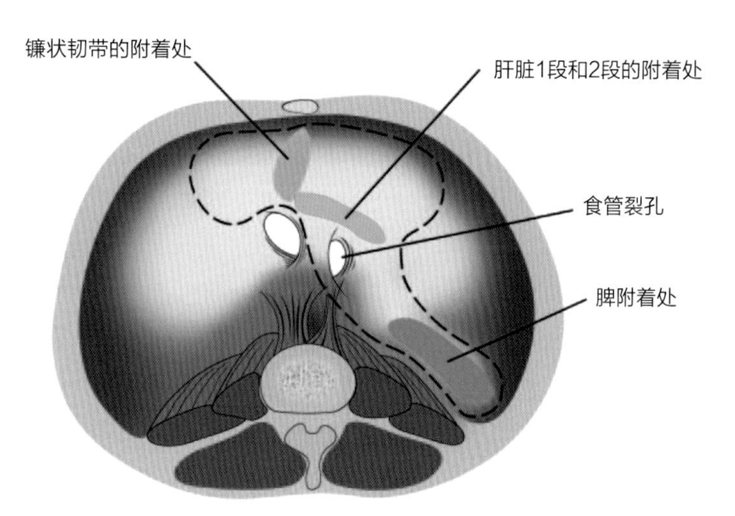

图24-8　膈下腹膜切除术

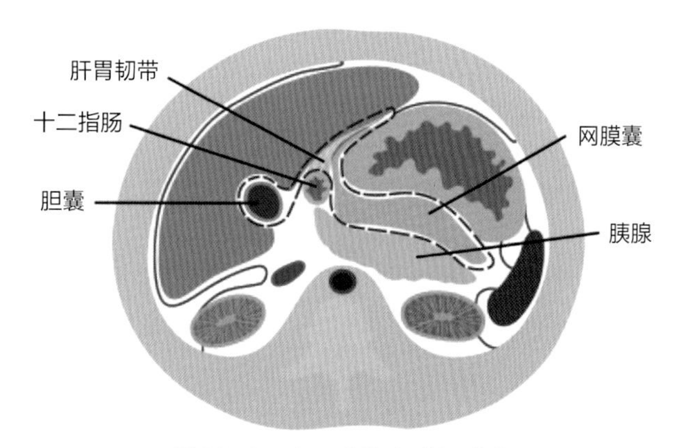

图24-9　大网膜囊腹膜切除术

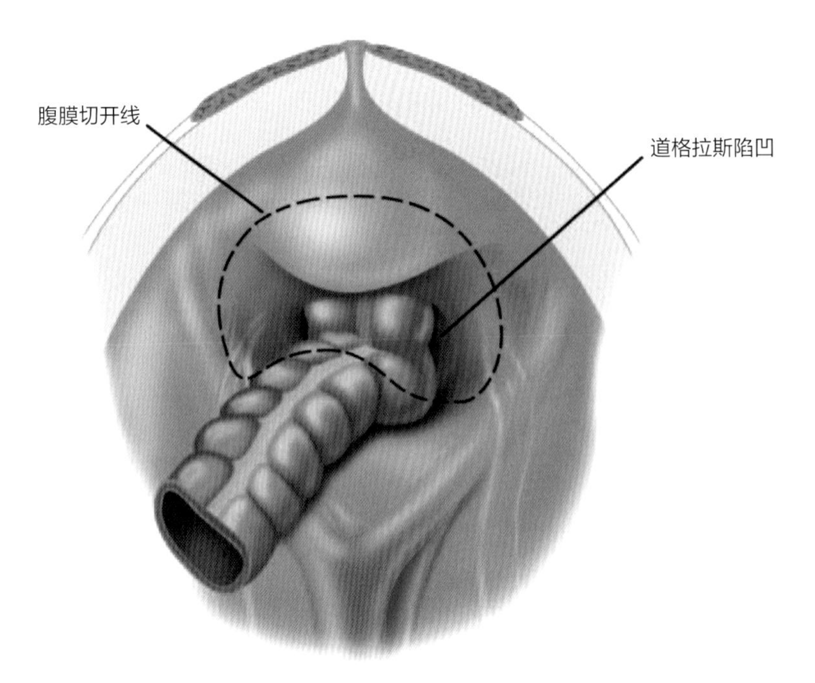

图24-10 盆腔腹膜切除术

七、NIPS的疗效

表24-3显示了194例患者的临床特征。患者平均年龄（51.5 ± 12.6）岁。104例原发性胃癌，90例复发性腹膜转移。NIPS前腹水细胞学检查阳性137例，阴性57例。NIPS化疗后腹膜转移完全缓解率为24.3%。经诱导治疗后，152例患者接受了手术治疗。手术方式包括全胃切除术（n=94）、胃大部切除术（n=17）和小肠切除术（n=44）等，如表24-3所示。行左、右膈下及盆底腹膜切除术分别为44例、31例、61例。103例（67.7%）患者行完全细胞减灭术。

表24-3 194例胃癌合并腹膜转移临床病理特征

变量	患者数量
年龄（岁）	51.5 ± 12.6
男女比例	89/105
组织学诊断	
高分化/中分化腺癌	7
低分化/未分化腺癌	187
器官切除	
全胃切除	94
胃大部切除	17
左膈系膜	44
右膈系膜	31
盆底腹膜	61

续表

变量	患者数量
结肠切除	68
小肠切除	44
NIPS前组织学	
阴性	57
阳性	137
NIPS后组织学	
阴性	152
阳性	42
对NIPS的病理反应	
0级	63
1级	38
2级	24
3级	27

经许可摘引自Canbay等[57]。

图24-11显示了194例患者的总生存率。194例患者的中位生存期为14.4个月，152例接受手术治疗的患者的中位生存期为15.8个月，而未接受手术者仅为7.5个月。所有患者1年生存率为54%。接受手术治疗的患者与未接受手术治疗的患者之间存在显著的生存差异（$P=0.03$）。接受彻底细胞减灭术的患者有更高的生存率，中位生存期为18个月。行细胞减灭术的原发性和复发性患者中位生存期分别为17.6个月和14.1个月（$P=0.39$）。

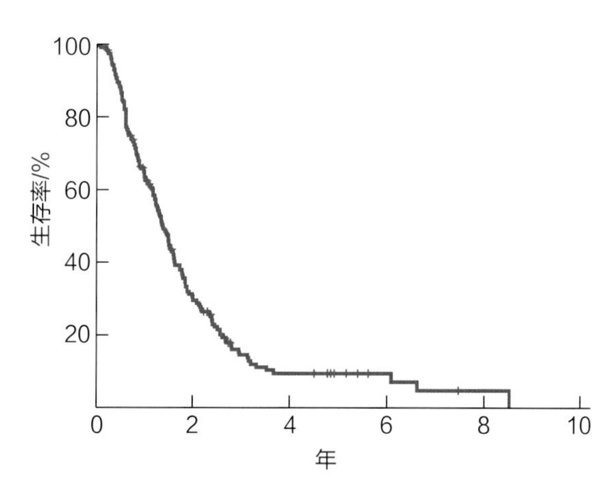

图24-11　194例胃癌腹膜转移患者的总生存率（经许可摘自Canbay等[57]）

（一）NIPS和细胞减灭术的不良事件

与化疗相关的最常见的3级或4级不良事件是骨髓抑制和腹泻。发生骨髓抑制的患者包括：3个疗程后3例、5个疗程后3例及6个疗程后4例。不常见的不良事件是导管口感染（$n=2$）和肾衰竭（$n=1$）。腹膜切除术后18例（14%）出现并发症，2例患者出现肺炎，1例患者出现肾衰竭，6例患者发生吻合口瘘，2例出现腹部脓肿。手术总死亡率为1.5%（133例中2例），均死于腹腔脓肿、脓毒症导致的多器官衰竭[40]。

（二）支持胃癌腹膜转移行完全细胞减灭术的临床资料

在阑尾癌和结肠癌的外科治疗中，完全的细胞减灭至关重要。根据Culliford等[58]的报道，完全细胞减灭术的5年生存率为54%，而不完全者仅为15%。Glehen等[59]同时报道了接受肉眼彻底和不彻底细胞减灭术患者的中位生存期分别为32个月和8.4个月。这表明胃癌细胞被完全减灭的患者有更高的生存率[57, 60]。尽管结肠癌和胃癌在生物学侵袭性上存在差异，然而，对于患腹膜转移性疾病患者的长期生存而言，肉眼上彻底的细胞减灭术是必要的。但如有P3播散，不建议尝试完全的细胞减灭术。NIPS可以清除肠道表面的病灶，使肿瘤细胞被完全减灭。

（三）癌性腹水患者行姑息手术的益处

对癌性腹水患者行姑息手术的研究表明，78例腹水患者的症状有所改善[40]，原发性和复发性胃癌患者均可获益。Cunliffe等[61]认为，腹膜转移癌是通过腹水和血液供应来滋养的。因此，腹膜转移应通过联合腹腔内和静脉途径进行治疗。静脉化疗对腹膜转移的影响很小，单纯腹腔内化疗对腹水的影响不到30%[31-32, 48-49]。联合化疗（腹腔内和静脉注射）有效率57%，腹水100%消失[40]。

（四）NIPS的药物选择

NIPS有不同的化疗方案，如多西紫杉醇、顺铂和紫杉醇。Fujiwara等[62]将剂量为40～60mg/m^{2}的多西紫杉醇，溶入1L生理盐水，然后进行腹腔冲洗。Canbay等[57]腹腔注射多西他赛（30mg/m^2）和顺铂（30mg/m^2）。Kitayama等[63]在1L生理盐水中置入20mg/m^{2}的紫杉醇，灌注给药1h以上。

（五）总结

NIPS是治疗腹水的可靠方法之一，可用于胃癌腹膜转移患者，腹膜转移程度低的患者可最大获益。因此，NIPS可能是胃癌腹膜转移术前化疗的首选策略。

● 参考文献

[1] BERRETTA M，FISICHELLA R，BORSATTI E，et al. Feasibility of intraperitoneal Trastuzumab treatment in a patient with peritoneal carcinomatosis from gastric cancer [J]. Eur Rev Med Pharmacol Sci，2014，18（5）：689-692.

[2] JEMAL A，BRAY F，CENTER M M，et al. Global cancer statistics [J]. CA Cancer J Clin，2011，61（2）：69-90.

[3] SARELA A I，MINER T J，KARPEH M S，et al. Clinical outcomes with laparoscopic stage M1，unresected gastric adenocarcinoma [J]. Ann Surg，2006，243（2）：189-195.

[4] BRENNER H，ROTHENBACHER D，ARNDT V. Epidemiology of stomach cancer [J]. Methods Mol Biol（Clifton NJ），2009，472：467-477.

[5] CAPPELLANI A，ZANGHI A，DI VITA M，et al. Clinical and biological markers in gastric cancer：update and perspectives [J]. Front Biosci Sch Ed（Schol Ed），2010，2（2）：403-412.

[6] HIOKI M，GOTOHDA N，KONISHI M，et al. Predictive factors improving survival after gastrectomy in gastric cancer patients with peritoneal carcinomatosis [J]. World J Surg，2010，34（3）：555-562.

[7] SUGARBAKER P H，YU W，YONEMURA Y. Gastrectomy，peritonectomy，and perioperative intraperitoneal

chemotherapy：the evolution of treatment strategies for advanced gastric cancer [J]. Semin Surg Oncol，2003，21（4）：233–248.

[8] GLEHEN O，MOHAMED F，GILLY F N. Peritoneal carcinomatosis from digestive tract cancer：new management by cytoreductive surgery and intraperitoneal chemohyperthermia [J]. Lancet Oncol，2004，5（4）：219–228.

[9] ELIAS D，GILLY F，BOUTITIE F，et al. Peritoneal colorectal carcinomatosis treated with surgery and perioperative intraperitoneal chemotherapy：retrospective analysis of 523 patients from a multicentric French study [J]. J Clin Oncol，2010，28（1）：63–68.

[10] YAN T D，DERACO M，BARATTI D，et al. Cytoreductive surgery and hyperthermic intraperitoneal chemotherapy for malignant peritoneal mesothelioma：multi–institutional experience [J]. J Clin Oncol，2009，27（36）：6237–6242.

[11] SUGARBAKER P H. New standard of care for appendiceal epithelial neoplasms and pseudomyxoma peritonei syndrome? [J]. Lancet Oncol，2006，7（1）：69–76.

[12] GUNDERSON L L，SOSIN H. Adenocarcinoma of the stomach：areas of failure in a re–operation series（second or symptomatic look）clinicopathologic correlation and implications for adjuvant therapy [J]. Int J Radiat Oncol Biol Phys，1982，8（1）：1–11.

[13] WISBECK W M，BECHER E M，RUSSELL A H. Adenocarcinoma of the stomach：autopsy observations with therapeutic implications for the radiation oncologist [J]. Radiother Oncol，1986，7（1）：13–18.

[14] LANDRY J，TEPPER J E，WOOD W C，et al. Patterns of failure following curative resection of gastric carcinoma [J]. Int J Radiat Oncol Biol Phys，1990，19（6）：1357–1362.

[15] WILS J，MEYER H J，WILKE H. Current status and future directions in the treatment of localized gastric cancer [J]. Ann Oncol，1994，5（Suppl 3）：69–72.

[16] MARUYAMA K，OKABAYASHI K，KINOSHITA T. Progress in gastric cancer surgery in Japan and its limits of radicality [J]. World J Surg，1987，11（4）：418–425.

[17] KAIBARA N，SUMI K，YONEKAWA M，et al. Does extensive dissection of lymph nodes improve the results of surgical treatment of gastric cancer? [J]. Am J Surg，1990，159（2）：218–221.

[18] KORENAGA D，MORIGUCHI S，ORITA H，et al. Trends in survival rates in Japanese patients with advanced carcinoma of the stomach [J]. Surg Gynecol Obstet，1992，174（5）：387–393.

[19] BOKU T，NAKANE Y，MINOURA T，et al. Prognostic significance of serosal invasion and free intraperitoneal cancer cells in gastric cancer [J]. Br J Surg，1990，77（4）：436–439.

[20] FUJIMOTO S，TAKAHASHI M，MUTOU T，et al. Improved mortality rate of gastric carcinoma patients with peritoneal carcinomatosis treated with intraperitoneal hyperthermic chemoperfusion combined with surgery [J]. Cancer，1997，79（5）：884–891.

[21] KODERA Y，YAMAMURA Y，SHIMIZU Y，et al. Peritoneal washing cytology：prognostic value of positive findings in patients with gastric carcinoma undergoing a potentially curative resection [J]. J Surg Oncol，1999，72（2）：60–65.

[22] BANDO E，YONEMURA Y，TAKESHITA Y，et al. Intraoperative lavage for cytological examination in 1,297 patients with gastric carcinoma [J]. Am J Surg，1999，178（3）：256–262.

[23] FUJIMURA T，YONEMURA Y，NINOMIYA I，et al. Early detection of peritoneal dissemination of gastrointestinal cancers by reverse–transcriptase polymerase chain reaction [J]. Oncol Rep，1997，4（5）：1015–1019.

[24] SETHNA K S，SUGARBAKER P H. New prospects for the control of peritoneal surface dissemination of gastric cancer using perioperative intraperitoneal chemotherapy [J]. Cancer Ther，2004，2：79–84.

[25] LOS G，MUTSAERS P H，LENGLET W J，et al. Platinum distribution in intraperitoneal tumors after intraperitoneal cisplatin treatment [J]. Cancer Chemother Pharmacol，1990，25（6）：389–394.

[26] XU D Z，ZHAN Y Q，SUN X W，et al. Meta–analysis of intraperitoneal chemotherapy for gastric cancer [J]. World J Gastroenterol，2004，10（18）：2727–2730.

[27] YAN T D，BLACK D，SUGARBAKER P H，et al. A systematic review and meta–analysis of the randomized controlled trials on adjuvant intraperitoneal chemotherapy for resectable gastric cancer [J]. Ann Surg Oncol，2007，14（10）：2702–2713.

[28] FEINGOLD P L, KWONG M L M, SABESAN A, et al. Cytoreductive surgery and hyperthermic intraperitoneal chemotherapy for gastric cancer and other less common disease histologies: is it time? [J]. J Gastrointest Oncol, 2016, 7 (1): 87–98.

[29] YONEMURA Y, KAWAMURA T, BANDOU E, et al. Treatment of peritoneal dissemination from gastric cancer by peritonectomy and chemohyperthermic peritoneal perfusion [J]. Br J Surg, 2005, 92 (3): 370–375.

[30] GLEHEN O, GILLY F N, ARVIEUX C, et al. Peritoneal carcinomatosis from gastric cancer: a multi–institutional study of 159 patients treated by cytoreductive surgery combined with perioperative intraperitoneal chemotherapy [J]. Ann Surg Oncol, 2010, 17 (9): 2370–2377.

[31] HALL J J, LOGGIE B W, SHEN P, et al. Cytoreductive surgery with intraperitoneal hyperthermic chemotherapy for advanced gastric cancer [J]. J Gastrointest Surg, 2004, 8 (4): 454–463.

[32] YU W, WHANG I, CHUNG H Y, et al. Indications for early postoperative intraperitoneal chemotherapy of advanced gastric cancer: results of a prospective randomized trial [J]. World J Surg, 2001, 25 (8): 985–990.

[33] GLEHEN O, PASSOT G, VILLENEUVE L, et al. GASTRICHIP: D2 resection and hyperthermic intraperitoneal chemotherapy in locally advanced gastric carcinoma: a randomized and multicenter phase Ⅲ study [J]. BMC Cancer, 2014, 14 (14): 183.

[34] BOKU N. Chemotherapy for metastatic disease: review from JCOG trials [J]. Int J Clin Oncol, 2008, 13 (3): 196–200.

[35] SADEGHI B, ARVIEUX C, GLEHEN O, et al. Peritoneal carcinomatosis from non–gynecologic malignancies: results of the EVOCAPE 1 multicentric prospective study [J]. Cancer, 2000, 88 (2): 358–363.

[36] HIROSE K, KATAYAMA K, IIDA A, et al. Efficacy of continuous hyperthermic peritoneal perfusion for the prophylaxis and treatment of peritoneal metastasis of advanced gastric cancer: evaluation by multivariate regression analysis [J]. Oncology, 1999, 57 (2): 106–114.

[37] ROSSI C R, PILATI P, MOCELLIN S, et al. Hyperthermic intraperitoneal intraoperative chemotherapy for peritoneal carcinomatosis arising from gastric adenocarcinoma [J]. Suppl Tumori, 2003, 2 (5): S54–S57.

[38] GLEHEN O, SCHREIBER V, COTTE E, et al. Cytoreductive surgery and intraperitoneal chemohyperthermia for peritoneal carcinomatosis arising from gastric cancer [J]. Arch Surg, 2004, 139 (1): 20–26.

[39] SCARINGI S, KIANMANESH R, SABATE J M, et al. Advanced gastric cancer with or without peritoneal carcinomatosis treated with hyperthermic intraperitoneal chemotherapy: a single western center experience [J]. Eur J Surg Oncol, 2008, 34 (11): 1246–1252.

[40] GLEHEN O, YONEMURA Y, SUGARBAKER P H. Prevention and treatment of peritoneal metastases from gastric cancer. Cytoreductive surgery and perioperative chemotherapy for peritoneal surface malignancy: textbook and video atlas [M]. Woodbury: Cine–Med, 2012.

[41] YONEMURA Y, FUJIMURA T, NISHIMURA G, et al. Effects of intraoperative chemohyperthermia in patients with gastric cancer with peritoneal dissemination [J]. Surgery, 1996, 119 (4): 437–444.

[42] JACQUET P, SUGARBAKER P H. Clinical research methodologies in diagnosis and staging of patients with peritoneal carcinomatosis [J]. Cancer Treat Res, 1996, 82 (82): 359–374.

[43] YANG X J, HUANG C Q, SUO T, et al. Cytoreductive surgery and hyperthermic intraperitoneal chemotherapy improves survival of patients with peritoneal carcinomatosis from gastric cancer: final results of a phase Ⅲ randomized clinical trial [J]. Ann Surg Oncol, 2011, 18 (6): 1575–1581.

[44] VALLE M, VAN DER SPEETEN K, GAROFALO A. Laparoscopic hyperthermic intraperitoneal peroperative chemotherapy (HIPEC) in the management of refractory malignant ascites: a multi–institutional retrospective analysis in 52 patients [J]. J Surg Oncol, 2009, 100 (4): 331–334.

[45] GAROFALO A, VALLE M. Laparoscopy in the management of peritoneal carcinomatosis [J]. Cancer, 2009, 15 (3): 190–195.

[46] BADGWELL B, CORMIER J N, KRISHNAN S, et al. Does neoadjuvant treatment for gastric cancer patients with positive peritoneal cytology at staging laparoscopy improve survival? [J]. Ann Surg Oncol, 2008, 15 (10): 2684–2691.

[47] CUNNINGHAM D, ALLUM W H, STENNING S P, et al. Perioperative chemotherapy versus surgery alone for

resectable gastroesophageal cancer［J］. N Engl J Med，2006，355（1）：11–20.

［48］PREUSSER P，WILKE H，ACHTERRATH W，et al. Phase Ⅱ study with the combination etoposide，doxorubicin，and cisplatin in advanced measurable gastric cancer［J］. J Clin Oncol，1989，7（9）：1310–1317.

［49］AJANI J A，OTA D M，JESSUP J M，et al. Resectable gastric carcinoma. An evaluation of preoperative and postoperative chemotherapy［J］. Cancer，1991，68（7）：1501–1506.

［50］YONEMURA Y，BANDOU E，SAWA T，et al. Neoadjuvant treatment of gastric cancer with peritoneal dissemination［J］. Eur J Surg Oncol，2006，32（6）：661–665.

［51］YONEMURA Y，BANDOU E，KINOSHITA K，et al. Effective therapy for peritoneal dissemination in gastric cancer［J］. Surg Oncol Clin N Am，2003，12（3）：635–648.

［52］YONEMURA Y，FUJIMURA T，FUSHIDA S，et al. Hyperthermo–chemotherapy combined with cytoreductive surgery for the treatment of gastric cancer with peritoneal dissemination［J］. World J Surg，1991，15（4）：530–536.

［53］GLEHEN O，MITHIEUX F，OSINSKY D，et al. Surgery combined with peritonectomy procedures and intraperitoneal chemohyperthermia in abdominal cancers with peritoneal carcinomatosis：a phase Ⅱ study［J］. J Clin Oncol，2003，21（5）：799–806.

［54］YONEMURA Y，ELNEMR A，ENDOU Y，et al. Multidisciplinary therapy for treatment of patients with peritoneal carcinomatosis from gastric cancer［J］. World J Gastrointest Oncol，2010，2（2）：85–97.

［55］SUGARBAKER P H. Peritonectomy procedures［J］. Ann Surg，1995，221（1）：29–42.

［56］YONEMURA Y，FUJIMURA T，FUSHIDA S，et al. Peritonectomy as a treatment modality for patients with peritoneal dissemination from gastric cancer［J/OL］世界胃肠肿瘤学杂志：英文版（电子版），2010（2）：13.

［57］CANBAY E，MIZUMOTO A，ICHINOSE M，et al. Outcome data of patients with peritoneal carcinomatosis from gastric origin treated by a strategy of bidirectional chemotherapy prior to cytoreductive surgery and hyperthermic intraperitoneal chemotherapy in a single specialized center in Japan［J］. Ann Surg Oncol，2014，21（4）：1147–1152.

［58］CULLIFORD A T，BROOKS A D，SHARMA S，et al. Surgical debulking and intraperitoneal chemotherapy for established peritoneal metastases from colon and appendix cancer［J］. Ann Surg Oncol，2001，8（10）：787–795.

［59］GLEHEN O，KWIATKOWSKI F，SUGARBAKER P H，et al. Cytoreductive surgery combined with perioperative intraperitoneal chemotherapy for the management of peritoneal carcinomatosis from colorectal cancer：a multi–institutional study［J］. J Clin Oncol Off J Am Soc Clin Oncol，2004，22（16）：3284–3292.

［60］YONEMURA Y，DE ARETXABALA X，FUJIMURA T，et al. Intraoperative chemohyperthermic peritoneal perfusion as an adjuvant to gastric cancer：final results of a randomized controlled study［J］. Hepato Gastroenterology，2001，48（42）：1776–1782.

［61］CUNLIFFE W J. The rationale for early postoperative intraperitoneal chemotherapy for gastric cancer［J］. Management of Gastric Cancer，1991，55：143–159.

［62］FUJIWARA Y，TAKIGUCHI S，NAKAJIMA K，et al. Intraperitoneal docetaxel combined with S–1 for advanced gastric cancer with peritoneal dissemination［J］. J Surg Oncol，2012，105（1）：38–42.

［63］KITAYAMA J，ISHIGAMI H，YAMAGUCHI H，et al. Salvage gastrectomy after intravenous and intraperitoneal paclitaxel（PTX）administration with oral S–1 for peritoneal dissemination of advanced gastric cancer with malignant ascites［J］. Ann Surg Oncol，2014，21（2）：539–546.

Mei Li M. Kwong，Chukwuemeka Ihemelandu，Paul H. Sugarbaker

译者：任培德、彭畔新，校对：王天宝

Part 14

第十四部分▶ 胃癌姑息外科处理措施

第二十五章　胃癌姑息治疗

一、引言

在过去的几十年，胃癌的发病率和死亡率均有所下降，但作为发病率排第5位的恶性肿瘤，胃癌仍是第3大癌症死因[1]。2012年有100万新发病例和72.3万死亡病例，其中中国患者约占50%[1]。由于其发病隐匿、缺乏特异性的症状和体征，超过80%的胃癌患者接受诊断时已是晚期，5年生存率低。甚至接受根治性切除术的患者，远处转移或局部复发的风险仍然很高[1]，发展到一定阶段后绝大多数胃癌患者术后仍需接受姑息治疗。对于不能予以切除或晚期胃癌的患者，应及早进行姑息治疗。姑息治疗晚期胃癌的原则是缓解疼痛、改善生活质量并延长生存期，可采取局部疗法或全身疗法。对于已转移的患者，全身治疗首选细胞毒性药物化疗，但是，这种治疗通常无法缓解局部晚期肿瘤或远处转移患者的部分局部症状（例如恶心、疼痛、胃出口梗阻和出血）。对于此类患者，应使用包括内镜、手术和放疗等在内的多学科治疗。在本章中，我们将讲述局部晚期无法切除的胃癌或转移性胃癌患者的姑息治疗方法。

二、局部姑息治疗

局部姑息治疗是控制局部症状，如梗阻、疼痛、恶心和出血等的有效手段，包括姑息手术、旁路手术、内镜技术和姑息性放疗等。选择治疗方法的主要原则是改善患者的总体预后，即应努力降低并发症发生率及晚期胃癌患者的死亡率，并避免长期住院。

三、姑息性胃切除术

姑息性胃切除术对于接受过全身系统治疗的晚期胃癌患者是可行的。姑息性胃切除术的获益包括缓解症状，如梗阻、出血、疼痛和恶心等。回顾性研究表明，手术可能与生存获益相关[2-5]。与此同时，一些文献也质疑姑息性胃切除术的获益大小（图25-1）[6-7]。在一项回顾性研究中，Schmidt B.等[6]发现无论是否进行了姑息性胃切除术，患者的生存期之间无明显差异，尽管他们也提到可能会有样本选择偏倚。与仅接受旁路手术或没有接受手术干预的患者相比，接受手术切除的患者肿瘤负荷或许更低，体力状况及预后均更好。

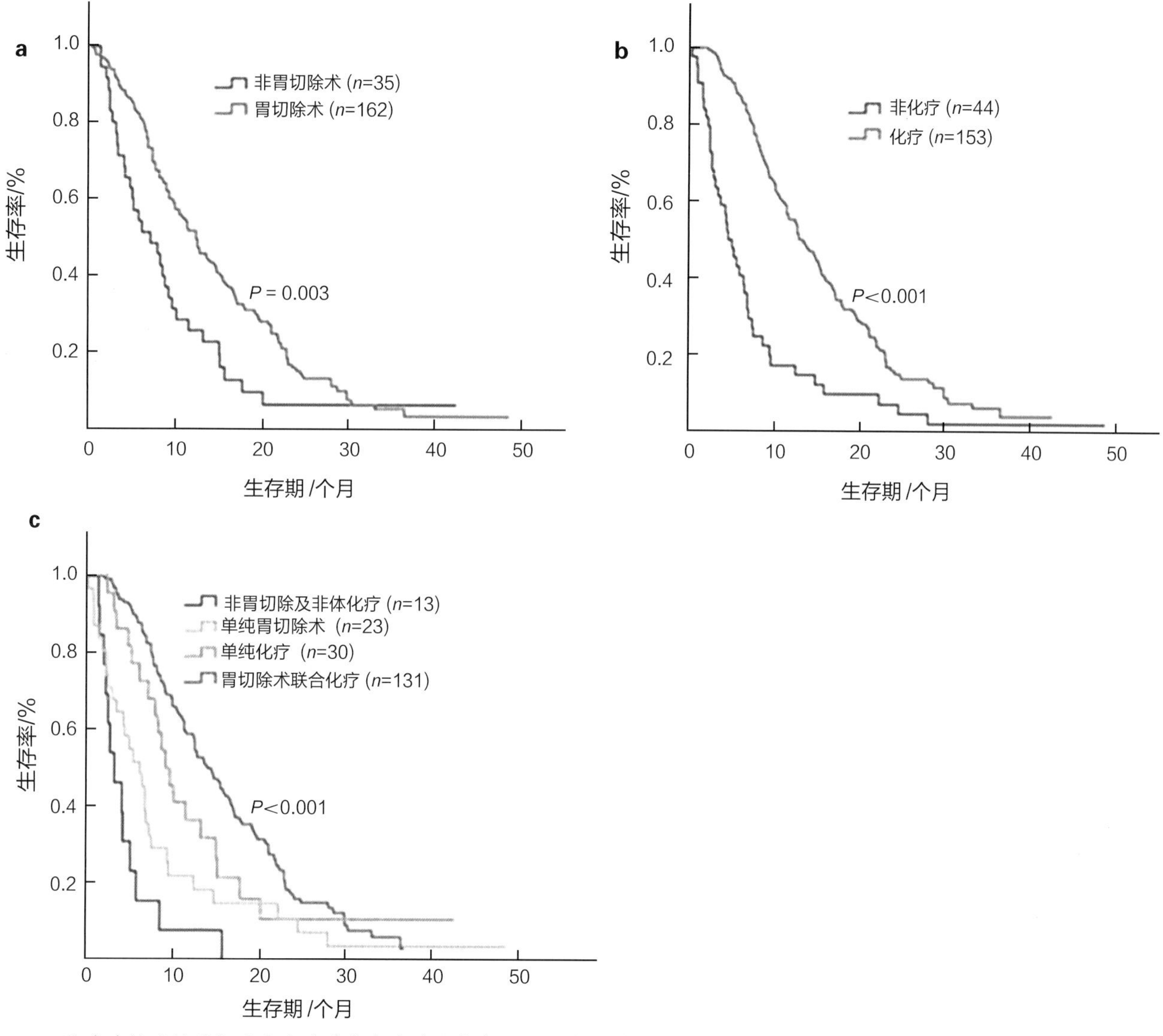

a. 接受非根治性胃切除术和非手术患者总体生存之间的差异（MST 12.4个月 vs.7.1个月，$P=0.003$）。b. 接受和不接受术后化疗患者总体生存之间的差异（MST 13.2个月 vs.4.3个月，$P<0.001$）。c. 非治愈性胃切除联合术后化疗与其他治疗组的临床比较（$P<0.001$）。MST：中位生存期时间[5]。

图25-1　接受不同治疗方法患者的生存曲线

由Fujitani K和Yang H K共同发起的Ⅲ期临床随机对照研究（REGATTA），从总体上研究了具有单个不可治愈因素的晚期胃癌患者，比较了胃切除术后联合化疗与单纯化疗的优劣[8]。单个不可治愈因素被定义为肝转移（H1）、腹膜转移（P1）但无大量腹水、肠梗阻或主动脉旁腹腔动脉干以上或肠系膜下动脉下方的淋巴结转移（16a1/b2组淋巴结，最大直径≥1cm），或两者兼而有之[8]。

患者被随机分为两组：在外科手术组中，患者接受了胃切除术联合D1淋巴结清扫术，然后接受姑息化疗，没有接受D2淋巴结清扫或多脏器切除术；在化疗组中，患者仅接受姑息化疗。两组总体生存分析表明：接受姑息性胃切除术患者没有明显的生存获益，2年生存率（25.7% vs. 31.4%，HR:1.08，95%CI：0.74～1.58，$P=0.66$）和中位数总体生存期（mOS）（14.3个月 vs. 16.6个月，HR:1.09，95%CI：0.78～1.52，$P=0.70$）均无差别，但手术组似乎更差[8]。除此之外，几种化疗相关不良事件（白细胞减少、厌食、恶心和低钠血症）在手术患者组中明显增加。因此，这些患者不宜采用胃切除术进行治疗[8]。

四、胃空肠吻合术

胃空肠吻合术（即旁路手术）适用于无法切除的晚期胃癌伴胃出口梗阻的患者，姑息性胃空肠吻合术可以改善这些患者的进食情况[9]。微创腹腔镜胃空肠吻合术是姑息治疗恶性胃出口梗阻的可行方法。一项小型回顾性研究比较了继发于晚期胃癌的胃出口梗阻患者腹腔镜手术（$n=10$）与开放性胃空肠吻合术（$n=10$）的疗效，发现两组之间无显著差异，平均手术时间（116min vs. 116min，$P=0.99$）也无显著差异。但是腹腔镜组失血量更少（23mL vs. 142mL，$P=0.19$），且住院时间更短（8天 vs. 14天；$P=0.14$）[10]。根据目前可用的证据，胃空肠吻合可能是连最微创方法［姑息放疗和内镜技术（例如消融、支架植入或J形管置入）］都无法接受的患者的另一种治疗选择。

五、内镜支架置入

胃出口恶性梗阻是常见的晚期胃癌患者的并发症，症状主要包括疼痛、恶心、呕吐、腹胀及因进食减少导致的脱水和营养不良，从而严重影响患者的生活质量。与传统胃十二指肠吻合术相比，自膨胀金属支架（self-expandable metalstent，SEMS）已成为一种常规临床技术，可用于有以下疾病的患者，如不可手术的恶性胃出口梗阻、晚期胃癌或患有其他伴随疾病；特别是可用于老年患者的姑息治疗[11]。SEMS的适应证包括：①无法进食；②营养状况差；③不可手术；④有手术风险或拒绝手术。在作者所在中心，用胃出口梗阻评分系统（gastric outlet obstruction scoring system，GOOSS）评估经口摄入量。2016年，韩国医疗中心为13例晚期胃癌患者和1例十二指肠癌症伴有幽门梗阻患者放置了未覆膜自膨胀金属支架（Niti-STM Taewoong）（图25-2、图25-3、表25-1），GOOSS得分结果显示，放置支架后经口进食情况明显改善（图25-4、表25-2）。支架维持开放的中位时间为186天，在此期间3例患者出现并发症，1例十二指肠癌患者于支架置入术后3天出血（表25-3、表25-4）。值得注意的是，所有患者放置支架后都出现疼痛和不适，因此需要口服止痛药。虽然研究表明，SEMS作为一种非手术治疗手段，在一定时间内

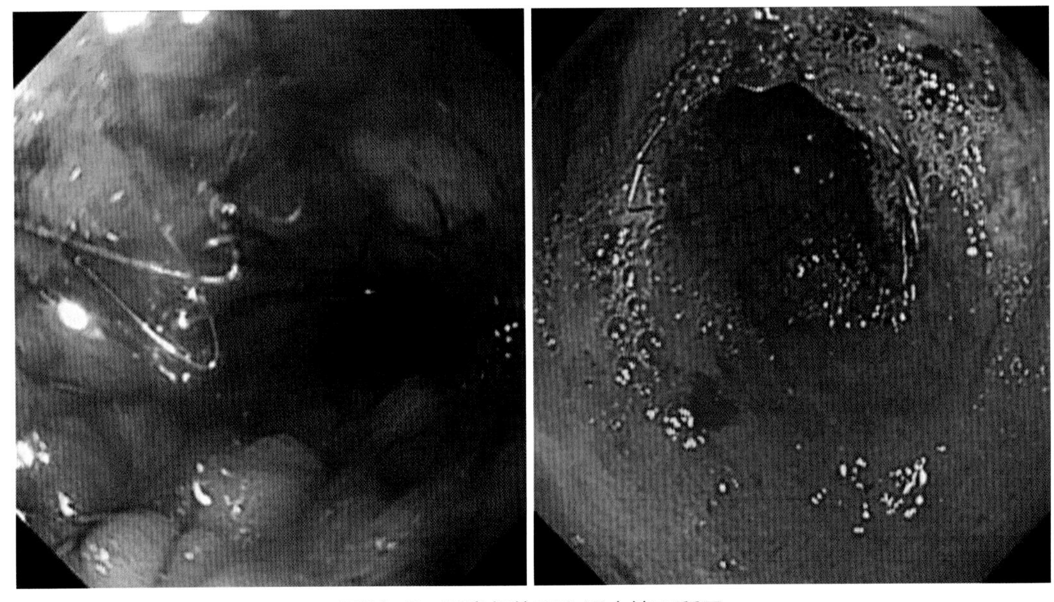

图25-2　胃窦部位SEMS内镜下所示

对于恶性胃出口梗阻是安全有效的，但仍有一定的局限性。对于由于其他原因引起的恶性梗阻，若不能接受经内镜放置SEMS，也可以考虑放置胃空肠营养管。

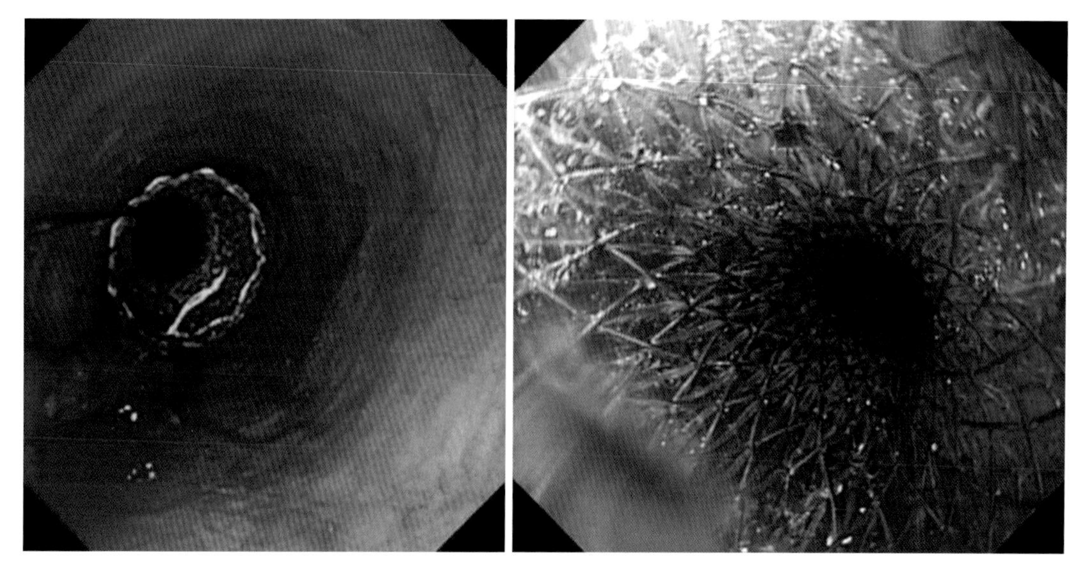

图25-3 食管胃结合部位SEMS内镜下所示

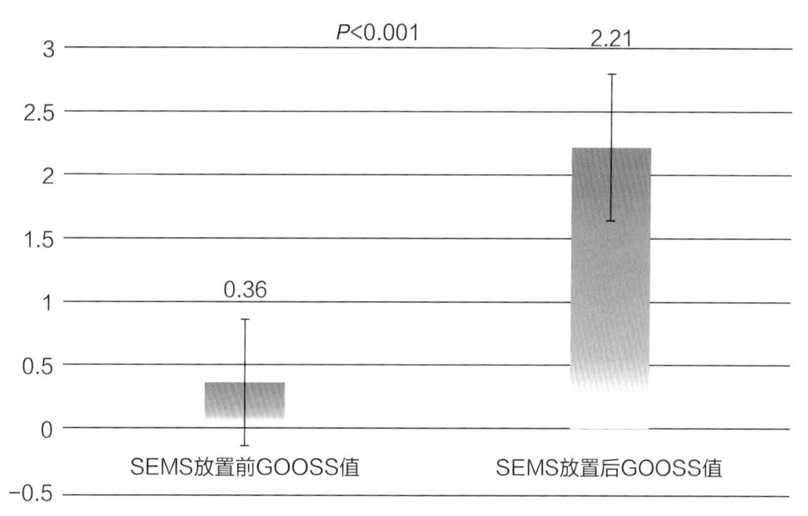

图25-4 SEMS放置前后GOOSS平均值

表25-1 患者特征

特征		例数	占比（%）
患者		14	
性别（男/女）		10	（100/0）
年龄（均数 ± 标准差，岁）		68.79 ± 10.47	
食管胃交界处癌		6	42.86
病因	吻合口复发	1	7.14
	伴幽门梗阻的胃窦癌	2	14.28
	残胃癌	1	7.14
	胃窦癌	2	14.28
	伴幽门梗阻的十二指肠癌	1	7.14
	伴腹部转移的胃癌	1	7.14

表25-2　患者评分

GOOSS评分	SEMS置入前数量	占比（%）	SEMS置入后数量	占比（%）
3	0	0	4	28.6
2	0	0	9	64.3
1	5	35.7	1	7.1
0	9	64.3	0	0

表25-3　结果

技术成功数目：例数/总数 占比	14/14（100%）
临床成功数目：例数/总数 占比	13/14（92.86%）
平均用时（min）	68.79 ± 10.47
置管前后GOOSS评分变化	0.36→2.21（P<0.001）
中位支架通畅时间（d）	186

表25-4　支架故障和并发症

支架故障	数目/总数	占比（%）
梗阻	0/14	0
移位	0/14	0
其他并发症		
支架断裂	0/14	0
支架膨胀不完全	0/14	0
出血	1/14	7.14
支架梗阻	2/14	14.28
胆管炎	0/14	0
胰腺炎	0/14	0
穿孔	0/14	0
死亡 死亡原因：出血	1/14 1/14	7.14 7.14

六、姑息放疗

作为一种非侵入性治疗，姑息放疗可以减轻肿瘤患者负担，并有助于控制局部晚期胃癌患者或有远处转移患者的常见临床症状（例如疼痛、吞咽困难和恶性阻塞），从而改善患者生活质量[12-14]。Tey J.等[12]回顾性分析了115例胃癌患者接受三维（3D）适形放射治疗的疗效。剂量方案范围8Gy单次至40Gy16次，115例患者中位年龄为77岁，其中78例（67.8%）患者同时伴有转移，放疗指征包括胃出血（89.6%）、阻塞（14.3%）和疼痛（9.2%）。结果显示胃出血、阻塞和疼痛的缓解率分别为80.6%、52.9%和45.5%。对放疗有反应的患者与未应答患者相比中位生存期显著延长（113.5天 vs. 47天，

$P<0.001$）。无论给予的生物效应剂量的高低（>39Gy vs. ≤39Gy），应答率均没有显著差异[14]。没有对照研究直接比较姑息放疗和内镜技术在缓解症状方面的疗效差异。但是，内镜技术或姑息性胃切除术相比，姑息放疗有相对较高的功效。研究表明，首选40Gy的分割剂量能有效控制出血，以及减轻梗阻症状[15]。

七、内镜激光疗法

对于75%～93%的食管癌或贲门癌患者，内镜激光疗法可有效缓解由于阻塞导致的吞咽困难[16]。尽管激光光凝术具有一定的疗效，并且适合于大肿瘤和弥漫性出血，但是需要昂贵的设备，因此尚未被广泛应用[17]。作为激光光凝术的替代技术，氩离子血浆凝固术的应用日益增多。

八、总结

（1）建议已经发展到一定程度的胃癌患者接受姑息治疗。

（2）建议对伴有局部症状（如恶心、梗阻、局部进展导致的疼痛和出血或局部复发的原发性肿瘤）且对全身治疗（如化疗）无反应的患者，可在多学科管理中应用内镜技术和姑息放疗。

（3）根据REGATTA研究，由Fujitani K和Yang H K推荐，对于一些接受过系统疗法的晚期胃癌患者，建议行姑息性胃切除术。（译者注：本文中前述不建议行姑息性胃切除术，然而此结论应该有误。）

（4）在出现梗阻症状的晚期胃癌患者中，建议放置内镜支架，而不应使用姑息性手术。

（5）与内镜技术相比，姑息放疗在控制出血和减轻梗阻症状方面均具有相对较高的功效。研究表明，生物效应剂量为40Gy的分割剂量能有效控制出血及减轻梗阻症状。

（6）内镜激光疗法可能是减轻由于梗阻导致的吞咽困难的另一种治疗选择。

● 参考文献

[1] ZONG L，ABE M，SETO Y，et al. The challenge of screening for early gastric cancer in China [J]. Lancet，2016，388（10060）：2606.

[2] ZHANG J Z，LU H S，HUANG C M，et al. Outcome of palliative total gastrectomy for stage Ⅳ proximal gastric cancer [J]. Am J Surg，2011，202（1）：91-96.

[3] CHANG Y R，HAN D S，KONG S H，et al. The value of palliative gastrectomy in gastric cancer with distant metastasis [J]. Ann Surg Oncol，2012，19（4）：1231-1239.

[4] COGLIANDOLO A，SCARMOZZINO G，PIDOTO R R，et al. Laparoscopic palliative gastrojejunostomy for advanced recurrent gastric cancer after Billroth Ⅰ resection [J]. J Laparoendosc Adv Surg Tech A，2004，14（1）：43-46.

[5] JEONG O，PARK Y K，CHOI W Y，et al. Prognostic significance of non-curative gastrectomy for incurable gastric carcinoma [J]. Ann Surg Oncol，2014，21（8）：2587-2593.

[6] SCHMIDT B，LOOK-HONG N，MADUEKWE U N，et al. Noncurative gastrectomy for gastric adenocarcinoma should only be performed in highly selected patients [J]. Ann Surg Oncol，2013，20（11）：3512-3518.

[7] KAHLKE V，BESTMANN B，SCHMID A，et al. Palliation of metastatic gastric cancer：impact of preoperative symptoms and the type of operation on survival and quality of life [J]. World J Surg，2004，28（4）：369-375.

[8] FUJITANI K，YANG H K，MIZUSAWA J，et al. Gastrectomy plus chemotherapy versus chemotherapy alone for advanced gastric cancer with a single non-curable factor（REGATTA）：a phase 3，randomised controlled trial [J]. Lancet

Oncol，2016，17（3）：309–318.

［9］TAKENO A，TAKIGUCHI S，FUJITA J，et al. Clinical outcome and indications for palliative gastrojejunostomy in unresectable advanced gastric cancer：multiinstitutional retrospective analysis［J］. Ann Surg Oncol，2013，20（11）：3527–3533.

［10］GUZMAN E A，DAGIS A，BENING L，et al. Laparoscopic gastrojejunostomy in patients with obstruction of the gastric outlet secondary to advanced malignancies［J］. Am Surg，2009，75（2）：129–132.

［11］GAIDOS J K，DRAGANOV P V. Treatment of malignant gastric outlet obstruction with endoscopically placed self-expandable metal stents［J］. World J Gastroenterol，2009，15（35）：4365–4371.

［12］TEY J，BACK M F，SHAKESPEARE T P，et al. The role of palliative radiation therapy in symptomatic locally advanced gastric cancer［J］. Int J Radiat Oncol Biol Phys，2007，67（2）：385–388.

［13］ASAKURA H，HASHIMOTO T，HARADA H，et al. Palliative radiotherapy for bleeding from advanced gastric cancer：is a schedule of 30 Gy in 10 fractions adequate?［J］. J Cancer Res Clin Oncol，2011，137（1）：125–130.

［14］TEY J，CHOO B A，LEONG C N，et al. Clinical outcome of palliative radiotherapy for locally advanced symptomatic gastric cancer in the modern era［J］. Medicine，2014，93（22）：e118.

［15］HASHIMOTO K，MAYAHARA H，TAKASHIMA A，et al. Palliative radiation therapy for hemorrhage of unresectable gastric cancer：a single institute experience［J］. J Cancer Res Clin Oncol，2009，135（8）：1117–1123.

［16］WU K L，TSAO W L，SHYU R Y. Low-power laser therapy for gastrointestinal neoplasia［J］. J Gastroenterol，2000，35（7）：518–523.

［17］BARR H，KRASNER N. Interstitial laser photocoagulation for treating bleeding gastric cancer［J］. BMJ，1989，299（6700）：659–660.

K. Ji，P.Yuan，Z.D.Bu，J.F.Ji

译者：王颖，校对：王天宝

Part 15

第十五部分 ▶ 胃癌术后管理与随访

第二十六章　胃癌术后早期并发症的防治

一、胃癌术后早期并发症发生率

不同时期、不同国家和机构的胃切除术后早期并发症发生率并不相同。荷兰的医学研究理事会（Medical Research Council，MRC）研究显示，远端胃切除术加D2淋巴结清扫术后的早期并发症发生率为43%～46%，死亡率为10%～13%[1-2]。不过，以往也有文献指出，远端胃切除术加D2淋巴结清扫术后的早期并发症发生率和死亡率分别为18.0%～46.0%和0.8%～13.0%[1-6]，但既往的数据均来自未进行严格手术质量控制的回顾性研究或随机对照试验。腹腔镜手术是当今的主流之一，因此，应开展关于开放和腹腔镜胃切除术的高质量的随机对照试验和大型多中心回顾性研究，并对并发症进行评估，进而得到有益且可靠的数据（表26-1）。Kitano等[8]报道的一项多中心回顾性研究中，腹腔镜远端胃切除术后早期并发症发生率为12.9%。韩国的一项多中心随机对照研究（KLASS-01）表明，开放和腹腔镜远端胃切除术后早期并发症发生率分别为18.9%和13.7%。

表26-1　近期随机对照试验和多中心回顾性研究手术并发症发生率和死亡率

研究	手术方式	适应证	例数	开放手术		腹腔镜手术	
				并发症发生率	死亡率	并发症发生率	死亡率
2005 Huscher，et al.[7]	DG	EGC，AGC	59	27.6%	6.7%	23.3%	3.3%
2007 Kitano，et al.[8]	ALL	EGC	1185	—	—	12.9%	0
2014 Kim，et al.[9]	ALL	ECG，AGC	2976	15.1%	0.3%	12.5%	0.5%
2016 Hu，et al.[10]	DG	AGC	1056	12.9%	0	15.2%	0.4%
2016 KLASS-01 M&M[11]	DG	EGC	1416	18.9%	0.3%	13.7%	0.6%

DG：远端胃切除，EGC：早期胃癌，AGC：进展期胃癌，ALL：全胃切除。

二、胃切除术后早期并发症的危险因素

阐明并发症的危险因素是预防并发症的第一步，多种情况是术后并发症的危险因素，后者可分为患者相关危险因素和手术相关危险因素。

在患者方面，合并基础病的数量是术后并发症最重要的危险因素。在KLASS回顾性研究中，多变量分析显示合并基础病是局部并发症和全身并发症的危险因素[12]。除了合并基础病，患者年龄、性别和营养状况也是术后早期并发症的危险因素[13-19]。

与手术相关的危险因素包括：淋巴结清扫范围、胃切除范围、消化道重建方式、手术时间、失血量、脏器联合切除以及外科医生的经验。然而，不同的文献报道的危险因素也有所不同[14，17-18]。

三、术后早期并发症

（一）出血（腹腔内、消化道）

术后出血并不常见，发生率为0.6%～3.3%，主要发生在术后24h内[8，11，20-24]。术后出血可分为腹腔内出血和消化道出血。

1. 腹腔内出血

如果进行腹腔镜手术，则胃切除术后早期腹腔内出血源于血管结扎不充分，淋巴结清扫区域、网膜切除部位、切割闭合线、脾门、空肠系膜和穿刺器插入部位的止血不彻底或结扎线脱落。在术后1～2周内，可能因为吻合口瘘侵蚀血管、腹腔内脓肿或能量平台损伤血管引起假性动脉瘤破裂，从而出现迟发性大出血。

如果患者仍有腹腔引流管，则可通过引流液性状较容易地诊断腹腔内出血。如果没有放置引流管，则应密切监测患者生命体征或术后血红蛋白变化。如计算机断层扫描（computed tomography，CT）发现腹腔内出血、局部血肿或造影剂外溢，将有助于评估出血量和出血部位（图26-1）。韩国的KLASS-01研究发现，最易受损的部位是胰头周围区域，即6组淋巴结清扫的区域[11]。

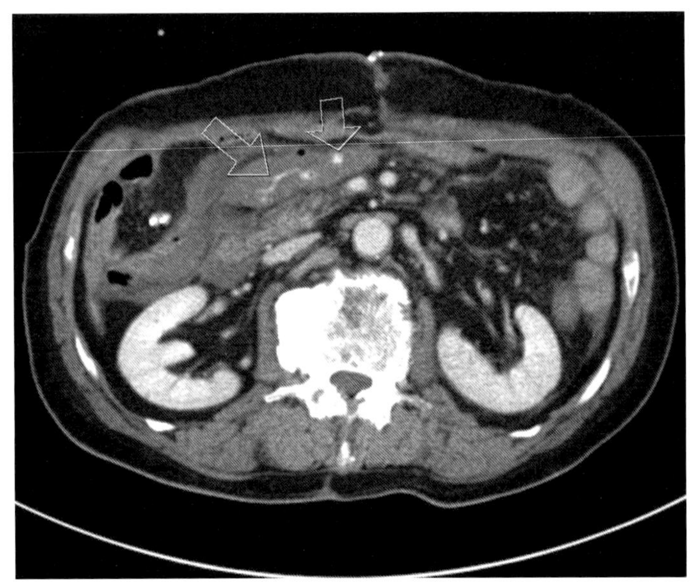
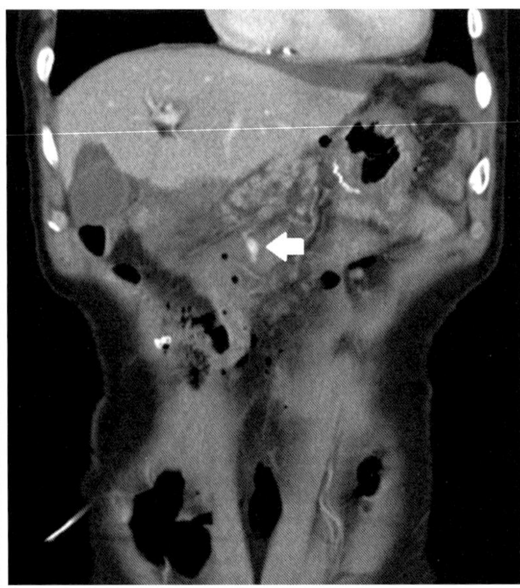

图26-1 计算机断层扫描显示胰腺周围有局部血肿和造影剂外渗

对腹腔内出血进行干预或再次手术的最佳时机尚存争议，这取决于外科医生的偏好。如果患者的生命体征不稳定，应立即进行再次手术。如果出血持续存在或CT已经明确发现造影剂渗出，那么即便患者的生命体征在正常范围内，也强烈建议再次手术。

介入治疗是控制出血和避免再次手术的独特方式。但是，介入治疗的决策至关重要，因为并非适用于所有腹腔内出血病例。CT证实的脾动脉或其他可见血管附近的假性动脉瘤出血是介入栓塞止血的最佳适应证。静脉出血或者网膜小血管、穿刺孔、淋巴结清扫的创面、吻合钉和吻合线等小分支的出血不适于使用介入治疗。

关于再次手术的方式，可首先考虑腹腔镜手术。只要出血不是太严重以致掩盖腹腔镜镜头，都可以通过腹腔镜的放大视图快速找到出血点。因为大多数再次手术是在胃切除术后48h内进行的，所以粘连并不严重。

2. 消化道出血

吻合口出血主要发生在术后早期，常在术后1天内。迟发的消化道出血可能是由胃空肠吻合口边缘附近的溃疡引起的，可以通过明显的呕血或从引流管中引出血性液体进行诊断。吻合口越多，消化道出血的概率也越大。如与残胃进行吻合，由于胃血供比较丰富，吻合口也更容易发生腔内出血。因此，无论是手工吻合还是直线型切割闭合器吻合，手术中检查吻合口都至关重要。如果在术后1～2周内发生迟发性消化道出血，则可能是因为吻合口附近的溃疡出血、糜烂性胃炎或吻合口破裂。如果发生大量呕血，则可能是动脉瘤破裂后血液进入消化道内所致。

尽管轻微的出血通常是自限性的，但是当出现明显的持续性出血时，首先应尝试内镜检查。对于消化道出血，可在内镜下通过金属夹止血、热凝固法和注射肾上腺素等方法止血。其中，金属夹止血是最可靠的止血方法（图26-2）。

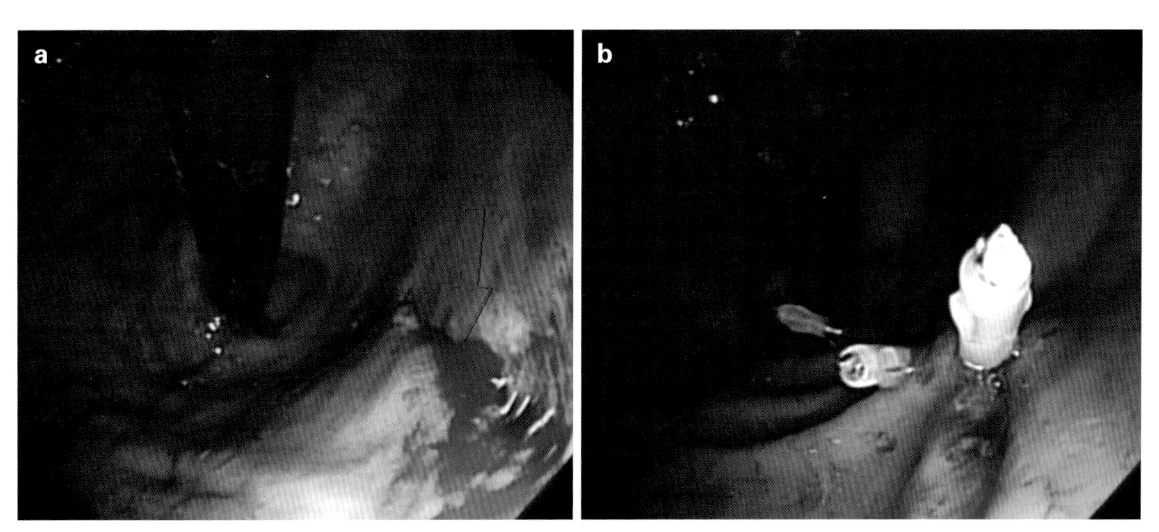

a. 内镜下检查发现胃小弯侧吻合口出血。b. 内镜下金属夹成功控制消化道出血。

图26-2　内镜下止血

（二）吻合口瘘

吻合口瘘意味着消化道内容物逸出至腹腔或从皮肤逸出至体外。得益于手术技术的改进和手术器械的发展，吻合口瘘的发生率正在下降，但其仍是可怕的并发症，并可能导致败血症甚至死亡。

远端胃切除术和全胃切除术后吻合口瘘的发生率分别为0.7%～2.6%和2.3%～10.4%[11, 25-31]。吻合口瘘可导致细菌和消化酶扩散，进而引起局部脓肿、全身性腹膜炎、败血症、肺部感染、纵隔炎，甚至死亡。吻合口瘘通常出现于术后10天内[32-35]。不同部位的吻合口瘘，其典型症状可能也有所不同。有些患者可能会突然出现弥漫性或局限性的腹膜刺激征，也有些患者会出现躁动或呼吸困难，也可能有发热

（体温超过38°C）、白细胞和C反应蛋白水平升高的情况。如仍保留腹腔引流管，则引流液可能变混浊或变为胆汁的颜色。但是，留置引流管也不能保证能及早发现吻合口瘘。

当怀疑有吻合口瘘时，应行腹部增强CT检查，若发现少量或大量的腹腔积液，伴或不伴腹腔游离气体（图26-3），则说明有吻合口瘘。当CT检查无法明确诊断时，使用泛影葡胺进行上消化道造影有助于食管空肠吻合口瘘、胃十二指肠吻合口瘘或胃空肠吻合口瘘的诊断。此外，可借助口服造影剂后CT显示的消化道外造影剂的积聚情况，来推断吻合口瘘的位置[36]。

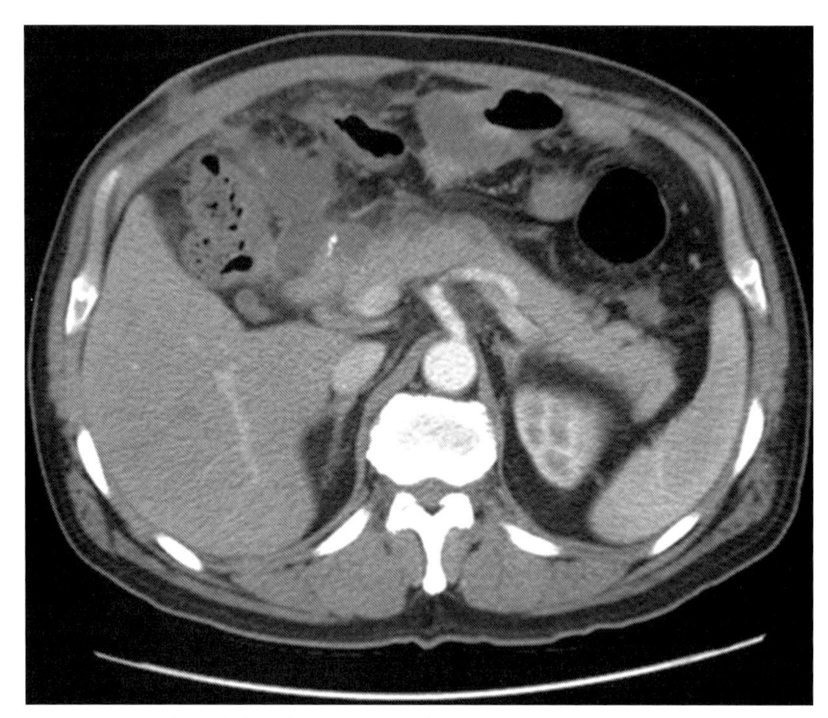

CT提示存在含气体、液体积聚，符合十二指肠残端瘘。

图26-3　远端胃切除Billroth Ⅱ式吻合术后7天

尽管不同部位吻合口瘘的处理方式有所不同，但胃肠吻合口瘘处理的主要原理相似。如果瘘口很小并且可以通过引流管很好地控制，则可以采用非手术治疗的策略。此时，很重要的一条就是要用无菌生理盐水经引流管进行冲洗，以清除脓腔中的污物，并促进肉芽组织快速生长。如果瘘口较大或控制不佳，则考虑经皮穿刺置入Foley导管行肠造口或再次手术。

如果在没有引流管的情况下发生吻合口瘘，则应在超声引导或CT引导下经皮穿刺置管引流。如果无法经皮穿刺置管对积液进行引流，则应通过外科手术进行冲洗并置入引流管。

处理吻合口瘘的其他办法有以下几种。

1. 十二指肠残端瘘

采用Seldinger技术将Foley导管置入瘘口以完成十二指肠造口是处理十二指肠残端瘘的有效方法。

发生十二指肠残端瘘后，经皮穿刺置管以便引流十二指肠残端附近积液。数天后脓腔逐渐缩小，经猪尾型导管行造影检查，找到十二指肠残端的肠腔。然后将导丝引入十二指肠残端肠腔内，并沿导丝置入Foley导管。充盈球囊后轻拉导管便可以掩盖渗漏部位，促进脓腔快速愈合（图26-4）。这样可以减少切口换药的频率、减轻皮肤刺激以及有关的疼痛。另外，在手术后的几天内，患者可以开始进食。如果没有发热或腹痛，患者就可以出院并开始门诊护理。1～2周后，局部形成瘘管后便可在门诊拔除导管[37]。

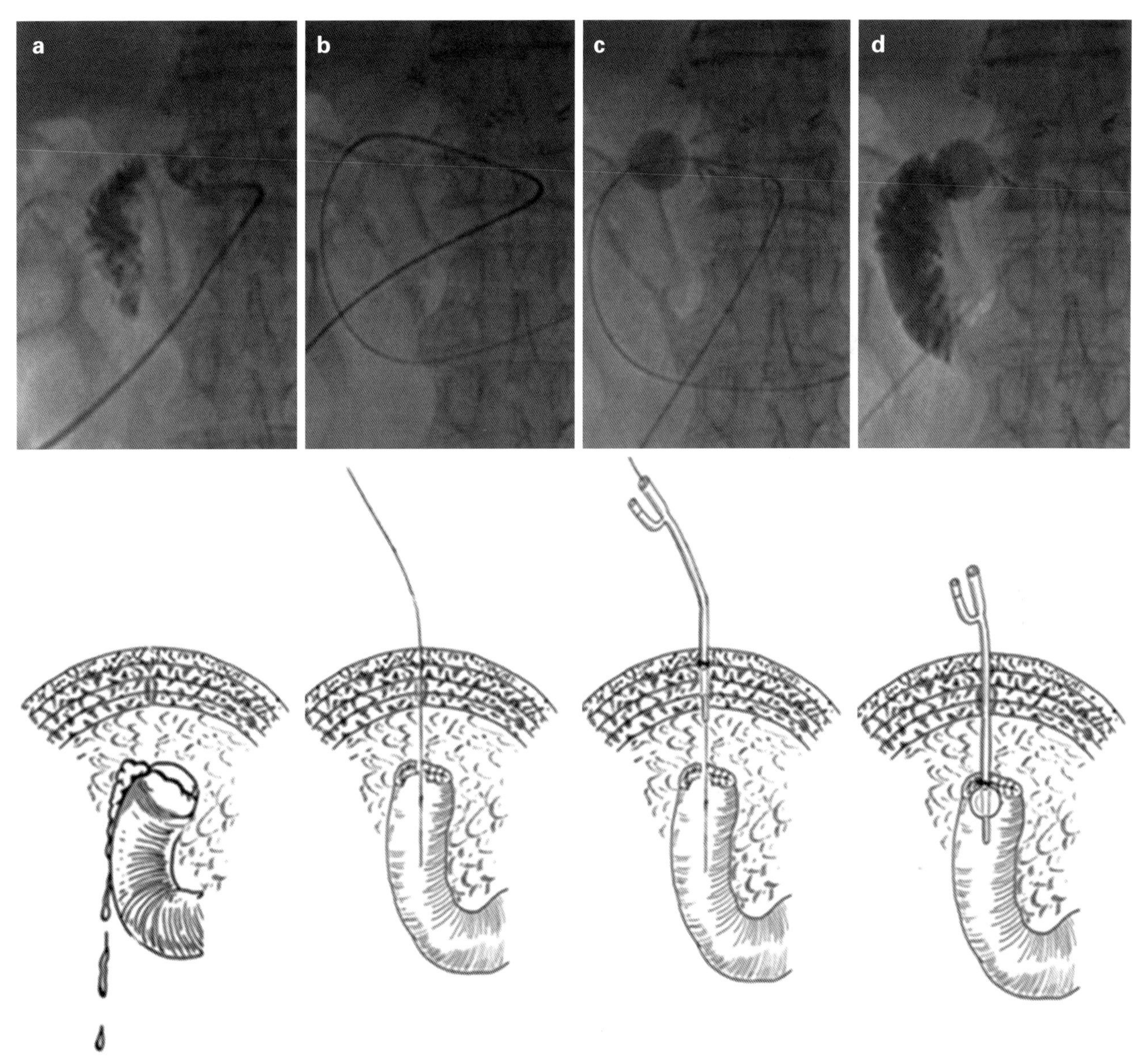

a. 确认吻合口瘘位置。b. 通过导管引入导丝。c. 在导丝引导下插入Foley导管并充盈球囊。d. 肠腔造影确定导管位置（引自J. Korean Surg Soc[37]）。

图26-4　Foley导管置入瘘口的图示

2. 食管空肠吻合口瘘

食管空肠吻合口瘘是全胃切除术后最棘手的早期并发症之一，经常引起肺部并发症或纵隔炎。由于吻合口区域被胸壁、膈肌或脾脏包围，导致这种类型的吻合口瘘很难进行介入治疗。内镜下支架置入是治疗食管空肠吻合口瘘的独特方法[25，38-39]。食管支架置入是为了减轻内容物经瘘口持续漏出而导致的脓毒血症，并及早恢复肠内营养（图26-5）。食管支架置入后，应密切监测有无支架移位、支架穿孔和支架相关出血等情况。当食管支架放置于合适位置时，还应将引流管放置在瘘口附近，以最大限度地发挥食管支架的作用。在不同的文献报道中，食管支架放置的时间为1～8周不等[39]。由于支架移除后方可准确地重新估计瘘口部位，所以移除支架的时机应根据每个患者的情况而定。然而，建议支架放置时间不要超过8周，因为时间过长，组织会长入支架的金属部分，则可能会阻碍支架的顺利移除。

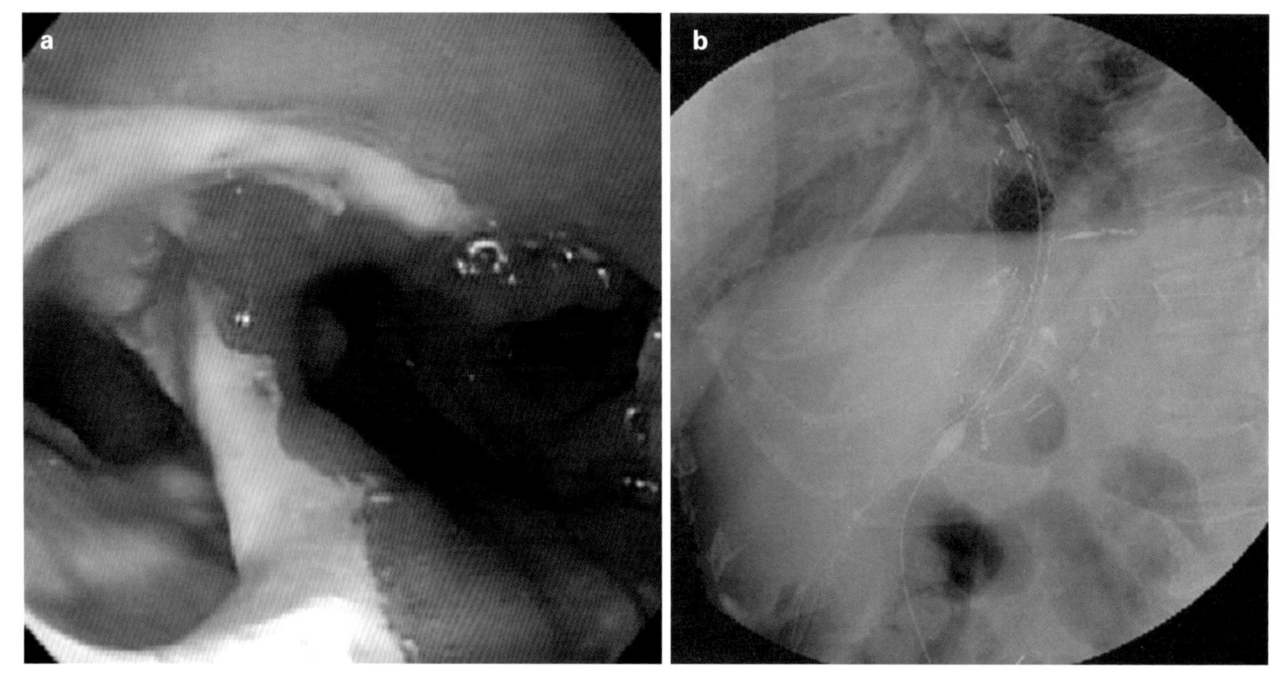

a. 内镜下食管空肠吻合口缺损。b. 内镜下于食管空肠吻合口处放置覆膜支架。

图26-5 食管空肠吻合口瘘的处理

（三）肠梗阻

在胃切除术后的早期并发症中，肠梗阻并不常见。然而，有几种类型的肠梗阻是胃癌手术所独有的并发症。例如，除BillrothⅠ式胃十二指肠吻合术外，全胃切除或远端胃切除加Roux-en-Y吻合术或BillrothⅡ式吻合术后都有可能出现内疝或输入袢梗阻。为了减少这些并发症的发生，应缝合关闭肠系膜裂孔。有效治疗肠梗阻的方法是手术治疗。有小样本病例组研究报道称，全腹腔镜下BillrothⅡ式吻合术后大网膜与切割闭合线粘连是造成输入袢综合征的原因[40]。在这种情况下，可以采用布朗吻合术。若出现内疝，应将肠管复位并修补肠系膜裂孔。

（四）胰腺脓肿和胰瘘

D2淋巴结清扫是目前公认的安全有效的手术方式。然而，扩大淋巴结清扫可导致胰瘘，并进一步导致脓肿、败血症和假性动脉瘤大出血。

胰瘘的定义并不统一，但国际胰瘘研究小组（International Study Group on Pancreatic Fistula，ISGPF）对胰瘘的定义大体保持不变[41]。该组织将胰瘘定义为：在术后≥3天，从术中留置的引流管引流出的液体中淀粉酶含量比正常血清中淀粉酶含量上限值高出3倍以上。然而，除引流液淀粉酶含量之外，临床症状或CT表现，如胰周渗液或胰瘘相关的胰腺周围脓肿也被认为是胰瘘[42-44]。由于ISGPF对胰瘘的定义可能包括许多无症状患者，因此ISGPF也建议将胰瘘分为A、B、C三级：A级为无临床意义的一过性胰瘘；B级为需要改变处理策略或调整临床路径的胰瘘，如禁食、全肠外营养、重新置管引流或使用生长抑素类似物；C级指临床处理策略发生重大变化或偏离正常临床路径的胰瘘。

胰瘘的治疗首先要保证有效的引流。留置负压吸引，于胰瘘处放置合适的引流管后，保持引流通畅并用生理盐水冲洗是最理想的治疗方式。当引流管不在胰周积液的位置时，应尝试调整引流管位置或经皮穿刺置入引流管。

如果胰瘘持续存在，可以采取禁食、完全肠外营养支持或注射生长抑素类似物等方法减少胰液的分泌。

（五）胃排空延迟

胃手术可诱发或加重胃排空延迟，并导致慢性胃瘫。据报道，胃切除术后胃排空延迟的发生率为5%～30%[45]。一般情况下，远端胃切除术后胃空肠吻合术、胃十二指肠吻合术、Roux-en-Y吻合术后发生胃排空延迟的概率会增大。然而，在不同的文献报道中，影响胃排空延迟的危险因素也不一样。

当患者出现餐后上腹不适、恶心、呕吐或左肩疼痛时，应怀疑是胃排空延迟。胃排空延迟是通过腹部X线检查发现胃胀和食物潴留或泛影葡胺造影时造影剂通过延迟进行诊断的。胃排空延迟最重要的鉴别诊断是机械性梗阻，应进行内镜检查以确认胃肠道的通畅性。

若无明确的梗阻性病变，因吻合口水肿或功能性问题而导致的胃排空延迟，则应首选胃肠减压或洗胃等非手术治疗。然后，可予以流质饮食。对于吻合口水肿，若保守治疗后症状改善不明显，可配合球囊扩张进行治疗。

（六）其他的并发症

1. 急性胰腺炎

在胃癌手术中，需要经常牵拉胰腺以便对胰上缘淋巴结进行适当的清扫。此外，一些有慢性饮酒史的患者胰腺较硬，胰腺周围有纤维化改变，这可能增加淋巴结清扫难度，或引起术后胰腺炎。因此，涉及胰腺的操作需要非常小心。

2. 急性胆囊炎

虽然胆石症不会在术后早期发生，但当禁食时间延长，极少数的患者可能因胆汁淤积引起急性胆囊炎。对于轻度没有发热的胆囊炎，抗生素治疗是最佳的处理方式。然而，如果疼痛严重或胆囊炎伴有发热，则首选经皮胆囊造瘘术。造瘘管可以在4～6周后拔除。

3. 乳糜性腹水

乳糜性腹水是指富含甘油三酯的乳糜状淋巴液从淋巴系统渗漏至腹腔，可见于多种腹部肿瘤手术后[46]。其治疗包括禁食、肠内营养、全肠外营养、使用生长抑素类似物、夹闭和（或）拔除引流管、利尿和中链脂肪酸饮食治疗。瘘管闭合所需时间为1～7周[47]。

四、总结

随着近年来诊断和治疗模式的改进，对并发症的处理方式也发生了改变。再次手术已不再是首选治疗策略，因为非手术治疗不仅提高了围手术期生存率，也减轻了患者的症状。例如，介入下置入十二指肠造瘘管这种新技术，可提高围手术期患者的康复能力。正确而先进的并发症处理方式，对胃癌患者及相应并发症的管理具有重要意义。

● 参考文献

［1］BONENKAMP J J，HERMANS J，SASAKO M，et al. Extended lymphnode dissection for gastric cancer［J］. N Engl J Med，1999，340（12）：908-914.

[2] CUSCHIERI A, FAYERS P, FIELDING J, et al. Postoperative morbidity and mortality after D1 and D2 resections for gastric cancer: preliminary results of the MRC randomised controlled surgical trial. The surgical cooperative group [J]. Lancet, 1996, 347 (9007): 995-999.

[3] BIFFI R, CHIAPPA A, LUCA F, et al. Extendedlymph node dissection without routine spleno-pancreatectomy for treatment of gastric cancer: low morbidity and mortality rates in a single center series of 250 patients [J]. J Surg Oncol, 2006, 93 (5): 394-400.

[4] SASAKO M, SANO T, YAMAMOTO S, et al. D2 lymphadenectomy alone or with para-aortic nodal dissection for gastric cancer [J]. N Engl J Med, 2008, 359 (5): 453-462.

[5] WANEBO H J, KENNEDY B J, WINCHESTER D P, et al. Role of splenectomy in gastric cancer surgery: adverse effect of elective splenectomy on long term survival [J]. J Am Coll Surg, 1997, 185 (2): 177-184.

[6] DEGIULI M, SASAKO M, CALGARO M, et al. Morbidity and mortality after D1 and D2 gastrectomy for cancer: interim analysis of the Italian Gastric Cancer Study Group (IGCSG) randomised surgical trial [J]. Eur J Surg Oncol, 2004, 30 (3): 303-308.

[7] HUSCHER C G, MINGOLI A, SGARZINI G, et al. Laparoscopic versus open subtotal gastrectomy for distal gastric cancer: fiveyear results of a randomized prospective trial [J]. Ann Surg, 2005, 241 (2): 232-237.

[8] KITANO S, SHIRAISHI N, UYAMA I, et al. A multicenter study on oncologic outcome of laparoscopic gastrectomy for early cancer in Japan [J]. Ann Surg, 2007, 245 (1): 68-72.

[9] KIM H H, HAN S U, KIM M C, et al. Long-term results of laparoscopic gastrectomy for gastric cancer: a large-scale case-control and case-matched Korean multicenter study [J]. J Clin Oncol, 2014, 32 (7): 627-633.

[10] HU Y, HUANG C, SUN Y, et al. Morbidity and mortality of laparoscopic versus open D2 distal gastrectomy for advanced gastric cancer: a randomized controlled trial [J]. J Clin Oncol, 2016, 34 (12): 1350-1357.

[11] KIM W, KIM H H, HAN S U, et al. Decreased morbidity of laparoscopic distal gastrectomy compared with open distal gastrectomy for stage I gastric cancer: short-term outcomes from a multicenter randomized controlled trial (KLASS-01) [J]. Ann Surg, 2016, 263 (1): 28-35.

[12] KIM W, SONG K Y, LEE H J, et al. The impact of comorbidity on surgical outcomes in laparoscopy-assisted distal gastrectomy: a retrospective analysis of multicenter results [J]. Ann Surg, 2008, 248 (5): 793-799.

[13] JUNG H S, PARK Y K, RYU S Y, et al. Laparoscopic total gastrectomy in elderly patients (≥70 years) with gastric carcinoma: a retrospective study [J]. J Gastric Cancer, 2015, 15 (3): 176-182.

[14] KIM M C, KIM W, KIM H H, et al. Risk factors associated with complication following laparoscopy-assisted gastrectomy for gastric cancer: a large-scale Korean multicenter study [J]. Ann Surg Oncol, 2008, 15 (10): 2692-2700.

[15] KIM M G, YOOK J H, KIM K C, et al. Influence of obesity on early surgical outcomes of laparoscopic-assisted gastrectomy in gastric cancer [J]. Surg Laparosc Endosc Percutan Tech, 2011, 21 (3): 151-154.

[16] LEE J Y, KIM H I, KIM Y N, et al. Clinical significance of the prognostic nutritional index for predicting short- and long-term surgical outcomes after gastrectomy: a retrospective analysis of 7781 gastric cancer patients [J]. Medicine (Baltimore), 2016, 95 (18): e3539.

[17] LEE K G, LEE H J, YANG J Y, et al. Risk factors associated with complication following gastrectomy for gastric cancer: retrospective analysis of prospectively collected data based on the Clavien-Dindo system [J]. J Gastrointest Surg, 2014, 18 (7): 1269-1277.

[18] SAH B K, ZHU Z G, CHEN M M, et al. Effect of surgical work volume on postoperative complication: superiority of specialized center in gastric cancer treatment [J]. Langenbeck's Arch Surg, 2009, 394 (1): 41-47.

[19] YAMANAKA H, NISHI M, KANEMAKI T, et al. Preoperative nutritional assessment to predict postoperative complication in gastric cancer patients [J]. JPEN J Parenter Enteral Nutr, 1989, 13 (3): 286-291.

[20] KODERA Y, SASAKO M, YAMAMOTO S, et al. Identification of risk factors for the development of complications following extended and superextended lymphadenectomies for gastric cancer [J]. Br J Surg, 2005, 92 (9): 1103-1109.

[21] PARK D J, LEE H J, KIM H H, et al. Predictors of operative morbidity and mortality in gastric cancer surgery [J]. Br J Surg, 2005, 92 (9): 1099-1102.

[22] PARK J Y，KIM Y W，EOM B W，et al. Unique patterns and proper management of postgastrectomy bleeding in patients with gastric cancer [J]. Surgery，2014，155（6）：1023-1029.

[23] RYU K W，KIM Y W，LEE J H，et al. Surgical complications and the risk factors of laparoscopy-assisted distal gastrectomy in early gastric cancer [J]. Ann Surg Oncol，2008，15（6）：1625-1631.

[24] SONG W，YUAN Y，PENG J，et al. The delayed massive hemorrhage after gastrectomy in patients with gastric cancer：characteristics，management opinions and risk factors [J]. Eur J Surg Oncol，2014，40（10）：1299-1306.

[25] JEONG G A，CHO G S，KIM H H，et al. Laparoscopy-assisted total gastrectomy for gastric cancer：a multicenter retrospective analysis [J]. Surgery，2009，146（3）：469-474.

[26] LEE M S，LEE J H，PARK D J，et al. Comparison of short- and long-term outcomes of laparoscopic-assisted total gastrectomy and open total gastrectomy in gastric cancer patients [J]. Surg Endosc，2013，27（7）：2598-2605.

[27] WADA N，KUROKAWA Y，TAKIGUCHI S，et al. Feasibility of laparoscopy- assisted total gastrectomy in patients with clinical stage Ⅰ gastric cancer [J]. Gastric Cancer，2014，17（1）：137，140.

[28] KIM D J，LEE J H，KIM W. Comparison of the major postoperative complications between laparoscopic distal and total gastrectomies for gastric cancer using Clavien-Dindo classification [J]. Surg Endosc，2015，29（11）：3196-3204.

[29] LEE J H，PARK D J，KIM H H，et al. Comparison of complications after laparoscopyassisted distal gastrectomy and open distal gastrectomy for gastric cancer using the Clavien-Dindo classification [J]. Surg Endosc，2012，26（5）：1287-1295.

[30] STRONG V E，DEVAUD N，ALLEN P J，et al. Laparoscopic versus open subtotal gastrectomy for adenocarcinoma：a case-control study [J]. Ann Surg Oncol，2009，16（6）：1507-1513.

[31] YASUNAGA H，HORIGUCHI H，KUWABARA K，et al. Outcomes after laparoscopic or open distal gastrectomy for early-stage gastric cancer：a propensity-matched analysis [J]. Ann Surg，2013，257（4）：640-646.

[32] ALI B I，PARK C H，SONG K Y. Outcomes of non-operative treatment for duodenal stump leakage after gastrectomy in patients with gastric cancer [J]. J Gastric Cancer，2016，16（1）：28-33.

[33] KIM Y J，SHIN S K，LEE H J，et al. Endoscopic management of anastomotic leakage after gastrectomy for gastric cancer：how efficacious is it? [J]. Scand J Gastroenterol，2013，48（1）：111-118.

[34] LEE J Y，RYU K W，CHO S J，et al. Endoscopic clipping of duodenal stump leakage after Billroth Ⅱ gastrectomy in gastric cancer patient [J]. J Surg Oncol，2009，100（1）：80-81.

[35] MIGITA K，TAKAYAMA T，MATSUMOTO S，et al. Risk factors for esophagojejunal anastomotic leakage after elective gastrectomy for gastric cancer [J]. J Gastrointest Surg，2012，16（9）：1659-1665.

[36] KIM Y E，LIM J S，HYUNG W J，et al. Clinical implication of positive oral contrast computed tomography for the evaluation of postoperative leakage after gastrectomy for gastric cancer [J]. J Comput Assist Tomogr，2010，34（4）：537-542.

[37] HUR H，LIM Y S，JEON H M，et al. Management of anastomotic leakage after gastrointestinal surgery using fluoroscopy-guided Foley catheter [J]. J Korean Surg Soc，2010，78（3）：165-170.

[38] CHOI H J，LEE B I，KIM J J，et al. The temporary placement of covered self-expandable metal stents to seal various gastrointestinal leaks after surgery [J]. Gut Liver，2013，7（1）：112-115.

[39] DASARI B V，NEELY D，KENNEDY A，et al. The role of esophageal stents in the management of esophageal anastomotic leaks and benign esophageal perforations [J]. Ann Surg，2014，259（5）：852-860.

[40] KIM D J，LEE J H，KIM W. Afferent loop obstruction following laparoscopic distal gastrectomy with Billroth-Ⅱ gastrojejunostomy [J]. J Korean Surg Soc，2013，84（5）：281-286.

[41] BASSI C，DERVENIS C，BUTTURINI G，et al. Postoperative pancreatic fistula：an international study group（ISGPF）definition [J]. Surgery，2005，138（1）：8-13.

[42] KOMATSU S，ICHIKAWA D，KASHIMOTO K，et al. Risk factors to predict severe postoperative pancreatic fistula following gastrectomy for gastric cancer [J]. World J Gastroenterol，2013，19（46）：8696-8702.

[43] KOBAYASHI D，IWATA N，TANAKA C，et al. Factors related to occurrence and aggravation of pancreatic fistula after radical gastrectomy for gastric cancer [J]. J Surg Oncol，2015，112（4）：381-386.

[44] YU H W，JUNG D H，SON S Y，et al. Risk factors of postoperative pancreatic fistula in curative gastric cancer

surgery［J］. J Gastric Cancer，2013，13（3）：179–184.

［45］PAIK H J，CHOI C I，KIM D H，et al. Risk factors for delayed gastric emptying caused by anastomosis edema after subtotal gastrectomy for gastric cancer［J］. Hepato–Gastroenterology，2014，61（134）：1794–1800.

［46］YAMADA T，JIN Y，HASUO K，et al. Chylorrhea following laparoscopy assisted distal gastrectomy with D1+ dissection for early gastric cancer：a case report［J］. Int J Surg Case Rep，2013，4（12）：1173–1175.

［47］ILHAN E，DEMIR U，ALEMDAR A，et al. Management of high–output chylous ascites after D2–lymphadenectomy in patients with gastric cancer：a multi–center study［J］. J Gastrointest Oncol，2016，7（3）：420–425.

Dong Jin Kim，Wook Kim

译者：余永刚、刘琪，校对：王天宝

第二十七章　胃癌术后晚期并发症的防治

一、引言

胃癌手术后，由于胃切除和胃周围迷走神经的离断可导致胃切除术后综合征（postgastrectomy syndrome，PGS），这是一种晚期术后并发症[1]。虽然大多数胃切除患者会出现PGS，但仅有5%～10%的病例病情比较严重。如表27-1所示，PGS的主要临床表现为因经口摄食量减少而导致肌肉质量下降和体重减轻，还包括精神压力增加，进而导致生活质量降低。在对胃切除患者的随访观察中，应充分评定PGS的状态并予以适当的治疗。本章探讨了PGS主要类型的潜在病理生理学机制及其管理策略。

表27-1　胃切除术后综合征

功能性障碍	器质性障碍
早期倾倒综合征	反流性胃炎
晚期倾倒综合征	反流性食管炎
胃排空延迟	肠梗阻
Roux袢滞留综合征	输入袢综合征
腹泻	吻合口狭窄
便秘	胆囊结石和胆囊炎
消化吸收紊乱	肠内疝
乳糖不耐受	
脂肪泻	
贫血	
代谢性骨病	
小残胃综合征	吻合口溃疡

二、功能性障碍

（一）早期倾倒综合征

早期倾倒综合征出现在高渗性食物迅速进入小肠时，肠道血管内容量发生变化，导致循环衰竭，并释放血管活性物质（缓激肽、5-羟色胺、组胺和儿茶酚胺）[2]。该综合征见于25%～40%的胃切除患者。该综合征的发生与手术方式相关：与远端胃切除术相比，全胃切除术后更常见；在远端胃切除Billroth Ⅰ式消化道重建中多见，而在Roux-en-Y重建和保幽门的胃切除术（pyloris-preserving gastrectomy，PPG）患者中罕见[3-4]。

早期倾倒综合征的症状多发生在进食后30min内，包括一般症状和腹部症状。一般症状包括嗜睡、全身不适、冷汗、面色苍白、头晕、气短、头痛、面色潮红、发热。腹部症状包括腹胀、肠鸣音亢进、腹痛、腹泻和恶心。

患者存在上述两种一般症状或一种一般症状和一种腹部症状即可确诊为早期倾倒综合征。对诊断较为困难的病例，可以口服50%葡萄糖液进行激发试验[5]。

饮食治疗是治疗早期倾倒综合征必不可少的。建议患者少食多餐，避免高碳水化合物饮食，并减少主餐中的水分摄入。在药物方面，抗5-羟色胺药、抗组胺药、抗胆碱能药、抗尿激酶药、局部麻醉剂和抗焦虑剂均可用于治疗一般症状。据报道，奥曲肽作为一种生长抑素类似物对早期倾倒综合征具有短期疗效[6]，然而，其长期疗效尚未被证明[7]。

（二）晚期倾倒综合征

晚期倾倒综合征与胃储存食物的能力下降有关，晚期倾倒综合征的发生是由碳水化合物迅速进入上段空肠而诱发。肠道快速吸收碳水化合物导致暂时性高血糖，刺激胰岛素分泌过多，进而产生反应性低血糖。晚期倾倒综合征一般在进食后2～3h出现症状，包括饥饿感、冷汗、嗜睡、心悸、虚弱、手震颤、呼吸急促、头痛和头晕。该综合征在全胃切除术后比在远端胃切除术后更常见，而在远端胃切除术[3]中，BillrothⅠ式重建比Roux-en-Y重建更常见。

基于症状的诊断相对容易。摄入一定量的糖若可以改善症状，就可使诊断更加明确。

治疗方式基本上同早期倾倒综合征，而且由于症状更有可能发生在进食速度快的人群中，因此建议这些人吃得更慢些。该类患者应该特别注意避免过量摄入碳水化合物。此外，当出现低血糖时，建议他们及时补充含糖食物。有效的治疗药物包括α-葡萄糖苷酶抑制剂[8]。

（三）胃排空延迟

胃切除术后常出现胃排空障碍（delayed gastric emptying，DGE）。Kubo等[9]对远端胃切除术后的患者进行随访，通过内镜观察胃的残留物，发现了在22%的病例中食物滞留，并报道称，与Roux-en-Y重建相比，这种情况在BillrothⅠ式重建中更常见，而PPG患者食物滞留的发生率更高。这种食物滞留与患者主诉体重减轻之间的关系尚不明确，一般情况下认为少量的食物滞留不是什么大问题。然而，如果PPG后出现DGE就需要小心了，症状通常是进食后食物反流和有腹胀感。一种有效的预防PPG后DGE的方法是保留2cm或更多的幽门袖带，并保留迷走神经的幽门分支、胃右动脉和幽门下动脉[10]。

此外，在某些情况下，尽管没有任何器质性异常，残胃的强直收缩能力降低也会导致胃残留物的增多（胃弛缓），并可以观察到胃排空障碍。一般认为这种情况多见于糖尿病、甲状腺功能减退和自主神经失调患者。

治疗方面，建议患者少食多餐，细嚼慢咽，确保食物与液体适当混合，保持良好的口腔卫生，坚持低膳食纤维饮食。为了保证必要的能量摄入，可以口服营养补充剂。药物治疗方面，可以给予改善胃肠蠕动的药物。最后如果保守治疗效果不佳，可以考虑外科治疗[11]。

（四）Roux袢滞留综合征

在胃切除术后进行Roux-en-Y重建的患者中，大约30%的患者有腹胀、腹痛、恶心、呕吐和食欲不振等症状，通常认为这些症状是由Roux肠袢异常运动（蠕动迟缓、逆蠕动和异常收缩）引起的[5]。症状通常在手术后早期出现，但也可在术后很长时间才观察到[12]。这种综合征多见于Roux肠袢较长的患者，当残留胃体积较大时，也会发生这种情况。一般采用改善胃肠运动的药物进行治疗，但如果这种治疗无效，则考虑手术治疗。当残胃体积过大时，可以进行胃减容术。当Roux肠袢太长时，则将其缩短。预防该综合征的有效方法是初次手术时保留的残胃不要过大、Roux肠袢不要过长（约30cm为宜）以及采用结肠后通路，后者需将横结肠系膜固定于残胃[13]。

（五）腹泻

腹泻是由食物迅速进入小肠、肠蠕动加速、肠道菌群变化、胰腺外分泌功能不全和进食后胰胆分泌不同步引起的，表现为稀软便、水样便和大便频率增加。进食过快、高脂肪饮食、冷饮、牛奶和酗酒会导致腹泻。因此，应该告诉患者应该吃什么和如何吃。同时也建议他们不要让腹部着凉。当这种饮食咨询无法改善症状时，需要服用调节肠道功能的药物，如消化酶制剂和胃肠运动抑制剂。最近有报道称，保留迷走神经的腹腔分支可以降低腹泻的发生率[14-15]。

（六）便秘

便秘是由胃结肠反射减弱、食物摄入量减少、脂肪和纤维摄入量少以及腹部肌肉质量下降继发腹部压力降低而引起的。据报道，大便异常是患者肠道菌群紊乱和肠道内环境变化的一种表现[16]。建议患者要摄入足够的水，进食足够的膳食纤维和脂肪，改善生活方式，如定期锻炼，也能有效地改善便秘。如果这些干预措施均不能改善便秘，则可以给予泻药和促胃肠动力药治疗。

（七）消化吸收紊乱

胃切除术后可发生各种消化、吸收和代谢变化。其中，消化和吸收障碍是由胃容受能力的下降、正常消化通道的改变、胃肠激素分泌的变化、胃切除和消化道重建所致的胃肠蠕动不协调引起的。最近有报道称，胃产生的胃生长激素释放肽对食欲和脂肪代谢有重要影响。

食欲不振，加上消化和吸收能力下降，会导致胃切除术后患者体重下降。术后3～6个月的体重下降率，全胃切除高于部分胃切除[17]。对偏瘦的老年患者进行全胃切除术时，应格外小心。在全胃切除患者中，由于胃生长激素释放肽水平的降低导致的食欲不振对体重减轻有很大的影响。术后体重下降可能有重要的社会方面影响，比如QOL降低和返回工作岗位时间延迟。也有报道称，术后体重明显减轻的患者，术后辅助化疗的完成率较低。因此，术后预防体重减轻是一个重要问题。此外，还要注意肌肉萎缩症，有报道称，超过25%的患者在全胃切除后较术前发生超过10%的骨骼肌质量丢失[18]。

据报道，胃生长激素释放肽能有效地改善全胃切除患者的食欲，增加食物摄入，进而减少体重丢失，其临床应用值得期待[19-20]。

（八）乳糖不耐受

肠道菌群的变化会导致小肠黏膜乳糖酶活性降低，胃储存食物的能力受损可导致乳糖快速进入小肠，也可引起乳糖酶的相对缺乏。乳糖酶水平不足致使乳糖不能分解为葡萄糖和半乳糖，导致渗透性腹泻和乳糖在肠内发酵，从而导致腹胀、恶心、肠鸣音亢进和腹痛。亚洲人群体内的乳糖酶活性低于西方[21]。此外，由于乳糖酶活性在上段空肠最高，乳糖不耐受在进行Roux-en-Y重建的患者中发生率较高，因为食物没有经过上段空肠。排除因喝冷饮导致的腹泻后，如喝温牛奶也出现上述症状，则患者可能为乳糖不耐受。

为了明确诊断，需要进行乳糖耐受性试验、快速乳糖试验和乳糖呼吸试验等。

限制牛奶和乳制品的摄入后，症状会得到改善。如果患者想继续喝牛奶，可以用无乳糖牛奶代替，也可以服用乳糖酶。与生奶相比，喝发酵牛奶发生乳糖不耐受的可能性更低。

（九）脂肪泻

脂肪泻的原因包括消化酶的分泌减少、小肠黏膜上皮的吸收受损、食物和消化液不同步混合。漂浮在水中并发出独特臭味的白色大便颗粒是未被消化和吸收的脂肪，这会引起体重下降和脂溶性维生素（维生素A、D、E和K）的缺乏。与部分胃切除患者相比，全胃切除患者中脂肪泻更常见。Friess等[22]报道称，全胃切除术后胰蛋白酶和糜蛋白酶的分泌减少了91%。在接受胰体尾切除的患者中，胰液分泌量减少，因此，这些患者很容易出现脂肪粪便。治疗方面，建议摄入过多脂肪的患者，限制脂肪摄入量，放慢进食速度。如果症状没得到明显改善，可以给予消化酶制剂[23]。如果怀疑脂溶性维生素缺乏，则应进行相应补充。

（十）贫血

胃切除术后，缺铁引起的小细胞低色素性贫血和维生素B_{12}缺乏引起的大细胞性贫血均可以发生。饮食中的铁摄入是由Fe^{3+}转化为Fe^{2+}并通过十二指肠和空肠上部吸收。胃切除术后，一方面存在胃酸缺乏的情况；另一方面，食物通过十二指肠及空肠上段的速度较快，甚至食物可能通过重建旁路排空而将其绕过。所有这些因素均会导致铁吸收不良。

Lee等[24]报道称，69%的胃癌患者术后出现缺铁，31%的患者出现缺铁性贫血。全胃切除术后贫血比远端胃切除术更常见。远端胃切除术时，Roux-en-Y重建患者术后贫血比Billroth Ⅰ式重建患者更常见。

胃切除术后贫血的症状表现与一般贫血类似，在严重缺铁的情况下，可发生舌炎、唇龟裂和指甲畸形。

血液检验显示小细胞性贫血、低血清铁、低血清铁蛋白、总铁结合能力提高、不饱和铁结合能力提高。

一线治疗是口服铁剂。如果可能，选择三价氧化铁配方。如果口服治疗困难，可推荐静脉治疗，但注意静脉补铁应谨慎使用且应避免过量。

维生素B_{12}与胃壁细胞分泌的内因子结合，在回肠末端吸收。全胃切除术后，胃壁细胞分泌的内因子缺乏导致维生素B_{12}吸收不良。维生素B_{12}缺乏发生在100%的全胃切除术病例和16%的远端胃切除术病例中[25]。储存在体内的维生素B_{12}需要3～5年才能完全消耗，当维生素B_{12}储备耗尽时，可发生巨幼红细胞贫血。当血液检测显示红细胞计数较低、平均红细胞体积和平均红细胞血红蛋白含量较高时，表明血清维生素B_{12}水平较低。如果维生素B_{12}严重缺乏，则会引起周围神经病变、舌痛和味觉迟钝。氟尿嘧啶等抗癌药物的使用也会导致巨幼红细胞贫血，但这与胃切除术后维生素B_{12}缺乏的潜在机制不同。

推荐采用肠外补充维生素B_{12}进行治疗，然而，有报道称，口服补充维生素B_{12}也可以达到类似的治疗效果。因此，也可选择口服维生素B_{12}制剂治疗。

（十一）代谢性骨病

由于钙摄入不足、钙吸收不良（由胃酸减少、食物通过上段空肠速度过快、乳糖不耐受导致）及维生素D吸收不良（脂肪吸收不良），胃切除术后可导致骨矿物质含量的丧失、骨吸收增加和骨密度降低。症状包括腰背痛、四肢疼痛和腿抽筋。情况严重时，还可发生腰椎压缩性骨折和股骨颈骨折，在全胃切除术后比远端胃切除术后更常见。在远端胃切除术中，BillrothⅡ式和Roux-en-Y比BillrothⅠ式重建更常见。双能光X线对诊断很有帮助。血液检测显示，代谢性骨病患者的血清钙、磷和25(OH)D水平较低，血清1,25$(OH)_2$D和甲状旁腺激素（PTH）水平较高。

食物治疗方面，建议患者食用富含钙、维生素D和维生素K的食物进行治疗。药物治疗方面，推荐使用双膦酸盐制剂作为治疗方法[26]。

三、器质性障碍

（一）反流性食管炎

反流性食管炎是由贲门预防反流机制障碍、胃潴留胃内压增高和胃切除术引起的胃残留物的排泄障碍引起的，进而使酸性胃残留物和碱性十二指肠液反流到食管中。在有胃酸的情况下形成未结合胆汁酸和胰蛋白酶，在无胃酸的情况下形成结合胆汁酸和胃蛋白酶。所有形式的胆汁酸和胃蛋白酶均对食管黏膜有损害。

反流性食管炎的症状包括烧心、胸骨后疼痛、吞咽困难、上腹部疼痛和灼热感。甚至一些患者抱怨睡觉的时候胃酸上升到喉咙部，连他们的枕头都可能会被黄色的消化液弄脏。夜间反流也可引起吸入性肺炎。

反流性食管炎的诊断是根据临床表现和上消化道内镜检查情况进行的。内镜检查可以发现食管黏膜发红、炎症、溃疡、出血和水肿，其严重程度参见洛杉矶分类法确定（表27-2）[27]。在许多情况下，内镜检查结果和主观症状不相关。为了准确诊断反流，可行24h pH监测。

表27-2 洛杉矶反流性食管炎的分类[27]

分级	标准
正常	食管黏膜无破损
A级	一个或以上黏膜破损，长径＜5mm
B级	一个或以上黏膜破损，长径＞5mm，但没有融合性病变
C级	黏膜破损且有融合，但食管周径＜75%
D级	黏膜破损且有融合，但食管周径≥75%

该并发症与手术方式相关，远端胃切除术后，当BillrothⅠ式和BillrothⅡ式重建后胃残留量较小时，反流常见，而Roux-en-Y重建则罕见[28-31]。据报道，在接受BillrothⅡ式重建的患者中，约25%发生短段Barrett食管[32]。结果表明，近端胃切除食管胃吻合术后反流性食管炎的发生率较高，应谨慎地进行BillrothⅠ式和BillrothⅡ式重建，避免残胃体积过小，还应保留适当的角度，并防止食管裂孔疝的发生。

同时罹患食管裂孔疝的患者，最好选择行Roux-en-Y重建。全胃切除术后，当食管空肠吻合口到空肠空肠吻合口的距离较短时，则会发生反流，因此该距离至少为40cm。此外，当远端空肠排空不畅时，也容易发生反流，应避免肠道扭转和弯曲。据报道，PPG与BillrothⅠ式相比反流性食管炎少见，然而，当胃残留量较小、胃排空障碍以及伴有食管裂孔疝时，也会发生反流。如存在这些因素，远端胃切除术应采用Roux-en-Y重建。在近端胃切除术中，食管胃吻合术有较高的反流率。如残胃体积较小，行食管胃吻合术时，应考虑一些额外的抗反流预防措施，如空肠间置法和双通道消化道重建。近年来，有报道称双肌瓣法重建可防止反流[33]。

饮食指导在治疗中至关重要，建议患者减少每餐的进食量，充分咀嚼，并避免饮用含兴奋剂的饮料、碳酸饮料和进食高脂食物。还应建议患者饭后不要很快躺下，在睡前2h不再进食，并采用Fowler体位睡觉。如果这一指导没有改善反流性食管炎症状，或在严重的情况下，应考虑药物治疗，如促胃动力药和胃黏膜保护剂。根据反流的消化液类型，选择蛋白酶抑制剂、质子泵抑制剂和H_2受体阻滞剂。当患者的症状没有得到任何改善，患者的日常生活受到很大的影响，或者反复发生吸入性肺炎时，应该考虑手术。若初次手术采用的是BillrothⅠ式或BillrothⅡ式重建，则应改用Roux-en-Y重建。

（二）吻合口溃疡

远端胃切除可采用Roux-en-Y和BillrothⅡ式消化道重建，当胃切除范围小及迷走神经离断不足时，残胃分泌的胃液可引起吻合口空肠侧溃疡、吻合口周围血供受损、缝合线或吻合钉的异物反应、类固醇或非甾体抗炎药物的刺激反应等，也可以引起吻合口溃疡[34]。

吻合口溃疡症状表现为上腹部不适、疼痛、烧心、恶心、呕吐、呕血和血便。吻合口溃疡可通过内镜检查确诊。药物治疗是首选的治疗方法，可选择使用质子泵抑制剂、H_2受体阻滞剂和胃黏膜保护剂。若出现药物难治性溃疡的情况，应考虑手术治疗，如迷走神经离断术和残胃扩大切除术。

（三）吻合口狭窄

全胃切除术和近端胃切除术中，当环形吻合装置用于食管空肠或食管胃吻合时，常发生吻合口狭窄[35]。圆形吻合装置用于远端胃切除术时，吻合口狭窄也可以发生，但相对比较罕见。此外，当手术后发生吻合口瘘时，吻合口狭窄往往发生在瘘口愈合过程中，一般在手术后1～3个月发生。许多食管下端吻合口狭窄的患者抱怨吞咽困难。在发病的初始阶段，患者可能会出现反复唾液样呕吐以及难以摄入固体食物。此外，如果狭窄严重，则经常会出现摄食后呕吐。吻合口狭窄主要依据内镜下观察吻合口狭窄程度进行诊断。膜性狭窄的情况通常通过内镜球囊扩张来缓解。一般来说，通过2～3次球囊扩张，这种情况多可治愈。在吻合口瘘后发生的吻合口狭窄往往是难治性的。如果每次内镜治疗间隔时间较短或在10次甚至更多的内镜治疗后没有观察到任何改善，则需要考虑手术治疗。

（四）胆囊结石和胆囊炎

胃切除术后胆囊结石和胆囊炎是由胆囊收缩受限引起的。进食后，由于胃快速排空及Oddi括约肌障碍，可以引起缩胆囊素分泌减少，而缩胆囊素分泌减少又可加重胆汁淤积，从而引起胆囊结石及胆囊炎。胃液分泌不足和食物不能通过十二指肠导致十二指肠细菌菌群的增加，胆道感染导致胆酸钙的沉积，从而促进结石的形成。另外，手术时迷走神经肝支的离断和肝十二指肠韧带周围的解剖与淋巴结清扫也可能引起胆囊收缩受限，导致胆囊结石和胆囊炎的发生。胃切除术后的胆囊结石通常是黑色结石或胆酸钙结石，文献报道的胃切除术后胆囊结石发生率为10%～47%，其在全胃切除术后比远端胃切除术后更常见[36]。远端胃切除术后胆囊结石常见于Roux-en-Y和BillrothⅡ式重建，而相对少见于BillrothⅠ式和PPG重建[28]。一般情况下，大多数病例是无症状的，往往是常规随访时行CT或超声检查偶然发现的。如果无症状，患者无须治疗，可进行随访观察，或口服一些利胆药来解决。在并发胆囊炎的情况下，可予以抗菌治疗，经皮胆囊穿刺引流或急诊手术。对于有症状的病例，可考虑行胆囊切除术。

预防性胆囊切除术的安全性已通过随机对照试验得到证实[37]，然而，该手术的疗效尚未明确。

（五）输入袢综合征

扭转、折叠、粘连、内疝、BillrothⅡ式和Roux-en-Y重建后肿瘤腹膜播散挤压等可导致输入袢梗阻，并诱发一系列症状，称为输入袢综合征。其结果是十二指肠液、胆汁和胰液汇积在输入袢，导致患者餐后腹痛和背痛，呕吐大量胆汁。在完全梗阻的情况下，十二指肠扩张和血运障碍会导致胃肠道穿孔、腹膜炎和休克，需要对患者进行紧急手术[38]。

根据特征性症状可以很容易诊断输入袢综合征，比如在CT检查中观察到输入袢扩张。轻度病例的治疗包括随访观察、饮食指导和药物治疗。在症状反复发作的情况下，则可尝试内镜下扩张狭窄部位。如果内镜治疗不可行，则可考虑二次手术切除吻合输入袢或加做布朗吻合，也可将BillrothⅡ式重建改为Roux-en-Y重建。

（六）肠梗阻

机械性肠梗阻常发生在术后晚期，分为单纯性肠梗阻和绞窄性肠梗阻。原因包括粘连、弯曲呈角、炎症、肿瘤、肠内疝（见下文）、肠套叠和扭转。临床表现为腹痛、呕吐、发热，以及上腹部胀，伴有压痛。在穿孔的情况下，可有腹膜刺激征和肌紧张。在X线片上，可以观察到肠道扩张，伴随着小肠积气及液气平面的形成。狭窄部位的识别、腹部情况的评估以及判断是否存在绞窄可行腹部增强CT检查。如果发现腹水且肠壁未强化，则高度怀疑绞窄性肠梗阻。

症状轻微的患者，可予以禁食和补液。但如果肠扩张严重或反复呕吐，则放置肠梗阻导管，以排出肠内容物并降低肠内压力。如果非手术治疗无缓解，或者反复出现肠梗阻，那么就考虑手术治疗。如果怀疑绞窄性肠梗阻，则需要进行手术。立即松解绞窄肠管，恢复小肠血运，然后切除坏死肠段并进行消化道连续性重建。

（七）肠内疝

近年来，随着腹腔镜手术的普及，其应用范围愈加广泛。肠内疝是指内脏在腹腔内穿过肠系膜、大网膜裂孔和腹腔内隐窝的情况。胃切除术后常见的肠内疝部位包括Roux-en-Y重建产生的小肠肠系膜和Petersen裂隙（图27-1）。其发病率从0.1%～2%不等，腹腔镜手术比开放手术更常见。肠内疝在全胃切除或远端胃切除术后的发生率无差异。肠内疝的危险因素包括腹腔镜手术和手术后体重减轻[39]。其临床症状包括腹痛、呕吐和腹部不适，不明原因的腹部不适在随访观察中可能会突然发展成为绞窄性肠内疝。一般情况下，在Petersen裂隙相关肠内疝中会引起小肠的广泛绞窄，应注意防止术后短肠综合征的发生。腹部增强CT是非常实用的肠内疝诊断方法，可以观察到典型的漩涡征：内疝肠袢堆积成团和肠系膜血管走形异常。

手术是唯一的治疗选择，包括开腹手术或腹腔镜手术，以复位相互套叠的肠管和关闭疝孔。当小肠因绞窄而发生坏死时，需要切除坏死肠段，如可能则行一期吻合小肠（译者注：否则行远、近侧小肠造口，待二期再行小肠吻合术）。

为了防止胃切除术后发生肠内疝，在手术时，可关闭肠系膜裂隙，肠系膜和Petersen裂隙应使用不吸收缝合线关闭。然而完全关闭Petersen裂隙颇为困难，根据个人经验最恰当的方式是从横结肠的肠脂垂开始缝合关闭此裂隙（译者注：结肠前吻合时的Petersen裂隙）。

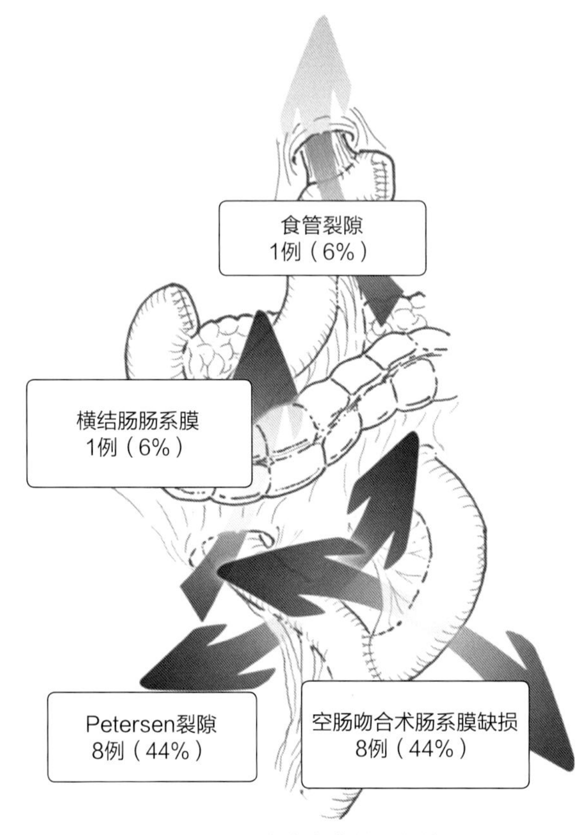

图27-1　肠内疝发生的解剖位置

四、术后生活质量评价

为了客观地评估胃切除术后患者的病情，将患者报告作为客观工具评价QOL是非常重要的。评估QOL的方法包括全球通用量表（SIP、SF-36和WHO/QOL26），这些量表可以评估健康的总体水平以及它如何影响日常和社会生活[40-42]。还有疾病特异性量表［如胃肠症状评定量表（GSRS）和欧洲癌症生活质量研究和治疗组织-C30（EORTC QLQ-C30）］，均可评估健康水平以及根据疾病的特定症状评估其如何影响日常生活[43-44]。其他工具包括偏好量表［如EuroQol-5D（EQ-5D）和健康效用指数（Health Utilities Index，HUI）］，依据健康经济学确定效用价值[45-46]。胃切除术后QOL的评估通常是结合全球通用量表和疾病特异性量表进行的，到目前为止，报告描述了SF-36联合GSRS和EORTC QLQ-C30联合EORTC QLQ-STO22的使用情况。然而，这些评价方法并不特定用于胃切除患者，因此，它们并不总是能准确地反映胃切除患者的术后情况。日本最近报道了一种针对患者胃切除术后病情的QOL评估工具。日本胃切除术后综合征工作组（JPGSWP）制作了一份问卷，包括45个条目，其中包括专门由外科医生设计的22个条目、SF-8（8个项目）和GSRS（15个项目）（图27-2）[47]。一项多中心协作的临床试验使用该问卷调查了2 368例接受胃癌手术的患者的QOL，试验结果已发表多篇文章。因此，该工具作为一种客观评价胃切除术后QOL的手段已引起人们的注意[4, 15, 17, 31]。在未来，该工具有望作为评估QOL的手段应用于前瞻性临床试验。

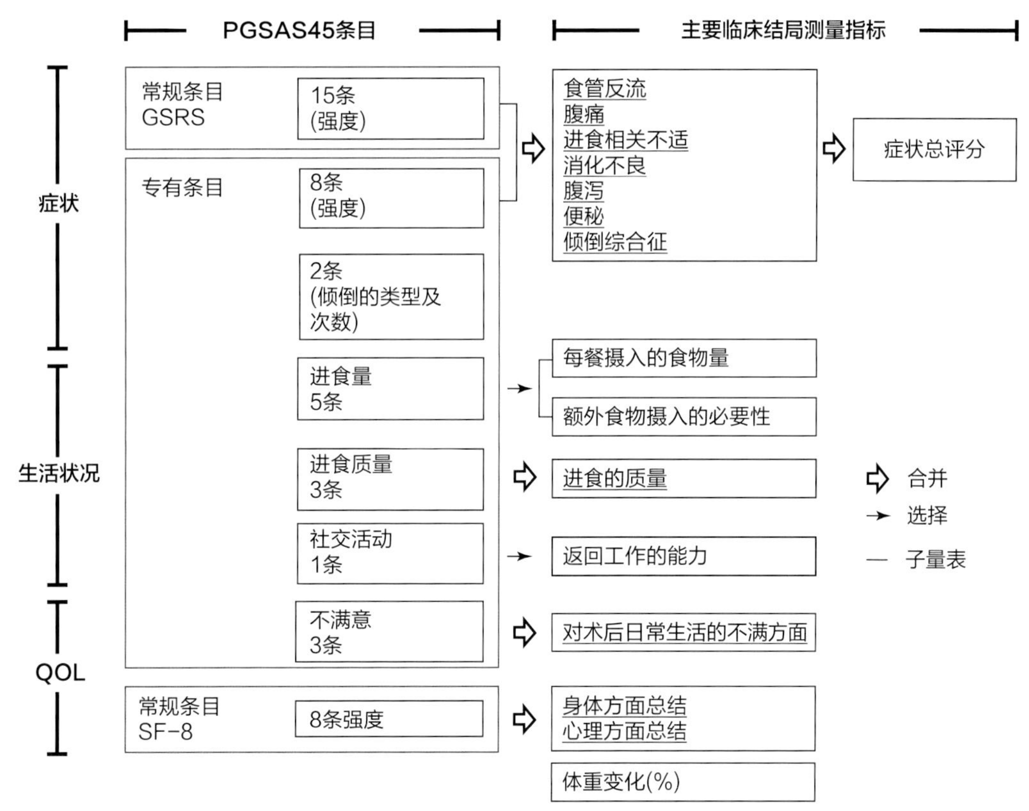

图27-2 采用合并和选择方法是PGSAS45主要的临床结局评定指标

（注：获Nakada等[47]允许引用。）

● 参考文献

[1] BOLTON J S, CONWAY W C. Postgastrectomy syndromes [J]. Surg Clin North Am, 2011, 91 (5): 1105-1122.

[2] UKLEJA A. Dumping syndrome: pathophysiology and treatment [J]. Nutr Clin Pract, 2005, 20 (5): 517-525.

[3] MINE S, SANO T, TSUTSUMI K, et al. Large-scale investigation into dumping syndrome after gastrectomy for gastric cancer [J]. J Am Coll Surg, 2010, 211 (5): 628-636.

[4] TANIZAWA Y, TANABE K, KAWAHIRA H, et al. Specific features of dumping syndrome after various types of gastrectomy as assessed by a newly developed integrated questionnaire, the PGSAS-45 [J]. Dig Surg, 2015, 33 (2): 94-103.

[5] VAN DER KLEIJ F G, VECHT J M, LAMERS C B, et al. Diagnostic value of dumping provocation in patients after gastric surgery [J]. Scand J Gastroenterol, 1996, 31 (12): 1162-1166.

[6] PENNING C, VECHT J, MASCLEE A A. Efficacy of depot long-acting release octreotide therapy in severe dumping syndrome [J]. Aliment Pharmacol Ther, 2005, 22 (10): 963-969.

[7] DIDDEN P, PENNING C, MASCLEE A A. Octreotide therapy in dumping syndrome: analysis of long-term results [J]. Aliment Pharmacol Ther, 2006, 24 (9): 1367-1375.

[8] YAMADA M, OHRUI T, ASADA M, et al. Acarbose attenuates hypoglycemia from dumping syndrome in an elderly man with gastrectomy [J]. J Am Geriatr Soc, 2005, 53 (2): 358-359.

[9] KUBO M, SASAKO M, GOTODA T, et al. Endoscopic evaluation of the remnant stomach after gastrectomy: proposal for a new classification [J]. Gastric Cancer, 2002, 5 (2): 83-89.

［10］SAITO T，KUROKAWA Y，TAKIGUCHI S，et al．Current status of function-preserving surgery for gastric cancer［J］．World J Gastroenterol，2014，20（46）：17297-17304．

［11］SPEICHER J E，THIRLBY R C，BURGGRAAF J，et al．Results of completion gastrectomies in 44 patients with postsurgical gastric atony［J］．J Gastrointest Surg，2009，13（5）：874-880．

［12］LE BLANC-LOUVRY I，DUCROTTE P，LEMELAND J F，et al．Motility in the Roux-Y limb after distal gastrectomy：relation to the length of the limb and the afferent duodenojejunal segment—an experimental study［J］．Neurogastroenterol Motil，1999，11（5）：365-374．

［13］HOYA Y，MITSUMORI N，YANAGA K．The advantages and disadvantages of a Roux-en-Y reconstruction after a distal gastrectomy for gastric cancer［J］．Surg Today，2009，39（8）：647-651．

［14］KIM S M，CHO J，KANG D，et al．A randomized controlled trial of vagus nerve-preserving distal gastrectomy versus conventional distal gastrectomy for postoperative quality of life in early stage gastric cancer patients［J］．Ann Surg，2016，263（6）：1079-1084．

［15］FUJITA J，TAKAHASHI M，URUSHIHARA T，et al．Assessment of postoperative quality of life following pylorus-preserving gastrectomy and Billroth-Ⅰ distal gastrectomy in gastric cancer patients：results of the nationwide postgastrectomy syndrome assessment study［J］．Gastric Cancer，2016，19（1）：302-311．

［16］AOKI T，YAMAJI I，HISAMOTO T，et al．Irregular bowel movement in gastrectomized subjects：bowel habits，stool characteristics，fecal flora，and metabolites［J］．Gastric Cancer，2012，15（4）：396-404．

［17］TAKIGUCHI N，TAKAHASHI M，IKEDA M，et al．Long-term quality-of-life comparison of total gastrectomy and proximal gastrectomy by postgastrectomy syndrome assessment scale（PGSAS- 45）：a nationwide multi-institutional study［J］．Gastric Cancer，2015，18（2）：407-416．

［18］YAMAOKA Y，FUJITANI K，TSUJINAKA T，et al．Skeletal muscle loss after total gastrectomy，exacerbated by adjuvant chemotherapy［J］．Gastric Cancer，2015，18（2）：382-389．

［19］ADACHI S，TAKIGUCHI S，OKADA K，et al．Effects of ghrelin administration after total gastrectomy：a prospective，randomized，placebo-controlled phase II study［J］．Gastroenterology，2010，138（4）：1312-1320．

［20］TAKIGUCHI S，MIYAZAKI Y，TAKAHASHI T，et al．Impact of synthetic ghrelin administration for patients with severe body weight reduction more than 1 year after gastrectomy：a phase Ⅱ clinical trial［J］．Surg Today，2016，46（3）：379-385．

［21］DI RIENZO T，D'ANGELO G，D'AVERSA F，et al．Lactose intolerance：from diagnosis to correct management［J］．Eur Rev Med Pharmacol Sci，2013，17（Suppl 2）：18-25．

［22］FRIESS H，BOHM J，MULLER M W，et al．Maldigestion after total gastrectomy is associated with pancreatic insufficiency［J］．Am J Gastroenterol，1996，91（2）：341-347．

［23］BRAGELMANN R，ARMBRECHT U，ROSEMEYER D，et al．The effect of pancreatic enzyme supplementation in patients with steatorrhoea after total gastrectomy［J］．Eur J Gastroenterol Hepatol，1999，11（3）：231-237．

［24］LEE J H，HYUNG W J，KIM H I，et al．Method of reconstruction governs iron metabolism after gastrectomy for patients with gastric cancer［J］．Ann Surg，2013，258（6）：964-969．

［25］HU Y，KIM H I，HYUNG W J，et al．Vitamin B（12）deficiency after gastrectomy for gastric cancer：an analysis of clinical patterns and risk factors［J］．Ann Surg，2013，258（6）：970-975．

［26］LIM J S，JIN S H，KIM S B，et al．Effect of bisphosphonates on bone mineral density and fracture prevention in gastric cancer patients after gastrectomy［J］．J Clin Gastroenterol，2012，46（8）：669-674．

［27］LUNDELL L R，DENT J，BENNETT J R，et al．Endoscopic assessment of oesophagitis：clinical and functional correlates and further validation of the Los Angeles classification［J］．Gut，1999，45（2）：172-180．

［28］NUNOBE S，OKARO A，SASAKO M，et al．Billroth Ⅰ versus Roux-en-Y recon-structions：a quality-of-life survey at 5 years［J］．Int J Clin Oncol，2007，12（6）：433-439．

［29］TAKIGUCHI S，YAMAMOTO K，HIRAO M，et al．A comparison of postoperative quality of life and dysfunction after Billroth Ⅰ and Roux-en-Y reconstruction following distal gastrectomy for gastric cancer：results from a multi-institutional RCT［J］．Gastric Cancer，2012，15（2）：198-205．

［30］INOKUCHI M，KOJIMA K，YAMADA H，et al．Long-term outcomes of Roux-en-Y and Billroth-Ⅰ reconstruction after laparoscopic distal gastrectomy [J]. Gastric Cancer, 2013, 16(1): 67–73.

[31] TERASHIMA M, TANABE K, YOSHIDA M, et al. Postgastrectomy Syndrome Assessment Scale (PGSAS)–45 and changes in body weight are useful tools for evaluation of reconstruction methods following distal gastrectomy [J]. Ann Surg Oncol, 2014, 21(Suppl 3): S370–378.

[32] CSENDES A, BURGOS A M, SMOK G, et al. Latest results (12–21 years) of a prospective randomized study comparing Billroth Ⅱ and Roux–en–Y anastomosis after a partial gastrectomy plus vagotomy in patients with duodenal ulcers [J]. Ann Surg, 2009, 249(2): 189–194.

[33] MINE S, NUNOBE S, WATANABE M. A novel technique of anti–reflux esophagogastrostomy following left thoracoabdominal esophagectomy for carcinoma of the esophagogastric junction [J]. World J Surg, 2015, 39(9): 2359–2361.

[34] TURNAGE R H, SAROSI G, CRYER B, et al. Evaluation and management of patients with recurrent peptic ulcer disease after acid–reducing operations: a systematic review [J]. J Gastrointest Surg, 2003, 7(5): 606–626.

[35] FUKAGAWA T, GOTODA T, ODA I, et al. Stenosis of esophago–jejuno anastomosis after gastric surgery [J]. World J Surg, 2010, 34(8): 1859–1863.

[36] FUKAGAWA T, KATAI H, SAKA M, et al. Gallstone formation after gastric cancer surgery [J]. J Gastrointest Surg, 2009, 13(5): 886–889.

[37] BERNINI M, BENCINI L, SACCHETTI R, et al. The Cholegas Study: safety of prophylactic cholecystectomy during gastrectomy for cancer: preliminary results of a multicentric randomized clinical trial [J]. Gastric Cancer, 2013, 16(3): 370–376.

[38] AOKI M, SAKA M, MORITA S, et al. Afferent loop obstruction after distal gastrectomy with Roux–en–Y reconstruction [J]. World J Surg, 2010, 34(10): 2389–2392.

[39] MIYAGAKI H, TAKIGUCHI S, KUROKAWA Y, et al. Recent trend of internal hernia occurrence after gastrectomy for gastric cancer [J]. World J Surg, 2012, 36(4): 851–857.

[40] GILSON B S, GILSON J S, BERGNER M, et al. The sickness impact profile. Development of an outcome measure of health care [J]. Am J Public Health, 1975, 65(12): 1304–1310.

[41] WARE J E, SHERBOURNE C D. The MOS 36–item shortform health survey (SF–36). I. Conceptual framework and item selection [J]. Med Care, 1992, 30(6): 473–483.

[42] DEVELOPMENT OF THE WORLD HEALTH ORGANIZATION WHOQOL–BREF QUALITY OF LIFE ASSESSMENT. The WHOQOL Group [J]. Psychol Med, 1998, 28(3): 551–558.

[43] SVEDLUND J, SJODIN I, DOTEVALL G. GSRS–a clinical rating scale for gastrointestinal symptoms in patients with irritable bowel syndrome and peptic ulcer disease [J]. Dig Dis Sci, 1988, 33(2): 129–134.

[44] AARONSON N K, AHMEDZAI S, BERGMAN B, et al. The European Organization for Research and Treatment of Cancer QLQ–C30: a quality–of–life instrument for use in international clinical trials in oncology [J]. J Natl Cancer Inst, 1993, 85(5): 365–376.

[45] EUROQOL G. EuroQol–a new facility for the measurement of health–related quality of life [J]. Health Policy, 1990, 16(3): 199–208.

[46] FEENY D, FURLONG W, BOYLE M, et al. Multiattribute health status classification systems. Health Utilities Index [J]. PharmacoEconomics, 1995, 7(6): 490–502.

[47] NAKADA K, IKEDA M, TAKAHASHI M, et al. Characteristics and clinical relevance of postgastrectomy syndrome assessment scale (PGSAS)–45: newly developed integrated questionnaires for assessment of living status and quality of life in postgastrectomy patients [J]. Gastric Cancer, 2015, 18(1): 147–158.

Masanori Terashima

译者：王洋洋、马浩越，校对：王天宝

第二十八章　胃癌随访策略

一、引言

目前，对胃癌术后患者的随访策略尚有争议。尽管许多临床医生对术后患者进行了随访或监测，但对于这些患者的监测效用和方式似乎尚未达成明确共识。由于胃癌可切除率低、患者对治疗的耐受性差、术后并发症发生率和术后死亡率高以及总体预后不良[1-3]等多个因素，对复发性胃癌患者的随访结果往往差强人意[2]。

在结直肠癌领域，美国临床肿瘤学会（American Society of Clinical Oncology，ASCO）、大不列颠及爱尔兰结直肠病学协会（Association of Coloproctology of Great Britain and Ireland，ACPGBI）和欧洲肿瘤内科学会（European Society of Medical Oncology，ESMO）等国家和国际机构已经发布了结直肠癌随访指南[4-7]。这些指南基于多项随机对照试验（randomized controlled trials，RCT）和荟萃分析[8-10]，其中一些研究表明，接受密集随访的患者生存率有所提高。相比之下，可用于指导临床实践的胃切除术后随访策略证据薄弱[11]，仅有回顾性研究，迄今为止尚无RCT。尽管如此，许多单位仍在积极随访，便于在患者无症状时即早期发现复发，期许能改善生存结果。因缺乏有力的证据，这使得一些人对密切随访中使用稀缺资源产生质疑[12]。

进行随访的主要原因有如下4个：

（1）术后：发现与手术相关的问题。

（2）肿瘤：检测和治疗复发性疾病。

（3）心理：提供心理和情感支持。

（4）研究：收集结果数据。

在本章中，我们将深入探讨胃癌的复发模式、复发的预测评分、异时性胃癌（残胃癌）、监测方式、随访对生存结果的影响、当前指南和建议以及未来展望。

二、胃癌的复发模式

胃癌根治性切除术后的复发率为21%～55%[2-3，13-20]，尽管这个数据令人沮丧，但早期胃癌切除术后复发率可低至1.5%～5.1%[2，21-23]。为了使胃癌的随访更加合理，需要了解何时、何处、何人会发生复发。

（一）复发时间

同许多胃肠道癌一样，胃癌的复发通常发生在根治术后的前2年。大多数研究结果显示，66.5%～92%的复发发生在术后2年之内[3，13-14，16，18，20，22]，而2～3年后则趋于平缓[2，15，24]。这表明应该将精力集中在胃切除术后的前2年，因为这正是最可能出现复发的时段。

但是对于特定的亚组，复发时间似乎有很大差异。在韩国进行的一项研究中，接受早期胃癌根治性切除术的患者，2年、3年和5年内的复发率分别是43.5%、67.1%和85.6%[21]。这表明这些患者的随访时间必须更长，并且应有别于接受根治性切除术的进展期胃癌患者。

接受部分胃切除术的患者可能会发生残胃的异时性胃癌（残端癌/残存胃癌）。该亚组应作为与复发无关的独立小组进行管理，本章随后将对其进行详细介绍（监测方式、内镜检查、部分胃切除术后的内镜检查）。

（二）复发部位

胃癌的复发模式可分为：局部复发、腹膜复发和血源性复发三大类。局部复发是指切缘、淋巴结或手术创面的癌症复发。腹膜复发是指在腹腔内发生并分布于腹膜的复发癌。血源性复发则为在远处器官中检测到的任何转移性病变[1-2, 25]。但是，文献中关于复发类型的定义尚存在一些差异，特别是在远处淋巴结复发以及瘤床（局部区域与腹膜）的腹膜病变方面。这些语义上的差异可能导致不同研究中复发模式的差异[14]。

复发可发生在单个或多个部位（局部/腹膜、局部/血源性、腹膜/血源性、局部/腹膜/血源性）。50.2%～83.7%的患者仅在一个部位发生复发[2, 13-16, 22]，然而有16.3%～49.8%的复发患者会在一个以上的部位发生转移。这表明在确诊复发的患者中，我们应积极寻找其他的转移灶，并根据复发部位的不同制订不同的治疗策略。

将发生单个及多个部位复发的患者都考虑在内，局部复发率为11.2%～63.3%。在复发患者中，腹膜复发率为29%～58%，血源性复发率为13%～51%[2-3, 13-17]。复发部位的巨大差异反映了胃癌在肿瘤生物学、初次治疗以及复发检测方式和时机方面的异质性。一些研究表明，复发的方式取决于复发的时间。与晚期复发的患者相比，早期复发（1年以内）的患者更有可能为血源性复发，且发生局部复发的可能性更低[1, 15]，这一发现并未得到其他研究的一致认同[3, 26]。与发生血源性或腹膜复发的患者相比，局部复发患者的中位生存期可能更长[17]。由于局部复发在晚期复发中更为常见，因此与早期复发相比，晚期复发患者的复发后生存率也更高[1, 3]。

复发性胃癌患者极少可行肿瘤切除术。大多数研究报告显示，不到20%的复发患者接受了手术，其中可能只有1/4的患者完全切除了复发病灶[2, 27-29]。这些复发病例中，最常见的切除指征是残胃局部复发。其他较不常见的切除指征是肝脏孤立的小转移灶和局部腹膜转移灶[28]。

对于不适合手术的复发病例，尽管有反对的证据存在，但化疗已成为标准的治疗的方法，并有望提高患者生存率和生活质量[12]。但是，没有证据表明在早期阶段开始化疗可以改善患者预后[30-31]。

（三）复发的预测评分

许多研究试图明确预测根治性胃切除术后复发的因素。与复发风险增加相关的一些因素包括[2, 15, 18, 21]：

（1）肿瘤较大（>3cm）；

（2）肿瘤浸润深度（浆膜受累）；

（3）肿瘤亚型（分化差、弥漫型、印戒细胞、淋巴管浸润、神经侵犯）；

（4）近端或弥漫生长的胃癌；

（5）淋巴结转移（高淋巴结转移率）。

目前已有文献介绍了根治性胃切除术后患者预后（无病生存期和总体生存期）的预测性评分和列线

图[32-34]，如意大利胃癌研究小组（Italian Research Group for Gastric Cancer，GIRCG）基于临床常用变量制订了一套预测胃癌复发的评分方法。该评分将淋巴结状态、浸润深度、淋巴结清扫范围、肿瘤位置和年龄作为预测胃癌复发的独立因素，敏感性为83.5%，特异性为81.1%，总准确率为82.2%。该评分已得到验证[19, 35]，但需要注意的是，其仅针对西方人群进行了验证。

三、监测策略

（一）影像学检查

理想的影像学检查必须能够检测各种复发模式，即局部的、腹膜的和远处/血源性复发病灶。此外，所使用的影像学检查应具有较高的特异性和敏感性，较低的假阳性率及成本。不过，胃癌的影像学检查检测复发的能力较差，影像学检查检测局部复发和肝转移准确性不高[36]，所有影像学方法都难以检测腹膜复发病灶，而腹膜复发占复发患者的29%～58%。钡灌肠已被用于大肠癌腹膜病变的诊断[37]，在日本已被用于在临床存疑时确认是否存在腹膜病变[12]。

影像学检查在确认无临床表现的复发证据方面仍准确性较低，一方面容易出现漏诊，另一方面会产生不少假阳性结果。另外，胃外科手术后解剖结构的变化也会使复发的准确诊断变得困难。当临床可疑复发，例如肿瘤标志物含量不断上升时，影像学检查可能更为有效[12]。总体而言，尽管进行了深入随访，但影像学检查检测出无症状复发的效能仍极其有限，检出比例仅为22%～45%[30-31]。

（二）计算机断层扫描

计算机断层扫描（CT）是胃癌术前分期和随访必不可少的工具[25]。目前，CT是最常用的方法，亦被认为是评估癌症复发最可靠的方法。据报道，其准确性为60%～70%[38]，复发病例检出率为55%～81.1%[21, 39]。

尽管CT由于其广泛的可及性和相对较低的成本而成为检测可疑复发的主要工具，但它通常无法将治疗引起的形态学改变与肿瘤复发区分开来[40]。此外，CT显示腹膜或远处淋巴结转移的阳性预测值较低（60%～70%）[41-42]。由其在诊断原发性胃癌中的使用来推断，CT诊断残胃复发的能力也特别有限，并且需要在敏感性和特异性之间作出权衡。研究发现，当诊断标准为胃壁厚度≥2cm时，敏感性和特异性仅分别为50%和88%；而当标准降低到1cm，敏感性提高到100%时，其特异性下降到仅36%[43]。因此，其用途主要限于检测肝转移，且仅能在较小程度上检测局部复发。

（三）磁共振成像和超声内镜检查

磁共振成像（magnetic resonance imaging，MRI）检查具有不在电离辐射中暴露的明显优势。对原发性胃癌进行T分期评估，MRI具有很高的诊断准确性，但其N分期准确率仅为47%[44]。MRI和超声内镜检查术（endoscopic ultrasonography，EUS）均可用于胃癌分期，但与MRI和CT相比，EUS是局部分期的首选检查方式，对患者治疗策略的制订影响颇大[45]。但是，很少有数据支持在胃癌根治性术后的随访中使用EUS或MRI。

（四）正电子发射断层扫描

在根治术后的随访期间，正电子发射断层扫描（positron emission tomography，PET）通常可用于检测不同的复发模式，例如残胃组织的局部复发、局部淋巴结转移、腹膜扩散、肝转移以及远处转移。尽管PET在早期癌症、印戒细胞肿瘤和分化差的组织型中具有局限性，假阴性率很高，但因其可一次评估整个机体而具有一定的优越性。当常规影像学检查无法明确时，PET则能发挥其用处，因为它可以确诊复发[46]。

与先前提到的其他影像学检查相比，^{18}F-氟代脱氧葡萄糖正电子发射断层扫描/计算机断层扫描（^{18}F-fluorodeoxyglucose positron emission tomography/computed tomography，^{18}F-FDG PET/CT）是诊断复发性胃癌较为优越的一种术后监测方式。集成的PET/CT扫描将功能成像及解剖学成像相结合，并提供融合图像。它还有助于治疗策略的优化，并在将来的个性化治疗中发挥重要作用。某项研究中，^{18}F-FDG PET/CT对患者的诊疗产生了重大影响，使52.9%的患者进一步的诊疗计划发生了变化。部分病例中，^{18}F-FDG PET/CT能准确地诊断可疑的复发性病变，此后，他们接受了先前计划外的手术或化疗。另一组患者常规CT扫描发现了异常病灶，在后续^{18}F-FDG PET/CT检查中证实该病灶具有FDG的生理性或炎症性摄取，从而取消了此前拟定的诊断及化疗计划[47]。

据报道，^{18}F-FDG PET/CT在术后随访中检测远处和局部复发方面具有非常好的敏感性（89.7%）和特异性（85.7%）。积极的^{18}F-FDG PET/CT检查结果可能会改变根治性胃癌术后患者早期的治疗方式，将他们引导至补救手术或放化疗，从而提高其总体生存率[48]。尽管如此，^{18}F-FDG PET/CT在检测腹膜病变方面仍不如增强CT灵敏。此外，一些研究报道称，在增强CT基础上增加^{18}F-FDG PET/CT检查并不能提高诊断复发的准确性[49]。

（五）腹腔镜检查

腹腔镜检查可以提供比常规影像学方法更准确的信息[50]，其不仅可以探查整个腹腔，而且可以获取组织和腹水以进行病理检查，是检测微小腹膜转移或复发病灶的一种潜在方法。尽管对可能根治的患者进行腹腔镜检查主要是为了避免不必要的剖腹术，但对于术后放射影像学难以明确早期腹膜复发的患者而言也是一种选择，可以明确其是否存在腹膜复发。最近的一项研究[51]评估了腹膜复发风险较高的胃癌患者在完成6个月全身辅助化疗后行二次腹腔镜检查的可行性和准确性。这项研究表明，腹腔镜检查是一种安全有效的方法，可用于早期腹膜病灶的重新评估，以筛选需要进一步全身化疗的患者。此外，腹腔镜微创手术可能是复杂的二次剖腹手术的替代方法[25]。但由于腹腔镜检查比其他监测方式造成的创伤更大，其使用仍然具有局限性。

（六）内镜检查

内镜检查是一种有优良应用前景的胃癌筛查方法，其被广泛应用于临床实践中。韩国和日本均积极地进行了胃癌筛查[52-54]，但只有韩国将内镜检查作为一项国家计划执行。研究表明，内镜检查的胃癌检出率是钡剂检查或荧光照相法的2.7～4.6倍[55]，可使死亡率降低57%[54]。尽管如此，即使对高危人群的针对性筛查已显示出积极的结果，但对于大规模的全国筛查计划，内镜检查的成本效益仍未得到最终证实[56]。当考虑将内镜检查作为接受根治性胃切除术患者常规监测的一部分时，会使证据更加匮乏。常规内镜检查合理化的困难之一是真正的残胃癌发病率相对较低，而内镜检查无法诊断局部复发、腹膜复发和血源性复发。

（七）部分胃切除术后的内镜检查

研究显示，早期胃癌患者初次胃切除术后5年，残胃癌累计患病率为2.4%，10年为6.1%[57]。另一项研究显示初次胃切除术后20年，残胃癌的累计发病率为4%[58]。其他研究报道，残胃癌的发生率为3.2%～10%[59-60]。尽管如此，内镜检查仍然是常见且推荐的随访检查[57，61]，主要原因是部分胃切除术后发生的残胃癌可以通过追加全胃切除术治疗，从而使患者可能获得长期生存[29]。胃部分切除后的患者通常被视为残胃癌高危人群。早期残胃癌患者的前次检查与诊断之间的间隔时间为22.5个月，而晚期残胃癌患者为67.4个月。因此可以推测，为了及时发现早期癌变，可以每隔2～3年进行一次内镜检查[57]。行远端胃切除术的胃癌患者术后发展为残胃癌的平均间隔时间通常为8.3年，且常发生在离吻合口较远的胃小弯侧[62-65]，这进一步证明了行长期内镜检查对该类患者的重要性。需要说明的是，到目前为止，仍然没有高质量的前瞻性证据表明这种方法可以提高患者总体生存率且具有成本效益。

（八）全胃切除术后的内镜检查

由于没有残留的胃黏膜，对接受了全胃切除术的胃癌患者进行内镜随访的作用甚小。此外，全胃切除术后无法切除的远处复发比局部复发更为普遍[2]。韩国的一项研究显示，对于接受了全胃切除术的晚期胃癌患者，内镜随访可能有助于检测术后早期狭窄及肿瘤复发[66]，但这并不能提高该类患者的总体生存率。同时，对接受全胃切除术的胃癌患者采用“出现症状时观察”的方法也值得商榷。

（九）内镜切除术后的内镜检查

随着早期胃癌检出率的提高以及内镜切除术的适应证扩大，高发病率国家中的许多患者接受了内镜切除术治疗早期胃癌。通过筛选合适的患者，行内镜黏膜切除术和内镜黏膜下剥离术的治愈率分别为61%和74%～95%[67]。接受过早期胃癌根治性内镜切除术的这组患者代表了截然不同的亚组，在这样的亚组中，切除术后的内镜检查对随访监测可能起更大的作用。与胃切除术相比，内镜治疗将高风险的胃留在了原位。因此，接受早期胃癌根治性内镜切除术的患者中有5%～14%发生异时性胃癌[68-70]。已证实内镜切除术后进行早期内镜监测是合理的，因为接受ESD的患者中约有1.7%患有同时性胃癌，但最初切除前的内镜评估并未将其诊断出来[69]，由此一些中心建议在内镜切除术后6个月内进行内镜监测。由于异时性胃癌的发生率约为3%，因此也建议术后每年进行内镜检查[68-69]。最近的另一项研究报道，胃镜监测下异时性胃癌的5年、7年和10年累计发病率分别为9.5%、13.1%和22.7%，这表明内镜监测随访时间可能应该超出先前推荐的5年[71]。

目前尚无明确指南说明内镜监测随访时间，谨慎的做法是在内镜根治性切除术后6个月内进行早期内镜检查，如果不考虑无限期，则至少在10年内每年进行一次内镜检查。

（十）肿瘤标志物

术前血清癌胚抗原（carcinoembryonic antigen，CEA）、CA19-9和CA72-4升高是预后不良的征兆[72-76]。CEA是胃癌患者中最常用的血清肿瘤标志物之一，是一种分子量为180kDa的糖蛋白。由于CEA对早期癌诊断的敏感性和特异性均较低，因而在筛查检测中用途有限，但它能够在早期检测出大肠癌复发[77-78]，并且能在许多医疗中心的术后随访阶段常规进行。CA19-9（Lewis血型家族的不完全糖类抗原）的血清水平可在诸如胆囊炎、阻塞性黄疸、胆管炎、胆石症、肝硬化和急性胰腺炎等疾病中升高，但在结直肠癌、肝癌、卵巢癌、胆管癌和胃癌中也升高。CA72-4是220～400kDa的高分子量肿瘤相关糖蛋白，可被单克隆抗体B72.3识别。已知CA72-4阳性表达的恶性肿瘤有乳腺癌、结直肠癌、胰腺癌、子宫内膜癌、肺癌和胃癌[79-80]。

尽管这些肿瘤标志物具有预后价值，而且其血清水平在复发患者中升高，但胃癌最重要的预后因素仍然是肿瘤浸润深度和淋巴结转移[81-82]，这些因素导致术后CEA、CA19-9和CA72-4监测在诊断胃癌早期复发方面的价值有限[83-84]。CEA、CA19-9和CA72-4的术前阳性率分别为20.2%～28.3%、25%～52%和42.9%～59%[85-87]，对复发的敏感性为44%～65.8%、55%～56%和51%[84, 88]。当使用一种以上肿瘤标志物检测术后复发时，敏感性显著提高：术后检测CEA及CA19-9，出现其一或同时升高时，敏感性达到85%；同时检测CEA、CA19-9和CA72-4，出现其中一项指标升高时，敏感性即可达到87%。

对比早、晚期胃癌，CEA、CA19-9和CA72-4在早期胃癌中的敏感性分别为40.0%、5.6%和2.8%，特异性分别为99.3%、99.0%和98.9%。而在晚期胃癌中，CEA、CA19-9和CA72-4的敏感性分别为100%、68.2%和51.3%，特异性分别为79.4%、80.0%和81.3%。数据表明，尽管早期胃癌患者中CEA、CA19-9和CA72-4的敏感性低、假阳性率高（CEA、CA19-9和CA72-4分别为60%、94.4%和97.2%）[89]，导致其在监测方面的作用较小，但由于其对于检测晚期胃癌复发的敏感性和特异性都足够高，故仍可用于胃癌患者的监测。

关于前置期，与影像学相比，CEA能平均提前3.1个月检测到复发，CA19-9则为2.2个月[84]。这种前置期优势在另一项研究中也得到了证实，其中CEA、CA19-9和CA72-4血清水平升高与确诊复发之间的平均时间分别为4个月、5个月和4个月[88]。

尽管肿瘤标志物在早期的复发检测中具有明显优势，但其也存在一些缺点。首先，肿瘤标志物的使用主要限于晚期胃癌患者。其次，复发性胃癌的严峻预后和缺乏好的治疗选择限制了早期诊断复发的有效性，尽管这可能会随着新的治疗策略和药物的出现而改变。最后，较高的假阳性率可能会大大增加患者的焦虑感，加上缺乏良好的治疗选择，人们会质疑在患者无明显症状的情况下是否需要检测复发。

四、随访与生存

目前尚无高水平证据支持治愈性胃癌患者的常规随访计划。所有数据都是回顾性和观察性的，因此无法给出任何确定的结论[90]。

大多数研究集中在通过术后强化监测而在早期发现复发可能带来的生存获益。一些研究表明，术后的深入随访方案相对于有症状复发，可以更早地识别出无症状者，然而，随访发现的无症状复发者在总生存期上没有任何明显优势[31, 91]。Memorial Sloan-Kettering癌症中心的一项研究[92]显示，对于进行了根治性胃切除术的胃癌患者，随访并没有让无症状复发者检出时间早于有症状的复发患者。在该报告中，无症状复发患者比有症状者表现出更好的复发后和疾病特异性生存期。同样，韩国的一项研究[38]显示，有症状复发患者的中位生存期和复发后生存期均比无症状复发者要差。此外，无症状患者从再次切除和复发后化疗中获益更多。在多变量生存分析中，症状的存在是生存不良的唯一独立危险因素，这表明有症状患者的疾病在生物学上更具侵略性。土耳其一项对173例胃癌复发患者进行的研究[92]也发现，有症状复发是复发后生存的重要预后因素，症状的出现可能被视为生物学肿瘤侵袭性的标志，这对于胃癌随访期间诊断复发时的生存期是一个重要的决定因素。

一项纳入810例患者的系统综述显示，没有任何证据表明术后监测对提高总体生存期有帮助，同时还强调，没有研究涉及生活质量问题。有研究指出，无症状复发患者在复发后的生存期明显更长，但这些研究也存在一些局限性，这主要是因为该研究存在领先时间偏倚，即生存期延长是因为发现复发的时间更早，而不是因为对疾病进行干预[11]。

五、其他原发癌

对患者进行随访的潜在好处之一是可以及早发现胃癌之外的其他癌症。接受过根治性切除术的早期胃癌患者中有2.6%～11.2%的患者在随访中发现同时或异时性的其他肿瘤（肺癌、结直肠癌、肝细胞癌、头颈癌、泌尿系癌症、胆管癌、乳腺癌和血液系统恶性肿瘤）[21, 58]。

六、临床指南和建议

美国国立综合癌症网络指南（2015年第3版）[93]推荐了一个随访时间表，建议术后1～2年内每隔3～6个月进行一次完整的病史和体格检查，3～5年内每6～12个月进行一次，而后每年进行一次。仅在有临床指征时才建议进行全血细胞计数、化学分析、影像学检查或内镜检查，维生素B_{12}和铁缺乏症的监测和治疗也应同时进行。

欧洲肿瘤内科学会、欧洲肿瘤外科学会、欧洲放射治疗与肿瘤学协会等的临床实践指南（2013年）[94]得到了日本临床肿瘤学会的认可，没有对随访时间表提出任何建议，而是提议：

（1）定期随访有助于对症状进行调查和治疗、利于心理支持以及尽早发现肿瘤复发。

（2）对于晚期患者，为了筛查出适合进行二线化疗和参加临床试验的患者，需要定期随访，以便在疾病严重恶化之前发现疾病进展的症状。

（3）如果怀疑复发/疾病进展，则应进行病史询问、体格检查和针对性的血液检测。对可能进行进一步化学或放射治疗的患者应进行放射学检查。

大不列颠及爱尔兰上消化道外科医师协会、英国胃肠病学会和英国外科肿瘤学会（2011年）[95]发布的指南，以及苏格兰学院间指南网络（2006年）[96]和韩国[97]发布的国际指南均不建议建立任何具体的随访时间表。

2013年，国际胃癌协会第十届国际胃癌大会期间举办了Scaligero共识会议，于2016年发布了以下6项共识性声明[98]：

（1）应向所有患者进行常规随访。

（2）为患者进行初步诊断、分期和治疗的多学科团队成员应为其提供随访服务，包括胃肠医生、外科医生、内科医生、放射肿瘤科医生以及全科医生。

（3）胃癌根治性治疗后的随访应根据患者的具体情况、疾病的分期以及发现复发时可选择的治疗方案而定。

（4）体格检查很难发现无症状的胃癌复发。如果随访的目的是发现无症状的复发患者，那就应该以断层显像检查作为随访的基本手段。但没有证据表明，对胃癌患者进行密集的断层显像监测可改善其长期生存。然而，就胃癌的根治性治疗后的临床诊疗而言，合理的做法是以与复发风险一致的频率定期进行影像学检查。除断层显像外，对肿瘤标志物水平升高筛查的价值仍不能确定。

（5）上消化道内镜检查可用于检测次全胃切除术后患者的残胃复发或异时原发性胃癌。真正的残胃复发并不常见，但如果存在，则可以考虑根治性切除，特别是对早期残胃癌患者。内镜检查吻合口和（或）残胃组织标本的成本效益比仍未确定。

（6）如无胃癌复发症状，则常规筛查可在5年后停止，因为超过该时间的复发非常罕见。

七、未来展望

（一）护理人员主导的随访

护士在胃癌切除术后随访中十分重要，这一点在最近的指南中已得到认可[95]。目前正在评估新的患者随访策略，包括患者主导的自我推荐和临床护理专家（clinical nurse specialists，CNS）主导的随访服务。在荷兰，食管切除术后的护理随访策略已被证明既具有成本效益，又能提供相同甚至更好的患者体验[99]。

关于上消化道癌（尤其是在癌症部门）的CNS规定尚不完善。护理的角色包括临床教育、心理支持、研究和咨询。由于工作的多面性、患者沟通途径的复杂性以及患者个性化需求的具体性，CNS的角色难以拿捏[100-101]。英国一项针对463种CNS（包括胃肠科护理）工作模式进行的研究显示，临床工作占用了68%的时间，其中48%的时间用于身体护理，而32%的时间用于心理关爱。毫不奇怪，护理人员34%的时间用于电话咨询，34%的时间用于门诊，剩余时间用于行政管理（24%）、研究（2%）和教育（3%）[101]。CNS服务使用“中间人”技能，提供“临床急救工作”，在症状控制和支持方面提供建议，并商讨护理途径，所有这些都是为了防止不良事件，尤其是再次住院[101-102]的发生。在支持性环境中，提供心理护理和个体化信息产生的影响，可改善患者的体验和提高与健康相关的生活质量[103]。

多学科团队是患者管理的核心，其中CNS扮演着不可或缺的角色：与内科、外科和医疗保健专业人员进行咨询沟通，以提供协调一致的护理方案，并提高护理质量和患者的幸福感。尤其是作为患者的信赖者，护士还可以获得重要的信息，这可能会影响临床决策，因此，多学科协作诊治团队必须听取他们的意见[104]。

（二）新型的预后和治疗方式

目前，除姑息化疗外，临床医生可以为复发性胃癌患者提供的治疗几乎很少。不久的将来，生物医学研究有望为转移性癌症患者和（或）复发患者提供更好的预后和治疗工具。基于纳米串多基因检测方法的开发就是一个例子，其可用于预测手术后的复发[105]。

近期研究报道，表达存活素的循环肿瘤细胞是复发的独立预测因子[106]，并且可能是与预后相关的良好临床生物标志物[107]。采用实时逆转录-聚合酶链反应（reverse transcription-polymerase chain reaction，RT-PCR）分子技术使提高腹腔微转移检测的敏感性成为可能，结果显示，多重RT-PCR对CEA和CK-20的检测高度敏感，并且可能对预测腹膜扩散有用[108-109]。

血管内皮生长因子（vascular endothelial growth factor，VEGF）家族被认为是血管生成和淋巴管生成的主要诱导剂。VEGF和皮质激素可能是预测根治术后胃癌患者预后的良好临床生物标志物[110]。另外，VEGF也与腹膜转移有关[111]。

E-钙黏着蛋白是一种转移抑制基因，在上皮结构的形成中起着核心作用。E-钙黏着蛋白表达的降低可能会导致细胞从原发性肿瘤中解离，这是由于细胞间黏附的松动，导致肿瘤侵袭到邻近器官，其有可能被用于预测复发[112-114]。

磷酸化的哺乳动物雷帕霉素靶蛋白（phosphorylated mammalian target of rapamycin，p-mTOR）是潜在的抗癌治疗靶标，其表达是基于组织微序列通过免疫组织化学方法而确定的。据报道，肿瘤复发率与转移淋巴结中p-mTOR表达评分之间存在线性相关[115]，这可能使p-mTOR成为复发的生物标志物和治疗靶标。

MicroRNA已成为胃癌复发的预后标志物，结果表明其有希望被用于预测胃癌复发风险[116]。此外，特定的mRNA可参与调节某些致癌信号通路中的靶基因，例如TP53、MAPK和VEGF。

八、总结

即便是可通过手术切除的胃癌，也具有高度的侵袭性和不良的预后，这意味着生存的概念才刚刚开始发展。迄今为止，针对治疗的长期影响、后期影响以及治疗后社会心理影响等的研究很少。在没有既定的循证指南的情况下，胃癌治疗后患者的随访方案必须根据每个患者的特定需求而予以个性化处理。

● 参考文献

［1］EOM B W，YOON H，RYU K W，et al. Predictors of timing and patterns of recurrence after curative resection for gastric cancer［J］. Dig Surg，2010，27（6）：481-486.

［2］YOO C H，NOH S H，SHIN D W，et al. Recurrence following curative resection for gastric carcinoma［J］. Br J Surg，2000，87（2）：236-242.

［3］Kang W，Meng Q，Yu J，et al. Factors associated with early recurrence after curative surgery for gastric cancer［J］. World J Gastroenterol，2015，21（19）：5934-5940.

［4］MEYERHARDT J A，MANGU P B，FLYNN P J，et al. Follow-up care，surveillance protocol，and secondary prevention measures for survivors of colorectal cancer：American Society of Clinical Oncology clinical practice guideline endorsement［J］. J Clin Oncol，2013，31（35）：4465-4470.

［5］SCHMOLL H J，VAN CUTSEM E，STEIN A，et al. ESMO Consensus Guidelines for management of patients with colon and rectal cancer. A personalized approach to clinical decision making［J］. Ann Oncol，2012，23（10）：2479-2516.

［6］DESCH C E，BENSON A B，SMITH T J，et al. Recommended colorectal cancer surveillance guidelines by the American Society of Clinical Oncology［J］. J Clin Oncol，1999，17（4）：1312.

［7］GROUP E A. For the management of colorectal cancer issued［J］. Color Cancer，2007，1：44.

［8］FIGUEREDO A，RUMBLE R B，MAROUN J，et al. Follow-up of patients with curatively resected colorectal cancer：a practice guideline［J］. BMC Cancer，2003，13：1-13.

［9］PAPAGRIGORIADIS S. Follow-up of patients with colorectal cancer：The evidence is in favour but we are still in need of a protocol［J］. Int J Surg. 2007，5（2）：120-128.

［10］DESTRI G L，DI CATALDO A，STEFANO P. Colorectal cancer follow-up：Useful or useless?［J］. J Surg Oncol，2006，15（1）：1-12.

［11］CARDOSO R，COBURN N G，SEEVARATNAM R，et al. A systematic review of patient surveillance after curative gastrectomy for gastric cancer：a brief review［J］. Gastric Cancer，2012，15（Suppl 1）：S164-S167.

［12］WHITING J，SANO T，SAKA M，et al. Follow-up of gastric cancer：a review［J］. Gastric Cancer，2006，9（2）：74-81.

［13］WU C-W，LO S-S，SHEN K-H，et al. Incidence and factors associated with recurrence patterns after intended curative surgery for gastric cancer［J］. World J Surg，2003，27（2）：153-158.

［14］ANGELICA M D，GONEN M，BRENNAN M F. Patterns of initial recurrence in completely resected gastric adenocarcinoma［J］. Ann Surg，2004，240（5）：808-816.

［15］SPOLVERATO G，EJAZ A，KIM Y，et al. Rates and patterns of recurrence after curative intent resection for gastric cancer：a United States multi-institutional analysis［J］. J Am Coll Surg，2014，219（4）：664-675.

［16］LIANG H，WANG D，SUN D，et al. Investigation of the recurrence patterns of gastric cancer following a curative resection［J］. Surg Today，2011，41（2）：210-215.

［17］BILICI A，SELCUKBIRICIK F. Prognostic significance of the recurrence pattern and risk factors for recurrence in patients with proximal gastric cancer who underwent curative gastrectomy［J］. Tumor Biol，2015，36（8）：6191-6199.

［18］MARRELLI D，DE STEFANO A，DE MANZONI G，et al. Prediction of recurrence after radical surgery for gastric cancer［J］. Ann Surg，2005，241（2）：247-255.

［19］BARCHI L C，YAGI O K，JACOB C E，et al. Predicting recurrence after curative resection for gastric cancer：external validation of the Italian Research Group for Gastric Cancer（GIRCG）prognostic scoring system［J］. Eur J Surg Oncol，2016，42（1）：123-131.

［20］ALNOOR M，BOYS J A，WORRELL S G，et al. Timing and pattern of recurrence after gastrectomy for adenocarcinoma［J］. Am Surg，2015，81（10）：1057-1060.

［21］YOUN H G，AN J Y，CHOI M G，et al. Recurrence after curative resection of early gastric cancer［J］. Ann Surg Oncol，2010，85（2009）：448-454.

［22］NAKAGAWA M，KOJIMA K，INOKUCHI M，et al. Patterns，timing and risk factors of recurrence of gastric cancer after laparoscopic gastrectomy：reliable results［J］. Eur J Surg Oncol，2014，40（10）：1376-1382.

［23］LAI J F，KIM S，KIM K，et al. Prediction of recurrence of early gastric cancer after curative resection［J］. Ann Surg Oncol，2009，16（7）：1896-1902.

［24］KOGA S，TAKEBAYASHI M，KAIBARA N，et al. Pathological characteristics of gastric cancer that develop hematogenous recurrence，with special reference to the site of recurrence［J］. J Surg Oncol，1987，36（4）：239-242.

［25］LI J H，ZHANG S W，LIU J，et al. Review of clinical investigation on recurrence of gastric cancer following curative resection［J］. Chin Med J，2012，125（8）：1479-1495.

［26］OTSUJI E，KOBAYASHI S，OKAMOTO K，et al. Is timing of death from tumor recurrence predictable after curative resection for gastric cancer?［J］. World J Surg，2001，25（11）：1373-1376.

［27］DE LIAÑO A D，YARNOZ C，AGUILAR R，et al. Surgical treatment of recurrent gastric cancer［J］. Gastric Cancer，2008，11（1）：10-14.

［28］SONG K Y，PARK S M，KIM S N，et al. The role of surgery in the treatment of recurrent gastric cancer［J］. Am J Surg，2008，196（1）：19-22.

［29］LEHNERT T，RUDEK B，BUHL K，et al. Surgical therapy for loco-regional recurrence and distant metastasis of gastric cancer［J］. Eur J Surg Oncol，2002，28（4）：455-461.

［30］KODERA Y，ITO S，YAMAMURA Y，et al. Follow-up surveillance for recurrence after curative gastric cancer surgery lacks survival benefit［J］. Ann Surg Oncol，2003，10（8）：898-902.

［31］BÖHNER H，ZIMMER T，HOPFENMÜLLER W，et al. Detection and prognosis of recurrent gastric cancer-is routine follow-up after gastrectomy worthwhile?［J］. Hepato-Gastroenterology，2000，47（35）：1489-1494.

［32］KATTAN M W，KARPEH M S，MAZUMDAR M，et al. Postoperative nomogram for disease-specific survival after an R0 resection for gastric carcinoma［J］. J Clin Oncol，2003，21（19）：3647-3650.

［33］HAN D S，SUH Y S，KONG S H，et al. Nomogram predicting long-term survival after D2 gastrectomy for gastric cancer［J］. J Clin Oncol，2012，30（31）：3834-3840.

［34］KIM Y，SPOLVERATO G，EJAZ A，et al. A nomogram to predict overall survival and disease-free survival after curative resection of gastric adenocarcinoma［J］. Ann Surg Oncol，2015，22（6）：1828-1835.

［35］MARRELLI D，MORGAGNI P，DE MANZONI G，et al. External validation of a score predictive of recurrence after radical surgery for non-cardia gastric cancer：results of a followup study［J］. J Am Coll Surg，2015，221（2）：280-290.

［36］KINKEL K，LU Y，BOTH M，et al. Detection of hepatic metastases from cancers of the gastrointestinal tract by using noninvasive imaging methods（US，CT，MR imaging，PET）：a meta-analysis［J］. Radiology，2002，224（3）：

748–756.

[37] MEYERS M A, MCSWEENEY J. Secondary neoplasms of the bowel [J]. Radiology, 1972, 105 (1): 1–11.

[38] KIM J H, JANG Y J, PARK S S, et al. Benefit of post–operative surveillance for recurrence after curative resection for gastric cancer [J]. J Gastrointest Surg, 2010, 14 (6): 969–976.

[39] YOO S Y, KIM K W, HAN J K, et al. Helical CT of postoperative patients with gastric carcinoma: value in evaluating surgical complications and tumor recurrence [J]. Abdom Imaging, 2003, 28 (5): 617–623.

[40] LIM J S, YUN M J, KIM M J, et al. CT and PET in stomach cancer: preoperative staging and monitoring of response to therapy [J]. Radiographics, 2006, 26 (1): 143–156.

[41] DE POTTER T, FLAMEN P, VAN CUTSEM E, et al. Whole–body PET with FDG for the diagnosis of recurrent gastric cancer [J]. Eur J Nucl Med Mol Imaging, 2002, 29 (4): 525–529.

[42] KIM K W, CHOI B I, HAN J K, et al. Postoperative anatomic and pathologic findings at CT following gastrectomy [J]. Radiographics, 22 (2): 323–336.

[43] INSKO E K, LEVINE M S, BIRNBAUM B A, et al. Benign and malignant lesions of the stomach: evaluation of CT criteria for differentiation [J]. Radiology, 2003, 228 (1): 166–171.

[44] KIM I Y, KIM S W, SHIN H C, et al. MRI of gastric carcinoma: results of T and N–staging in an in vitro study [J]. World J Gastroenterol, 2009, 15 (32): 3992–3998.

[45] MOCELLIN S, MARCHET A, NITTI D. EUS for the staging of gastric cancer: a meta–analysis [J]. Gastrointest Endosc, 2011, 73 (6): 1122–1134.

[46] JADVAR H, TATLIDIL R, GARCIA A A, et al. Evaluation of recurrent gastric malignancy with [F–18] –FDG positron emission tomography [J]. Clin Radiol, 2003, 58 (3): 215–221.

[47] BILICI A, USTAALIOGLU B B O, SEKER M, et al. The role of 18F–FDG PET/CT in the assessment of suspected recurrent gastric cancer after initial surgical resection: can the results of FDG PET/CT influence patients' treatment decision making? [J]. Eur J Nucl Med Mol Imaging, 2011, 38 (1): 64–73.

[48] GRAZIOSI L, BUGIANTELLA W, CAVAZZONI E, et al. Role of FDG–PET/CT in follow–up of patients treated with resective gastric surgery for tumour [J]. Ann Ital Chir, 2011, 82 (2): 125–129.

[49] SIM S H, KIM Y J, OH D Y, et al. The role of PET/CT in detection of gastric cancer recurrence [J]. BMC Cancer, 2009, 9 (1): 73.

[50] SHIM J H, YOO H M, LEE H H, et al. Use of laparoscopy as an alternative to computed tomography (CT) and positron emission tomography (PET) scans for the detection of recurrence in patients with gastric cancer: a pilot study [J]. Surg Endosc, 2011, 25 (10): 3338–3344.

[51] INOUE K, NAKANE Y, MICHIURA T, et al. Feasibility and accuracy of second–look laparoscopy after gastrectomy for gastric cancer [J]. Surg Endosc, 2009, 23 (10): 2307–2313.

[52] LEUNG W K, WU M, KAKUGAWA Y, et al. Screening for gastric cancer in Asia: current evidence and practice [J]. Lancet Oncol, 2008, 9 (3): 279–287.

[53] KIM Y, JUN J K, CHOI K S, et al. Overview of the national cancer screening programme and the cancer screening status in Korea [J]. Asian Pac J Cancer Prev, 2011, 12 (3): 725–730.

[54] HAMASHIMA C, OGOSHI K, NARISAWA R, et al. Impact of endoscopic screening on mortality reduction from gastric cancer [J]. World J Gastroenterol, 2015, 21 (8): 2460–2466.

[55] TASHIRO A, SANO M, KINAMERI K, et al. Comparing mass screening techniques for gastric cancer in Japan [J]. World J Gastroenterol, 2006, 12 (30): 4873–4874.

[56] DAN Y Y, SO J B Y, YEOH K G. Endoscopic screening for gastric cancer [J]. Clin Gastroenterol Hepatol, 2006, 4 (6): 709–716.

[57] HOSOKAWA O, KAIZAKI Y, WATANABE K, et al. Endoscopic surveillance for gastric remnant cancer after early cancer surgery [J]. Endoscopy, 2002, 34 (6): 469–473.

[58] MORGAGNI P, GARDINI A, MARRELLI D, et al. Gastric stump carcinoma after distal subtotal gastrectomy for early gastric cancer: experience of 541 patients with long–term follow–up [J]. Am J Surg, 2015, 209 (6): 1063–1068.

[59] YAMAMOTO M, YAMANAKA T, BABA H, et al. The postoperative recurrence and the occurrence of second

primary carcinomas in patients with early gastric carcinoma [J]. J Surg Oncol, 2008, 97 (3): 231-235.

[60] SANO T, SASAKO M, KINOSHITA T, et al. Recurrence of early gastric cancer follow-up of 1475 patients and review of the Japanese literature [J]. Cancer, 1993, 72 (11): 3174-3178.

[61] GREENE F L. Management of gastric remnant carcinoma based on the results of a 15-year endoscopic screening program [J]. Ann Surg, 1996, 223 (6): 701-706.

[62] KODERA Y, YAMAMURA Y, TORII A, et al. Gastric remnant carcinoma after partial gastrectomy for benign and malignant gastric lesions [J]. J Am Coll Surg, 1996, 182 (1): 1-6.

[63] OHASHI M, KATAI H, FUKAGAWA T, et al. Cancer of the gastric stump following distal gastrectomy for cancer [J]. Br J Surg, 2007, 94 (1): 92-95.

[64] KUNISAKI C, SHIMADA H, NOMURA M, et al. Lymph node dissection in surgical treatment for remnant stomach cancer [J]. Hepatogastroenterology, 2002, 49 (44): 580-584.

[65] SINNING C, SCHAEFER N, STANDOP J, et al. Gastric stump carcinoma-epidemiology and current concepts in pathogenesis and treatment [J]. Eur J Surg Oncol, 2007, 33 (2): 133-139.

[66] LEE S Y, LEE J H, HWANG N C, et al. The role of follow-up endoscopy after total gastrectomy for gastric cancer [J]. Eur J Surg Oncol, 2005, 31 (3): 265-269.

[67] UEDO N, TAKEUCHI Y, ISHIHARA R. Endoscopic management of early gastric cancer: endoscopic mucosal resection or endoscopic submucosal dissection: data from a Japanese high-volume center and literature review [J]. Ann Gastroenterol, 2012, 25 (4): 281-290.

[68] NAKAJIMA T, ODA I, GOTODA T, et al. Metachronous gastric cancers after endoscopic resection: how effective is annual endoscopic surveillance? [J]. Gastric Cancer, 2006, 9 (2): 93-98.

[69] KATO M, NISHIDA T, YAMAMOTO K, et al. Scheduled endoscopic surveillance controls secondary cancer after curative endoscopic resection for early gastric cancer: a multicentre retrospective cohort study by Osaka University ESD study group [J]. Gut, 2013, 62 (10): 1425-1432.

[70] NASU J, DOI T, ENDO H, et al. Characteristics of metachronous multiple early gastric cancers after endoscopic mucosal resection [J]. Endoscopy, 2005, 37 (10): 990-993.

[71] ABE S, ODA I, SUZUKI H, et al. Long-term surveillance and treatment outcomes of metachronous gastric cancer occurring after curative endoscopic submucosal dissection [J]. Endoscopy, 2015, 47 (12): 1113-1118.

[72] REITER W, STIEBER P, REUTER C, et al. Prognostic value of preoperative serum levels of CEA, CA 19-9 and CA 72-4 in gastric carcinoma [J]. Anticancer Res, 1997, 17 (4B): 2903-2906.

[73] MARRELLI D, ROVIELLO F, DE STEFANO A, et al. Prognostic significance of CEA, CA 19-9 and CA 72-4 preoperative serum levels in gastric carcinoma [J]. Oncology, 1999, 57 (1): 55-62.

[74] ALOE S, D'ALESSANDRO R, SPILA A, et al. Prognostic value of serum and tumor tissue CA 72-4 content in gastric cancer [J]. Int J Biol Markers, 18 (1): 21-27.

[75] UCAR E, SEMERCI E, USTUN H, et al. Prognostic value of preoperative CEA, CA 19-9, CA 72-4, and AFP levels in gastric cancer [J]. Adv Ther, 2008, 25 (10): 1075-1084.

[76] NAKANE Y, OKAMURA S, AKEHIRA K, et al. Correlation of preoperative carcinoembryonic antigen levels and prognosis of gastric cancer patients [J]. Cancer, 1994, 73 (11): 2703-2708.

[77] FLETCHER R H. Carcinoembryonic antigen [J]. Ann Intern Med, 1986, 104 (1): 66-73.

[78] GOLDSTEIN M J, MITCHELL E P. Carcinoembryonic antigen in the staging and follow-up of patients with colorectal cancer [J]. Cancer Investig, 2005, 23 (4): 338-351.

[79] MURARO R, KUROKI M, WUNDERLICH D, et al. Generation and characterization of B72. 3 second generation monoclonal antibodies reactive with the tumor-associated glycoprotein 72 antigen [J]. Cancer Res, 1988, 48 (16): 4588-4596.

[80] JOHNSON V G, SCHLOM J, PATERSON A J, et al. Analysis of a human tumorassociated glycoprotein (TAG-72) identified by monoclonal antibody B72.3 [J]. Cancer Res, 1986, 46 (2): 850-857.

[81] SIEWERT J R, BÖTTCHER K, STEIN H J, et al. Relevant prognostic factors in gastric cancer: ten-year results of the German Gastric Cancer Study [J]. Ann Surg, 1998, 228 (4): 449-461.

[82] KIM J P, KIM Y W, YANG H K, et al. Significant prognostic factors by multivariate analysis of 3926 gastric cancer patients [J]. World J Surg, 1994, 18 (6): 872-877.

[83] SAFI F, KUHNS V, BEGER H G. Comparison of CA 72-4, CA 19-9 and CEA in the diagnosis and monitoring of gastric cancer [J]. Int J Biol Markers, 1995, 10 (2): 100-106.

[84] TAKAHASHI Y, TAKEUCHI T, SAKAMOTO J, et al. The usefulness of CEA and/or CA19-9 in monitoring for recurrence in gastric cancer patients: a prospective clinical study [J]. Gastric Cancer, 2003, 6 (3): 142-145.

[85] MATTAR R, ALVES D E ANDRADE C R, DIFAVERO G M, et al. Preoperative serum levels of CA 72-4, CEA, CA 19-9, and alpha-fetoprotein in patients with gastric cancer [J]. Rev do Hosp das Clínicas, 2002, 57 (3): 89-92.

[86] HEPTNER G, DOMSCHKE S, DOMSCHKE W. Comparison of CA 72-4 with CA 19-9 and carcinoembryonic antigen in the serodiagnostics of gastrointestinal malignancies [J]. Scand J Gastroenterol, 1989, 24 (6): 745-750.

[87] GUADAGNI F, ROSELLI M, AMATO T, et al. CA 72-4 measurement of tumor-associated glycoprotein 72 (TAG-72) as a serum marker in the management of gastric carcinoma [J]. Cancer Res, 1992, 52 (5): 1222-1227.

[88] MARRELLI D, PINTO E, DE STEFANO A, et al. Clinical utility of CEA, CA 19-9, and CA 72-4 in the follow-up of patients with resectable gastric cancer [J]. Am J Surg, 2001, 181 (1): 16-19.

[89] KIM D H, OH S J, OH C A, et al. The relationships between perioperative CEA, CA 19-9, and CA 72-4 and recurrence in gastric cancer patients after curative radical gastrectomy [J]. J Surg Oncol, 2011, 104: 585-591.

[90] D'UGO D, BIONDI A, TUFO A, et al. Follow-up: the evidence [J]. Dig Surg, 2013, 30 (2): 159-168.

[91] TAN I T, SO B Y J. Value of intensive follow-up of patients after curative surgery for gastric carcinoma [J]. J Surg Oncol, 2007, 96 (6): 503-506.

[92] BILICI A, SALMAN T, USTAALIOGLU BBO, et al. The prognostic value of detecting symptomatic or asymptomatic recurrence in patients with gastric cancer after a curative gastrectomy [J]. J Surg Res, 2013, 180 (1): E1-9.

[93] AJANI J A, AMICO T A, ALMHANNA K, et al. Gastric cancer, Version 3. 2015, NCCN Clinical Practice Guidelines in Oncology [J]. Journal of National Comprehensive, 2016, 14 (10): 1286-1312.

[94] WADDELL T, VERHEIJ M, ALLUM W, et al. Gastric cancer: ESMOESSO- ESTRO clinical practice guidelines for diagnosis, treatment and follow-up [J]. Ann Oncol, 2013, 24 (suppl 6): vi57-63.

[95] ALLUM W H, BLAZEBY J M, GRIFFIN S M, et al. Guidelines for the management of oesophageal and gastric cancer [J]. Gut, 2011, 60 (11): 1449-1472.

[96] ALDERSON D. Scottish Intercollegiate guidelines network. Management of oesophageal and gastric cancer. (SIGN Guideline No 87) [J]. Clinical Oncology, 2008, 20 (7): 530-531.

[97] LEE J H, KIM J G, JUNG H K, et al. Clinical practice guidelines for gastric cancer in Korea: an evidence-based approach [J]. J Gastric Cancer, 2014, 14 (2): 87-104.

[98] GIAN L B, DOMENICO D, DANIEL C, et al. Follow-up after gastrectomy for cancer: the Charter Scaligero Consensus Conference [J]. Gastric Cancer, 2016, 19 (1): 15-20.

[99] VERSCHUUR E M L, STEYERBERG E W, TILANUS H W, et al. Nurseled follow-up of patients after oesophageal or gastric cardia cancer surgery: a randomised trial [J]. Br J Cancer, 2009, 100 (1): 70-76.

[100] DOUGLAS H R, HALLIDAY D, NORMAND C, et al. Economic evaluation of specialist cancer and palliative nursing: Macmillan evaluation study findings [J]. Int J Palliat Nurs, 2003, 9 (10): 429-438.

[101] LEARY A, CROUCH H, LEZARD A, et al. Dimensions of clinical nurse specialist work in the UK [J]. Art and Science Research, 2008, 23 (15-17): 40-44.

[102] COX C L, AHLUWALIA S. Enhancing clinical effectiveness among clinical nurse specialists [J]. Br J Nurs, 2000, 9 (16): 1064-1065, 1068-1073.

[103] SULLIVAN A, ELLIOTT S. Assessing the value of a cancer clinical nurse specialist. Cancer Nurs Pract [J]. Royal College of Nursing Publishing Company (RCN), 2007, 6 (10): 25-29.

[104] CATT S, FALLOWFIELD L, JENKINS V, et al. The informational roles and psychological health of members of 10 oncology multidisciplinary teams in the UK [J]. Br J Cancer, 2005, 93 (10): 1092-1097.

[105] LEE JHJ, SOHN I, DO I, et al. Nanostring-based multigene assay to predict recurrence for gastric cancer patients

after surgery［J］. PLoS One, 2014, 9（3）: e90133.

［106］YIE S, LOU B, YE S, et al. Detection of survivin-expressing circulating cancer cells（CCCs）in peripheral blood of patients with gastric and colorectal cancer reveals high risks of relapse［J］. Ann Surg Oncol, 2008, 15（11）: 3073-3082.

［107］CAO W, YANG W, LI H, et al. Using detection of survivin-expressing circulating tumor cells in peripheral blood to predict tumor recurrence following curative resection of gastric cancer［J］. J Surg Oncol, 2011, 103（2）: 110-115.

［108］KODERA Y, NAKANISHI H, ITO S, et al. Quantitative detection of disseminated free cancer cells in peritoneal washes with real-time reverse transcriptase-polymerase chain reaction: a sensitive predictor of outcome for patients with gastric carcinoma［J］. Ann Surg, 2002, 235（4）: 499-506.

［109］SUGITA Y, FUJIWARA Y, TANIGUCHI H, et al. Quantitative molecular diagnosis of peritoneal lavage fluid for prediction of peritoneal recurrence in gastric cancer［J］. Int J Oncol, 2003, 23（5）: 1419-1423.

［110］WANG X, CAO W, MO M, et al. VEGF and cortactin expression are independent predictors of tumor recurrence following curative resection of gastric cancer［J］. J Surg Oncol, 2010, 102（4）: 325-330.

［111］AOYAGI K, KOUHUJI K, YANO S, et al. VEGF significance in peritoneal recurrence from gastric cancer［J］. Gastric Cancer, 2005, 8（3）: 155-163.

［112］ZHONG X Y, ZHANG L H, JIA S Q, et al. Positive association of up-regulated Cripto-1 and down-regulated E-cadherin with tumour progression and poor prognosis in gastric cancer［J］. Histopathology, 2008, 52（5）: 560-568.

［113］HE Q, CHEN J, LIN H, et al. Expression of peroxisome proliferator-activated receptor gamma, E-cadherin and matrix metalloproteinases-2 in gastric carcinoma and lymph node metastases［J］. Chin Med J, 2007, 120（17）: 1498-1504.

［114］CHEN H C, CHU R Y, HSU P N, et al. Loss of E-cadherin expression correlates with poor differentiation and invasion into adjacent organs in gastric adenocarcinomas［J］. Cancer Lett, 2003, 201（1）: 97-106.

［115］AN J Y, KIM K M, CHOI M G, et al. Prognostic role of p-mTOR expression in cancer tissues and metastatic lymph nodes in pT2b gastric cancer［J］. Int J Cancer, 2010, 126（12）: 2904-2913.

［116］ZHANG X, YAN Z, ZHANG J, et al. Combination of hsa-miR-375 and hsa-miR-142-5p as a predictor for recurrence risk in gastric cancer patients following surgical resection［J］. Ann Oncol, 2011, 22（10）: 2257-2266.

Jimmy BY So, Guowei Kim

译者：蔡旭浩、郎月红，校对：王天宝

Part 16

第十六部分 ▶ 胃癌新辅助与辅助治疗

第二十九章　胃癌新辅助治疗

一、新辅助治疗的原理

尽管外科治疗的发展改善了局部进展期胃癌患者的生存结局，但根治性切除术后的高复发率使得多模式治疗成为必须。近几十年来，胃癌多学科治疗取得了重大进展。值得注意的是，这些多模式多学科治疗方式在不同地区的开展亦不同，受到当地的发病率、临床病理特征、手术技术和治疗结局（例如根治性切除率、复发模式和生存结局）的影响。基于相对于手术的不同治疗时机，多模式治疗可以分为3种不同的方式：术前（新辅助）治疗、术后（辅助）治疗和围手术期（新辅助加辅助）治疗。新辅助治疗模式在西方国家更为盛行，因为局部晚期疾病和食管胃结合部（esophagogastric junction，EGJ）癌或近端胃癌更常见，根治性切除率相对较低，手术结果不理想[1-4]。相比之下，在诸如韩国和日本的东亚国家，根治性切除率相对较高，标准D2淋巴结清扫术后肿瘤的局部控制率是足够的，故根治性胃癌切除术后进行辅助化疗成为主要的治疗策略。

胃癌新辅助治疗有几个潜在的优点：①使肿瘤缩小或降期，从而提高根治性切除率；②通过在疾病早期清除不可检测的微小转移灶，降低全身转移的发生率；③术前治疗完成度可能更高，因为术前患者能更好地耐受治疗，而术后可能由于手术并发症而无法及时接受治疗和耐受足够的剂量强度；④通过临床或病理评估新辅助治疗的反应，从而可早期评估疗效和预后。

二、新辅助化疗

已有学者对新辅助化疗策略分别在术前治疗（术前单纯化疗）或围手术期治疗（术前、术后联合化疗）的背景下进行了研究。两项前瞻性随机试验在可切除胃或EGJ中对比了新辅助化疗加手术与单纯手术的差异[5-6]，但均因样本量小而检验效能不足。为证明新辅助化疗可改善根治性手术切除率，荷兰胃癌组进行了一项随机研究，在可切除胃癌（T1除外）中比较4个周期新辅助化疗［5-氟尿嘧啶、亮氨酸、阿霉素和甲氨蝶呤（FAMTX）4周方案］和单纯手术[5]的差异。然而，这项研究在59例患者随机分组后因入组缓慢和中期结果不佳而提前终止。值得注意的是，新辅助化疗组中44%的患者由于疾病进展率（26%）或化疗毒性率（18%）而无法完成4个周期的治疗。研究表明，新辅助化疗没有提高根治性手术切除率（新辅助化疗67% vs. 单纯手术66%）或5年总生存率（21% vs. 34%，P=0.17）。另一项随机研究

（EORTC40954），在局部晚期［Ⅲ～Ⅳ期（cM0）］胃腺癌和EGJ癌患者中比较了两个周期的新辅助化疗（双周顺铂+每周亚叶酸和5-氟尿嘧啶，7周方案）与单纯手术的疗效[6]。在114例患者随机分组后，这项试验也因入组困难而提前终止。与单纯手术相比，新辅助化疗组R0切除率更高（81.9% vs. 66.7%，$P=0.036$），淋巴结转移率更低（61.4% vs. 76.5%，$P=0.018$）。但是，由于新辅助化疗组较单纯手术组术后并发症发生率也更高（27.1% vs. 16.2%，$P=0.09$），因此未显示总生存率（HR：0.84，95%CI：0.52～1.35，$P=0.466$）或无进展生存期（progression-free survival，PFS）（HR：0.76，95%CI：0.49～1.16，$P=0.20$）获益。新辅助化疗组只有62.5%的患者完成了预计的两个周期治疗，两组中大多数患者（>92%）接受了扩大的D2淋巴结清扫术，这可能弱化了新辅助化疗对整体结局的贡献。

瑞士临床癌症研究小组（SAKK43/99）进行了一项随机Ⅲ期研究，以比较新辅助和辅助多西他赛/顺铂/5-氟尿嘧啶（TCF）化疗的疗效[7-8]。该研究纳入了以超声内镜、CT、骨扫描和腹腔镜来进行分期的cT3～T4、任何NM0或任何TcN1～N3M0的胃癌患者，在术前或术后对其进行4个周期的TCF 3周方案化疗。这项研究也因患者入组缓慢而提前终止，仅69例患者入组。90%的患者接受了D2或更广泛的淋巴结清扫术，手术并发症发生率（新辅助化疗组28.5%，辅助化疗组25.7%；$P=0.86$）和死亡率（分别为0和5.7%）在两组间无差异。与辅助化疗组相比，新辅助化疗组的治疗依从性较好（中位治疗周期数为4 vs. 3，$P<0.01$；4周期治疗完成率，76% vs. 38%）。尽管新辅助化疗后发生了病理学完全缓解（pathologic complete responses，pCR；12%）和部分缓解（53%），但并没有提高R0切除率（新辅助化疗组85%，辅助化疗组91%）和病理降期率（Ⅰ/Ⅱ期，两组均为9%）。此外，两组无事件生存期（event-free survival，EFS）（5年EFS，新辅助治疗组44.1%，辅助治疗组43.5%；HR：0.79；95%CI：0.43～1.45；$P=0.5$）或总生存率（5年总生存率为47% vs. 46%，$P=0.5$）也无显著差异。

三、围手术期化疗

西方国家进行了两项随机Ⅲ期研究以评估围手术期化疗对可切除胃癌、EGJ癌或食管腺癌的影响[9-10]。MAGIC研究是首个证明围手术期化疗对胃癌或EGJ癌有生存获益的大型随机对照研究。该研究共纳入503例胃腺癌（74%）、EGJ癌（15%）和远端食管癌（11%）患者，使其随机接受手术加围手术期化疗［术前、术后分别给予3个周期的表柔比星/顺铂/连续输注5-氟尿嘧啶（ECF）化疗］或单纯手术治疗。研究要求以CT扫描、X线胸片、超声或腹腔镜确认的可切除Ⅱ期或以上疾病患者方可入组。结果显示，化疗组91.6%和手术组96.4%的患者进行了手术。尽管根治性手术切除率在两组没有显著差异（化疗组为69.3%，手术组为66.4%），但围手术期化疗组的PFS（HR：0.66，95%CI：0.53～0.81，$P<0.001$）和总生存率（HR：0.75，95%CI：0.60～0.93，5年总生存率36.3% vs. 23.0%，$P=0.009$）较单纯手术组显著改善。围手术期化疗组的局部复发率（14.4% vs. 20.6%）和远处转移率（24.4% vs. 36.8%）均低于单纯手术组。此外，围手术期化疗组较单纯手术组肿瘤明显缩小（中位肿瘤最大径3cm vs. 5cm，$P<0.001$），病理分期更低（T1/T2，51.7% vs. 36.8%，$P=0.002$；N0/N1，84.4% vs. 70.5%，$P=0.01$）。值得注意的是，两组术后并发症发生率（化疗组为45.7%，手术组为45.3%），30天内死亡率（分别为5.6%和5.9%）和中位住院时间（两组均为13天）均相似。

另一项法国的Ⅲ期随机研究（FNCLCC/FFCD9703），同样证实了可切除胃癌围手术期化疗的生存益处[10]。该研究共纳入224例胃腺癌（25%）、EGJ癌（64%）和食管远端癌（11%）患者，使其随机接受手术加围手术期化疗［顺铂加5-氟尿嘧啶（CF）4周方案，术前2或3个周期+术后3或4个周期，共6个周期］或单纯手术治疗。入组标准是经内镜、钡餐、胸腹部CT以及选择性的超声内镜检查评估的可根治性切除的疾病患者。该研究中化疗组96.5%、手术组99%的患者接受手术治疗。与MAGIC试验相似，围手术期化疗组与单纯手术组相比，无病生存期（disease-free survival，DFS）（5年DFS：34% vs. 19%，HR：0.65，95%CI：0.48～0.89，$P=0.003$）和总生存率（5年总生存率：38% vs. 24%，HR：0.69，95%CI：0.50～0.95，$P=0.02$）均显著改善。此外，围手术期化疗组的根治性手术切除率明显高于单纯手术组（87% vs. 74%，$P=0.04$），术后病理显示淋巴结转移率有下降趋势（N+，67% vs. 80%，$P=0.054$）。然而，病理T分期在两组间无显著差异（T0～T2，化疗组42% vs. 单纯手术组32%，$P=0.17$）。化疗组远处转移发生率低于手术组（43% vs. 56%），但两组局部复发率相似（25% vs. 26%）。安全性方面，两组术后并发症发生率（化疗组25.7% vs. 手术组19.1%，$P=0.24$）和30天死亡率（4.6% vs. 4.5%，$P=0.76$）也相似。

基于MAGIC和FNCLCC/FFCD9703试验中的生存获益，围手术期化疗成为西方国家可切除胃癌的标准治疗方式。NCCN指南推荐临床T2或更高、潜在可切除的胃癌患者进行围手术期化疗加手术，如果患者没有接受术前治疗，R0切除术后推荐进行化疗或放化疗（2015年第3版http：//www.nccn.org/professionals/physician_gls/pdf/ gast.pdf）。美国外科医师学会国家癌症数据库数据显示，随着时间推移，新辅助化疗在美国的应用呈上升趋势，从2003年的25.9%增加到了2012年的46.3%[11]。一项对2011—2012年欧洲5个国家4 668例可切除EGJ癌治疗进行的调研结果显示，新辅助化疗率为22%～51%[12]。

尽管围手术期化疗证明了生存获益，但因对MAGIC和FNCLCC/FFCD9703试验存在争议，这种治疗模式未能在韩国和日本等东亚国家成为标准治疗方式。其中一个关于手术的问题是手术质量问题，尤其是淋巴结清扫术的范围。在有经验的中心进行D2淋巴结清扫术较局限性解剖手术可带来生存获益，基于此，D2淋巴结清扫术在经过长时间的争论后被确立为东西方国家的标准术式[13-14]。尽管MAGIC和FNCLCC/FFCD9703试验都推荐术后进行D2淋巴结清扫术，但MAGIC研究中仅41.4%的手术患者和FNCLCC/FFCD9703中仅61.9%的胃癌患者接受了D2淋巴结清扫术[9-10]。有限的D2淋巴结清扫率可能在一定程度上导致了在这两项试验中单纯手术的局部复发率相对较高（MAGIC为20.6%，FNCLCC/FFCD9703为26%），而韩国和日本常规D2淋巴结清扫术后的局部复发率＜10%[15-16]。另一个关于手术的问题是术前分期为潜在可切除胃癌患者的根治性手术切除率。在东方系列研究中这一比例约为90%[17-18]，但在MAGIC和FNCLCC/FFCD9703试验中单纯手术组根治性手术切除率仅分别为66.4%和74%[9-10]。除了手术技术上的差异，其还可能与西方国家晚期病例的比例较高有关，因为根治性手术切除率随着临床T分期（AJCC第6版分期）（T1，99.6%；T2，96.1%；T3，75.3%；T4，46.3%；$P<0.001$）和N分期（N0，96.1%；N1～N2，82.1%；$P<0.001$）的增加而显著下降[17]。尽管考虑到不同的临床环境，但MAGIC（23.0%）和FNCLCC/FFCD9703的5年总生存率（24%）均远低于东方研究（61.1%～69%），特别是在MAGIC和FNCLCC/FFCD9703研究中评估的是潜在可切除病例，而在东方研究中评估的是根治性切除病例[9-10, 15-16]。尽管MAGIC和FNCLCC/FFCD9703试验都包括术前和术后化疗，但术后治疗较术前治疗完成度差。在化疗组，86.0%（MAGIC）和86.7%（FNCLCC/FFCD9703）的患者按计划完成了术前化疗，而仅54.8%（MAGIC）和47.8%（FNCLCC/FFCD9703）的患者进行了术后化疗，这导致两项试验的6个周期围手术期化疗完成率均较差（约40%）[9-10]。此外，这两项研究都面临着肿瘤异质性的挑战，因为纳入病例包括胃癌、EGJ癌和远端食管腺癌的患者。研究最初设计的是仅招募胃腺癌（MAGIC）或远端食管癌/EGJ癌（FNCLCC/FFCD9703）患者，但由于招募时间问题，分别扩展到包括远端食管癌/EGJ癌和胃癌的患者。最后，这两项试验在治疗前临床分期方面都遇到了挑战。由于

缺乏足够可靠的分期方法，新辅助治疗前术前分期不准确，可能导致临床高估肿瘤分期，使患者接受不必要的术前治疗。此外，对于可反映肿瘤负荷和预后的临床分期，在随机化时没有对此分层[17]。

最近的临床试验在可切除胃癌中探索了改良的围手术期化疗。德国的一项随机Ⅱ/Ⅲ期研究（AIO-sto-0210FLOT4）比较了围手术期FLOT（5-氟尿嘧啶、奥沙利铂和多西他赛三药联合的双周方案，术前、术后各4个周期）和ECF［或卡培他滨（X）3周方案，术前、术后各3个周期］方案，用于cT2～T4，任何N、M0或任何T、N+M0的可切除胃腺癌或EGJ腺癌（NCT01216644）患者。该项目的Ⅱ期研究纳入127例胃癌（47.9%）和138例EGJ癌（52.1%）患者，主要的研究终点是pCR率。结果显示，FLOT组的pCR率明显高于ECF（X）组（15.6% vs. 5.8%，$P=0.015$）[19]。

英国医学研究委员会的一项随机Ⅱ/Ⅲ期研究（MAGIC-B/ST03）比较了围手术期表柔比星、顺铂和卡培他滨（ECX，术前、术后各3个周期）加或不加贝伐单抗（B）（一种靶向血管内皮生长因子A的单克隆抗体）的方案。研究共纳入1 063例可切除Ⅰb～Ⅳ（M0）期食管下段腺癌（14%）、EGJ腺癌（51%）和胃腺癌（36%）患者[20]。6个周期围手术期化疗完成率在ECX组和ECX-B组分别为40%和37%，其中术前3个周期化疗完成率分别为89%和88%，术后分别为73%和77%。结果显示，在围手术期化疗方案中加入贝伐单抗并不能改善总生存期（中位总生存期，ECX组33.97个月，ECX-B组34.46个月；HR：1.067，$P=0.4784$）、DFS（HR：1.006，$P=0.9425$）或PFS（HR：1.026，$P=0.7683$）。两组的R0切除率（ECX组75% vs. ECX-B组76%）、临床反应率（ECX组42% vs. ECX-B组40%）和pCR率（ECX组8% vs. ECX-B组10%）也均无差异。尽管加入贝伐单抗没有增加化疗的毒性（≥3级毒性，术前化疗：ECX组47% vs. ECX-B组49%；术后化疗：ECX组49% vs. ECX-B组54%），但术前使用贝伐单抗与术后吻合口瘘的风险增加有关（ECX组9% vs. ECX-B组18%），特别是在接受胃食管切除术的患者中尤为明显（ECX组9% vs. ECX-B组23%）。

在东亚，一项随机研究评估了在D2手术+辅助化疗中增加术前化疗的疗效。该研究纳入107例局部晚期胃癌，并伴有上消化道动力下降和（或）CT确认的胰腺侵犯的患者，使其随机接受2或3个周期的新辅助化疗［顺铂、依托泊苷和5-氟尿嘧啶（PEF）3周方案，CS组］或直接手术（S组）。两组均根据术后分期给予3～6个周期的PEF辅助化疗（根治性切除者3个周期；未根治性切除者6个周期）[21]。虽然CS组较S组有更高的根治性切除率（81% vs. 61%，$P=0.03$）和病理降期（CS组 vs. S组：0期，4 vs. 0；ⅠA期，1 vs. 0；ⅠB期，3 vs. 0；Ⅱ期，6 vs. 9；ⅢA期，14 vs. 10；ⅢB期，9 vs. 12；Ⅳ期，10 vs. 23；$P=0.035$），但两组间总生存期无显著性差异（中位总生存期，33个月 vs. 32个月，$P=0.42$）。这一结果与MAGIC和FNCLCC/FFCD9703研究中围手术期化疗较单纯手术的生存获益形成对比。然而，考虑到东亚研究的样本量较小和仅纳入局部晚期胃癌患者，对于可切除胃癌，在D2手术+标准辅助化疗中增加新辅助化疗对生存的影响仍有待阐明。目前正在进行大规模Ⅲ期研究，以回答这一问题。

在韩国PRODIGY研究（NCT01515748）中，可切除CT2～T3/N+或T4/任何N的胃腺癌或EGJ腺癌患者随机接受D2手术+术后S-1辅助治疗，加或不加术前多西他赛/奥沙利铂/S-1新辅助化疗[22-23]。此外，中国正在进行的Ⅲ期研究正在进行不同化疗方案的围手术期化疗对比辅助化疗，或围手术期不同化疗方案的比较（表29-1）。

表29-1 具有代表性的正在进行的可切除的局限期胃癌新辅助或围手术期化（放）疗的随机Ⅲ期研究

临床试验号（研究名称）	国家	分期	治疗	人数	主要终点
			化疗		
NCT01216644	德国	cT2～T4 or N+ M0可切除胃腺癌或EGJ腺癌	围手术期FLOT	714	OS
			围手术期ECF（X）		
NCT01364376（FOCUS）	中国	局部晚期胃癌伴浆膜浸润或穿透	围手术期SOX	583	OS
			围手术期FOLFOX		
NCT01515748（PRODIGY）	韩国	cT2～T3/N+M0，任何NM0，可切除胃腺癌或EGJ腺癌	术前DOS→D2手术→术后S-1	530	PFS
			术后S-1→D2手术		
NCT01516944	中国	可切除CT3～T4/NxM0胃腺癌或EGJ腺癌	围手术期SOX	729	DFS
			围手术期XELOX		
			术后SOX		
NCT01534546	中国	潜在可切除的T4N+M0	术前SOX→D2手术→术后SOX 5个周期，然后S-1 3个周期	1059	DFS
			D2手术→术后SOX8个周期		
			D2手术→术后XELOX8个周期		
NCT01583361（RESONANCE）	中国	Ⅱ/Ⅲ期胃腺癌或EGJ腺癌	术前SOX→D2手术→术后SOX	772	DFS
			D2手术→术后SOX		
NCT02512380	中国	cT3～T4任何NM0可切除胃腺癌或EGJ腺癌	术前DOS→手术→术后SOX	380	OS
			术前SOX→手术→术后SOX		
NCT02555358	中国	Ⅲ期可切除胃癌	术前DOX→手术→术后XELOX	300	pCR
			术前XELOX→手术→术后XELOX		
			手术→术后XELOX		
NCT02581462（PETRARCA）	德国	cT2任何NM0或任何TN+M0，HER2+胃腺癌或EGJ腺癌	围手术期FLOT+曲妥珠单抗+帕妥珠单抗	404	PFS
			围手术期FLOT		
			放化疗		
NCT00407186（CRITICS）	荷兰	ⅠB～Ⅳ期（M0）可切除胃癌	术前ECX→D1手术→术后CRT（45Gy，XP）	788	OS
			围手术期ECX		
NCT01924819（TOPGEAR）	澳大利亚/新西兰	ⅠB（T1N1）～ⅢC期可切除胃癌或EGJ癌	术前CRT［诱导ECF（X），45Gy，5-FU］→D1手术→术后ECF（X）	752	OS
			围手术期ECF（X）		

续表

临床试验号（研究名称）	国家	分期	治疗	人数	主要终点
NCT01815853	中国	cT4任何NM0局限期胃癌	术前CRT（45Gy，XELOX）+术后XELOX	620	OS
			术前XELOX+手术+术后XELOX		
NCT02193594	中国	cT3～T4Nx M0	术前CCRT（50Gy，SOX）+D2手术+术后SOX	214	OS
			D2手术+术后SOX		

EGJ，胃食管结合部；FLOT，5-氟尿嘧啶/亚叶酸/奥沙利铂/多西他赛；OS，总生存期；ECF，表柔比星/顺铂/5-氟尿嘧啶；X，卡培他滨；SOX，S-1/奥沙利铂；FOLFOX，5-氟尿嘧啶/亚叶酸/奥沙利铂；DOS，多西他赛/奥沙利铂/S-1；PFS，无进展生存期；DFS，无病生存期；XELOX，卡培他滨/奥沙利铂；DOX，多西他赛/奥沙利铂/卡培他滨；pCR，病理学完全缓解；ECX，表柔比星/顺铂/卡培他滨；XP，卡培他滨/顺铂；5-FU，5-氟尿嘧啶。

虽然MAGIC-B/ST03研究未能证明贝伐单抗可给患者带来生存获益，但分子靶向药物的研究仍在进行，以期改善胃癌的围手术期疗效。EORTC/KCSG的随机Ⅱ期研究正在评估抑制人表皮生长因子受体2（human epidermal growth factor receptor 2，HER2）的单克隆抗体曲妥珠单抗和帕妥珠单抗在ⅠB～Ⅲ期可切除的HER2阳性胃腺癌或EGJ腺癌（INNOVATION，NCT02205047）的围手术期治疗作用。该研究中，患者随机接受围手术期化疗（顺铂加卡培他滨或5-氟尿嘧啶3周方案，术前、术后各3个周期）、围手术期化疗加曲妥珠单抗与围手术期化疗加曲妥珠和帕妥珠单抗。主要研究终点为主要病理学缓解率（活性肿瘤细胞＜10%）。此外，一项德国Ⅱ/Ⅲ期研究计划招募HER2阳性胃腺癌或EGJ腺癌（CT2任何NM0或任何TN+M0）患者，随机给予围手术期FLOT加曲妥珠单抗或围手术期FLOT单独治疗，以期明确靶向治疗药物的疗效（PETRARCA，NCT02581462）。

四、新辅助放化疗

针对胃癌患者的新辅助放化疗还未像在食管癌和EGJ癌中那样有很好的研究或应用。一项德国的Ⅲ期研究（术前化疗或放化疗在EGJ腺癌中的应用，POET试验）在cT3～T4NxM0的EGJ腺癌患者中比较了新辅助化疗和放化疗的作用[24]。119例入组患者（Siewert Ⅰ型：55%，Ⅱ/Ⅲ型：45%）被随机分配到诱导化疗（2个周期的顺铂/亚叶酸/5-氟尿嘧啶6周方案）序贯同时放化疗（30Gy放疗与3周以上的顺铂/依托泊苷）和手术组，或化疗（2.5个周期的顺铂/亚叶酸/5-氟尿嘧啶6周方案）序贯手术组。尽管该研究显示，放化疗较化疗有提高生存率的趋势（3年总生存率：47.4% vs. 27.7%，HR：0.67，95%CI：0.41～1.07，P=0.07）以及较高的pCR率（15.6% vs. 2.0%，P=0.03）或yPN0率（64.4% vs. 36.7%，P=0.01）和相似的R0切除率（71.5% vs. 69.5%）。但由于入组缓慢导致该研究检验效能不足。

在胃癌中，单臂的Ⅱ期研究显示术前放化疗的R0切除率和pCR率令人鼓舞。Ajani等[25]报道了2个周期的诱导化疗（输注5-氟尿嘧啶、亚叶酸和顺铂4周方案）和术前放化疗（45Gy照射与5-氟尿嘧啶持续输注5周以上），在33例可切除的cT2～T3任何NM0或T1N1M0胃癌患者中的疗效。在该研究中，85%的患者接受了手术，R0切除率为70%，pCR率为30%，中位总生存期为33.7个月，获得病理学缓解的患者的中位生存期明显长于未获得者（63.9个月 vs. 12.6个月，P=0.03）。化疗期间和手术后30天内的治疗相关死亡病例有2例。在RTOG9904研究中，可切除cT2～T3任何NM0或T1N1M0的胃腺癌或EGJ腺癌患者接受最多

2个周期的诱导化疗（顺铂加5-氟尿嘧啶持续输注4周方案），序贯放化疗（45Gy+5-氟尿嘧啶持续输注+紫杉醇周疗，5周）[26]。在43例可评估的患者中，39例（91%）接受了2个周期的诱导化疗，所有患者都接受了同时放化疗。36例（83%）患者接受了手术，其中R0切除率为63%，pCR率为26%。全体患者的中位总生存期为23.2个月，在获得pCR的患者中，1年总生存率（82%）高于无pCR的患者（69%）。4级不良事件发生率为21%，毒副反应可接受，但只有35%的患者可以完成没有调整的放疗和手术。

术前和术后放化疗的可行性在可切除胃癌的两项平行Ⅱ期研究中进行了比较（FFCD0308）[27]。放化疗包括4个周期的5-氟尿嘧啶/亚叶酸/伊立替康，序贯5周的同时性放疗加5-氟尿嘧啶持续输注（术前研究为50Gy，术后研究为45Gy）。虽然术前放化疗较术后放化疗有较高的治疗完成率［73.8%（31/42）vs. 42.9%（9/21）］，但主要研究终点88%的治疗完成率未能达到。

目前，一项国际随机Ⅱ/Ⅲ期EORTC研究（胃腺癌和EGJ腺癌术前治疗试验，TOPGEAR；NCT01924819）正在可切除胃癌患者中比较术前放化疗+术后化疗和术前化疗+术后化疗的疗效。在该研究中，ⅠB期（T1N1）至ⅢC期［T3～T4和（或）N+］可切除胃癌或EGJ癌患者随机接受术前放化疗［2个周期的ECF（X）序贯45Gy放疗同步5-氟尿嘧啶化疗］加术后化疗［3个周期的ECF（X）］或围手术期化疗［3个周期的ECF（X）术前、术后化疗］。该Ⅱ期研究的中期分析显示，术前放化疗未影响手术依从性（放化疗组85%，化疗组80%的患者接受了手术），也没有增加手术并发症发生率（分别为21.6%和22.2%）[28]，两组间毒性反应也无显著差异（≥3级血液学毒性分别为51.7% vs. 50%，胃肠道反应分别为30% vs 31.7%），提示术前放化疗是一种安全且可行的方法。

在中国，两项关于胃癌术前放化疗的随机Ⅲ期研究正在进行中（表29-1）。一项是比较术前放化疗（45Gy照射，卡培他滨/奥沙利铂）加术后卡培他滨/奥沙利铂与围手术期卡培他滨/奥沙利铂治疗cT4任何NM0的胃癌（NCT01815853）的疗效，另一项是比较术前放化疗（50Gy照射，S-1/奥沙利铂）加术后S-1/奥沙利铂与术后单纯S-1/奥沙利铂治疗cT3～T4NxM0的胃癌（NCT02193594）的疗效。这些大型随机研究的结果将确定新辅助放化疗在可切除胃癌中的作用。

五、总结

近几十年来，局部进展期胃癌的治疗取得了巨大进展。尽管在不同地区治疗策略有所不同，但多学科治疗已经成为可切除胃癌的标准治疗方式。

尽管新辅助治疗早已在西方国家被广泛应用，但其在东亚国家广泛D2淋巴结清扫术背景下的作用仍在研究中。我们正在进行临床试验以评估最佳化疗和（或）放疗方案或顺序，以及分子靶向药物的作用，这将有助于进一步优化局部进展期胃癌多学科治疗中的新辅助治疗策略。

● 参考文献

［1］COLQUHOUN A，ARNOLD M，FERLAY J，et al．Global patterns of cardia and non-cardia gastric cancer incidence in 2012［J］．Gut，2015，64（12）：1881-1888．

［2］STRONG V E，SONG K Y，PARK C H，et al．Comparison of gastric cancer survival following R0 resection in the United States and Korea using an internationally validated nomogram［J］．Ann Surg，2010，251（4）：640-646．

［3］MARKAR S R，KARTHIKESALINGAM A，JACKSON D，et al．Long-term survival after gastrectomy for cancer in randomized, controlled oncological trials: comparison between west and east［J］．Ann Surg Oncol，2013，20（7）：2328-2338．

[4] YAMADA T，YOSHIKAWA T，TAGURI M，et al. The survival difference between gastric cancer patients from the UK and Japan remains after weighted propensity score analysis considering all background factors [J]. Gastric Cancer，2015，19（2）：479–489.

[5] HARTGRINK H H，VAN DE VELDE C J，PUTTER H，et al. Neo–adjuvant chemotherapy for operable gastric cancer: long term results of the Dutch randomised FAMTX trial [J]. Eur J Surg Oncol，2004，30（6）：643–649.

[6] SCHUHMACHER C，GRETSCHEL S，LORDICK F，et al. Neoadjuvant chemotherapy compared with surgery alone for locally advanced cancer of the stomach and cardia: European Organisation for Research and Treatment of Cancer randomized trial 40954 [J]. J Clin Oncol，2010，28（35）：5210–5218.

[7] BIFFI R，FAZIO N，LUCA F，et al. Surgical outcome after docetaxel–based neoadjuvant chemotherapy in locally–advanced gastric cancer [J]. World J Gastroenterol，2010，16（7）：868–874.

[8] FAZIO N，BIFFI R，MAIBACH R，et al. Pre–operative versus post–operative docetaxel–cisplatin–fluorouracil（TCF）chemotherapy in locally advanced resectable gastric carcinoma: 10–year follow–up of the SAKK 43/99 phase Ⅲ trial [J]. Ann Oncol，2015，27（4）：668–673.

[9] CUNNINGHAM D，ALLUM W H，STENNING S P，et al. Perioperative chemotherapy versus surgery alone for resectable gastroesophageal cancer [J]. N Engl J Med，2006，355（1）：11–20.

[10] YCHOU M，BOIGE V，PIGNON J P，et al. Perioperative chemotherapy compared with surgery alone for resectable gastroesophageal adenocarcinoma: an FNCLCC and FFCD multicenter phase Ⅲ trial [J]. J Clin Oncol，2011，29（13）：1715–1721.

[11] GREENLEAF E K，HOLLENBEAK C S，WONG J. Trends in the use and impact of neo–adjuvant chemotherapy on perioperative outcomes for resected gastric cancer: evidence from the American College of Surgeons National Cancer Database [J]. Surgery，2015，159（4）：1099–1112.

[12] MESSAGER M，DE STEUR W O，VAN SANDICK J W，et al. Variations among 5 European countries for curative treatment of resectable oesophageal and gastric cancer: a survey from the EURECCA Upper GI Group（European Registration of Cancer Care）[J]. Eur J Surg Oncol，2016，42（1）：116–122.

[13] SONGUN I，PUTTER H，KRANENBARG E M，et al. Surgical treatment of gastric cancer: 15–year follow–up results of the randomised nationwide Dutch D1D2 trial [J]. Lancet Oncol，2010，11（5）：439–449.

[14] WU C W，HSIUNG C A，LO S S，et al. Nodal dissection for patients with gastric cancer: a randomised controlled trial [J]. Lancet Oncol，2006，7（4）：309–315.

[15] SASAKO M，SAKURAMOTO S，KATAI H，et al. Five–year outcomes of a randomized phase Ⅲ trial comparing adjuvant chemotherapy with S–1 versus surgery alone in stage Ⅱ or Ⅲ gastric cancer [J]. J Clin Oncol，2011，29（33）：4387–4393.

[16] NOH S H，PARK S R，YANG H K，et al. Adjuvant capecitabine plus oxaliplatin for gastric cancer after D2 gastrectomy（CLASSIC）: 5–year follow–up of an open–label，randomised phase 3 trial [J]. Lancet Oncol，2014，15（12）：1389–1396.

[17] PARK S R，KIM M J，RYU K W，et al. Prognostic value of preoperative clinical staging assessed by computed tomography in resectable gastric cancer patients:a viewpoint in the era of preoperative treatment [J]. Ann Surg，2010，251（3）：428–435.

[18] HYUNG W J，KIM S S，CHOI W H，et al. Changes in treatment outcomes of gastric cancer surgery over 45 years at a single institution [J]. Yonsei Med J，2008，49（3）：409–415.

[19] PAULIGK C，TANNAPFEL A，MEILER J，et al. Pathological response to neoadjuvant 5–FU, oxaliplatin and docetaxel（FLOT）versus epirubicin, cisplatin and 5–FU（ECF）in patients with locally advanced, resectable gastric/esophagogastric junction（EGJ）cancer: Data from the phase Ⅱ part of the FLOT4 phase Ⅲ study of the AIO [J]. J Clin Oncol，2015，33（15 Suppl）：4016.

[20] CUNNINGHAM D，SMYTH E，STENNING S，et al. 2201 Peri–2201 operative chemotherapy ± bevacizumab for resectable gastro–oesophageal adenocarcinoma: Results from the UK Medical Research Council randomised ST03 trial（ISRCTN 46020948）[J]. Eur J Cancer，2015，51：S400.

[21] KANG Y K，CHOI D W，IM Y H，et al. A phase Ⅲ randomized comparison of neoadjuvant chemotherapy followed

by surgery versus surgery for locally advanced stomach cancer [J]. J Clin Oncol, 1996, 15: 215.

[22] KANG Y K, YOOK J H, RYU M H, et al. A randomized phase Ⅲ study of neoadjuvant chemotherapy with docetaxel(D), oxaliplatin(O), and S-1(S)(DOS) followed by surgery and adjuvant S-1 vs. surgery and adjuvant S-1 for resectable advanced gastric cancer (PRODIGY) [J]. J Clin Oncol, 2015, 33 (15 Suppl): TPS 4136.

[23] PARK I, RYU M H, CHOI Y H, et al. A phase Ⅱ study of neoadjuvant docetaxel, oxaliplatin, and S-1 (DOS) chemotherapy followed by surgery and adjuvant S-1 chemotherapy in potentially resectable gastric or gastroesophageal junction adenocarcinoma [J]. Cancer Chemother Pharmacol, 2013, 72 (4): 815-823.

[24] STAHL M, WALZ M K, STUSCHKE M, et al. Phase Ⅲ comparison of preoperative chemotherapy compared with chemoradiotherapy in patients with locally advanced adenocarcinoma of the esophagogastric junction [J]. J Clin Oncol, 2009, 27 (6): 851-856.

[25] AJANI J A, MANSFIELD P F, JANJAN N, et al. Multi-institutional trial of preoperative chemoradiotherapy in patients with potentially resectable gastric carcinoma [J]. J Clin Oncol, 2004, 22 (14): 2774-2780.

[26] AJANI J A, WINTER K, OKAWARA G S, et al. Phase Ⅱ trial of preoperative chemoradiation in patients with localized gastric adenocarcinoma (RTOG 9904): quality of combined modality therapy and pathologic response [J]. J Clin Oncol, 2006, 24 (24): 3953-3958.

[27] MICHEL P, BREYSACHER G, MORNEX F, et al. Feasibility of preoperative and postoperative chemoradiotherapy in gastric adenocarcinoma. Two phase Ⅱ studies done in parallel. Federation Francophone de Cancerologie Digestive 0308 [J]. Eur J Cancer, 2014, 50 (6): 1076-1083.

[28] LEONG T, SMITHERS B M, MICHAEL M, et al. TOPGEAR: A randomized phase Ⅱ/Ⅲ trial of perioperative ECF chemotherapy versus preoperative chemoradiation plus perioperative ECF chemotherapy for resectable gastric cancer. Interim results from an international, intergroup trial of the AGITG/TROG/NCIC CTG/EORTC [J]. BMC Cancer, 2015, 15 (1): 532.

Sook Ryun Park, Yoon-Koo Kang

译者：王芬，校对：王天宝

第三十章　胃癌辅助治疗

一、引言

对于患者的长期预后而言，手术技术是最重要的影响因素。亚洲与西方外科医生关于淋巴结清扫范围一直存有争议。日本和韩国的外科医生认为广泛的淋巴结清扫术，例如D2淋巴结清扫术，是取得更好预后的必要条件。基于两项欧洲研究的阴性结果，西方外科医生坚持认为没有证据证明D2淋巴结清扫术比D1淋巴结清扫术更能使患者获益。MRC ST01试验比较了20世纪90年代D1和D2淋巴结清扫术，发现两者5年总生存率相似（分别为35%和33%），术后并发症发生率（28% vs. 46%）和死亡率（6.5% vs. 13%）在D2淋巴结清扫术组更高[1-2]。荷兰D1D2研究比较了D1与D2淋巴结清扫术，结果显示两者5年存活率（34% vs. 33%）没有差异[3]。然而，15年随访数据显示，胃癌相关死亡率D2淋巴结清扫术组低于D1淋巴结清扫术组（37% vs. 48%）[4]。目前，世界范围内推荐将D2淋巴结清扫术作为进展期胃癌的标准术式，包括美国和欧洲国家[5-6]。

本章将涉及辅助化疗与单纯手术的比较，尤其是针对D2淋巴结清扫术后的胃癌。

二、胃癌辅助化疗荟萃分析

在证明胃癌根治性切除术后辅助化疗作用的Ⅲ期临床试验结果出来之前，辅助化疗的获益得到了一些荟萃分析的支持[7-12]。总的来说，这些研究显示了加入辅助化疗有微弱获益。Janunger等[10]的荟萃分析显示，21个临床试验中3 972例胃癌患者的辅助化疗有获益（HR：0.84，95%CI：0.74～0.96）。当分别分析西方和亚洲的研究时，发现西方组辅助化疗无生存获益（HR：0.96，95%CI：0.83～1.12）。这些荟萃分析有几个局限性，即使在一个荟萃分析中，手术技术在检索的试验中也是不同的。患者群体在分期等方面和使用的辅助治疗也各不相同。因此，在没有纳入同质人群并采用相同手术技术的随机对照研究结果的情况下，很难对胃癌术后辅助治疗的作用予以合理评价。

全球进展期/辅助胃癌肿瘤研究国际合作组织（Global Advanced/Adjuvant Stomach Tumor Research International Collaboration，GASTRIC）开展了17个随机化临床研究，对2004年前招募到的3 838例患者进行了中位随访时间超过7年的荟萃分析（9个来自欧洲，4个来自美国及4个来自亚洲）[12]。总体而言，辅助化疗使患者取得长期生存获益，即辅助化疗降低了18%的总死亡风险（HR：0.82，95%CI：0.76～0.90）。估计中位总生存期在单纯手术组为4.9年（95%CI：4.4～5.5），辅助化疗组为7.8年（95%CI：6.5～8.7）。5年和10年总生存率的绝对获益分别为5.8%和7.4%。关于不同地区的风险比（HR），欧洲为0.83（95%CI：0.74～0.94），美国为0.88（95%CI：0.75～1.04），亚洲为0.70（95%CI：0.56～0.88）。全球各项临床试验的总体生存率没有显著的异质性；根据上一次入选年份，治疗效果没有时间趋势（P=0.82）。

三、ACTS-GC试验

ACTS-GC试验对S-1辅助化疗与单纯手术治疗Ⅱ期或Ⅲ期日本D2淋巴结清扫术后胃癌患者的效果进行了比较研究[13]。其主要研究终点是总生存率，次要终点是无复发生存率和安全性。本研究纳入1 059例Ⅱ期或Ⅲ期胃癌患者（Ⅱ期44.8%，ⅢA期38.6%，ⅢB期16.5%），使用的辅助化疗药物是S-1（替加氟、吉美拉西和奥替拉西，每天80～120mg），4周口服/2周停药，总共12个月。随访5年后，S-1组5年生存率（71.7%，95%CI：0.678～0.757）高于单纯手术组（61.1%，95%CI：0.568～0.653）（HR：0.669，95%CI：0.540～0.828）[14]。

S-1组5年无复发生存率为65.4%（95%CI：0.612～0.695），单纯手术组为53.1%（95%CI：0.487～0.574）。S-1组与单纯手术组相比，复发的HR为0.653（95%CI：0.537～0.793）。然而，在ACTS-GC的亚组分析中，基于UICC第6版分期系统，在ⅢB期（HR：0.855，95%CI：0.510～1.431）和Ⅳ期患者辅助S-1的获益均较小（HR：0.784，95%CI：0.422～1.458）。

首次复发常见是腹膜、血行和淋巴结转移。S-1组在所有部位的转移率和复发率均低于单纯手术组，尤其是S-1组淋巴结复发率和腹膜复发率较低。S-1组患者治疗持续至少3个月的有452例（87.4%）、至少6个月的有403例（77.9%）、至少9个月的有366例（70.8%）以及至少12个月的有340例（65.8%）。除厌食（发生率6%）外，S-1组发生的3级或4级不良事件不到5%。

四、CLASSIC试验

CLASSIC试验对比了Ⅱ或Ⅲ期胃癌患者D2淋巴结清扫术后联合XELOX（卡培他滨和奥沙利铂）化疗与单独手术的疗效[15]。该试验在韩国、中国的37个中心进行。Karnofsky体力状态为70%或以上的患者被招募并随机分配到D2淋巴结清扫术后6周内开始化疗组或单独手术组，比例为1：1。XELOX方案为卡培他滨2 000mg/（m^2·d），持续14天，奥沙利铂组第1天为130mg/m^2，每3周重复一次，持续6个月。该试验主要终点为3年无病生存率，次要终点为整体生存率和安全性。2006—2009年，1035例患者被随机分组，其中515例为单独手术组，520例为XELOX组。分期分布为Ⅱ期50%，ⅢA期37%，ⅢB期13%。被检查的淋巴结数量在单独手术组为43.6个，XELOX组为45.0个。淋巴结阴性（N0）患者仅10%，N1患者60%，N2患者30%。随访34个月，XELOX组3年无病生存率为74%（95%CI：0.69～0.79），单独手术组3年无病生存率为59%（95%CI：0.53～0.64）（HR：0.56，95%CI：0.44～0.72，P<0.0001）。在XELOX组中，96例（18%）出现复发，而单独手术组出现复发的患者为155例（30%）。胃癌复发部位为腹膜（XELOX组47例，单独手术组56例）、局部复发（XEOLX组21例，单独手术组44例）、远处复发（XELOX组49例，单独手术组78例）。在所有分期中，均可见XELOX获益，无病生存在Ⅱ、ⅢA和ⅢB期的HR分别为0.55（95%CI：0.36～0.84）、0.57（95%CI：0.39～0.82）和0.57（95%CI：0.35～0.95）。在N1和N2患者中，XELOX可显著改善3年无病生存率，而N0组无病生存率则无明显改善。346例（67%）被分配给XELOX组的患者按计划接受了8个周期化疗后，有167例患者需要卡培他滨剂量减少，147例出现周期中断，369例出现周期延迟，163例患者需要奥沙利铂剂量减少。平均相对剂量强度为85%卡培他滨和98%奥沙利铂。XELOX组中最常见的不良事件是恶心、中性粒细胞减少、食欲下降、周围神经病变、呕吐。XELOX组最常见的3级或4级不良反应为中性粒细胞减少、血小板减少、恶心和呕吐。3级或4级周

围神经病中，累积毒性作用与奥沙利铂有关，见于12例（2%）患者。经62.4个月随访，XELOX组无病生存率明显优于对照组，XELOX组比单独手术组，HR为0.58（95%CI：0.47～0.72；P<0.0001）[16]。估计的5年无病生存率分别为68%（95%CI：0.63～0.73）与53%（95%CI：0.47～0.58），估计的3年无病生存率分别为75%（95%CI：0.71～0.79）和60%（95%CI：0.56～0.65）。意向性治疗人群中XELOX组总生存率明显优于对照组（HR：0.66，95%CI：0.51～0.85，P=0.0015），估计的5年总生存率分别为78%（95%CI：0.74～0.82）和69%（95%CI：0.64～0.73）。

五、SAMIT试验

日本调查员将1 495例名D2淋巴结清扫术后病理诊断为T4a或T4b的胃癌患者随机分成4个组（374例单独UFT组；374例S-1组；374例紫杉醇然后UFT组；373例紫杉醇然后S-1组）[17]。85%的患者有淋巴结转移。分期是根据日本的胃癌分类进行的，ⅠA期或ⅠB期5%，Ⅱ期22%，ⅢA期 35%，ⅢB期 25%，Ⅳ期 11%。

患者仅接受UFT［267mg/（m^2·d）］和S-1［80mg/（m^2·d）］，持续14天，休息7天或间断3个疗程。每周给予紫杉醇（80mg/m^2）然后UFT或S-1。主要研究终点为无病生存率。3年随访后，方案治疗完成率UTF组215例（60%），S-1组224例（62%），紫杉醇然后UTF组为242例（68%），紫杉醇然后S-1组为250例（70%）。3年无病单药治疗的生存率为54.0%（95%CI：0.502～0.576），序贯治疗为57.2%（53.4%～60.8%，HR：0.92，95%CI：0.80～1.07，P=0.273）。UFT组3年无病生存率为53.0%（95%CI：0.492～0.566），而S-1组的3年无病生存率为58.2%（54.4%～61.8%，HR：0.81，95%CI：0.70～0.93，P=0.0048）。SAMIT试验的结论是序贯治疗没有提高无病生存率以及UFT并不亚于S-1（事实是S-1优于UFT）。因此，S-1单药疗法仍然是日本局部晚期胃癌的标准治疗方法。

最常见的3～4级血液学检查不良事件为中性粒细胞减少（分别为11%、13%、13%及23%）。最常见的3～4级非血液学检查不良事件为厌食症（分别为6%、7%、2%和5%）。

六、总结

手术技术在治愈局部晚期胃癌患者过程中尤其重要。目前，建议D2淋巴结清扫术作为全世界的局部晚期胃癌的标准治疗方式。两个随机Ⅲ期试验和荟萃分析已经证明辅助化疗可提高治愈率。可以将S-1辅助化疗1年或以XELOX治疗6个月作为标准方案，尤其是D2淋巴结清扫术后。对于Ⅱ期胃癌患者，两种治疗方案效果相似；但对于Ⅲ期胃癌患者，XELOX联合化疗似乎是首选。

● 参考文献

［1］CUSCHIERI A，FAYERS P，FIELDING J，et al．Postoperative morbidity and mortality after D1 and D2 resections for gastric cancer：preliminary results of the MRC randomised controlled surgical trial．The Surgical Cooperative Group［J］．Lancet，1996，347（9007）：995-999．

［2］CUSCHIERI A，WEEDEN S，FIELDING J，et al．Patient survival after D1 and D2 resections for gastric cancer：long-term results of the MRC randomized surgical trial．Surgical cooperative group［J］．Br J Cancer，1999，79（9-10）：1522-1530．

［3］BONENKAMP J J，HERMANS J，SASAKO M，et al．Extended lymphnode dissection for gastric cancer［J］．N

Engl J Med, 1999, 340(12): 908–914.

[4] SONGUN I, PUTTER H, KRANENBARG E M, et al. Surgical treatment of gastric cancer: 15 year follow–up results of the randomised nationwide Dutch D1D2 trial [J]. Lancet Oncol, 2010, 11(5): 439–449.

[5] WADDELL T, VERHEIJ M, ALLUM W, et al. Gastric cancer: ESMO–ESSO–ESTRO clinical practice guidelines for diagnosis, treatment and follow–up [J]. Ann Oncol, 2013, 24(Suppl 6): vi57–63.

[6] DAVId S E, DOUGLAS E W, DARA L A, et al. NCCN Clinical Practice Guidelines in Oncology [J]. J Natl Compr Canc Netw, 2017, 15(4): 504–535.

[7] HERMANS J, BONENKAMP J J, BOON M C, et al. Adjuvant therapy after curative resection for gastric cancer: meta analysis of randomized trials [J]. J Clin Oncol, 1993, 11(18): 1441–1447.

[8] EARLE C C, MAROUN J A. Adjuvant chemotherapy after curative resection for gastric cancer in non–Asian patients: revisiting a meta–analysis of randomised trials [J]. Eur J Cancer, 1999, 35(7): 1059–1064.

[9] MARI E, FLORIANI I, TINAZZI A, et al. Efficacy of adjuvant chemotherapy after curative resection for gastric cancer: a meta–analysis of published randomised trials: a study of the GISCAD (Gruppo Italiano per lo Studio dei Carcinomi dell'Apparato Digerente) [J]. Ann Oncol, 2000, 11(7): 837–843.

[10] JANUNGER K G, HAFSTRÖM L, GLIMELIUS B. Chemotherapy in gastric cancer: a review and updated meta–analysis [J]. Eur J Surg, 2002, 168(11): 597–608.

[11] PANZINI I, GIANNI L, FATTORI P P, et al. Adjuvant chemotherapy in gastric cancer: a meta–analysis of randomized trials and a comparison with previous meta–analyses [J]. Tumori, 2002, 88(1): 21–27.

[12] GASTR (Global Advanced/Adjuvant Stomach Tumor Research International Collaboration) GROUP, PAOLETTI X, OBA K, et al. Benefit of adjuvant chemotherapy for resectable gastric cancer: a meta–analysis [J]. JAMA, 2010, 303(17): 1729–1737.

[13] SAKURAMOTO S, SASAKO M, YAMAGUCHI T, et al. Adjuvant chemotherapy for gastric cancer with S–1, an oral fluoropyrimidine [J]. N Engl J Med, 2007, 357(18): 1810–1820.

[14] SASAKO M, SAKURAMOTO S, KATAI H, et al. Five–year outcomes of a randomized phase Ⅲ trial comparing adjuvant chemotherapy with S–1 versus surgery alone in stage Ⅱ or Ⅲ gastric cancer [J]. J Clin Oncol, 2011, 29(33): 4387–4393.

[15] BANG Y J, KIM Y W, YANG H K, et al. Adjuvant capecitabine and oxaliplatin for gastric cancer after D2 gastrectomy (CLASSIC): a phase 3 open–label, randomised controlled trial [J]. Lancet, 2012, 379(9813): 315–321.

[16] NOH S H, PARK S R, YANG H K, et al. Adjuvant capecitabine plus oxaliplatin for gastric cancer after D2 gastrectomy (CLASSIC): 5–year follow–up of an open–label, randomised phase 3 trial [J]. Lancet Oncol, 2014, 15(12): 1389–1396.

[17] TSUBURAYA A, YOSHIDA K, KOBAYASHI M, et al. Sequential paclitaxel followed by tegafur and uracil (UFT) or S–1 versus UFT or S–1 monotherapy as adjuvant chemotherapy for T4a/b gastric cancer (SAMIT): a phase 3 factorial randomised controlled trial [J]. Lancet Oncol, 2014, 15(8): 886–893.

Do–Youn Oh, Yung–Jue Bang

译者：何婉，校对：王天宝

第三十一章 胃癌的放射治疗

一、引言

在比较胃癌单纯手术和术后放化疗（chemoradiotherapy，CRT）的Ⅲ期临床研究INT0116结果发表后，放疗（radiation therapy，RT）在胃癌治疗中的作用颇受关注[1]。此前，放疗并不经常应用于胃癌的治疗，主要有以下几点原因：首先，通常腺癌的放疗效果差于鳞状细胞癌或未分化癌；其次，临床往往过度强调放射治疗的胃肠道并发症；最后，胃癌治疗失败的主要模式是根治性切除术后的腹膜种植或肝转移，且更倾向于全身性而不是局部。多项临床研究结果显示，术前或术后放疗可使患者额外临床获益，以及三维适形放疗或调强放疗（intensity-modulated radiation therapy，IMRT）等技术的发展，降低了放疗引起的肠道并发症发生率，放疗在胃癌患者治疗中的应用范围愈加广泛。

二、放射治疗和消化道副作用

放射治疗通过直线加速器产生的X射线治疗肿瘤。X射线可通过破坏癌细胞的细胞膜直接杀死癌细胞，也可造成DNA双链断裂，诱导染色体畸变而引起癌细胞凋亡。然而，放射线不能区别癌细胞与正常细胞，从而导致各种类型的并发症。由于胃肠道是X射线敏感器官之一，应谨慎使用腹部高剂量放疗。胃肠道的X射线耐受剂量低于肿瘤的治疗剂量，因此胃癌患者放疗的主要作用是以新辅助或辅助治疗的形式增强手术效果，或通过姑息放疗减轻疼痛或控制癌症出血来提高患者的生活质量。

一些化疗药物与放疗联合使用可增强放疗的效果，这些药物被称为放疗增敏剂。最常用的放疗增敏剂是5-氟尿嘧啶，同步放化疗可用于辅助治疗或姑息治疗。如果患者难以忍受同步放化疗，可单独行放疗，而无需化疗。

三、术前新辅助放疗

新辅助放疗可通过缩小肿瘤病灶而提高胃癌的R0切除率，同时降低远处转移的风险。相比术后辅助放疗，新辅助放疗在理论上具有更多优势，但胃癌的新辅助放疗临床研究一直有限，且大部分是针对食管癌或胃食管结合部癌患者。根据随机Ⅲ期CROSS研究的结果，与单纯手术相比，潜在可治愈的食管癌或EGJ癌的新辅助CRT具有总生存期获益（中位总生存期，49.4个月 vs. 24.0个月）[2]。另一项随机Ⅲ期研究因入组情况不佳提前关闭[3]，但同样观察到了新辅助放疗的总生存期获益。

在Zhang等[4]的随机对照研究中，共纳入370例贲门癌患者，对比单纯手术与手术联合术前放疗的临床结果，单纯手术组的5年生存率为20.3%，术前放疗组的5年生存率为30.1%（$P<0.01$），术前放疗改善了5年生存率。术前放疗组局部复发和腹腔内、外淋巴结转移率明显低于单纯手术组［38.6% vs. 51.7%（$P<0.025$）；38.6% vs. 54.6%（$P<0.005$）］。Ajani等[5]报道称，术前诱导化疗后行放疗，手术时病理学完全缓解率可达30%，延长了患者的生存期。

虽然专门针对胃癌新辅助放疗的临床研究很少，但作为一种新辅助治疗方式，新辅助放疗对不同临床分期和部位的胃癌患者的获益情况值得进一步研究。

四、术后辅助放疗

为减少胃癌术后复发风险，世界上多国开展了术后辅助放疗、化疗和联合放化疗的研究。目前放疗在辅助治疗中的应用仍存在争议。在西方国家，一般推荐围手术期化疗（MAGIC试验）[6]和术后CRT（INT 0116）[1]；而在东方国家，胃癌D2淋巴结清扫术后的标准辅助疗法是不含放疗的单纯辅助化疗[7-8]。

扩大淋巴结清扫手术的局部控制效果毋庸置疑，但D2淋巴结清扫术后远处转移风险高于局部复发风险，加之放疗存在相应的并发症，因此东方国家认为辅助放疗的作用相对较小。然而已有研究结果显示，即使在根治性切除术后，胃癌局部复发率也很高[9-18]，几项荟萃分析均证实了辅助放疗的益处[19-21]。此外，最近在韩国和中国进行的前瞻性随机对照研究[22-24]表明，胃癌患者D2淋巴结清扫术后接受辅助放疗联合化疗具有临床获益。

论证胃癌患者术后辅助放疗的合理性，需理清一些关键问题：手术切除后的失败模式，随机临床研究中辅助放疗疗效的证据，放疗引起的并发症发生率，以及根治性切除术后辅助放疗的获益人群。

（一）胃癌术后的失败模式

几项回顾性研究分析了胃癌根治性切除术后的失败模式，来源可分为3类：尸检标本、再手术标本和临床随访（表31-1）。

尸检组数据代表手术治疗的最终结果[9-11]，再手术组数据集中于具有潜在高复发风险的患者[12-13]，临床随访组[14-18]代表可通过随访期临床检查和影像学研究发现的复发。结果正如预期，尸检组和再手术组的局部复发率比临床随访组高。单纯手术切除后临床随访组患者的局部复发率仍高达45%。即使进行了扩大淋巴结清扫，患者出现无肝转移或腹膜种植的局部复发率仍高达20%[17-18]。

表31-1 胃癌术后失败模式

失败模式	尸检	再手术	临床随访
局部区域复发	80%～93%	69%	19%～45%
瘤床	52%～68%	55%	21%
吻合口/残端	54%～60%	27%	6%～25%
腹部切口	—	5%	—
淋巴结	52%	43%	8%～13%
腹膜种植	30%～50%	42%	23%～44%
远处转移	49%	23%	35%～52%

（二）早期前瞻性随机试验

在INT0116试验前进行了3项前瞻性随机研究。Dent等[25]随机入组了142例患者，结果显示放化疗的患者和对照组的生存率没有差异，但此研究纳入了M1患者，同时放疗剂量仅为20Gy，剂量设置并不合理。Moertel等[26]随机分配62例预后不良的胃癌患者接受辅助同步放化疗或单纯手术。接受辅助同步放化疗的患者和单纯手术组患者的5年生存率分别为23%和4%（$P<0.05$）。然而由于患者数量少，根据实

际接受治疗患者的结果分析，两组差异不显著。英国胃癌学组[27]比较单纯手术、辅助放疗和辅助化疗的结果显示，辅助放疗和化疗与单纯手术组患者相比无生存优势，但辅助放疗组患者的局部复发率最低。

总体而言，由于患者异质性、患者例数少、手术清扫范围不同、放射剂量不恰当等原因，较难从这些早期随机试验中得出结论。因此，设计良好的INT0116研究极为引人注目，在初次报告中，同步放化疗组与单纯手术组相比显示出一定的生存获益，研究也更新了10年以上随访的结果[1, 28]，辅助CRT组持续表现出了总生存和局部控制的优势。局部区域控制失败的可能是辅助CRT组患者生存获益显著降低的原因。尽管INT0116研究有淋巴结清扫范围不当、术后无辅助化疗等局限，但它依然成为了胃癌术后辅助放疗的里程碑式研究，其研究结果报道后，数个相关随机研究相继启动。INT0116研究显示了辅助CRT可使胃癌淋巴结清扫范围未达到D2淋巴结清扫范围的患者生存获益。然而，研究如采用D2淋巴结清扫术，辅助CRT是否仍有类似的生存获益尚未可知。

（三）胃癌D2淋巴结清扫术后的辅助放疗和化疗

尽管西方的随机研究[29-30]质疑了胃癌D2淋巴结清扫术的疗效，但几项随机研究[31-34]报道称，扩大淋巴结清扫范围（D2）比局限性淋巴结清扫（D0或D1手术）在局部控制或总生存中更具优势。胃切除术联合D2淋巴结清扫术是目前可切除胃癌公认的标准手术方法。然而关于D2淋巴结清扫患者的随机试验并不多，但近期也有一些随机研究发表了结果。

ACTS-GC和CLASSIC研究[7-8]比较了D2胃切除术后辅助化疗和单纯手术的结果，显示D2淋巴结清扫术后辅助化疗患者的3年总生存率和无病生存率（disease-free survival，DFS）得到改善。基于以上结果，NCCN指南推荐D2淋巴结清扫术后患者行辅助化疗而不是CRT。

那么是否还有辅助RT或CRT发挥作用的空间呢？表31-2列出了几项针对胃癌患者D2淋巴结清扫术后的研究。根据Kim等[35]的观察队列，术后CRT（INT 0116治疗方案）比单纯手术治疗者有总生存优势。辅助CRT显著降低了区域淋巴结复发率，两组间远处转移无明显差异。Dikken等[36]回顾性比较了荷兰胃癌学组D1和D2淋巴结清扫术患者的临床疗效，得出了与之相反的结论：加入术后CRT可显著降低D1淋巴结清扫术患者的局部复发率，但D2淋巴结清扫术患者无更多的获益。

表31-2　胃癌患者D2淋巴结清扫术后临床研究

研究	分期	组别	入组例数	治疗RT/CTx	生存	*P*
回顾性研究						
Kim 等	Ⅱ～ⅣA	Control CCRT	446 544	— 45 Gy/FL	MS 62.6个月 95.3个月	0.02
Dikken等	—	对照CCRT	325 25	— 45 Gy/FL，XP	2年LRR 13% 12%	0.84
前瞻随机对照研究						
ARTIST	ⅠB～ⅣA	CTx CCRT	228 230	XP 45 Gy/XP	3年DFS 74.2% 78.2%	0.0862
NCC，SK	Ⅲ～Ⅳ	CTx	175	FL	5年DFS 50%	>0.05
Zhu 等	ⅠB～ⅣA	CCRT	205	45 Gy/FL	61%	0.122
		CTx		FL	MS 48个月	
		CCRT		45 Gy/FL	58个月	

已得到作者允许。CTx，化疗；CCRT，同期放化疗；FL，5-氟尿嘧啶、亚叶酸；MS，中位生存期；XP，卡培他滨、顺铂；LRR，局部复发率；DFS，无病生存率。

由于结果不一致以及回顾性研究本身的局限性，需行Ⅲ期随机研究证实胃切除术联合D2淋巴结清扫术后辅助RT的疗效。截至目前，已发表了3项随机研究的结果，2项研究（CRITICS研究和ARTIST Ⅱ研究）正在进行，以阐明辅助RT在D2淋巴结清扫术后患者中的作用。胃癌辅助放化疗研究（ARTIST）是首个也是目前样本量最大的前瞻性随机研究，旨在探讨CRT在D2淋巴结清扫术后患者辅助治疗的作用[22]。该研究将458例患者随机分为辅助化疗组和CRT组。研究结果表明，化疗中加入RT并不能显著降低复发率。此阴性结果可能受入组患者中早期胃癌患者（ⅠB和Ⅱ期）比例较大（60%）的影响。然而在亚组分析中，辅助CRT显著改善了淋巴结阳性患者3年DFS。研究随访7年后，加入RT对DFS和总生存率的影响因Lauren分型（DFS $P=0.04$，总生存率$P=0.03$）和淋巴结阳性比例（DFS $P<0.01$，总生存率$P<0.01$）不同而不同。亚组分析还表明，CRT显著改善了淋巴结阳性疾病和肠型胃癌患者的DFS[37]。韩国国家癌症中心针对Ⅲ、Ⅳ期胃癌患者使用INT 0116的方案展开了研究[23]，但由于入组情况不佳提前结束。虽然CRT组5年DFS无明显改善，但5年无局部复发生存率（locoregional recurrence-free survival，LRRFS）明显改善，Ⅲ期患者DFS也有所改善。Zhu等[24]最近报道了一项在中国人群中开展类似研究的结果，不仅对淋巴结阳性者，而且对整组患者均有DFS获益。对这3个随机研究共895例患者行荟萃分析后发现，辅助化疗中加入RT没有明显的生存获益，但LRRFS和DFS明显改善[38]。

胃癌诱导化疗后放化疗研究（CRITICS研究）目前正在随机入组阶段，将新辅助化疗后D2淋巴结清扫术的患者随机分为两组，分别是接受额外3周期化疗的MAGIC研究方案组和术后辅助放化疗组。MAGIC研究显示，围手术期强化化疗的生存益处似较INT0116研究更好。术前化疗和术后CRT的联合方案是否能改善目前欧洲标准治疗方案围手术期化疗的临床结果[39]还有待CRITIC试验的结果证明。为了找出D2淋巴结清扫术后辅助放疗的获益人群，ARTIST研究随访超过5年后重新分析了复发模式。两组间区域淋巴结复发差别最为显著（化疗组23例、CRT组5例，$P<0.001$），LRRFS差异有统计学意义（$P=0.03$），尤其是淋巴结转移患者（$P=0.009$）。基于ARTIST研究的结果，目前正在进行ARTIST Ⅱ试验以评估D2淋巴结清扫术后淋巴结阳性胃癌患者行辅助放化疗对比化疗的疗效[40]。

（四）胃癌D2淋巴结清扫术后的放射治疗靶区

术后辅助放疗的主要作用是减少局部复发，然而不同的临床研究采用的放疗靶区并不一致。在INT 0116研究中，推荐的放疗靶区范围包括瘤床（术前瘤床范围），手术远、近切缘的近远端各2cm和局部淋巴结引流区（胃周、腹腔、局部主动脉旁、脾、肝十二指肠和胰十二指肠淋巴结引流区）。在ARTIST研究中，瘤床和局部淋巴结引流区会根据T分期和原发肿瘤位置进行调整[22]。

根据东方国家D2淋巴结清扫术后对比辅助放化疗和辅助化疗随机研究的结果，放化疗组显示出DFS和LRRFS有改善[22-24]。即使在D2淋巴结清扫术后，放疗也可降低局部淋巴结特别是第3站淋巴结的复发率（图31-1）[40]。一项针对382例临床Ⅲ期胃癌患者D2淋巴结清扫术后淋巴结复发模式的研究结果，也支持此结论[41]。这项研究中复发淋巴结多位于D2淋巴结清扫范围之外。

与局部淋巴结复发不同，辅助放化疗和单纯化疗的局部复发率均较低且无明显差异（瘤床、残胃、吻合口）。一项回顾性研究的放疗靶区不包括残胃，结果显示其对失败率和生存率无影响，且胃肠道并发症减少[42]。

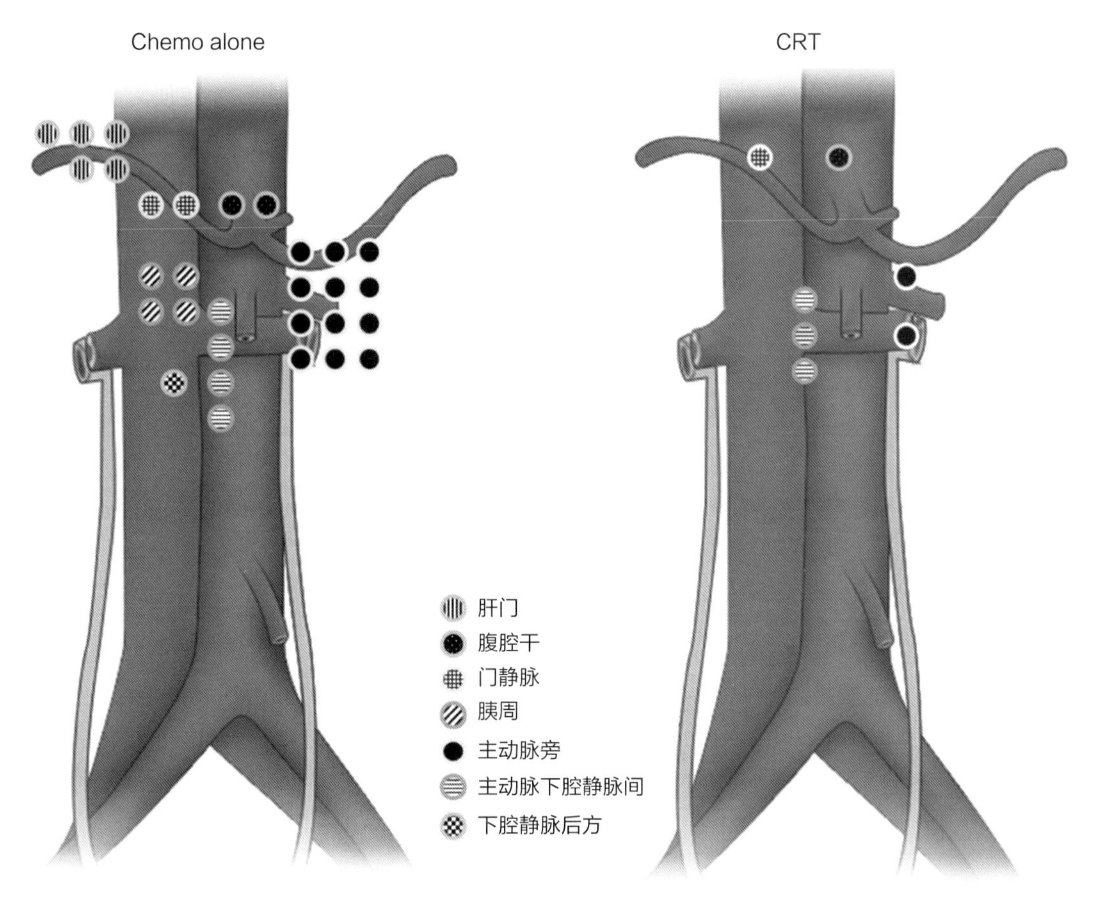

单纯化疗组的局部复发率明显高于放化疗组。淋巴结复发最多的是D2清扫范围以外的第3站淋巴结。（修改后的插图最初发表在Yu等[40]的文章中。2015年。经©Science Direct 2016善意许可并保留最终权利）

图31-1　ARTIST研究的区域复发模式

（五）临床研究中治疗相关并发症

放疗相关的胃肠道并发症是辅助放疗应用的障碍之一。然而3项在东方国家人群中开展的随机对照研究显示，与单纯辅助化疗相比，辅助放化疗相关的毒性没有增加[22-24]。甚至在ARTIST研究中，辅助放化疗组的治疗依从性更好。可能由于放疗靶区的调整和现代放疗技术的进步，放化疗组晚期胃肠道并发症（如麻痹性肠梗阻或吻合口狭窄）的发生率不足2%，与化疗组无明显差异[40]。

五、姑息放疗

不可切除局部晚期的胃癌患者，由于出血、梗阻、腹部及背部疼痛等各式各样的症状，导致生活质量低下，而放疗可以成为姑息减症的治疗手段。Tey等[43]的研究表明，姑息放疗控制上述症状的有效率：出血为54%、梗阻为25%、疼痛为25%。Lee等[44]的研究表明，在其他治疗方法无效时，放疗是治疗胃癌出血的有效方法，91%的患者症状缓解，血红蛋白升高，放疗后输血次数减少。

● 参考文献

[1] MACDONALD J S，SMALLEY S R，BENEDETTI J，et al．Chemoradiotherapy after surgery compared with surgery alone for adenocarcinoma of the stomach or gastroesophageal junction［J］．N Engl J Med，2001，345（10）：725-730.

[2] VAN HAGEN P, HULSHOF M C, VAN LANSCHOT J J, et al. Preoperative chemoradiotherapy for esophageal or junctional cancer [J] . N Engl J Med, 2012, 366 (22) : 2074-2084.

[3] TEPPER J, KRASNA M J, NIEDZWIECKI D, et al. Phase Ⅲ trial of trimodality therapy with cisplatin, fluorouracil, radiotherapy, and surgery compared with surgery alone for esophageal cancer: CALGB 9781 [J] . J Clin Oncol, 2008, 26 (7) : 1086-1092.

[4] ZHANG Z X, GU X Z, YIN W B, et al. Randomized clinical trial on the combination of preoperative irradiation and surgery in the treatment of adenocarcinoma of gastric cardia (AGC) report on 370 patients [J] . Int J Radiat Oncol Biol Phys, 1998, 42 (5) : 929-934.

[5] AJANI J A, MANSFIELD P F, JANJAN N, et al. Multi-institutional trial of preoperative chemoradiotherapy in patients with potentially resectable gastric carcinoma [J] . J Clin Oncol, 2004, 22 (14) : 2774-2780.

[6] CUNNINGHAM D, ALLUM W H, STENNING S P, et al. Perioperative chemotherapy versus surgery alone for resectable gastroesophageal cancer [J] . N Engl J Med, 2006, 355 (1) : 11-20.

[7] SAKURAMOTO S, SASAKO M, YAMAGUCHI T, et al. Adjuvant chemotherapy for gastric cancer with S-1, an oral fluoropyrimidine [J] . N Engl J Med, 2007, 357 (18) : 1810-1820.

[8] BANG Y J, KIM Y W, YANG H K, et al. Adjuvant capecitabine and oxaliplatin for gastric cancer after D2 gastrectomy (CLASSIC) : a phase 3 open-label, randomised controlled trial [J] . Lancet, 2012, 379 (9813) : 315-321.

[9] MCNEER G, VANDENBERG H, DONN F Y, et al. A critical evaluation of subtotal gastrectomy for the cure of cancer of the stomach [J] . Ann Surg, 1951, 134 (1) : 2-7.

[10] THOMSON F B, ROBINS R E. Local recurrence following subtotal resection for gastric carcinoma [J] . Surg Gynecol Obstet, 1952, 95 (3) : 341-344.

[11] WISBECK W M, BECHER E M, RUSSELL A H. Adenocarcinoma of the stomach: autopsy observations with therapeutic implications for the radiation oncologist [J] . Radiother Oncol, 1986, 7 (1) : 13-18.

[12] WANGENSTEEN O H, LEWIS F J, ARHELGER S W, et al. An interim report upon the 'second look' procedure for cancer of stomach, colon, and rectum for 'limited intraperitoneal carcinosis' [J] . Surg Gynecol Obstet, 1954, 99 (3) : 257-267.

[13] GUNDERSON L L, SOSIN H. Adenocarcinoma of the stomach: areas of failure in a reoperation series (second or symptomatic look) clinicopathologic correlation and implications for adjuvant therapy [J] . Int J Radiat Oncol Biol Phys, 1982, 8 (1) : 1-11.

[14] LANDRY J, TEPPER J E, WOOD W C, et al. Patterns of failure following curative resection of gastric carcinoma [J] . Int J Radiat Oncol Biol Phys, 1990, 19 (6) : 1357-1362.

[15] PAPACHRISTOU D N, FORTNER J G. Local recurrence of gastric adenocarcinoma after gastrectomy [J] . J Surg Oncol, 1981, 18: 47-53.

[16] MAEHARA Y, HASUDA S, KOGA T, et al. Postoperative outcome and sites of recurrence in patients following curative resection of gastric cancer [J] . Br J Surg, 2000, 87 (3) : 353-357.

[17] YOO C H, NOH S H, SHIN D W, et al. Recurrence following curative resection for gastric carcinoma [J] . Br J Surg, 2000, 87 (2) : 236-242.

[18] LIM D H, KIM D Y, KANG M K, et al. Patterns of failure in gastric carcinoma after D2 gastrectomy and chemoradiotherapy: a radiation oncologist's view [J] . Br J Cancer, 2004, 91 (1) : 11-17.

[19] SOON Y Y, LEONG C N, TEY J C, et al. Postoperative chemo-RT versus chemotherapy for resected gastric cancer: a systematic review and meta-analysis [J] . J Med Imaging Radiat Oncol, 2014, 58 (4) : 483-496.

[20] RONELLENFITSCH U, SCHWARZBACH M, HOFHEINZ R, et al. Perioperative chemo (radio) therapy versus primary surgery for resectable adenocarcinoma of the stomach, gastroesophageal junctio, and lower esophagus [J] . Cochrane Database Syst Rev, 2013, 5 (5) : CD008107.

[21] VALENTINI V, CELLINI F, MINSKY B D, et al. Survival after RT in gastric cancer: systematic review and meta-analysis [J] . Radiother Oncol, 2009, 92 (2) : 176-183.

[22] LEE J, LIM D H, KIM S, et al. Phase Ⅲ trial comparing capecitabine plus cisplatin versus capecitabine plus cisplatin with concurrent capecitabine radiotherapy in completely resected gastric cancer with D2 lymph node dissection: the ARTIST trial

［J］. J Clin Oncol，2012，30（3）：268–273.

［23］KIM T H，PARK S R，RYU K W，et al. Phase 3 trial of postoperative chemotherapy alone versus chemoradiation therapy in stage Ⅲ–Ⅳ gastric cancer treated with R0 gastrectomy and D2 lymph node dissection［J］. Int J Radiat Oncol Biol Phys，2012，84（5）：e585–592.

［24］ZHU W G，XUA D F，PU J，et al. A randomized，controlled，multicenter study comparing intensity modulated radiotherapy plus concurrent chemotherapy with chemotherapy alone in gastric cancer patients with D2 resection［J］. Radiother Oncol，2012，104（3）：361–366.

［25］DENT D M，WERNER I D，NOVIS B，et al. Prospective randomized trial of combined oncological therapy for gastric carcinoma［J］. Cancer，1979，44（2）：385–391.

［26］MOERTEL C G，CHILDS D S，O'FALLON J R，et al. Combined 5–fluorouracil and radiation therapy as a surgical adjuvant for poor prognosis gastric carcinoma［J］. J Clin Oncol，1984，2（11）：1249–1254.

［27］HALLISSEY M T，DUNN J A，WARD L C，et al. The second British Stomach Cancer Group trial of adjuvant radiotherapy or chemotherapy in resectable gastric cancer：five–year follow–up［J］. Lancet，1994，343（8909）：1309–1312.

［28］SMALLEY S R，BENEDETTI J K，HALLER D G，et al. Updated analysis of SWOG–directed intergroup study 0116：a phase Ⅲ trial of adjuvant radiochemotherapy versus observation after curative gastric cancer resection［J］. J Clin Oncol，2012，30（19）：2327.

［29］DENT D M，MADDEN M V，PRICE S K. Randomized comparison of R1 and R2 gastrectomy for gastric carcinoma［J］. Br J Surg，1988，75（2）：110–112.

［30］CUSCHIERI A，WEEDEN S，FIELDING J，et al. Patient survival after D1 and D2 resections for gastric cancer：long–term results of the MRC randomized surgical trial. Surgical Cooperative Group［J］. Br J Cancer，1999，79（9–10）：1522–1530.

［31］KODAMA Y，SUGIMACHI K，SOEJIMA K，et al. Evaluation of extensive lymph node dissection for carcinoma of the stomach［J］. World J Surg，1981，5（2）：241–248.

［32］VISTE A，SVANES K，JANSSEN CW J R，et al. Prognostic importance of radical lymphadenectomy in curative resections for gastric cancer［J］. Eur J Surg，1994，160（9）：497–502.

［33］SIEWERT J R，BÖTTCHER K，STEIN H J，et al. Relevant prognostic factors in gastric cancer：ten–year results of the German gastric cancer study［J］. Ann Surg，1998，228（4）：449–461.

［34］SONGUN I，PUTTER H，KRANENBARG E M，et al. Surgical treatment of gastric cancer：15–year follow–up results of the randomised nationwide Dutch D1D2 trial［J］. Lancet Oncol，2010，11（5）：439–449.

［35］KIM S，LIM D H，LEE J，et al. An observational study suggesting clinical benefit for adjuvant postoperative chemoradiation in a population of over 500 cases after gastric resection with D2 nodal dissection for adenocarcinoma of the stomach［J］. Int J Radiat Oncol Biol Phys，2005，63（5）：1279–1285.

［36］DIKKEN J L，JANSEN EPM，CATS A，et al. Impact of the extent of surgery and postoperative chemoradiotherapy on recurrence patterns in gastric cancer［J］. J Clin Oncol，2010，28（14）：2430–2436.

［37］PARK S H，SOHN T S，LEE J，et al. Phase Ⅲ trial to compare adjuvant chemotherapy with capecitabine and cisplatin versus concurrent chemoradiotherapy in gastric cancer：final report of the adjuvant chemoradiotherapy in stomach tumors trial，including survival and subset analyses［J］. J Clin Oncol，2015，33（28）：3130–3136.

［38］HUANG Y Y，YANG Q，ZHOU S W，et al. Postoperative chemoradiotherapy versus postoperative chemotherapy for completely resected gastric cancer with D2 lymphadenectomy：a meta–analysis［J］. PLoS One，2013，8（7）：e68939.

［39］DIKKEN J L，VAN SANDICK J W，MAURITS SWELLENGREBEL H A，et al. Neo–adjuvant chemotherapy followed by surgery and chemotherapy or by surgery and chemoradiotherapy for patients with resectable gastric cancer（CRITICS）［J］. BMC Cancer，2011，11（1）：329.

［40］YU J I，LIM D H，AHN Y C，et al. Effects of adjuvant radiotherapy on completely resected gastric cancer：a radiation oncologist's view of the ARTIST randomized phase Ⅲ trial［J］. Radiother Oncol，2015，117（1）：171–177.

［41］CHANG J S，LIM J S，NOH S H，et al. Patterns of regional recurrence after curative D2 resection for stage Ⅲ（N3）gastric cancer：implications for postoperative radiotherapy［J］. Radiother Oncol，2012，84（3）：S145–S146.

［42］NAM H，LIM D H，KIM S，et al. A new suggestion for the radiation target volume after a subtotal gastrectomy in patients with stomach cancer［J］. Int J Radiat Oncol Biol Phys，2008，71（2）：448–455.

［43］TEY J，BACK M F，SHAKESPEARE T P，et al. The role of palliative radiation therapy in symptomatic locally advanced gastric cancer［J］. Int J Radiat Oncol Biol Phys，2007，67（2）：385–388.

［44］LEE J A，Lim D H，Park W，et al. Radiation therapy for gastric cancer bleeding［J］. Tumori，2009，95（6）：726–730.

Do Hoon Lim

译者：张文珏，校对：王天宝

第三十二章　胃癌精准治疗的现状与未来

一、引言

在世界范围内，胃癌是影响健康的一个重要问题，其发病率高，预后差[1]。手术切除与辅助化疗联合使用是局限期胃癌唯一的治愈策略[2-3]。胃癌复发较为常见的，相比胃癌筛查普遍的日本和韩国，西方国家胃癌的确诊期别通常更晚[4]。对于晚期或转移性胃癌患者，化疗是主要治疗方法。目前尚无全球公认的晚期胃癌标准一线治疗方案，最常用的是双药方案（5-氟尿嘧啶和铂类）和3药方案（5-氟尿嘧啶、铂类加多西他赛或表柔比星）[5-9]。尽管已有数项临床试验试图改善胃癌患者的生存率，但转移性胃癌患者的中位总生存期仅约1年[10]。因此，迫切需要新的（药物）疗法来改善晚期胃癌患者的疗效和生存情况。本章总结了目前包括靶向药物和免疫检查点抑制剂（immune checkpoint inhibitors，ICI）在内的新型药物的临床疗效，特别着重于Ⅲ期临床试验。

二、表皮生长因子受体/人类表皮受体抑制剂

表皮生长因子受体（epidermal growth factor receptor，EGFR）通路已被认为在肿瘤发生中起关键作用，其会影响癌细胞的增殖、迁移、分化、存活和转化[11]。EGFR家族有4个成员：人类表皮受体1（human epidermal receptor 1，HER1，也称为EGFR）、HER2、HER3和HER4[12]。据报道，EGFR在27%～55%的胃癌中存在过度表达，并且其与生存期长短有关[13-15]。因此，靶向EGFR的药物可能是胃癌的治疗药物。

（一）抗EGFR单克隆抗体（mAbs）

1. 帕尼单抗

帕尼单抗（panitumumab）是针对EGFR的完全人源化的单克隆抗体，在晚期结直肠癌治疗中显示出生存优势[16]。在REAL3 Ⅲ期临床试验中，553例既往未接受治疗的晚期胃癌或食管胃结合部（esophagogastric junction，EGJ）癌患者被随机分配至帕尼单抗加EOX（表柔比星、奥沙利铂和卡培他滨）组或EOC治疗组，与预期相反，帕尼单抗加EOX组患者的中位总体生存期明显短于EOC组（8.8个月 vs. 11.3个月，HR：1.37，95%CI：1.07～1.76，P=0.013）。此外，3～4级副作用的发生率增加：腹泻（48% vs. 11%）、皮疹（11% vs. 1%）、黏膜炎（5% vs. 0）、低镁血症（无镁）（13% vs. 0）。在EOC化疗中加入帕尼单抗降低了总生存率，因此不推荐将其作为一线化疗方案用于晚期EGJ腺癌的治疗[17]。

2. 西妥昔单抗

西妥昔单抗是针对EGFR的单克隆IgG抗体，用于治疗转移性结直肠癌、非小细胞肺癌和头颈癌[18-20]。在EXPANDⅢ期研究中，纳入904例既往未接受过治疗的局部晚期不可切除或转移性胃腺癌或EGJ癌患者，按1∶1将患者随机分配到一线化疗XP（卡培他滨加顺铂）联合或不联合西妥昔单抗组。两

组之间的无进展生存期（progression-free survival，PFS）和总生存期无差异。455例被分配到卡培他滨+顺铂联合西妥昔单抗组，患者的中位PFS为4.4个月（95%CI：4.2～5.5）；449例被分配到单用卡培他滨+顺铂患者的中位PFS为5.6个月（95%CI：5.1～5.7），两者的风险比为1.09，95%CI：0.92～1.29，P=0.32；总生存期分别为9.4个月和10.7个月，风险比为1.00，95%CI：0.87～1.17，P=0.95。卡培他滨+顺铂联合西妥昔单抗组3～4级不良事件更为常见，包括腹泻、低钾血症、低镁血症、皮疹和手足综合征。因此，在XP化疗中加入西妥昔单抗并不能增加一线治疗晚期胃癌患者的生存率。

（二）抗HER2单克隆抗体

1. 曲妥珠单抗

曲妥珠单抗是针对人HER2（也称为ERBB2）的单克隆抗体，是首个被批准用于晚期胃癌患者的分子靶向药物。针对HER2的ToGA研究是关于曲妥珠单抗用于胃癌的Ⅲ期试验，该试验一共入组了594例HER2过表达的EGJ腺癌和胃腺癌患者，将其随机分为联合治疗组（曲妥珠单抗联合顺铂及5-FU或卡培他滨）和单纯化疗组，共进行6周期治疗，曲妥珠单抗持续应用至疾病进展[21]。所有组织均进行HER2检测，将免疫组织化学（immunohistochemistry，IHC）+++或FISH阳性定义为HER2阳性或过表达。研究结果显示，曲妥珠单抗组的客观缓解率（objective response rate，ORR）显著提高（47% vs. 35%，P=0.0017）。接受曲妥珠单抗的中位随访时间为18.6个月（4分位间距11～25个月），中位总生存期和PFS明显长于单纯化疗（总生存期：13.8个月 vs. 11.1个月，HR：0.74，95%CI：0.60～0.94，P=0.0046；PFS：6.7个月 vs. 5.5个月，HR：0.71，95%CI：0.59～0.85，P=0.0002）。总体而言，两组之间的3级或4级不良事件没有差异（68% vs. 68%）。结合HER2状态的预设探索性分析表明，曲妥珠单抗在IHC评分为2+或3+且FISH阳性的患者亚组中，延长生存期。

与仅接受化疗的患者相比，联合治疗组的总生存期为16.0个月，而对照组为11.8个月（HR：0.65，95%CI：0.51～0.83）。

基于ToGA试验，曲妥珠单抗联合5-氟尿嘧啶和顺铂被推荐作为HER2过表达的胃癌或EGJ腺癌患者的一线治疗药物。

2. 曲妥珠单抗-美坦新偶联物（TDM-1）

TDM-1是一种半合成的靶向HER2的抗体药物螯合物，由曲妥珠单抗与细胞毒剂DM1（美登素的衍生物）偶联而成。DM1是一种微管抑制剂。TDM-1与HER2的胞外域结合，经历受体介导的内化和溶酶体降解后，在细胞内释放含有DM1的细胞毒性分解代谢产物，DM1与微管蛋白结合会破坏细胞微管网络，导致细胞周期阻滞和凋亡，从而导致肿瘤细胞死亡[22]。TDM-1的疗效在使用曲妥珠单抗后进展的HER2阳性转移性乳腺癌患者中已得到证实[23]。

TDM-1联合紫杉类对比单纯紫杉类化疗在 HER2（+）晚期胃癌二线治疗的有效性和安全性，未能在GATSBY 研究（Ⅲ期临床试验）中获得阳性结果[24]。416例患者既往接受治疗且HER2阳性（IHC 3+或IHC 2+/FISH阳性）的晚期胃癌或EGJ腺癌患者被随机分配至TDM-1联合紫杉类及单纯紫杉类化疗组，两组的总生存期和PFS均无差异（中位总生存期：7.9个月 vs. 8.6个月，HR：1.15，95%CI：0.87～1.51，P=0.86；中位PFS：2.7个月 vs. 2.9个月，HR：1.13，95%CI：0.89～1.43，P=0.31）。TDM-1组的3～4级不良事件发生率较低（59.8% vs. 70.3%）。

3. 帕妥珠单抗

帕妥珠单抗是一种人源化的单克隆抗体，可与HER2的细胞外二聚结构域结合并阻止HER2和HER3的异源二聚化形成[25]。将帕妥珠单抗加到曲妥珠单抗联合多西他赛方案中可改善HER2阳性乳腺癌患者的生存率[26]。治疗乳腺癌中的抗HER2双靶治疗模式已成功应用于HER2阳性胃癌的治疗中。

在Ⅲ期JACOB试验中，将780例HER2阳性转移性胃癌或EGJ癌患者分配至接受帕妥珠单抗加曲妥珠单抗联合化疗组或曲妥珠单抗联合化疗组，各治疗组之间的总生存期差异无统计学意义（中位总生存期：17.5个月 vs. 14.2个月，HR＝0.84，95%CI：0.71～1.00，P＝0.057）[27]。但是，帕妥珠单抗加曲妥珠单抗联合化疗组的PFS明显更长（8.5个月 vs. 7.0个月，HR：0.73，95%CI：0.62～0.86，P＝0.0001），ORR更高（56.7% vs. 48.3%，P＝0.026）。

（三）HER2酪氨酸激酶抑制剂（TKIs）

拉帕替尼是一种针对EGFR和HER2的口服小分子酪氨酸激酶抑制剂。在既往治疗过的HER2阳性晚期乳腺癌患者中，已证明了拉帕替尼联合卡培他滨比卡培他滨单药疗效更好[28]。

在拉帕替尼治疗胃癌的Ⅲ期临床试验TyTAN中，将261例既往接受过治疗的HER2阳性（FISH阳性）的晚期或转移性胃癌患者随机分配至紫杉醇联合拉帕替尼组或紫杉醇单药组，结果显示在紫杉醇中加入拉帕替尼并不能显著改善总生存期（11.0个月 vs. 8.9个月，P＝0.1044）或PFS（5.4个月 vs. 4.4个月，P＝0.2441）。但是，HER2 IHC 3+的患者能从拉帕替尼中显著获益（PFS：5.4个月 vs. 4.2个月，HR：0.54，P＝0.0101；总生存期：14.0个月 vs. 7.6个月，HR：0.59，P＝0.0176 ）。然而，紫杉醇联合拉帕替尼组导致永久性停药的不良事件发生率高于紫杉醇单药组的发生率（16% vs. 9%）[29]。

在LOGiC Ⅲ期试验中，将545例HER2阳性晚期EGJ腺癌患者随机分配到拉帕替尼联合卡培他滨/奥沙利铂组或卡培他滨/奥沙利铂单纯化疗组进行一线治疗，与卡培他滨/奥沙利铂单纯化疗组相比，加入拉帕替尼并不能显著改善总生存期（12.2个月 vs. 10.5个月，HR：0.91，95%CI：0.73～1.12，P＝0.3492）。但是，拉帕替尼联合卡培他滨/奥沙利铂组PFS明显延长（6.0个月 vs 5.4个月，HR：0.82，P＝0.0381），ORR也较高（53% vs. 39%，P＝0.0031）。HER2的IHC染色强度与结果之间未发现相关性。但是，在亚组分析中，亚洲患者（总生存期：16.5个月 vs. 10.9个月，HR：0.68，95%CI：0.48～0.96，P＝0.026）和60岁以下的患者（总生存期：12.9个月 vs. 9个月，HR：0.69，95%CI：0.51～0.94，P＝0.0141）似乎能从拉帕替尼中获益。但拉帕替尼联合卡培他滨/奥沙利铂组不良事件增加，尤其是腹泻（3级以上发生率为12% vs. 3%）。根据TyTan和LOGiC试验结果，HER2阳性胃癌患者的一线或二线治疗中不建议添加拉帕替尼靶向抗HER2治疗[30]。

三、抗血管生成靶向药物

（一）抗血管内皮生长因子单克隆抗体

血管生成与癌症的转移和进展密切相关。抗血管内皮生长因子（vascular endothelial growth factor，VEGF）是血管生成中的关键调节分子，并且现在已经开发出了几种VEGF靶向剂，包括针对VEGF或其受体VEGFR的抗体和VEGFR的TKI[31]。

1. 贝伐珠单抗

在AVAGAST Ⅲ期试验中[32]，将774例既往未接受治疗的晚期胃癌或EGJ腺癌患者随机分配至贝伐珠单抗联合化疗（卡培他滨和顺铂）组或单纯化疗组进行一线治疗。结果显示，尽管在化疗中加入贝伐珠单抗可显著改善PFS（6.7个月 vs. 5.3个月，HR：0.80，95%CI：0.68～0.93，P=0.0037）和ORR（46.0% vs 37.4%，P=0.0315），但两者之间的总生存期并没有统计学差异（12.1个月 vs. 10.1个月，HR=0.87，95%CI：0.73～1.03，P=0.1002）。在亚组分析中，贝伐珠单抗在治疗来自美洲（主要为拉丁美洲）的患者中显示出生存获益（11.5个月 vs. 6.8个月，HR：0.63，95%CI：0.43～0.94），而在亚洲患者中似乎没有益处（13.9个月 vs. 12.1个月，HR：0.97，95%CI：0.75～1.25），而欧洲患者的治疗结果中等（11.1个月 vs. 8.6个月，HR：0.85，95%CI：0.63～1.14）。此外，一项来自AVAGAST试验的生物标记物研究报告称，基线血浆VEGF-A水平和肿瘤神经纤毛蛋白-1表达是贝伐珠单抗疗效的潜在预测指标，然而，两种生物标志物仅在非亚裔患者中得到证实，在非亚洲人群中，基线VEGF-A水平较高者及基线神经纤毛蛋白-1表达量较低者总生存期较长[33]。

2. 雷莫芦单抗

雷莫芦单抗是一种抗VEGFR-2的单克隆抗体，可以通过与VEGFR-2胞外结构域特异性结合，达到抑制肿瘤新生血管形成的效果。在二线单药治疗或与紫杉醇联用治疗晚期胃癌或EGJ腺癌患者中显示出生存获益[34-35]。

REGARD研究是关于雷莫芦单抗治疗晚期胃癌的一项全球随机双盲Ⅲ期临床研究，其中包含355例先前接受过治疗的晚期胃腺癌或EGJ腺癌患者。研究者将患者按2∶1分组以接受雷莫芦单抗或安慰剂治疗。研究结果证明，与安慰剂治疗组相比，接受雷莫芦单抗治疗的患者的PFS更长（2.1个月 vs. 1.3个月，P<0.001），总生存期也更长（5.2个月 vs. 3.8个月，HR：0.78，95%CI：0.60～0.998，P=0.047）[34]。尽管ORR没有统计学差异（8% vs. 3%，P=0.76），但雷莫芦单抗组的总体疾病控制率（客观反映加稳定疾病）显著高于安慰剂治疗组（49% vs. 23%，P<0.0001）。虽然雷莫芦单抗组的高血压发生率高于安慰剂组（16% vs. 8%），但雷莫芦单抗与出血、静脉血栓栓塞、穿孔、瘘管形成或蛋白尿增加无关。

在RAINBOW Ⅲ期试验中，将656例在一线5-氟尿嘧啶和顺铂治疗后疾病进展的胃腺癌或EGJ腺癌患者随机分配到每周紫杉醇联合雷莫芦单抗或单独使用紫杉醇组，与单独使用紫杉醇相比，紫杉醇联合雷莫芦单抗组的中位总生存期和PFS显著更长（总生存期：9.6个月 vs. 7.4个月，HR：0.807，95%CI：0.678～0.962，P=0.017；PFS：4.4个月 vs. 2.9个月，HR：0.635，95%CI：0.536～0.752，P<0.001），且ORR较高（28% vs. 16%，P=0.001）。安全性方面，紫杉醇联合雷莫芦单抗组更常见3级或更严重的中性粒细胞减少（41% vs. 19%），但粒细胞缺乏伴发热的发生率较低且两组相似（3% vs. 2%）。3～4级高血压的发生率分别为14%和2%[35]。

基于REGARD和RAINBOW Ⅲ期的试验结果，雷莫芦单抗治疗和紫杉醇联合雷莫芦单抗的联合治疗被批准用于一线标准化疗（5-氟尿嘧啶和顺铂）治疗后进展的晚期或转移性胃癌或EGJ癌患者。

此外，RAINFALL研究旨在评估一线化疗中加入雷莫芦单抗是否能改善HER2阴性晚期胃癌或EGJ腺癌患者的预后[36]。在RAINFALL Ⅲ期试验中，将645例既往未接受治疗的HER2阴性的转移性胃癌或EGJ腺癌患者随机分配至雷莫芦单抗联合化疗组（顺铂联合卡培他滨或5-氟尿嘧啶）或单独接受化疗组，结果达到了PFS这一主要研究终点。雷莫芦单抗联合化疗组的PFS显著长于单独接受化疗组（5.7个月 vs. 5.4个月，HR：0.753，95%CI：0.607～0.935，P=0.016）。然而，主要的影像学评价并不能证实研究者评估的PFS差异（HR：0.961，95%CI：0.768～1.203，P=0.74），两组之间的总生存期没有统计学差异（11.2个月 vs. 10.7 个月，HR：0.962，95%CI：9.5～11.9）。因此，对于HER2阴性的晚期胃癌或EGJ腺癌患者，不推荐化疗联合雷莫芦单抗作为一线治疗方法。

（二）血管内皮生长因子受体（VEGFR）酪氨酸激酶抑制剂

阿帕替尼是VEGFR-2酪氨酸激酶的抑制剂，它通过高度选择性竞争细胞VEGFR-2的ATP结合位点，阻断下游信号传导，从而抑制肿瘤组织新血管生成。阿帕替尼在体外和体内模型中均显示出抗肿瘤活性[37]。

在临床前研究的基础上，进行了Ⅰ期和Ⅱ期临床试验，与安慰剂相比，阿帕替尼显著改善了中国胃癌患者的PFS[38-39]。Ⅲ期临床试验也得到了同样的结果。一项针对胃癌三线治疗的随机Ⅲ期临床研究结果显示，与安慰剂组相比，阿帕替尼组的总生存期得到显著改善（6.5个月 vs. 4.7个月，HR：0.71，95%CI：0.54～0.94，P<0.016）。此外，阿帕替尼组的PFS明显更长（2.6个月vs. 1.8个月，HR：0.44，95%CI：0.33～0.61，P<0.0001），且ORR优于安慰剂组（2.8%　vs. 0）。阿帕替尼具有良好的耐受性，且安全性可控，3～4级不良事件发生率不超过2%，主要包括高血压、手足综合征、蛋白尿、疲劳、厌食和转氨酶水平升高等[40]。

四、其他靶向药物

（一）哺乳动物雷帕霉素靶蛋白（mTOR）抑制剂

依维莫司是mTOR的口服抑制剂，已显示出对多种癌症的抗肿瘤活性[41]。在临床前胃癌模型和对53例胃癌患者进行的依维莫司的Ⅱ期试验中可得到这一结论，该试验显示了依维莫司良好的疗效（中位PFS：2.7个月，95%CI：1.6～3.0；中位总生存期：10.1个月，95%CI：6.5～12.1）[42-43]。

在GRANITE-1 Ⅲ期研究中，共纳入656例在一线或二线治疗后进展的非选择患者，并随机（2∶1）分配到依维莫司组或安慰剂组。尽管依维莫司组PFS显著延长（1.7个月 vs. 1.4个月，HR：0.66；95%CI：0.56～0.78，P<0.001）[44]，但并未显著改善总生存期（5.4个月 vs. 4.3个月，HR：0.90；95%CI：0.75～1.08，P=0.124）。

（二）MET抑制剂

MET即间质上皮细胞转化因子，是一种原癌基因，编码c-MET蛋白，可调节癌细胞的增殖和存活[45]。c-MET蛋白具有酪氨酸激酶活性，其高表达与多种癌症的预后不良有关[46]。c-MET可以通过多种机制激活，例如其配体肝细胞生长因子（hepatocyte growth factor，HGF）的刺激，基因扩增或突变，或其他受体的交互作用[47]。

1. 利妥昔单抗

利妥昔单抗（rilotumumab）是MET受体抑制剂，是一种针对HGF的完全人源化单克隆抗体，可防止其与MET受体结合，从而发挥抗肿瘤作用。在RILOMET-1和RILOMET-2这两项Ⅲ期临床试验中，将利妥昔单抗联合化疗作为MET阳性胃癌或EGJ腺癌患者的一线治疗方案，但其并未带来显著益处。在RILOMET-1 Ⅲ期试验中，共入组不可切除局部晚期或转移性胃癌或EGJ腺癌患者609例，随机分组，在完成表柔比星、顺铂、卡培他滨化疗，21天一周期，共10周期的化疗后分别接受利妥昔单抗或安慰剂治疗，直至出现疾病进展或不耐受治疗。独立数据监测委员会发现利妥昔单抗组死亡例数更多，则停止了所有治疗。但已有数据结果显示利妥昔单抗组的总生存期明显更差（9.6个月 vs. 11.5个月，HR：1.37，95%CI：1.06～1.78，

P=0.016），PFS并未得到改善（5.7个月 vs.5.7个月，HR：1.30，95%CI：1.05～1.62，P=0.016），且ORR较低（30% vs. 39.2%，P=0.027）。安全性方面，利妥昔单抗组中最常见的不良事件增加了，包括外周水肿、低白蛋白血症、深静脉血栓形成和低钙血症。此外，RILOMET-1研究是一项随机的Ⅲ期研究，该研究将利妥昔单抗联合CX（顺铂和卡培他滨）作为既往未接受治疗的MET阳性晚期胃癌或EGJ腺癌患者的一线治疗方案，但是该研究在独立数据监测委员会的安全审查预先计划的数据公布后被终止了[48]。因此，不推荐将利妥昔单抗联合化疗用于MET阳性的晚期胃癌患者的一线治疗。

2. 奥那妥珠单抗

奥那妥珠单抗（onartuzumab）是针对MET的人源化单克隆抗体。METGastric 是全球多中心Ⅲ期临床研究，计划将562例既往未接受治疗的经IHC证实HER2阴性和MET阳性（1+/2+/3+）的胃癌和EGJ腺癌患者随机分组，分别分配至奥那妥珠单抗加mFOLFOX6组或mFOLFOX6组，但是由于奥那妥珠单抗加上mFOLFOX6的Ⅱ期临床试验的结果为阴性，所以该Ⅲ期研究提前终止了。结果显示两组之间的总生存期无统计学意义（11.0个月 vs. 11.3个月，HR：0.82，P=0.244），即使在MET 2+/3+的亚组中也未见到生存获益（11.0个月 vs. 9.7个月，HR：0.64，P=0.062）。然而，探索性亚组分析显示，在非亚洲患者和既往未行胃切除术的患者中，无论MET状态如何，奥那妥珠单抗加mFOLFOX6组的总生存期均得到改善[49]。

（三）PARP 抑制剂

奥拉帕尼（olaparib）是一种选择性的PARP1/2口服抑制剂，是DNA损伤反应的关键激活剂，它可以利用肿瘤DNA修复途径的缺陷，选择性杀死癌细胞[50]。

奥拉帕尼在具有BRCA突变的卵巢癌患者中已被证明具有临床获益[51]。在胃癌细胞系中，低运动（共济）失调性毛细血管扩张突变（ataxia telangiectasia-mutated，ATM）水平与奥拉帕尼敏感性有关[52]。ATM在维持基因组稳定性以抵抗DNA损伤方面起着至关重要的作用[53]。一项随机Ⅱ期研究显示，奥拉帕尼加紫杉醇作为二线治疗晚期胃癌患者比紫杉醇单药治疗具有更好的总生存期[54]，特别是在经IHC检测的ATM低表达的患者中显示出更好的疗效（HR：0.35，95%CI：0.17～0.71，P=0.003）。

在GOLD Ⅲ期研究中[55]，将525名一线化疗进展的亚洲晚期胃癌患者，按1：1随机分为奥拉帕尼加紫杉醇组或安慰剂加紫杉醇组，与Ⅱ期研究不同，两组的总生存率之间没有统计学差异（8.8个月 vs. 6.9个月，HR：0.79，95%CI：0.63～1.00，P=0.026）。ATM阴性患者中，奥拉帕尼加紫杉醇组和安慰剂加紫杉醇组的中位总生存期分别为12个月和10个月（HR：0.73，95%CI：0.4～1.34）。此外，奥拉帕尼加紫杉醇组的PFS和ORR较安慰剂加紫松醇组均无改善（PFS：3.3个月 vs. 3.2个月，HR：0.84，95%CI：0.67～1.04，P=0.065；ORR：24% vs. 16%，P=0.055）。

五、免疫治疗

近年来，免疫检查点抑制剂作为一种癌症的治疗药品，主要作用于T细胞调节机制的分子，通过重新启动机体免疫系统，恢复机体正常的抗肿瘤免疫反应，从而控制与清除肿瘤。免疫检查点分子包括细胞毒性T淋巴细胞相关抗原4（cytotoxic T lymphocyte-associated antigen-4，CTLA-4）、程序性细胞死亡蛋白1（programed cell death protein 1，PD-1）或其配体（programed cell death protein ligand 1，PD-L1）[56-57]。临床事实证明，针对CTLA-4、PD-1和PD-L1的单克隆抗体抗肿瘤有效，尤其在治疗转移性黑色素瘤中更显著。胃癌的免疫治疗研究正在进行中[58-59]。

PD-1抑制剂

1. 纳武单抗

纳武单抗（nivolumab）是一种抗PD-1单克隆抗体，在Ⅰ/Ⅱ期CheckMate-032研究中用于胃癌队列，该试验使用纳武单抗作为单药或联合伊匹单抗（ipilimumab）治疗难治性实体瘤患者[60]。在接受纳武单抗单药治疗的胃癌队列中，患者ORR为12%，中位总生存期为6.8个月。

Ⅲ期ATTRACTION-02试验纳入亚洲493例二线及进展以上化疗失败的晚期胃腺癌或EGJ腺癌患者，无论PD-L1表达状态，将其按2：1随机分成纳武单抗组或安慰剂组，结果显示，与安慰剂组相比，纳武单抗组的总生存期显著改善（5.3个月 vs. 4.1个月，HR：0.63，95%CI：0.51～0.78，$P<0.001$），1年生存率延长（26.2% vs. 10.9%）。在安全性方面，不良反应发生率低且可控。与治疗相关的3或4级不良事件发生率，纳武单抗组为10%，而安慰剂组为4%[61]。

根据ATTRACTION-2试验结果，亚洲胃癌患者经标准二线及以上化疗后进展的，应将纳武单抗视为标准疗法。

2. 派姆单抗

派姆单抗（pembrolizumab）是一种抗PD-1单克隆抗体，已在KEYNOTE-012Ⅰb期临床研究的胃癌队列中进行了研究[62]。这项研究招募了39例标准化疗失败后PD-L1阳性晚期胃癌或EGJ腺癌患者，使其接受抗PD-1治疗，ORR为22%，中位PFS为1.9个月，中位总生存期为11.4个月，6个月的PFS率为24%，6个月总生存期率为69%，3～4级治疗相关的不良反应发生率为13%。该研究结果表明派姆单抗治疗PD-L1阳性的晚期胃癌安全、有效。

Ⅲ期随机对照研究KENOTE-061评估了派姆单抗对比紫杉醇二线治疗铂类和5-氟尿嘧啶一线化疗后进展的晚期胃癌或EGJ腺癌的疗效和安全性，将395例患者随机分为派姆单抗或紫杉醇组。该研究结果显示，与紫杉醇相比，派姆单抗没有显著延长总生存期（9.1个月 vs. 8.3个月，HR：0.82，95%CI：0.66～1.03，单侧$P=0.042$）。然而，派姆单抗组表现出具有临床意义的1年生存率约为40%。派姆单抗的治疗效果在PS评分较高、PD-L1水平高表达和高度微卫星不稳定（MSI-H）的肿瘤患者中可能更明显。派姆单抗组的安全性更好，3～5级与治疗相关的不良事件发生率为14%，而紫杉醇组则为35%。NCCN指南将派姆单抗列为三线治疗PD-L1阳性晚期胃腺癌的药物[63]。

3. PD-L1抑制剂

阿维单抗（avelumab）是另一种全人源化的PD-L1抗体，并已被证实对包括晚期尿路上皮癌在内的多种癌症有效[64]。JAVELIN Gastric 300是一项国际多中心、随机、开放标签研究，本研究共纳入371例既往接受过两种治疗方案后进展的不可手术、复发或转移性胃癌或EGJ腺癌患者，不考虑PD-L1表达水平，将其随机分入阿维单抗联合最佳支持治疗组或医生选择的化疗方案（紫杉醇或伊立替康单药）联合最佳支持治疗组。

两组的总生存期无统计学意义上的差异（4.6个月 vs. 5.0个月，HR：1.1，95%CI：0.9～1.4，$P=0.81$）。根据PD-L1表达对总生存期进行的亚组分析显示，未发现阿维单抗与化疗相比的优势。阿维单抗组9.2%的患者和化疗组31.6%的患者，发生了3～5级与治疗相关的不良事件。目前阿维单抗尚未被批准用于临床。

六、总结

尽管许多针对胃癌的分子靶向药物的Ⅲ期临床试验都失败了（表32-1），但是，曲妥珠单抗是首个在HER2阳性的晚期胃腺癌或EGJ腺癌中一线联合化疗显著延长总生存期的靶向药物。雷莫芦单抗可单药或者联合紫杉醇用于晚期胃癌二线治疗。阿帕替尼和纳武单抗单药治疗在三线或挽救治疗中证明了其有效性。

总之，胃癌的异质性很强，对化疗药物的敏感性较差，预后不佳，是对个体化治疗要求很高的肿瘤。未来的研究应设计为确定有效且可靠的预测性生物标志物，并应包括更全面的背景信息，以解决针对每个靶标的肿瘤异质性和生物抗性机制。因此，只有在临床实践工作和临床研究中关注患者的肿瘤特征，予以个体化的合理的选择药物，才有可能延长患者生存期，使其真正获益。

表32-1 胃癌靶向药物和免疫检查点抑制剂的Ⅲ期试验汇总

临床试验	治疗线数	试验方案	患者例数	ORR（%）	PFS（个月）	OS（个月）	*P*值[b]	主要终点	试验结果
REAL3	1线	帕尼单抗＋EOX	278	46	6.0	8.8[a]	0.013	OS	失败
		EOX	275	42	7.4	11.3			
EXPAND	1线	西妥昔单抗+ XP	455	30	4.4	9.4	0.32	OS	失败
		XP	449	29	5.9	10.7			
ToGA	1线	曲妥珠单抗＋XP/FP	298	47[a]	6.7[a]	13.8[a]	0.0046	OS	显著延长HER2阳性胃癌患者的PFS、OS
		XP	296	35	5.5	11.1			
LOGiC	1线	拉帕替尼＋XELOX	273	53[a]	6.0[a]	12.2	0.3492	OS	未达主要终点，但是PFS有延长
		XELOX	272	39	5.4	10.5			
JACOB	1线	帕妥珠单抗＋曲妥珠单抗＋XP	388	56.7	8.5	17.5	0.057	OS	失败
		曲妥珠单抗＋XP	392	48.3	7.0	14.2			
AVAGAST	1线	贝伐珠单抗＋XP	387	46[a]	6.7[a]	12.1	0.1002	OS	未达终点，但PFS有延长
		XP	387	37.4	5.3	10.1			
RAINFALL	1线	雷莫芦单抗＋XP/FP	326	41.1	5.7[a]	11.2	0.616	PFS[c]	成功
		XP/FP	319	36.4	5.4	10.7			
		XP	334	29	5.9	10.7			
RILOMET-1	1线	利妥木单抗＋ECX	304	30[a]	5.7[a]	9.6[a]	0.016	OS	失败
		ECX	305	39.2	5.7	11.5			
METGastric	1线	奥那妥珠单抗+mFOLFOX	280	46	6.7	11.0	0.244	OS	失败
		mFOLFOX	282	41	6.8	11.3			
GATSBY	2线	T-MD1	228	20.6	2.7	7.9	0.86	OS	失败
		多西他赛 or 紫杉醇	117	19.6	2.9	8.6			
REGARD	2线	雷莫芦单抗	238	8	2.1[a]	5.2[a]	＜0.001	OS	成功，显著延长OS和PFS
		安慰剂	117	3	1.3	3.8			
RAINBOW	2线	雷莫芦单抗＋紫杉醇	327	28[a]	4.4[a]	9.6[a]	0.017	OS	成功，显著延长OS和PFS
		紫杉醇	329	16	2.9	7.4			

续表

临床试验	治疗线数	试验方案	患者例数	ORR（%）	PFS（个月）	OS（个月）	P值[b]	主要终点	试验结果
GOLD	2线	奥拉帕利＋紫杉醇	263	24	3.7	8.8	0.026[d]	OS	失败
		安慰剂＋紫杉醇	262	16	3.2	6.9			
GRANITE-1	2线及3线	依维莫司	439	4	1.7[a]	5.4	0.124	OS	失败
		安慰剂	217	2	1.4	4.3			
KEYNOTE-061	2线	帕博利珠单抗	196	16	1.5	9.1	0.042[e]	OS，PFS	失败
		紫杉醇	199	14	4.1	8.3			
Apatinib	3线及以上	阿帕替尼	180	2.8	2.6[a]	6.5[a]	0.016	OS	成功，可延长OS、PFS
		安慰剂	90	0	1.8	4.7			
ATTRACTION-02	3线及以上	纳武单抗	330	11.2	1.6[a]	5.3[a]	<0.001	OS	成功，可延长OS、PFS
		安慰剂	163	0	1.5	4.1			
JAVELIN Gastric 300	3线及以上	阿维单抗	185	2.2	1.4	4.6	0.81	OS	失败
		紫杉醇 or 伊立替康	186	4.3	2.7	5.0			

XP，卡培他滨+顺铂；FP，5-氟尿嘧啶+顺铂；EOX，表柔比星+奥沙利铂+卡培他滨；XELOX，卡培他滨+奥沙利铂；ECX，表柔比星+顺铂+卡培他滨；mFOLFOX，改良的FOLFOX（5-FU +奥沙利铂）；ORR，客观缓解率；PFS，无进展生存期，OS，总生存率；a.具有统计学意义；b.P值；c.研究者评估；d.根据Hochberg程序，将显著差异定义为$P<0.025$；e.单侧P值。

● 参考文献

[1] TORRE L A，BRAY F，SIEGEL R L，et al. Global cancer statistics，2012 [J]. CA Cancer J Clin，2015，65（2）：87-108.

[2] SAKURAMOTO S，SASAKO M，YAMAGUCHI T，et al. Adjuvant chemotherapy for gastric cancer with S-1，an oral fluoropyrimidine [J]. N Engl J Med，2007，357（18）：1810-1820.

[3] BANG Y J，KIM Y W，YANG H K，et al. Adjuvant capecitabine and oxaliplatin for gastric cancer after D2 gastrectomy（CLASSIC）：a phase 3 open-label，randomised controlled trial [J]. Lancet，2012，379（9813）：315-321.

[4] LEUNG W K，WU M，KAKUGAWA Y，et al. Screening for gastric cancer in Asia：current evidence and practice [J]. Lancet Oncol，2008，9（3）：279-287.

[5] VAN CUTSEM E，MOISEYENKO V M，TJULANDIN S，et al. Phase Ⅲ study of docetaxel and cisplatin plus fluorouracil compared with cisplatin and fluorouracil as first-line therapy for advanced gastric cancer：a report of the V325 Study Group [J]. J Clin Oncol，2006，24（31）：4991-4997.

[6] CUNNINGHAM D，STARLING N，RAO S，et al. Capecitabine and oxaliplatin for advanced esophagogastric cancer [J]. N Engl J Med，2008，358（1）：36-46.

[7] KOIZUMI W，NARAHARA H，HARA T，et al. S-1 plus cisplatin versus S-1 alone for first-line treatment of advanced gastric cancer（SPIRITS trial）：a phase Ⅲ trial [J]. Lancet Oncol，2008，9（3）：215-221.

[8] KANG Y K，SHIN D B，CHEN J，et al. Capecitabine/cisplatin versus 5- fluorouracil/cisplatin as first-line therapy in patients with advanced gastric cancer：a randomised phase Ⅲ noninferiority trial [J]. Ann Oncol，2009，20（4）：666-673.

[9] AJANI J A，BUYSE M，LICHINITSER M，et al. Combination of cisplatin/S-1 in the treatment of patients with advanced gastric or gastroesophageal adenocarcinoma：results of noninferiority and safety analyses compared with cisplatin/5-fluorouracil in the First-Line Advanced Gastric Cancer Study [J]. Eur J Cancer，2013，49（17）：3616-3624.

[10] LORDICK F，ALLUM W，CARNEIRO F，et al. Unmet needs and challenges in gastric cancer：the way forward [J]. Cancer Treat Rev，2014，40（6）：692-700.

[11] DI FIORE P P，PIERCE J H，FLEMING T P，et al. Overexpression of the human EGF receptor confers an EGF-

dependent transformed phenotype to NIH 3T3 cells [J]. Cell, 1987, 51 (6): 1063–1070.

[12] SCHLESSINGER J. Ligand–induced, receptor–mediated dimerization and activation of EGF receptor [J]. Cell, 2002, 110 (6): 669–672.

[13] KIM M A, LEE H S, JEON Y K, et al. EGFR in gastric carcinomas: prognostic significance of protein overexpression and high gene copy number [J]. Histopathology, 2008, 52 (6): 738–746.

[14] LANGER R, VON RAHDEN B H, NAHRIG J, et al. Prognostic significance of expression patterns of c–erbB–2, p53, p16INK4A, p27KIP1, cyclin D1 and epidermal growth factor receptor in oesophageal adenocarcinoma: a tissue microarray study [J]. J Clin Pathol, 2006, 59 (6): 631–634.

[15] LIETO E, FERRARACCIO F, ORDITURA M, et al. Expression of vascular endothelial growth factor (VEGF) and epidermal growth factor receptor (EGFR) is an independent prognostic indicator of worse outcome in gastric cancer patients [J]. Ann Surg Oncol, 2008, 15 (1): 69–79.

[16] DOUILLARD J, SIENA S, CASSIDY J, et al. Randomized, phase Ⅲ trial of panitumumab with infusional fluorouracil, leucovorin, and oxaliplatin (FOLFOX4) versus FOLFOX4 alone as first–line treatment in patients with previously untreated metastatic colorectal cancer: the PRIME study [J]. J Clin Oncol, 2010, 28 (31): 4697–4705.

[17] WADDELL T, CHAU I, CUNNINGHAM D, et al. Epirubicin, oxaliplatin, and capecitabine with or without panitumumab for patients with previously untreated advanced oesophagogastric cancer (REAL3): a randomised, open–label phase 3 trial [J]. Lancet Oncol, 2013, 14 (6): 481–489.

[18] VAN CUTSEM E, KÖHNE C, LÁNG I, et al. Cetuximab plus irinotecan, fluorouracil, and leucovorin as first–line treatment for metastatic colorectal cancer: updated analysis of overall survival according to tumor KRAS and BRAF mutation status [J]. J Clin Oncol, 2011, 29 (15): 2011–2019.

[19] PIRKER R, PEREIRA J R, SZCZESNA A, et al. Cetuximab plus chemotherapy in patients with advanced non–small–cell lung cancer (FLEX): an open–label randomised phase Ⅲ trial [J]. Lancet, 2009, 373 (9674): 1525–1531.

[20] VERMORKEN J B, MESIA R, RIVERA F, et al. Platinum–based chemotherapy plus cetuximab in head and neck cancer [J]. N Engl J Med, 2008, 359 (11): 1116–1127.

[21] BANG Y, VAN CUTSEM E, FEYEREISLOVA A, et al. Trastuzumab in combination with chemotherapy versus chemotherapy alone for treatment of HER2–positive advanced gastric or gastro–oesophageal junction cancer (ToGA): a phase 3, open–label, randomised controlled trial [J]. Lancet, 2010, 376 (9742): 687–697.

[22] BARGINEAR M F, JOHN V, BUDMAN D R. Trastuzumab–DM1: a clinical update of the novel antibody–drug conjugate for HER2–overexpressing breast cancer [J]. Mol Med, 2012, 18 (1): 1473–1479.

[23] KROP I E, KIM S, GONZÁLEZ MARTÍN A, et al. Trastuzumab emtansine versus treatment of physician's choice for pretreated HER2–positive advanced breast cancer (TH3RESA): a randomised, open–label, phase 3 trial [J]. Lancet Oncol, 2014, 15 (7): 689–699.

[24] KANG Y K, SHAH M A, OHTSU A, et al. A randomized, open–label, multicenter, adaptive phase 2/3 study of trastuzumab emtansine (T–DM1) versus a taxane (TAX) in patients (pts) with previously treated HER2–positive locally advanced or metastatic gastric/gastroesophageal junction adenocarcinoma (LA/MGC/GEJC) [J]. J Clin Oncol, 2016, 34 (5): 5.

[25] MALENFANT S J, ECKMANN K R, BARNETT C M. Pertuzumab: a new targeted therapy for HER2–positive metastatic breast cancer [J]. Pharmacotherapy, 2014, 34 (1): 60–71.

[26] BASELGA J, CORTÉS J, KIM S, et al. Pertuzumab plus trastuzumab plus docetaxel for metastatic breast cancer [J]. N Engl J Med, 2012, 366 (2): 109–119.

[27] TABERNERO J, HOFF P M, SHEN L, et al. Pertuzumab plus trastuzumab and chemotherapy for HER2–positive metastatic gastric or gastro–oesophageal junction cancer (JACOB): final analysis of a double–blind, randomised, placebo–controlled phase 3 study [J]. Lancet Oncol, 2018, 19 (10): 1372–1384.

[28] GEYER C E, FORSTER J, LINDQUIST D, et al. Lapatinib plus capecitabine for HER2–positive advanced breast cancer [J]. N Engl J Med, 2006, 355 (26): 2733–2743.

[29] SATOH T, XU R, CHUNG H C, et al. Lapatinib plus paclitaxel versus paclitaxel alone in the second–line treatment of HER2–amplified advanced gastric cancer in Asian populations: TyTAN–a randomized, phase Ⅲ study [J]. J Clin Oncol,

2014, 32（19）：2039–2049.

［30］HECHT J R, BANG Y, QIN S K, et al. Lapatinib in combination with capecitabine plus oxaliplatin in human epidermal growth factor receptor 2–positive advanced or metastatic gastric, esophageal, or gastroesophageal adenocarcinoma: TRIO–013/LOGiC–A randomized phase Ⅲ trial［J］. J Clin Oncol, 2016, 34（5）：443–451.

［31］GOEL H L, MERCURIO A M. VEGF targets the tumour cell［J］. Nat Rev Cancer, 2013, 13（12）：871–882.

［32］OHTSU A, SHAH M A, VAN CUTSEM E, et al. Bevacizumab in combination with chemotherapy as first–line therapy in advanced gastric cancer: a randomized, double–blind, placebo–controlled phase Ⅲ study［J］. J Clin Oncol, 2011, 29（30）：3968–3976.

［33］VAN CUTSEM E, DE HAAS S, KANG Y, et al. Bevacizumab in combination with chemotherapy as first–line therapy in advanced gastric cancer: a biomarker evaluation from the AVAGAST randomized phase Ⅲ trial［J］. J Clin Oncol, 2012, 30（17）：2119–2127.

［34］FUCHS C S, TOMASEK J, YONG C J, et al. Ramucirumab monotherapy for previously treated advanced gastric or gastro–oesophageal junction adenocarcinoma（REGARD）：an international, randomised, multicentre, placebo–controlled, phase 3 trial［J］. Lancet, 2014, 383（9911）：31–39.

［35］WILKE H, MURO K, VAN CUTSEM E, et al. Ramucirumab plus paclitaxel versus placebo plus paclitaxel in patients with previously treated advanced gastric or gastro–oesophageal junction adenocarcinoma（RAINBOW）：a doubleblind, randomised phase 3 trial［J］. Lancet Oncol, 2014, 15（11）：1224–1235.

［36］FUCHS C S, SHITARA K, DI BARTOLOMEO M, et al. Ramucirumab with cisplatin and fluoropyrimidine as first–line therapy in patients with metastatic gastric or junctional adenocarcinoma（RAINFALL）：a double–blind, randomised, placebocontrolled, phase 3 trial［J］. Lancet Oncol, 2019, 20（3）：420–435.

［37］TIAN S, QUAN H, XIE C, et al. YN968D1 is a novel and selective inhibitor of vascular endothelial growth factor receptor–2 tyrosine kinase with potent activity in vitro and in vivo［J］. Cancer Sci, 2011, 102（7）：1374–1380.

［38］LI J, ZHAO X, CHEN L, et al. Safety and pharmacokinetics of novel selective vascular endothelial growth factor receptor– 2 inhibitor YN968D1 in patients with advanced malignancies［J］. BMC Cancer, 2010, 10（1）：529.

［39］LI J, QIN S, XU J, et al. Apatinib for chemotherapy–refractory advanced metastatic gastric cancer: results from a randomized, placebo–controlled, parallel–arm, phase II trial［J］. J Clin Oncol, 2013, 31（26）：3219–3225.

［40］LI J, QIN S, XU J, et al. Randomized, doubleblind, placebo–controlled phase Ⅲ trial of apatinib in patients with chemotherapy–refractory advanced or metastatic adenocarcinoma of the stomach or gastroesophageal junction［J］. J Clin Oncol, 2016, 34（13）：1448–1454.

［41］WAN X, HELMAN L J. The biology behind mTOR inhibition in sarcoma［J］. Oncologist, 2007, 12（8）：1007–1018.

［42］CEJKA D, PREUSSER M, WOEHRER A, et al. Everolimus（RAD001）and anti–angiogenic cyclophosphamide show long–term control of gastric cancer growth in vivo［J］. Cancer Biol Ther, 2008, 7（9）：1377–1385.

［43］DOI T, MURO K, BOKU N, et al. Multicenter phase Ⅱ study of everolimus in patients with previously treated metastatic gastric cancer［J］. J Clin Oncol, 2010, 28（11）：1904–1910.

［44］OHTSU A, AJANI J A, BAI Y, et al. Everolimus for previously treated advanced gastric cancer: results of the randomized, doubleblind, phase Ⅲ GRANITE–1 study［J］. J Clin Oncol, 2013, 31（31）：3935–3943.

［45］STELLRECHT C M, GANDHI V. MET receptor tyrosine kinase as a therapeutic anticancer target［J］. Cancer Lett, 2009, 280（1）：1–14.

［46］NAKAJIMA M, SAWADA H, YAMADA Y, et al. The prognostic significance of amplification and overexpression of c–met and c–erb B–2 in human gastric carcinomas［J］. Cancer, 1999, 85（9）：1894–1902.

［47］MAULIK G, SHRIKHANDE A, KIJIMA T, et al. Role of the hepatocyte growth factor receptor, c–Met, in oncogenesis and potential for therapeutic inhibition［J］. Cytokine Growth Factor Rev, 2002, 13（1）：41–59.

［48］CATENACCI D V T, TEBBUTT N C, DAVIDENKO I, et al. Rilotumumab plus epirubicin, cisplatin, and capecitabine as first–line therapy in advanced MET–positive gastric or gastro–oesophageal junction cancer（RILOMET–1）：a randomised, double–blind, placebo–controlled, phase 3 trial［J］. Lancet Oncol, 2017, 18（11）：1467–1482.

［49］SHAH M A，BANG Y，LORDICK F，et al. Effect of Fluorouracil，Leucovorin，and Oxaliplatin with or without Onartuzumab in HER2–negative，MET–positive Gastroesophageal adenocarcinoma：the METGastric randomized clinical trial［J］. JAMA Oncol，2017，3（5）：620–627.

［50］ASHWORTH A. A synthetic lethal therapeutic approach：poly（ADP）ribose polymerase inhibitors for the treatment of cancers deficient in DNA double–strand break repair［J］. J Clin Oncol，2008，26（22）：3785–3790.

［51］LEDERMANN J，HARTER P，GOURLEY C，et al. Olaparib maintenance therapy in patients with platinum–sensitive relapsed serous ovarian cancer：a preplanned retrospective analysis of outcomes by BRCA status in a randomised phase 2 trial［J］. Lancet Oncol，2014，15（8）：852–861.

［52］KUBOTA E，WILLIAMSON C T，YE R，et al. Low ATM protein expression and depletion of p53 correlates with olaparib sensitivity in gastric cancer cell lines［J］. Cell Cycle，2014，13（13）：2129–2137.

［53］SHILOH Y. ATM and related protein kinases：safeguarding genome integrity［J］. Nat Rev Cancer，2003，3（3）：155–168.

［54］BANG Y，IM S，LEE K，et al. Randomized，double–blind phase Ⅱ trial with prospective classification by ATM protein level to evaluate the efficacy and tolerability of olaparib plus paclitaxel in patients with recurrent or metastatic gastric cancer［J］. J Clin Oncol，2015，33（33）：3858–3865.

［55］BANG Y，XU R，CHIN K，et al. Olaparib in combination with paclitaxel in patients with advanced gastric cancer who have progressed following first–line therapy（GOLD）：a double–blind，randomised，placebo–controlled，phase 3 trial［J］. Lancet Oncol，2017，18（12）：1637–1651.

［56］SCHADENDORF D，HODI F S，ROBERT C，et al. Pooled analysis of long–term survival data from phase Ⅱ and phase Ⅲ trials of Ipilimumab in unresectable or metastatic melanoma［J］. J Clin Oncol，2015，33（17）：1889–1894.

［57］RIBAS A. Tumor immunotherapy directed at PD–1［J］. N Engl J Med，2012，366（26）：2517–2519.

［58］ATKINS M. Immunotherapy combinations with checkp oint inhibitors in metastatic melanoma：current approaches and future directions［J］. Semin Oncol，2015，42：S12–19.

［59］MATSUEDA S，GRAHAM D Y. Immunotherapy in gastric cancer［J］. World J Gastroenterol，2014，20（7）：1657–1666.

［60］JANJIGIAN Y，BENDELL J，CALVO E，et al. CheckMate–032 study：efficacy and safety of nivolumab and nivolumab plus ipilimumab in patients with metastatic esophagogastric cancer［J］. J Clin Oncol，2018，36（28）：2836–2844.

［61］KANG Y，BOKU N，SATOH T，et al. Nivolumab in patients with advanced gastric or gastro–oesophageal junction cancer refractory to，or intolerant of，at least two previous chemotherapy regimens（ONO–4538–12，ATTRACTION–2）：a randomised，double–blind，placebo–controlled，phase 3 trial［J］. Lancet Neurol，2017，390（10111）：2461–2471.

［62］MURO K，CHUNG H C，SHANKARAN V，et al. Pembrolizumab for patients with PD–L1–positive advanced gastric cancer（KEYNOTE–012）：a multicentre，open–label，phase 1b trial［J］. Lancet Oncol，2016，17（6）：717–726.

［63］SHITARA K，ÖZGÜROĞLU M，BANG Y，et al. Pembrolizumab versus paclitaxel for previously treated，advanced gastric or gastro–oesophageal junction cancer（KEYNOTE–061）：a randomised，open–label，controlled，phase 3 trial［J］. Lancet，2018，392（10142）：123–133.

［64］PATEL M R，ELLERTON J，INFANTE J R，et al. Avelumab in metastatic urothelial carcinoma after platinum failure（JAVELIN solid tumor）：pooled results from two expansion cohorts of an open–label，phase 1 trial［J］. Lancet Oncol，2018，19（1）：51–64.

Minkyu Jung，Sun Young Rha
译者：王春冰，校对：王天宝

出版商：Springer–Verlag GmbH，DE part of Springer Nature.

出版商地址：Heidelberger Platz 3，14197 Berlin，Germany